GANZHEITSMEDIZIN IV:

DER WEG ZU EINEM NEUEN BEWUSSTSEIN DER HEILUNG

HOLISTIC MEDICINE IV:

THE WAY TO A NEW CONSCIOUSNESS OF HEALING

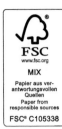

DIE DEUTSCHE BIBLIOTHEK – CIP-EINHEITSAUFNAHME

Ganzheitsmedizin IV: Der Weg zu einem neuen Bewusstsein der Heilung

Holistic Medicine IV: The Way to a New Consciousness of Healing
– 2019

GANZHEITSMEDIZIN II: DER WEG ZU EINEM NEUEN BEWUSSTSEIN DER HEILUNG

hrsg. von Christine E. Herrera Krebber
im Auftrag von Institut für Ganzheitsmedizin e.V. - München

Herstellung und Verlag:
BoD - Books on Demand, Norderstedt

ISBN 978-3-7494-2293-7

Copyright:
© Institut für Ganzheitsmedizin e.V., Christine E. Herrera Krebber
Melusinenstr. 2, D-81671 München, Germany

GANZHEITSMEDIZIN IV:

DER WEG ZU EINEM NEUEN BEWUSSTSEIN DER HEILUNG

HOLISTIC MEDICINE IV:

THE WAY TO A NEW CONSCIOUSNESS OF HEALING

HERAUSGEGEBEN VON
EDITED BY

CHRISTINE E. HERRERA KREBBER

IM AUFTRAG VON / ON BEHALF OF

INSTITUT FÜR GANZHEITSMEDIZIN E.V.
MELUSINENSTR. 2
D-81671 MÜNCHEN · GERMANY

Herausgeber / Editor:

Christine E. Herrera Krebber
Institut für Ganzheitsmedizin e.V.
Melusinenstr. 2, D-81671 München
Germany
Tel.: +49-89-740 61 962
Fax: +49-89-490 53 045
info@institut-ganzheitsmedizin.de
www.institut-ganzheitsmedizin.de

GANZHEITSMEDIZIN IV:

DER WEG ZU EINEM NEUEN
BEWUSSTSEIN DER HEILUNG

HOLISTIC MEDICINE IV:

THE WAY TO A NEW
CONSCIOUSNESS OF HEALING

INHALT
CONTENT

EINLEITUNG 11
Introduction

HINWEISE DER HERAUSGEBER 15
Notes of the Editor

GANZHEITSMEDIZIN INTERKULTURELL & INTERDISZIPLINÄR / INTERCULTURAL & INTERDISCIPLINARY ASPECTS OF HOLISTIC MEDICINE

SAMSKĀRA UND NEURONALE
PLASTIZITÄT 21
Wo sich die Yoga-Sūtren von Patañjali und
Auffassungen der aktuellen Neurobiologie berühren
Saṃskāra and Neuronal Plasticity – Points of 47
**Contact between the Yoga Sūtras of Patañjali and
Current Neurobiological Views**
Sita Silvia Sitter

- *Europa / Europe*

WEGE ZUR GANZHEIT – PHILOSOPHIE UND ANWENDUNG IN DER TRADITIONELLEN EUROPÄISCHEN MEDIZIN   51
Way of Becoming Complete – Philosophy and Implementation in Traditional European Medicine   89
Gerhard Kögler

DIE MYSTERIEN VON ELEUSIS   91
Transformationserfahrung von Geburt, Tod und Wiedergeburt
The Mysteries of Eleusis - Transformational Experiences of Birth, Death and Rebirth   121
Jörg Fuhrmann

- *Afrika / Africa*

MUTTERMILCH ALS DAS "WASSER DES LEBENS"   127
Lokales Wissen, Wahrnehmung und Behandlung von Muttermilch und Brusterkrankung unter stillenden Frauen in Burkina Faso
Mothermilk as "Water that Supports and Preserves Life" - Local Knowledge, Perception and Treatment of Breastmilk and Breast Problems among Breastfeeding Mothers in Burkina Faso   159
Jennifer Hofmann

- *Asien / Asia*

TRADITIONELLES YOGA & AYURVEDA   163
Traditional Yoga & Ayurveda   183
René & Jana Schliwinski

DIE LEBENSENERGIE UND IHRE BEEINFLUSSUNG
185

Selbstheilung in westlichen und östlichen Heilsystemen

The Life Energy and its Influence - Self-Healing in Western and Eastern Healing Systems
201

Bernadett Gera

• *Mittel- und Südamerika*
  Central America and South America

GEIST, HEILUNG UND GEISTHEILUNG
205

Spirituelle Obsession und Mediumismus als Erklärungsmodell und Therapieansatz im Schnittfeld religiös-spiritueller und psychiatrischer Heilpraxis: Spiritismus in Brasilien und Deutschland

Spirit, Healing, and Ghosthealing – Spiritual Obsession and Mediumship as Explanatory Model and Therapy Approach at the Intersection of Religious-Spiritual and Psychiatric Healing Practice: Spiritism in Brazil and Germany
239

Helmar Kurz

NEUE WEGE DER GANZHEITSMEDIZIN / NEW WAYS OF HOLISTIC MEDICINE

DIE HEUTIGE „VISION QUEST" ALS NATURÄSTHETISCHE KONTEMPLATION UND SÄKULARISIERTE RELIGIÖSE NATURERFAHRUNG   245
The Contemporary 'Vision Quest' as Aesthetic Contemplation and Religious Nature Experience   271
Robert Josef Kozljanič

JENSEITS DER MEDITATION – AUSSERHALB VON ZEIT INNERHALB VON RAUM   275
Beyond Meditation – Outside of Time Inside Space   301
Alexandra Attenberger

TOPDOWN – STRESS BEGINNT IM KOPF   303
Topdown - Stress starts in the Mind   322
Bernadette Werneke

RAUS AUS DER STRESSSPIRALE   325
Entschleunigung und innere Gelassenheit für Körper, Geist und Seele
Stepping out of the Stress-Spiral - Deceleration   355
and Inner Serenity for Body, Mind and Soul
Milena A. Raspotnig

DIE ATEMFORM: EINE PERSÖNLICHE OFFENBARUNG   359
The Breathing Form: a Personal Revelation   380
Marco Gerhards

DER HERZKREIS - 383
Ein ganzheitlicher Ansatz in der Psychokardiologie
The HerzKreis - A Holistic Approach in 408
Psychocardiology
Michael D.F. Schmidt

TAO-TECHNIKEN DER INNEREN 411
ALCHEMIE
Bauchmassage und meditative Techniken
TAO Techniques for the Inner Alchemy 424
Matvei Tobman

SPIRITUALITÄT UND SEXUALITÄT IN 427
DER GEBURTSHILFE
Spirituality and Sexuality in 441
Midwifery (Obstetrics)
Susanne Dörfler

VERGESSENE HEILTINKTUREN 443
VON ASCHE BIS OXYMEL
Zurück zu den Wurzeln der Medizin
Forgotten Healing Tinctures from 461
Ash to Oxymel
Gabriela Nedoma

HAUSMITTEL AUS 463
ANTHROPOLOGISCHER SICHT
Ein Einblick in das mamacura-Projekt
Home Remedies from an Anthropological Point 466
of View - An Insight into the Mamacura Project
Caroline Contentin el Masri

DIE HEILKRAFT VON GEMÜSE 469
The Healing Power of Vegetables 478
Annette Kerckhoff

BEIFUSS – 479
VON DER GEISTERBESCHWÖRUNG
BIS ZUR KREBSTHERAPIE
Mugwort – From Necromancy to Cancer Therapy 511
Monika Köckeritz

DER FEUERDRILL - 513
SPIRITUELLE ASPEKTE EINER
TECHNIK VON DEN ANFÄNGEN DER
MENSCHHEIT
The Fire Drill - Spiritual Aspects of a Technique 528
from the Beginning of Humanity
Tilman Meynig

AUTORENREGISTER 531
Authors

HERAUSGEBERIN DIESES BANDES 532
Editor of this Book

DANKSAGUNG 538
Acknowledgement

STICHWORTVERZEICHNIS 539
Index of Keywords 542

ERSCHIENEN IN DIESER REIHE 545
Published in this Series

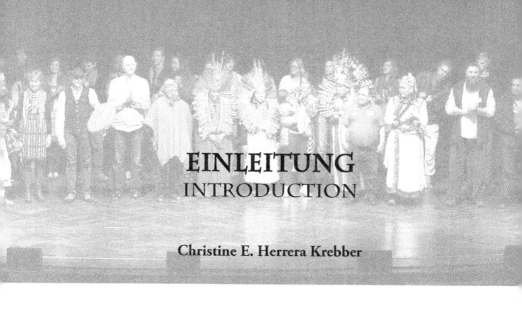

EINLEITUNG
INTRODUCTION

Christine E. Herrera Krebber

Der Weg zu einem neuen Bewusstsein der Heilung

Nicht nur in der therapeutischen Praxis beschäftigt die Frage: Warum tun wir, was wir tun und was bewegt uns, es so zu tun, wie wir es tun? Wie selbstbestimmt und bewusst gestalten wir unser Handeln? Über das Bewusstsein der Heilung macht sich Dr. med. Sitter in diesem Band Gedanken und findet die Lösung in den Yoga-Sūtren von Patañjali im Saṃskāra. Sie schlägt den Bogen zum Kulturvergleich und findet wiederum Erkenntnisse in unserer modernen Schulmedizin. „Das Unbewusste und das Bewusstsein und dahingehende Veränderungen auch in Nervenzellnetzwerken zu beschreiben, sind ebenso Inhalte aktueller neurowissenschaftlicher Forschung wie auch Basis therapeutischer Prozesse."
Hierauf nimmt auch der Chirurg Dr. Tobman in diesem Band Bezug, wenn er erklärt, dass TAO-Techniken einen Prozess innerer Alchemie, eine innere Transformation durch Verarbeitung von negativen Emotionen in Gang setzen. Das Bewusstsein ist hier von zentraler Bedeutung für die Gesundheit: Es gilt, Energieströme von Blockaden zu befreien, negative Emotionen in positive umzuwandeln und das Wichtigste dabei – im Fluss zu bleiben, d.h. flexibel und entspannt auf die Herausforderungen des Lebens zu reagieren. Was sind diese „Ener-

gien"? In der westlichen Kultur sind sie nicht unbekannt. Wenn einem etwas „schwer im Magen liegt" oder die „Galle hoch kommt" oder etwas „an die Nieren geht" fühlt man genau das, was Taoisten als "negative Organ-Energien" bezeichnen. „Schmetterlinge im Bauch" oder „aufblühendes Herz" dagegen sprechen für einen positiven emotionalen Zustand.

Susanne Dörfler geht dabei noch weiter, über den Energie-Körper-Bezug hinaus: Spiritualität ist die Fähigkeit des Menschen sich mit der Lebensenergie zu verbinden, die durch das gesamte Universum fließt. In dieser Vereinigung sind wir Menschen eins mit der Schöpfung. Die erfahrene Hebamme empfiehlt den gebärenden Frauen sich mit ihrer archaischen Kraft zu verbinden, den Archetypen der Frau - Hexe, Wölfin, Jungfrau, weise Alte, Hure, Kriegerin, Königin, Priesterin, Heilerin...

Auf diese Transformationserfahrung von Geburt, Tod und Wiedergeburt nimmt auch Jörg Fuhrmann Bezug in seinem Kapitel „Die Mysterien von Eleusis". Als transpersonal ausgerichteter Therapeut kann Fuhrmann diesbezüglich von etlichen Fallbeispielen aus seiner Praxis berichten, bei denen vordergründig aufgetretene Themen letztendlich tief im prozeduralen Leib verwurzelt waren.

"Nicht nur durch die permanente Flut an Informationen, sondern auch durch weitere Einflüsse, wie zum Beispiel unsere veränderte Ernährung und der Verlust von natürlichen Rhythmen, ist unser instinkthaftes Kampf-oder-Flucht-System dauerhaft eingeschaltet. Dies ist in unserem Alltag inzwischen gängige Praxis und nicht ohne Grund ist Burnout derzeit eine der häufigsten Diagnosen in meiner Praxis", berichtet Raspotnig.
Die Lösung hierfür ist, genau wie unser Leben, komplex und muss auf allen drei Ebenen – Körper, Geist und Seele – angepackt werden.

Die Methoden der Bewusstseinsänderung, Wiedervereinigung, Neuprogrammierung des Bewusstseins sind vielfältig – über die Naturerfahrung „vision quest" von Dr. Kozljanic in diesem Band, die Meditation nach Alexandra Attenberger, die Atmung nach Marco

Gerhards, zu den Übungen des HerzKreis nach Dr. Schmidt oder auch durch die Ernährung, die nach Milena Raspotnig eine wichtige Rolle spielt.

„Wenn du das trübe Wasser zur Ruhe kommen lässt, wird es klar. Wenn du deinen aufgeregten Geist zur Ruhe kommen lässt, wird deine Verhaltensweise gleichsam klar." -Buddha- (im Kapitel von B.Werneke)

Eine besondere Rolle spielt nach unseren Autoren dabei die Ernährung: Biomedizinisch wird jetzt die Darmflora als zentral für die seelische und die körperliche – d.h. die ganzheitliche - Gesundheit betrachtet, berichtet Caroline Contentin el Masri.
Eine Schatztruhe voller Hausmittel mit Gemüse bietet hierzu die Autorin Dr. Kerckhoff. Das Wissen um die Heilkraft von Gemüse führt zu einer Steigerung der Gesundheitskompetenz, Sensibilität für den Körper, Aktivität und der Fürsorge.
Große Schätze finden Sie auch im Kapitel von Gabriela Nedoma. Die Kulturgeschichte der Pflanzenauszüge lässt sich bis in die prähistorische Zeit zurückverfolgen. Bereits die Neandertaler nutzten beispielsweise die Kraft antibiotischer Heilpflanzen wie der Schwarzpappel (Populus nigra) und setzten sie zur Behandlung von Schmerzen und Entzündungen ein. Tinkturen werden heute als Wirkstoffextrakte in Alkohol definiert und überwiegend aus Pflanzen hergestellt. Es ist de facto nicht möglich zu unterscheiden, wo die Medizin aufhört und die Kulinarik beginnt und umgekehrt, ganz im Sinne des griechischen Arztes Hippokrates von Kos, der schrieb: „Nahrung ist Medizin und Medizin ist Nahrung."

Von den Anfängen der Menschheit berichtet auch Tilman Meynig über die Bedeutung des Feuers. Das Element Feuer begleitet den Menschen in seiner Entwicklung von Beginn an wie das Wasser, die Luft und die Erde. Wie sehr wir Menschen vom Feuer und seinen Erscheinungen beeindruckt sind, zeigt bereits die häufige Verwendung von Bildern und Metaphern des Feuers in der Sprache: man ist „Feuer und Flamme" für etwas, das war aber nur ein „Strohfeuer", bis „der Funke übergesprungen" und daraus ein „Flächenbrand" geworden ist. Feuer wird in der Sprache mit Verwandlung in Verbindung gebracht, mit

Willenskraft, Antrieb und Lebendigkeit. Neben den Vorteilen, die das Kochen mit sich brachte, begünstigt Feuer ganz konkret das Eintreten in tranceartige Bewusstseinszustände, die die Erforschung und Bereisung des Innenlebens ebenso begünstigen wie das Zelebrieren der Gemeinschaft mittels darauf abstellender, sich ebenso differenzierender Formen, in die das Feuer als transformative Entität wiederkehrt und sich so in das kollektive Gedächtnis „einbrennt".

Das schon in den 60er Jahren bahnbrechende und grundlegende soziologische Modell der Salutogenese stellt die Gesundheit im Sinne von Homöostase und Heterostase anstatt der isolierten Krankheitserreger ziemlich kultursensibel in den Mittelpunkt.

Aus der ethnologischen Perspektive der kulturell divergierenden Vorstellungen über Ursachen von Krankheitserfahrung, Diagnosekategorien und Therapiemöglichkeiten schildert Helmar Kurz Themen der Homöostase und Heterostase aus der Sicht von Obsession und Mediumismus in Brasilien. Der Autor resümiert, dass im brasilianischen Kontext emotionale, spirituelle, mentale und/oder psychosoziale Leiden oft in Form körperlicher Symptome kommuniziert werden - und die Herausgeber möchten behaupten, dass dies nicht nur in Brasilien der Fall ist. Letztendlich werden PatientInnen somit zum Spielball einer Auseinandersetzung und Konkurrenz so genannter 'wissenschaftlicher', 'religiös-spiritueller', und 'alternativ- komplementärer' Therapieansätze. Die verschiedenen Erklärungsmodelle können sich allerdings auch gegenseitig ergänzen und inspirieren, und dadurch neue Praktiken der Heilungskooperation entwickeln.

Dr. Dipl.-Psych. Raspotnig empfiehlt in diesem Band: Die Lösungsansätze, vor allem auf der körperlichen Ebene, greifen zum einen auf hochaktuelle wissenschaftliche medizinische Erkenntnisse, zum anderen auf der Seelenebene zu, indem wir uns wieder auf traditionelle indigene Heilmethoden und Weisheiten zurück besinnen. Verweben wir dieses moderne und traditionelle Wissen miteinander, so wird es möglich, mit kraftvoller innerer Balance zu leben.

Christine Herrera Krebber, München im März 2019

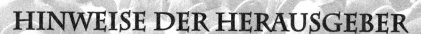

HINWEISE DER HERAUSGEBER
Notes of the editor

Wichtiger Hinweis
Wir möchten und müssen Sie darauf hinweisen, dass der Schreibstil der Autoren weitgehend original belassen wurde, der auch der Meinung desjenigen Autoren entspricht und nicht die Meinung der Herausgeber wiedergibt. Für Therapieempfehlungen, Rezepturen und Anweisungen sei an die eigene Urteilsfähigkeit des Lesers appelliert. Die Handlungsanweisungen verschiedener Völker und traditionelle Anwendungen sind als ethnographische Daten und nicht als Behandlungs- und Therapieempfehlungen zu werten. Die Herausgeber übernehmen keine Verantwortung für eigene Versuche der Leser.

Important Notes
We would like and have to mention that the writing styles of our authors as well as their personal opinion are left in their original form and are not representing the editor´s opinion. Therapy recommendations, prescriptions and orders need to be judged by the readers; the actions and traditional rituals carried out by the different cultures need to be seen as ethnographical facts and not to be understood as recommendations for treatments or therapies. The editors do not take over responsibility for experimental try-outs of the readers.

SAMSKĀRA UND NEURONALE PLASTIZITÄT

Saṃskāra and Neuronal Plasticity – Points of Contact between the Yoga Sūtras of Patañjali and Current Neurobiological Views

Wo sich die Yoga-Sūtren von Patañjali und Auffassungen der aktuellen Neurobiologie berühren[1]

Sita Silvia Sitter

Einleitende Bemerkungen

Nicht nur in meiner therapeutischen Praxis beschäftigt mich die Frage: Warum tun wir, was wir tun und was bewegt uns, es so zu tun, wie wir es tun? Wie selbstbestimmt und bewusst gestalten wir unser Handeln? So praktisch und hilfreich motorische Automa-

---

1 Dieser Artikel entspricht im Wesentlichen der Bachelorarbeit, die ich für das Philosophiestudium an der Universität Wien bei Doz. Mag. Dr. Arno Böhler im Rahmen des Seminars LV-Nr.: 18003: Yoga - Theorie und Theorie der Praxis, WS 2017;
(vgl.: https://ufind.univie.ac.at/de/course.html?lv=180039&semester=2017W) geschrieben habe sowie der unveröffentlichten, erweiterten und durch Informationen aus o.g. Seminar sowie aus T.K.V. Desikachars Ausführungen „Yoga. Tradition und Erfahrung" ergänzten ersten Version des Artikels „Yoga als Bewusstseinsschulung. Ein Einblick in yogische Lehre und neurowissenschaftliche Forschung zum Thema Bewusstsein", welcher 2014 im von Stefanie Haller herausgegebenen Sammelband „Yoga-Dimensionen. Einblicke in ein zeitgenössisches Phänomen" (S. 59-80) erschienen ist. Die Passagen dieser Erstfassung, welche später in ähnlicher Form in o.g. Veröffentlichung aufscheinen, kennzeichne ich mit (vgl. Sitter 2014).

tismen wie Gehen oder Radfahren für unser alltägliches Erleben sind, so konfliktreich und wenig hilfreich zeigen sich vielfach automatisierte Aktionen und Reaktionen in unseren zwischenmenschlichen Begegnungen. Bisweilen verhalten wir uns ablehnend, ohne einen Grund dafür zu wissen, durch neutrale Fragen fühlen wir uns angegriffen, antworten gekränkt oder verspüren das Bedürfnis, uns rechtfertigen zu müssen. Wie viele Missverständnisse entstehen, weil unbewusste Gedanken und Gefühle unser zwischenmenschliches Verhalten beeinflussen?

Unbewusste Automatismen bewusst zu machen, zu bewussterer Wahrnehmung unserer Gedanken, Gefühle und Handlungen zu gelangen und zu üben, den gegebenen Augenblick wertfrei wahrzunehmen und zu beobachten – das ist unter anderem Inhalt der Yoga-Sūtren von Patañjali. Das Unbewusste und das Bewusstsein und dahingehende Veränderungen auch in Nervenzellnetzwerken zu beschreiben, sind ebenso Inhalte aktueller neurowissenschaftlicher Forschung und auch Basis therapeutischer Prozesse (vgl. Sitter 2014: 59). Im Folgenden möchte ich Berührungspunkte zwischen den Yoga-Sūtren von Patañjali und Erkenntnissen der Neurobiologie betrachten.

Zu den Yoga-Sūtren von Patañjali

> *Für viele ist ein wesentlicher Grund, mit Yoga zu beginnen, etwas bei sich ändern zu wollen: klarer zu denken, sich besser zu fühlen und in allen Bereichen heute besser handeln zu können als gestern. Dabei kann Yoga tatsächlich eine große Hilfe sein und es kennt keine Vorbedingungen, die erfüllt sein müßten, um sich auf diesen Weg begeben zu können* (Desikachar 2009: 95).

Die Wurzel des Wortes Yoga ist *yui*, das bedeutet „anjochen, verbinden, vereinigen" – Yoga als Lehrweise der Meditation, der Verbindung mit dem Gegenstand der Meditation; frei von unbeständigen Überzeugungen verbunden sein mit dem, was *wirklich ist*.

Irgendwann zwischen 200 vor und 400 nach Christus hat Patañjali die Lehren und Techniken des Yoga komprimiert und konzentriert zusammengefasst - in Form von sūtren, was „Fäden" bedeutet: Wie Perlen auf einer Schnur aufgefädelt, so sind Merksätze aneinandergereiht und bilden eine Lehre, den Versuch, eine Aussage möglichst reduziert in eine Formel zu bringen, um Antworten auf bestimmte Situationen zu finden, ähnlich einer Formelsammlung (vgl. Böhler)[2].

Jeder der vier Teile besteht aus 34 bis 55 Leitfäden, die eine in dieser Form erstmalig schriftlich verfasste Systematik der jahrhundertelangen, vorwiegend mündlich überlieferten Tradition darstellt: Philosophie und Praxis des Yoga - vereint in 195 Aphorismen (vgl. Eliade 2004: 15; Patañjali 2006: 14; Patañjali 2010: 9, 199; Sitter 2014: 60).

Wenn man meint, zu wissen, was die Yoga-Sūtren ursprünglich bedeutet haben oder vermitteln wollten, dann setzt man dieses Wissen in eins mit der Erfahrung der Wahrheit oder Wirklichkeit. Das Wissen wird zum Gewußten - d.h. zu dem, was tot und vergangen ist. Die Yoga-Sūtren beschäftigen sich aber nicht mit dem Wissen, sondern mit der Schau, die immer gegenwärtig ist. Die Schau hat weder mit der Vergangenheit noch mit der Zukunft zu tun. Der Geist, der in die Zeitlichkeit verstrickt ist, in die endlose Folge von Vergangenheit, Gegenwart und Zukunft, ist ein Geist, der in die Irre geht. Er stellt sich als Hindernis vor die Wahrnehmung dessen, „was ist", von Augenblick zu Augenblick (Patañjali 2010: 13).

---

2 Ausführungen von Doz. Mag. Dr. Arno Böhler aus dem Seminar: LV-Nr.: 18003: Yoga - Theorie und Theorie der Praxis, WS 2017, (vgl.: https://ufind.univie.ac.at/de/course.html?lv=180039&semester=2017W) kennzeichne ich mit (vgl. Böhler).

Yoga Darśana ist der Titel des Buches von Patañjali über die Yoga-Sūtren und *darśana* meint „Schau, Ansicht", aber auch „Vision" und „Spiegel" und weist auf eine Sicht hin, die nicht mit unseren physischen Augen erlangt werden kann, sondern nur durch einen Daseinszustand: durch Yoga (vgl. ebd.: 14f). In Teil I der Yoga-Sūtren beginnt Patañjali mit einer Definition des Yoga: „*yogaś citta-vṛtti-nirodhaḥ*. Yoga ist jener innere Zustand, in dem die seelisch-geistigen Vorgänge zur Ruhe kommen" (YS I/23; Patañjali 2010: 21). „Dann ruht der Sehende in seiner Wesensidentität" (YS I/[3]; ebd.). Unser menschliches Dasein ist von Wirbelbewegungen (vṛtti) durchzogen, von Irrtümern und unwirklichen Vorstellungen, oft drehen wir uns gedanklich im Kreis und sind in der Erinnerung in Vergangenem verhaftet (vgl. YS I/5-11; ebd.: 28ff.) Vieles tun wir aus Gewohnheit; Konventionen werden oft nicht hinterfragt und unsere Reaktionen auf täglich sich verändernde Erfahrungen und Erlebnisse erfolgen vielfach unwillkürlich und repetitiv.

Unsere Gedanken wirbeln, unsere Gefühle bewegen uns, es kreiselt und kriselt - wie können wir da Ruhe schaffen?

YS I/12 lehrt uns: „Das Zur-Ruhe-Kommen der seelisch-geistigen Vorgänge erlangt man durch ‚Übung' (*abhyāsa*) und ‚Loslösung' (*vairāgya*)" (ebd.: 37). Regelmäßiges Üben über einen langen Zeitraum hinweg, Selbstbeherrschung und sich lösen vom Haben-wollen und Haben-müssen führt zur Ruhe, zu einer Selbstdistanz, einer gewissen Gelassenheit zu dem, was uns passiert und dazu, sich nicht mit den *vṛtti* zu identifizieren. Yoga bedeutet, sich auf einen Übungspfad zu begeben und eine Entspannung in unserem Verhältnis zur Welt zu schaffen. Yoga entspricht einer Lebensform, einer Haltung (vgl. Böhler).

Es gibt viele Yoga-Pfade, der des *Patañjali* ist ein Yoga der Meditation und beschreibt mehrere Wege zum völligen In-sich-Ruhen, zur Versenkung (*samādhi*): Besondere qualitative Arten des logischen Denkens, das Erkennen, was für das Dasein als Ganzes bedeutsam ist, das Erforschen des Lebens und Selbstreflexion sind genauso

---

3 Yoga-Sūtra Teil I/Sūtra 2, abgekürzt: YS I/2.

Wege wie auch Glaube, Mut oder Weisheit. Der Weg zu samādhi ist ein Weg der uns zur Erkenntnis führt (vgl. YS I/17-21; ebd.: 41). Doch unsere Wahrnehmung ist getrübt: Von vergangenen Erfahrungen unbewusst mitgenommene psychische Eindrücke sind es, die den Blick auf die Wirklichkeit verstellen und echte Erkenntnis wird dadurch verhindert (vgl. YS I/ 18; ebd.: 41f.).

Saṃskāra

Diese unbewussten Eindrücke, gespeichert und archiviert in unserem Geist, machen auch unser aktives und vordergründig selbstbestimmtes Handeln in der Gegenwart oftmals bloß zum Ergebnis der Vergangenheit und behindern unsere Unterscheidungskraft. *Saṃskāra* wird dieses Archiv unserer Erfahrungseindrücke in den Yoga-Sūtren von Patañjali genannt.

Dieses Behältnis, in dem unsere Erinnerungen bewahrt werden, kann Leid verursachen, denn es hindert uns daran, das zu sehen, *was ist* - in jedem neuen Augenblick. Naturgemäß wollen wir kein Leid und sind wir damit konfrontiert, möchten wir es oft nicht wahrhaben und vermeiden es, dort hinzusehen. Doch genau das ist unumgänglich: Es ist notwendig, sich dem Leid zu stellen, kritischen Momenten standzuhalten, zu schauen und zu erkennen, wie oft wir automatisiert und unbewusst agieren und reagieren. Diese Bedingtheiten zu hinterfragen, bewusst zu machen und uns aufzumachen zu „unterscheidender Erkenntnis" (*viveka*), dazu ermutigen uns die Yoga-Sūtren (vgl.: ebd.: 42f; vgl. auch YS II/15; ebd.: 97f.; Sitter 2014: 61f.).

Jede Person kann mit Yoga beginnen und der Punkt, an dem wir dann anfangen, wird so verschieden und persönlich sein, wie wir es jeweils nun einmal sind. Warum machen wir uns überhaupt auf die Reise? Weil wir spüren, dass wir nicht immer das tun, was das Beste für uns und andere wäre. Weil wir bemerken, dass wir die Dinge um uns herum und uns selbst oft nicht klar genug erkennen (Desikachar 2009: 96).

Das passiert uns, weil uns eine Art Schleier umgibt, *avidyā*. Unsere Wahrnehmung kann richtig oder falsch sein, doch häufig können wir es im gegebenen Moment nicht erkennen. *Purusha* ist jene Instanz in uns, die es uns ermöglicht, wirklich zu sehen, das wahrzunehmen, was ist. Doch diese Fähigkeit ist durch einen gleichsam unseren Geist verdeckenden Schleier verhüllt: *avidyā*. Und dieses Nicht-Wissen wirkt sich auf unser Handeln aus. Handlungen, die aus solch falschem Verstehen heraus entspringen, beeinflussen wiederum darauffolgende Handlungen und das trägt dazu bei, dass wir in unserem Tun immer unfreier werden. Wir fahren in immer gleichen Automatismen fort - und das Resultat ist *duḥkha*, ein Gefühl des Eingeschränktseins und der Enge. *Duḥkha* entsteht aus *avidyā*. Ereignisse der Vergangenheit und das, was im Jetzt geschieht, gilt es anzunehmen, nur das *duḥkha* von morgen können wir verhindern. Manchmal stecken wir in unseren Automatismen fest, diese Schiene, auf der wir da laufen, all das Tun, das uns in eine bestimmte Richtung festlegt, das ist *saṃskāra*. *Kara* kommt aus der Sanskritwurzel *kr*, was soviel bedeutet wie: „tun, handeln" und *sam* bedeutet „vollständig, angesammelt". *Saṃskāra* meint also: „handeln, was sich angesammelt hat" und kann positiv oder negativ sein. Im Yoga versuchen wir, neues *saṃskāra* zu schaffen und altes, einschränkendes, nicht zu verstärken (vgl. ebd.: 96, 101ff., 109ff.).

Dhukha entsteht auch daraus, daß wir an bestimmte Dinge gewöhnt sind und uns auf diese Gewohnheiten festlegen. Wenn wir dann darin gestört werden, fühlen wir uns unwohl. Diese Form von dhukha entsteht aus unseren eigenen Handlungen. Vergangene Handlungen haben uns in ein Gleis gebracht, auf dem wir uns zufrieden und glücklich fühlen. Können wir in dieser Art nicht fortfahren, empfinden wir das als Störung. Es kann aber auch anders herum sein: manchmal ist der Prozeß, ein altes Gleis zu verlassen, von dem wir erkannt haben, daß es nicht gut für uns ist, schmerzhaft und bringt uns dhukha. Das ist der Grund, warum es manchmal schwer ist, ein bestimmtes Verhalten, das wir als falsch erkannt haben, tatsächlich abzulegen. Die Trennung von einem gewohnten Muster kann sehr schmerzhaft sein, und es ist dann an uns, herauszufinden warum, damit wir diese Situation überwinden können (ebd.: 103).

Wenn wir bemerken, dass wir feststecken, sollten wir versuchen, da heraus zu kommen. Wesentlich ist, den Prozess des Entstehens zu begreifen, das Problem zu erkennen und zu verstehen, wie und warum wir in den Zustand der Enge geraten sind. Dann können wir beginnen, Schritt für Schritt neues, positives *saṃskāra* zu etablieren. (Erst in weiteren Schritten auf dem Yoga-Pfad gilt es, sich auch des positiven saṃskāras zu entledigen). Handlungen, die von einem klaren Geist getragen werden, können kein *duḥkha* in sich tragen. Spüren wir ein Gefühl von Leichtigkeit und Offenheit, von Weite und Raum in uns, so erleben wir das Gegenteil von *duḥkha: sukha* (ebd.: 113ff.).

In dem Maße, in dem wir neue, offene Wahrnehmungsmuster entwickeln können und einem wirklichen Erkennen näherkommen, wird unser positiveres samskâra stärker, mit dem Ergebnis, daß unser Handeln weniger duhkha bringt (ebd.: 114).

Und genau hier setzt auch Therapie an. Anhand von drei Beispielen[4] von Begegnungen aus meiner Praxis, welche drei verschiedene Wahrnehmungsebenen betreffen, möchte ich dies kurz veranschaulichen:
Ein Mann mit vorwiegend sitzender Tätigkeit klagt über chronische Muskelverspannungen und Schmerzen im rechten Schulterbereich, die sich auch nach vielen physiotherapeutischen Maßnahmen nicht gebessert haben. Sein Haltungsmuster zeigt deutlich eine dauerhaft hochgezogene rechte Schulter. Diesen somatischen Automatismus bewusst wahrzunehmen, ihn mit seiner Lebensgeschichte in

---

4   Es handelt sich dabei um rein fiktive Beispiele, die keinen reellen Begebenheiten entsprechen und durch Begegnungen in meiner Praxis inspiriert sind.

Verbindung zu bringen und die Aufmerksamkeit zu schulen, auch die rechte Schulter wieder locker hängen lassen zu können, ist der erste Schritt, das muskuläre Spannungsmuster zu verändern.
Eine Frau beschreibt ein sehr oft wiederkehrendes Gefühl des Nicht-Dazugehörens bei beruflichen und auch privaten sozialen Zusammenkünften. Bei genauerer Betrachtung verbirgt sich hinter diesem emotionalen Automatismus, der schon in sehr jungen Jahren spürbar war, ein „ich will da jetzt nicht sein". Der erste Schritt, um aus einer passiven in eine aktive, selbst gestaltende Haltung zu kommen, kann durch diese Erkenntnis gemacht werden.
Ein Mann mit chronischen Verspannungen und vegetativen Beschwerden entdeckt in seinen inneren Dialogen den häufig wiederkehrenden Satz „ich muss...". Bei näherer Betrachtung bemerkt er, welche Körperempfindungen und -reaktionen auf diesen gedanklichen Automatismus folgen und für ihn wahrnehmbar sind. Eine bewusste Überprüfung und Transformation dieses Gedanken ist der erste Schritt auch zu mehr körperlicher Entspannung.

Alte Gewohnheiten werden nur dann wachgerufen, wenn wir unruhig sind, große Erwartungen haben und in einer Situation stehen, die die ungünstigen Erinnerungen oder Assoziationen stimulieren. Wenn wir wach bleiben oder keine Erwartungshaltung einnehmen oder Situationen vermeiden, die uns mit alten Neigungen in Verbindung bringen, können wir die Wirkung der Saṃskāras einigermaßen in Schach halten (Patañjali 2006: 7).

Am Yoga-Pfad gilt die Aufmerksamkeit dem *citta*, dem Geist, dem aktiven Bewusstsein, „auf dessen Feld alle Kämpfe des Lebens gekämpft werden" (Patañjali 2010: 79). Wir haben im Kontext unserer Lebensverhältnisse laufend mit einer verwirrenden Vielfalt von Begebenheiten und Begegnungen zu tun - nicht alles ist immer einfach zu bewältigen und nicht immer gelingt es uns, gut bei uns zu bleiben.

Ob der Mensch seine wahre Identität verwirklicht oder sich in der Entfremdung selbst verliert, das ist die zentrale Frage seines Lebens. Und diese Frage ist der Gegenstand der Yoga-Disziplin (ebd.).

Die ganze Energie des menschlichen Daseins soll im Zustand des *citta-vṛtti-nirodha* spürbar werden, indem die psycho-mentalen Wirbelbewegungen und ebenso die immer wiederkehrenden alltäglichen Spannungen zur Ruhe kommen. Eine Transformation findet statt. „Die letzte Stufe ist der Bewußtseinszustand, der von jeder Bewegung in irgendeiner Richtung frei ist" (ebd.). Ein Geist, der frei von Denkbewegungen ist, kann aus sich selbst heraus Erfahrungen gewinnen und Güte, Mitgefühl und Offenheit entstehen. Eine neue Einsicht zeigt sich, die erfüllt ist von Wirklichkeit (*ṛtam*), jenem „geheimnisvolle(n) Etwas, das aus dem Großen Unbekannten kommt und wieder dahin zurückkehrt, so als wären das Auftauchen und Verschwinden die Atemzüge der Wirklichkeit selber" (ebd.: 80). Worte und Schlussfolgerungen haben hier keine Bedeutung mehr und das Bewusstsein wird von den Resten vergangener Eindrücke, von *saṃskāra* gereinigt (vgl.: YS I/50; ebd. 78 ff., 194; Sitter 2014: 64).

Für den Religionswissenschaftler und Philosophen Mircea Eliade ist Gegenstand der gegenwärtigen europäischen Philosophie die Bedingtheit des Menschen und die Zeitlichkeit (als Voraussetzung der Bedingtheit), während die indische Philosophie sich auch und vorwiegend mit deren Aufhebung beschäftigt und analysiert, ob außerhalb der Bedingtheiten auch etwas anderes existieren könnte. Schon lange vor Sigmund Freud begannen indische Gelehrte, sich für das Unbewusste zu interessieren.
Sie erlebten, dass körperliche, soziale oder kulturelle Bedingtheiten mit viel Übung zu meistern waren, doch große Hindernisse auf dem Weg zu Askese und Kontemplation aus den Tiefen des Unbewussten entstanden, aus *saṃskāra* und *vāsanā*. *Saṃskāra*, diese Spuren in der Psyche, die auf unsere inneren und äußeren Aktivitäten zurückgeführt werden können, und *vāsanā*, latente unbewusste psychische

Eindrücke und Empfindungen, die eng mit der Erinnerung verbunden sind und immer wieder *vṛttis* entstehen lassen (vgl.: Eliade 2004: 4f.; Patañjali 2010: 197,199; Sitter 2014: 63). Sriram bezeichnet sie auch als „subtile Triebe, die in uns weit zurückliegende Neigungen wachrufen" (YS IV/8; Patañjali 2006: 231).

Aber nicht diese praktische Vorwegnahme bestimmter moderner psychologischer Techniken ist das Wertvolle, sondern ihre Anwendung zur „Aufhebung der Bedingtheit" des Menschen. Denn für Indien war die Kenntnis der „Bedingtheits"systeme nicht Selbstzweck; das Wichtige war nicht ihre Erkenntnis, sondern ihre Bemeisterung; man befaßte sich mit den Inhalten des Unbewußten, um sie zu „verbrennen" (Eliade 2004: 5).

In Teil II der Yoga-Sūtren beschreibt Patañjali den „Yoga der Tat" (*kriyā-yoga*) und bekräftigt einmal mehr: „Der Zweck (dieses Yoga) ist die Meditation und die Versenkung, und er setzt die Spannungen herab" (YS II/2; Patañjali 2010: 83).

Kleśas

In YS II/3 unterscheidet Patañjali fünf leidvolle Spannungen (*kleśas*). Wir sind schon in *nirodhaḥ*, doch die *kleśas* trennen uns davon (vgl. Böhler).
Das erste Hindernis, die Wurzel des Übels und die grundlegendste der Spannungen ist *avidyā*, diese schon erwähnte Unwissenheit, dieses Nicht-erkennen-können dessen, „was ist". *Avidyā* ist „Wissen, das kein richtiges Wissen ist" (Desikachar 2009: 18) und meint nicht „Unwissen" im Sinne von „unbekannt sein", sondern bezeichnet eine vorhandene – wenn auch falsche – Vorstellung über etwas Wahrgenommenes. In diese Verwirrung sind wir hineingeboren, sie ist keine Folge unserer Taten, sondern eine Disposition. Dadurch treffen wir sogar mit bestem Wissen und Gewissen immer wieder falsche Entscheidungen, aufgrund dieser tiefgründigen Verwechslung, die das Falsche für das Richtige nimmt

und umgekehrt. *Avidyā* beschreibt also eine falsche Art des Verstehens. Wir sehen etwas so, wie es in Wirklichkeit nicht ist (vgl. Böhler).

Zwei Ebenen von Wahrnehmung können so unterschieden werden: Die eine ist tief in uns, lässt uns in Klarheit handeln und ist *vidyā*, also richtiges Wissen. Die andere ist oberflächlich und von diesem Film aus *avidyā* bedeckt.

> *Die Wurzel vid bedeutet im Passiv auch existieren, sein. Avidyā würde dann eine Erkenntnis von etwas bedeuten, das keine wirkliche Existenz, kein Sein hat, sondern was nur als existierend vorgestellt wird und als solches Gegenstand des Erkennens wird. Diese eingebildete Vorstellung entsteht aus der Erinnerung vergangener Erfahrungen, die sich dem Geist oder den Gehirnzellen eingeprägt haben* (Patañjali 2010: 93).

Avidyā kann als Endpunkt, als Ergebnis vieler unbewusst getätigter Handlungen gesehen werden, die wir über lange Zeit hindurch automatisiert wiederholt haben.

Dass unsere Wahrnehmung getrübt ist, erkennen wir selten sofort. *Avidyā* drückt sich meist in anderen Fomen aus, Desikachar nennt diese die vier „Kinder" von *avidyā* und wenn wir diese in uns spüren, können wir *avidyā* erkennen: *Asmitā* ist die Ichverhaftung, eine falsche Selbstzentrierung und zeigt den Mangel auf, die Kraft des Sehens von der Kraft des Gesehenen unterscheiden zu können. Statt in der Welt-Offenheit Platz zu nehmen, ziehen wir uns in unsere Ich-Perspektive zurück (vgl. Böhler). *Rāga* ist die Begierde nach Dingen, die Leid erzeugen, die Anhänglichkeit, das Bedürfnis nach Festhalten. *Dveṣa* meint Hass und Abscheu, ein unbegründetes Abwehrverhalten und *abhiniveśa* bezeichnet die Todesangst und bedeutet auch ein hartnäckiges Festhalten an der instinktiven Selbsterhaltung, ein übertriebenes Gefühl von eigener Wichtigkeit (vgl. Desikachar 2009: 18ff.; Patañjali 2010: 89 ff., 197; Eliade 2004: 49; Sitter 2014: 62f.).

Es handelt sich dabei nicht um fünf getrennte psychische Funktionen; der psychische Organismus bildet ein ganzes; doch seine Verhaltensweisen sind vielfach. Alle Arten von **vṛtti** *sind „schmerzhaft"* **(kleśa)**, *deshalb ist die menschliche Erfahrung in ihrer Gesamtheit schmerzhaft. Nur der Yoga ermöglicht die Außerkraftsetzung der* **vṛtti** *und die Abschaffung des Leidens* (Eliade 2004: 49, Hervorhebungen im Original).

Meist, wenn aktuell auftretende *vṛtti* beruhigt und beseitigt werden, treten sofort neue Wirbel an ihre Stelle - und diese kommen aus dem Unbewussten, dort wo riesige Mengen von *vāsanā*, diese latent vorhandenen Empfindungen und Eindrücke, darauf warten, hervordringen zu können.

Zum Unbewussten bei Freud und in der Neurobiologie

Vor mehr als hundert Jahren prägte Sigmund Freud den Begriff des *Unbewussten* und verändert damit unser psychologisches Selbstverständnis entscheidend (vgl. Rüegg 2007: 113).
Er nennt nur jene Vorstellungen, die im Bewusstsein gegenwärtig sind und von uns wahrgenommen werden können, *bewusst* und unterscheidet sie von *unbewussten*, latenten Vorstellung, welche wir zwar nicht bemerken, „deren Existenz wir aber trotzdem aufgrund anderweitiger Anzeichen und Beweise zuzugeben bereit sind" (Freud 1912: 204).
Freuds Konzept des Unbewussten ist ein sehr komplexes und differenziertes. Anhand des Beispiels einer *posthypnotischen Suggestion* versucht er, dies zu veranschaulichen: Eine Person wird in Hypnose versetzt, während dessen erhält sie den Auftrag, eine bestimmte Handlung zu einem genau bestimmten Zeitpunkt danach auszuführen. Die Person erwacht und ist voll bewusst, kann sich aber an den hypnotischen Zustand nicht erinnern und führt dennoch zum festgesetzten Zeitpunkt die entsprechende Handlung (bewusst, aber ohne zu wissen, warum) aus.

> *Es dürfte kaum möglich sein, eine andere Beschreibung des Phänomens zu geben, als mit den Worten, daß der Vorsatz im Geiste jener Person **in latenter Form oder unbewußt** vorhanden war, bis der gegebene Moment kam, in dem er dann bewußt geworden ist. Aber nicht in seiner Gänze ist er im Bewußtsein aufgetaucht, sondern nur die Vorstellung des auszuführenden Aktes. Alle anderen mit dieser Vorstellung assoziierten Ideen - der Auftrag, der Einfluß des Arztes, die Erinnerung an den hypnotischen Zustand, blieben auch dann noch unbewußt* (ebd.: 205, Hervorhebungen im Original).

Eine unbewusste Idee wird verwirklicht - das Unbewusste veranlasst zum Handeln.

Freud verweist darauf, dass dieses Phänomen nicht nur in einem solchen Experiment, sondern auch im klinischen Alltag (er bezieht sich hier auf neurotische Phänomene) allgegenwärtig ist. Er unterscheidet auch zwischen *vorbewussten* Gedanken, das sind latente Gedanken welche bewusst werden können und *unbewussten*, die, auch wenn sie stark sind, doch nicht ins Bewusstsein dringen können.

Denken ist also eine komplexe dynamische Interaktion zwischen Unbewusstem, Vorbewusstem und Bewusstem (vgl.: ebd.: 203ff.).

Das Unbewusste ist für Freud

> *eine regelmäßige und unvermeidliche Phase in den Vorgängen, die unsere psychische Tätigkeit begründen; jeder psychische Akt beginnt als unbewußter und kann entweder so bleiben oder sich weiter entwickelnd zum Bewußtsein fortschreiten, je nachdem, ob er auf Widerstand trifft oder nicht* (ebd.: 209f.).

Nach Freud gibt es eine prüfende Instanz in uns, eine Zensur, die darüber entscheidet, ob eine auftauchende Idee zum Bewusstsein gelangt oder „unerbittlich ausschließt, soweit ihre Macht reicht, was Unlust erzeugen oder wiedererwecken könnte" (Freud 1913: 223).

Manchmal vergessen wir gebräuchliche Wörter oder Namen, wir versprechen uns oder verlegen und verlieren Dinge, führen automatisch Bewegungen, Gesten aus - all dies nennt Freud *Fehlleistungen* und diese sind oft Ausdruck eines Konfliktes und, ebenso wie unsere Träume, unbewusste psychische Phänomene mit „Sinn und Tendenz" (ebd.: 218).

Freud möchte das Psychische durch Funktionsweisen des Gehirns erklären - doch die neurowissenschaftlichen Kenntnisse seiner Zeit lassen ihn in Skepsis zurück und enttäuscht zieht er sich von der Neurobiologie zurück.

Gegenwärtig ermöglichen bildgebende Verfahren wie die Positronenemissionstomographie (PET) und die funktionelle Magnetresonanztomographie (fMRT) genaue Lokalisierungen der Aktivitäten unseres Gehirns. Was nun aus heutiger neurobiologischer, psychologischer und philosophischer Sicht Bewusstsein und Unbewusstes definiert, ist Anlass intensiver interdisziplinärer Kontroversen (vgl. Sitter 2014: 64).

Für den Neurobiologen Gerhard Roth ist all das bewusst, was wir *erleben* können, also beispielsweise Sinneswahrnehmungen (die Umwelt aber auch den eigenen Körper betreffend), mentale Aktionen wie Denken, Imaginieren oder Erinnern sowie auch Emotionen, die Wahrnehmung der eigenen Identität und die Autorschaft der eigenen Handlungen. Doch diese komplexen Vorkommnisse können nur bewusst werden, wenn sie an eine Aktivität der *assoziativen Großhirnrinde (Cortex)* gebunden sind (also an unterschiedliche Großhirnrindenareale, in denen die Integration von Wahrnehmungen und vielfältige Informationsverarbeitungen innerhalb eines oder auch zwischen verschiedenen Sinnessystemen stattfinden).

Das Unbewusste umfasst aus Sicht der Hirnforschung und der experimentellen Psychologie demnach Vorgänge in Gehirnregionen außerhalb der assoziativen Großhirnrinde. Roth unterscheidet vorbewusste Inhalte, welche nach ausreichender Aktivierung dieser Rindengebiete bewusst werden, subliminale Wahrnehmungen (also solche, die die Schwelle zum Bewusstsein nicht überschreiten), sowie Inhalte, die schon einmal bewusst waren, unbewusst sind und wieder erinnert (also bewusst gemacht) werden können (vgl.: Roth 1997: 65, 179, 228; Roth 2004: 29ff.).

Sriram schreibt zu YS IV/9:

> *Die* **Vāsānas** *(die subtilen Triebe) sind wirksam, obwohl die ursprünglichen Handlungen (die zur Bildung der subtilen Triebe beitrugen) in einem anderen Zusammenhang, an einem anderen Ort und zu einem anderen Zeitpunkt stattfanden, weil Erinnerung und* **Saṃskāra** *ähnliche Kräfte sind* (Patañjali 2006: 232, Hervorhebungen im Original).

Vāsānas haben ihren Ursprung im Gedächtnis, und „die menschliche Existenz ist eine ununterbrochene Aktualisierung des Unterbewußten durch die Erlebnisse" (Eliade 2004: 50).

Zur Anatomie des Gedächtnisses

Neurobiologisch betrachtet gibt es „nicht ‚das' Gedächtnis, sondern eine Mehrzahl funktionell spezifizierter Gedächtnisse (…), die sich an unterschiedliche Bereiche des Gehirns adressieren" (Haken/Schiepek 2006: 204).
Einzelne Hinweise oder partielle Merkmale genügen, und wir können aufgrund der in uns archivierten früheren Erfahrungen und Wissensbestände durch vielfältige cerebrale Vernetzungsvorgänge ein gesamtes Erinnerungsbild aufbauen; viele verschiedene Gehirnregionen sind assoziativ an äußerst konstruktiven Gedächtnisleistungen beteiligt. Der temporale Cortex (die Großhirnrinde der Schläfenregion) beispielsweise ist beim Bilden von Mustern beteiligt. Im präfrontalen Cortex (im vorderen Stirnlappen) liegen Areale, die beim Abrufen von gespeicherten Inhalten eine wichtige Rolle spielen und Beziehungen zwischen aktuell ins Gedächtnis gelangten Informationen und bereits vorhandenen Erfahrungen herstellen. Sich erinnern, die Erfahrung des Wiederaufrufens

gespeicherter Informationen, bedarf enger Wechselwirkungen zwischen Bewusstsein und Gedächtnis.

Jedes Mal, wenn wir etwas aus unserem Gedächtnis holen, bewirkt dies im Zusammenspiel mit der aktuellen Reizumgebung eine Modifizierung des Erinnerten und vielfach wird es in Folge stärker wieder eingespeichert. Wenn wir ein Muster wiederholen, festigen wir es zumeist.

Gedächtnis ist ein dynamisches System und seine Konsolidierung erfolgt graduell und ist ein Prozess in der Zeit. Wesentlich dabei beteiligt sind der Hippocampus und die Amygdala, Regionen des limbischen Systems, einer Steuerungsregion unserer Gefühle. Sie organisieren und integrieren vor allem *deklarative* Gedächtnisinhalte (das sind Fakten und erlebte Episoden), und das vor allem während des Schlafes (vgl. Haken/Schiepek 2006: 205ff., Markowitsch/ Daum 2001: 212f.).

„Dynamische Gedächtniskonsolidierung dient also einer kohärenten, effektiven und sparsamen Konstruktion der Welt und damit der Selbstwert- und Identitätsregulation" (Haken/Schiepek 2006: 207).

Wir verfügen über ein *autobiographisch-episodisches* Gedächtnis (wir erinnern uns an unsere letzte Urlaubsreise), ein *semantisches* (wir wissen, dass Wasser H$_2$O ist), ein *motorisch-prozedurales* (wir können Radfahren oder Klavierspielen) und ein *Priming-Gedächtnis* (wir erkennen Musikstücke wieder).

Zunächst wird eine Information in einem Sinnesorgan registriert, dann vorverarbeitet (enkodiert) und darauf folgt ein Prozess, in dem diese enkodierte Information in bereits bestehende Netzwerke von Inhalten integriert wird. Assoziationen werden gebildet und ist dieser Prozess der Konsolidierung abgeschlossen, werden diese *Eindrücke* (hier denke ich auch an *saṃskāra*) dauerhaft gespeichert. Dann können sie wieder abgerufen werden und das führt zu einer Wiedereinspeicherung (Re-Enkodierung) und Änderung der Gedächtnisspur (vgl. Fujiwar/Markowitsch 2004: 187f.).

Gedächtnis ist also an keinem eng umschriebenen Ort im Gehirn lokalisiert, vielmehr sind viele komplex organisierte Neuronennetzwerke dafür verantwortlich. Das visuelle Gedächtnis beispielsweise findet sich im visuellen Cortex, das auditorische Gedächtnis in corticalen Hörzentren, das Gedächtnis für Sprache in den Sprachzentren oder das emotionale Gedächtnis im limbischen System.

Neurochemisch betrachtet verändern sich bei der Gedächtnisbildung synaptische Funktionen und die Bereitschaft von Neuronen, einem Input folgend, aktiv zu werden.

Unser Gedächtnis ist keineswegs eine immer wirklichkeitsgetreue Abbildung des Erfahrenen, zu Verzerrungen kommt es sowohl in der Zeit als auch auf inhaltlicher Ebene. Wie fest eine Information in unserem Gedächtnis verankert wird, hängt wesentlich davon ab, auf welchen cerebralen Wegen sie eingespeichert wird. Und auch eine Neuanpassung von bereits vorhandenen Inhalten an gegenwärtige Reizbedingungen kann diese Information so verzerren, dass sie mehr einem Wunschbild als den ursprünglichen tatsächlichen Gegebenheiten entspricht. Erinnertes verändert sich – und kann, wie unsere Wahrnehmung, täuschen (hier denke ich auch an *avidyā*).

Gedächtnis und Emotionen sind eng miteinander verbunden. Was uns besonders interessiert, das merken wir uns leichter und Ereignisse, die uns stark berühren, werden anders erinnert als faktisches Wissen. Besonders die Aktivität der Amygdala beeinflusst die Auswahl der zu speichernden Informationen und die Unterscheidung von bedeutenden und unbedeutenden Inhalten (vgl. Grawe 2004: 74; Haken/Schiepek 2006: 208 ff.; Markowitsch/Daum 2001: 216 ff., 225ff; Roth 2001: 180; Roth 2004: 33).

Was von uns als gerade relevant wahrgenommen wird, kann im frontalen Cortex im Kurzzeitspeicher (auch Arbeitsgedächtnis genannt), gespeichert werden. Dieser „hält gleichzeitig fest, was sich nacheinander ereignet und erlaubt so die Herstellung von Bezügen und die Einordnung der Geschehnisse in einen zeitlichen Rahmen" (Singer 2002: 82). Die Kontinuität von Zeit wird so für uns erfahrbar. Sollen hier gespeicherte Ereignisse aber längerfristig erinnerbar werden, ist es notwendig, sie in Langzeitspeicher zu überschreiben. Dies ermöglicht, die Erinnerungen an Begebenheiten in ihrem Kontext zu erwecken und wieder ins Bewusstsein zu bringen. Engramme (also Spuren, *Eindrücke*, strukturelle Veränderungen, die Reizeinwirkungen in unserem Gehirn hinterlassen) finden sich überall und weit verteilt in unserem Cortex und das Festschreiben, das Konsolidieren dieser Spuren, dauert oft Monate oder sogar Jahre (vgl. ebd.: 81ff., Sitter 2014: 67ff.).

In Teil IV der Yoga-Sūtren schreibt Patañjali über die Freiheit (*kaivalya*).
Für uns ist Freiheit oftmals eine Idee, ein Ideal, eine Vision, die es zu verwirklichen gilt, eine Freiheit von etwas. Die yogische Konzeption von Freiheit unterscheidet sich davon deutlich:

Diese Freiheit ist der existentielle Wesenskern der Menschlichkeit im Menschen, der nur entdeckt und verwirklicht werden kann, wenn der Mensch alles das aufgibt, was die reine Wahrnehmung dessen, „was ist", behindert (Patañjali 2010: 165).

Unser natürliches Bewusstsein „ist ein Sammelbecken für vergangene Eindrücke vielfältiger und oft widersprüchlicher Erfahrungen" (ebd.: 171) und daher voller Spannungen (*kleśa*). So sind wir in der Polarität gefangen und alle unsere Handlungen zeigen sich auf dreierlei Art: hell/gut, dunkel/schlecht und eine Mischung der beiden. Und diese Handlungsweisen wiederum „säen ihren eigenen Samen in die Geistsubstanz" (ebd.: 172). Diese Samen sind die *vāsanās*:

ein der Erinnerung entstammendes Wissen, und im besonderen: die unbewußten Eindrücke in der Psyche, die von guten oder schlechten Handlungen der Vergangenheit übriggeblieben sind. Die Vergangenheit reicht in die Gegenwart herein durch die Erinnerung. Die Erinnerung besteht aus Eindrücken vergangener Erfahrungen und Handlungen. Infolgedessen bleiben diese tief eingeprägten Eindrücke in der Psyche eng miteinander verbunden, selbst wenn sie ursprünglich durch Zeit, Raum und die Umstände der Geburt getrennt waren (ebd.).

Das aus der Meditation sich zeigende Bewusstsein eines Yogi hingegen ist *anāśaya*, „frei von allen Restbeständen oder Spuren der angesammelten Eindrücke der Vergangenheit" (ebd.: 172). Und solch ein befreites Bewusstsein ist zeitlos (vgl. YS IV/6-11; ebd.: 164f., 174; Sitter 2014: 77).

In den Yoga-Sūtren ist *citta* das Wort für Bewusstsein, Denken und Geist. (Das Wort *citta* ist das Partizip der Vergangenheit der Wurzel *cit*, und *cit* bedeutet „sehen"). *Citta* „bedeutet die Ansammlung der Eindrücke dessen, was man in der Vergangenheit gesehen oder erfahren hat" (Patañjali 2010: 183); Information, gesammelt aus vergangenen Erfahrungen.
Geistige Tätigkeit, Gefühle, alles was wir lernen, erfahren und in zwischenmenschlichen Beziehungen erleben - all das wird in neuronalen Netzwerken des Gehirns gespeichert. Und Ereignisse, Erlebnisse und Lebensstile steuern und regulieren auch die Aktivität unserer Gene (vgl. Bauer 2002: 7ff.).
Informationen werden über Generationen weiter getragen. Und der Ursprung der unbewussten Eindrücke kann nicht mehr genau festgestellt werden (vgl. YS IV/10; Patañjali 2010: 164, 183).

„Das Denken wird aktiv durch die Wechselbeziehung, die ständig zwischen dem ‚Sehenden' und dem ‚Gesehenen' bzw. dem Menschen und der objektiven Welt vor sich geht" (ebd. 183). Diese ständig stattfindende Wechselbeziehung erregt unsere Aufmerksamkeit und erweckt damit zugleich die Erinnerung.

Infolgedessen neigt man dazu, diese Begegnung zwischen dem „Sehenden" und dem „Gesehenen" im Zusammenhang mit der Vergangenheit zu verstehen, mit der man schon vertraut ist. Auf diese Weise überschattet die Vergangenheit die immer aktive und lebendige Gegenwart. Die reine Wahrnehmung wird so von der Vergangenheit gefärbt und entstellt. Vorstellungen und Denken treten an die Stelle von Tatsachen (ebd. 183f.).

Oder, wie Sriram es ausdrückt: „Der Zustand der Erkenntnis kann jederzeit durch Erinnerungen und Neigungen gestört werden" (Patañjali 2006: 250; vgl. YS IV/27).

Unsere individuellen Vorerfahrungen beinhalten gelungene Problemlösungen genauso wie erlebte Enttäuschungen. Positive und schmerzliche Erlebnisse summieren sich zu gespeicherten Gedächtnisinhalten in Nervenzell-Netzwerken. Und das trägt entscheidend dazu bei, ob wir zu Zuversicht und Vertrauen oder Ängstlichkeit und Resignation neigen.

Die so entstandenen Interpretations- und Handlungsmuster sind ein wichtiger Faktor, wenn neue Situationen zu bewerten sind. (...) Bisherige Erlebnisse und Erfahrungen prägen neuronale Netzwerke, die zugleich Muster für die Bewertung oder Bewältigung künftiger Situationen werden (Bauer 2002: 59, 78).

Wahrnehmungen, Vorstellungen, Denken, Fühlen, Planen und Handeln - all das beruht auf synaptischen Verschaltungen von Nervenzellen zu Netzwerken. Das Gehirn organisiert sich selbst: Durch sein Tätigsein verändert es die synaptischen Verschaltungen und damit seine eigene Feinstruktur (vgl. ebd.: 72ff.; Sitter 2014: 70f.).

Neuronale Plastizität

In einem Kubikmillimeter Cortex befinden sich etwa vierzigtausend Nervenzellen, die miteinander in komplexen Verbindungen stehen. Ein Neuron hat (durch Fortsätze, das Axon und die Dendriten) Kontakt zu etwa zwanzigtausend anderen, von ebenso vielen weiteren bekommt es Signale. Es kommunizieren benachbarte

Neuronen genauso miteinander wie weit in unterschiedlichen Gehirnregionen verstreute. „Im Gehirn wird das Programm für Funktionsabläufe ausschließlich durch die Verschaltungsmuster der Nervenzellen festgelegt. Die Netzstruktur ist das Programm" (Singer 2002: 63). Verarbeitungswege verzweigen sich zahlreichst und sind meist reziprok miteinander verbunden, Vorwärtsverbindungen werden parallelisiert durch Rückkopplungsbahnen - das Resultat ist eine beeindruckende Netzwerkarchitektur als Leistung eines faszinierenden Selbstorganisationsprozesses (vgl. ebd.: 66f.).

Unser Gehirn ist fähig, sich fortwährend den Erfordernissen seines Gebrauchs optimal anzupassen: Nervenzell-Netzwerke werden reorganisiert und funktionsabhängig strukturell verändert, es kommt zu Wachstum, Differenzierung und Selektion von Axonen und Dendriten, neue synaptische Verbindungen werden geknüpft und bereits vorhandene gelöst (vgl. Rüegg 2007: 19f.; Schiepek et al. 2004: 9ff.). Diese *neuronale Plastizität* - „die Fähigkeit des Gehirns, sich selbst zu verändern - ist für unsere geistige Gesundheit essenziell" (Rüegg 2007: 138).

Liegt auch für viele neuronale Funktionen die sensible und prägende Phase in der frühen Kindheit, so bleibt unser Gehirn dennoch unser Leben lang plastisch. Weniger einzelne Erlebnisse als Ereignisketten und sich wiederholende und längerfristige Erfahrungen stabilisieren die Neuronennetzwerke; auch Motivation, soziale Beziehungen und emotionale Beteiligung spielen dabei eine wesentliche Rolle (vgl. Schiepek et al. 2004: 10f.; Sitter 2014: 65f., 71f.).

Neuronale Plastizität ist die Voraussetzung, dass Lernen stattfinden kann.

Unser Gehirn kann nur leisten, was es leistet, weil die Neuronen in den verschiedenen Arealen synaptisch miteinander verknüpft sind. „Das Dogma der heutigen Neurowissenschaften lautet, dass alle Leistungen des Gehirns - seien sie perzeptiver, kognitiver, affektiver, emotionaler, exekutiver oder motorischer Art - Funktionen von Neuronennetzwerken sind" (Roth 2004: 38). Entweder verändern sich bereits bestehende synaptische Kontakte und somit auch die

Funktionen der Nervenzell-Netzwerke oder neue werden gebildet, oder beides findet gleichzeitig statt. Diese Umknüpfungsprozesse betreffen alle Leistungen unseres Gehirns. Lernen findet auf allen Ebenen statt.

Je mehr wir etwas üben, umso mehr werden diese Verknüpfungen konsolidiert, die Netzwerke verändern sich, werden kleiner und wir erleben, dass uns das, was wir üben, zunehmend leichter fällt (Roth 2001: 202). Altes, einschränkendes *saṃskāra* wird in neues, positives umgestaltet.

Yoga und Therapie wirken auf unser Gehirn

Ein Ausgangspunkt der yogischen Meditation ist die feste und dauernde Konzentration auf einen Punkt (*ekāgratā*), das kann ein Gegenstand oder die Stelle zwischen den Augenbrauen oder ein metaphysischer Gedanke sein. Erreicht wird dies „durch die Integration des psychomentalen Flusses (…)" (Eliade 2004: 55).

> *Die unmittelbare Wirkung der **ekâgratâ**, der Konzentration auf einen einzigen Punkt, ist die rasche und klare Zensur aller Zerstreuungen und inneren Automatismen, welche das profane Bewußtsein beherrschen, ja eigentlich **ausmachen*** (ebd., Hervorhebungen im Original).

Im Alltag sind wir oft unkonzentriert, lassen uns von Gedanken, Worten und Momenten überschwemmen, sind „Assoziationen überlassen (die ihrerseits Produkte der Empfindungen und der *vâsanâ* sind)" (ebd., Hervorhebung im Original) und unbewusste Automatismen bestimmen oft unser Tun.

> *„Die erste Pflicht des Yogin ist zu denken, das heißt, sich nicht denken zu lassen"* (ebd.: 55f.).

Wesentlich ist daher in der Yoga-Praxis die Konzentration auf einen einzigen Punkt. So kann der innere Fluss beruhigt werden und es wird möglich, seine beiden Quellen, Empfindungen und *saṃskāra*, unter Kontrolle zu bringen, also sich willentlich und direkt in die inneren Wirbel (*cittavṛtti*) einschalten zu können. Dann wird es auch möglich, den Gedankenstrom zu unterbrechen, die Konzentration auf einem Punkt zu halten und unbewusste Automatismen zu registrieren.

„Durch die **ekâgratâ** *erlangt man einen wirklichen Willen, das heißt die Macht, über einen wichtigen Sektor der psychosomatischen Aktivität frei zu herrschen"* (ebd.: 56, Hervorhebung im Original).

Und das erfordert Übung.
Am Ende von Teil II (YS II/26-55) und zu Beginn von Teil III (YS III/1-3) der Yoga-Sūtren beschreibt Patañjali „die achtblättrige Blüte des Yoga", den aus acht Aspekten bestehenden Weg des Yoga als Lebensweise (*aṣṭaṅga-yoga*). Körperliche Praktiken und geistige Haltungen (acht Glieder, *anga,*) wollen gelernt und geübt werden, um die höchste Konzentration, das völlige In-sich-Ruhen (*samādhi*), zu erreichen.
Die erste dieser Stationen auf dem Weg zur endgültigen Befreiung ist *yama*, die moralische Bezähmung. Ein gewaltloser (auch was die Kommunikation betrifft) und wahrhaftiger Umgang mit anderen Menschen bedarf der Achtsamkeit und Übung.

Das zweite Glied ist *niyama* und dies betrifft den Umgang mit sich selbst. Es sind dies Regeln des alltäglichen Verhaltens, sie umfassen Reinheit (das bedeutet Stabilisierung, vgl.Böhler), Zufriedenheit, Selbstdisziplin, Selbststudium und Hingabe (vgl. Patañjali 2006: 126; Patañjali 2010: 115ff., 197, 199; Eliade 2004: 56).

Das dritte Glied ist das, womit bei uns Yoga meist assoziiert wird: *asana*, die (Körper)-Haltung. Alles was Patañjali uns darüber wissen lässt, ist: *„sthira-sukham-āsanam*. Die Sitzhaltung soll fest und angenehm sein" (YS II/46, Patañjali 2010: 121). „Diese Sitzhaltung soll man in völliger Entspannung und in einem Zustand der Betrachtung des Unendlichen einnehmen" (YS II/47, ebd.). Es ist notwendig, egozentrische Anstrengungen aufzugeben um zu wirklicher Gelassenheit zu gelangen (vgl. ebd.: 129). „Dadurch entsteht Widerstandsfähigkeit gegenüber der Wirkung von extremen Einflüssen" (YS II/48, Patañjali 2006: 142).

Patañjali geht es nicht um gymnastisches Training, verschiedene Körperstellungen, wie sie in heutigen Yogastunden praktiziert werden, beschreibt er nicht. Geübt wird eine bestimmte Art von Haltung in einem sehr vieldeutigen Sinn. Häufig instrumentalisieren wir unseren Körper, wir benutzen ihn, im *asana* darf sich uns unser Körper einmal zeigen und äußern- und wir betrachten ihn und hören ihm zu (vgl. Böhler).

Wenn man mit den Augen dieser ganzheitlichen Schau seinen eigenen Körper betrachtet und wenn der Körper die richtige Haltung einnimmt, entdeckt man, daß eine echte existentielle Beziehung zur Welt, in der man lebt, zustande kommt (Patañjali 2010: 129).

Vielleicht könnte auch das wieder mehr Thema in heute bei uns praktizierten Yogastunden werden. Dann kommt es vielleicht auch nicht - wie ich es schon in meiner Praxis gesehen habe - nach einer Yogastunde zu einem Bandscheibenvorfall, einem Einriss des Ursprungs der ischiocruralen Muskelgruppe, zu Knieproblemen oder zu einem Ermüdungsbruch eines Handwurzelknochens. Sondern der Zustand der Leere steht im Vordergrund und ein Gefühl der stillen Freude, der Stimmigkeit und Weite (vgl. Böhler). Wenn wir üben, entspannt und still zu sitzen, kommen automatisch unterschiedlichste Regungen: Gedanken tauchen auf und nehmen uns ein, Körperempfindungen signalisieren Unbehagen, wir sind versucht, uns zu bewegen. Und geübt werden soll, länger eine Position halten zu können, um in die Stille und die Leere einzutauchen.

Der Körper ist in Harmonie mit der umgebenden Welt auf der Ebene der Ruhe - eine Harmonie, die von der Kraft des ‚reinen Schauens' erfüllt ist (Patañjali 2010: 129).

Dann kommen wir dort, wo wir gerade sind, auch an (vgl. Böhler). Der vierte Aspekt ist *prāṇāyāma*, die „Kontrolle der Atemtätigkeit durch Rhythmisierung und Verlangsamung" (Patañjali 2010: 196), „die Entdeckung einer Unterbrechung oder Pause (*viccheda*) in der Kontinuität des Ein- und Ausatmens" (ebd.: 130, Hervorhebung im Original). Wenn wir mit unserer Aufmerksamkeit bei unserem Atem sind, kann dieser weit und breit und verbindend werden, und dieses Verbindende kennt kein Ende, der Atem wird „weltweit", wir atmen bis zum Ende der Welt- wir bekommen einen langen Atem (vgl. Böhler).

Das fünfte Glied ist *pratyāhāra*, die „Emanzipation der Empfindungstätigkeit von der Herrschaft der äußeren Objekte" (Eliade 2004: 56). Sriram empfiehlt dazu: „Wenn die Sinne nicht allzu leicht von äußeren Objekten gelenkt werden, werden sie gereinigt und das Innenleben gewinnt an Kraft" (Patañjali 2006: 148). Diese Übung, die Aufmerksamkeit der üblicherweise nach außen gerichteten Sinne nach innen zu lenken, das „Hineinfalten" der Welt in die eigenen Innenräume (vgl. Böhler), stärkt die Fähigkeit, sich selbst reflektieren zu können.

Saṃyama (die Sammlung) bezeichnet die letzten drei Übungsglieder: *dhārāna* (eine anhaltende Ausrichtung auf etwas, die Konzentration auf die reine Leere des Raumes), *dhyāna* (stilles reflektieren, meditieren, in der Leere Platz nehmen ohne jegliche Zerstreuung) und schließlich *samādhi*: die Vollendung, Versenkung, das völlige In-sich-Ruhen, die vollkommene Erkenntnis (vgl. Patañjali 2006: 152; Patañjali 2010: 132, 194, 197; Eliade 2004: 56).

Meditation meint hier nicht ein „in uns hineingehen", sondern vielmehr ein „die Welt in uns hinein nehmen". Meditation bedeutet, in der Welt anzukommen (vgl. Böhler).

Ein Mensch, der diesen wunderbaren Vorgang des achtfachen Yogaweges durchläuft, (...) sieht die Welt, wie sie ist, in ihrer existentiellen Reinheit. Er gründet sich in seiner wesenhaften Identität, in der reines Sehen und wahres Tun sich verbinden. Eine solche sehende Tat ist eine neue Schöpfung. Sie ist fähig, die dunklen Mächte der Natur radikal zu verwandeln und zu selbstleuchtenden Kräften der Schöpfung in völliger Freiheit zu machen (Patañjali 2010: 133).

Die direkte Wahrnehmung dessen, „was ist", wird möglich (vgl. ebd.: 151). Durch *saṃyama* offenbart sich dem Yogi das Geheimnis, das *saṃskāra*, dieses Archiv vergangener Eindrücke, verbirgt. Und er wird fähig, durch die „Zeitlichkeit hindurch und über sie hinaus" zu blicken (ebd.: 145). Es gelingt ihm, sich von der Zeitlichkeit frei zu machen und so die absolute Freiheit zu erwerben (vgl. Eliade 2004: 8; Sitter 2014: 72ff.).

YS III/18 sagt, dass,

> *wenn ein Yogi die komplexe Masse vergangener Eindrücke* **(saṃskāras)** *in seiner Geistsubstanz direkt wahrnimmt* **(sākṣātkaraṇāt),** *er die Folge* **(krama)** *deutlich sieht, die sie hervorgebracht hat. Und wenn er diese Reihenfolge zurückverfolgt bis zu ihrem Ursprung, gelangt er bis zu den früheren Existenzen, die seine Geistsubstanz durchlaufen haben muß, um die Erinnerung an solche Erfahrungen mit sich zu tragen. (...) Der durchdringende und forschende Blick des Yogi, der von „reiner Schaukraft" durchdrungen ist, belebt sozusagen diese Eindrücke* **(saṃskāras),** *so daß sie beginnen, die Aufeinanderfolge zu enthüllen, die sie durch die eingeprägten Aufzeichnungen vergangener Erfahrungen hervorgebracht hat* (Patañjali 2010: 149f.; Hervorhebungen im Original) .

Jahrelanges Meditationstraining, so konnte bei buddhistischen Mönchen gezeigt werden, bewirkt nachhaltige Veränderungen in den Neuronennetzwerken des Frontalhirns, vor allem eine stärkere Aktivierung des linken Stirnhirns. Mittels fMRI-Scans konnte gezeigt werden, dass das linke Präfrontalhirn bei positiven Emotionen ganz besonders aktiv ist. Dieses Cortexfeld spielt eine wichtige Rolle bei der Regulation von Gefühlen und überwacht und zügelt die Amygdala, deren Überaktivität oft Ursprung von Angst oder Trauer ist. Es sorgt also für ein ausgeglichenes Gemüt. Gefühle werden dem Bewusstsein besser zugänglich, Wut, Angst oder Trauer können besser kontrolliert werden und positive Gefühle (für buddhistische Mönche besonders heilsame Gefühle sind Güte, Empathie und Nächstenliebe) und Erinnerungen können bewusst kultiviert werden (vgl. Rüegg 2007: 153ff).

Offenbar können langjährige spirituelle Erfahrungen den menschlichen Geist und das menschliche Gehirn umgestalten - mit heilsamen Konsequenzen für das Gefühlsleben. Es wird gelassener und ausgeglichener (ebd.: 155).

Wenn wir etwas lernen und üben besteht dies, neurobiologisch betrachtet, in einer Veränderung der Stärke der synaptischen Verschaltungen zwischen Neuronen.
Motivation und emotionale Beteiligung verbessern das Lernen deutlich. Appelle an unsere Einsicht alleine aktivieren nur bewusstseinsfähige kortiko-hippokampale Strukturen; das verändert zwar unser deklaratives Gedächtnis, aber um auch unser Verhalten zu verändern, braucht es auch eine Veränderung der subkortikalen limbischen Netzwerke.
So kann auch in therapeutischen Prozessen auf das Unbewusste der PatientInnen eingewirkt und damit Veränderungen in limbischen Zentren bewirkt werden (vgl. Spitzer 2004: 48ff., Roth 2004: 40).
Lernerfahrungen werden vermittelt und die Synapsen, die dabei aktiviert werden, „weisen den Neurotransmittern den Weg zu den Rezeptoren, an denen sie anbinden müssen, um ihre gezielte therapeutische Wirkung zu erzielen" (Grawe 2004: 22). Die zukünftige Übertragungsbereitschaft von Synapsen wird so erhöht.

Doch Veränderung erfordert, dass Synapsen über möglichst lange Zeit hin möglichst oft und intensiv aktiviert werden und so die nutzungsbedingt stabilisierten Verschaltungsmuster effektiv strukturell reorganisiert werden können. Übung und oftmalige Wiederholungen sind also nötig, damit neuroplastische Anpassungen und Veränderungen erfolgen können (vgl. ebd.: 22, 55; Hüther/Rüther 2004: 225; Sitter 2014: 76ff.). „Training bewirkt also das Gegenteil von Deprivation. Die Zahl der Kontakte zwischen Nervenzellen nimmt zu, die für die geübten Funktionen zuständigen Areale dehnen sich aus und die neuronalen Antworten spezialisieren sich auf die trainierten Inhalte" (Singer 2002: 55).

Wollen wir dhukha vermeiden, muss unser Bewußtsein auf einem anderen Niveau sein als es normalerweise ist. Darum legt Yoga so viel Gewicht auf das Bewußtsein. Es gibt hunderte von Yoga-Definitionen, aber die wichtigste ist die, die sagt: Yoga bewirkt eine Veränderung der Eigenschaften unseres Geistes. Yoga verändert die Art, wie sich unser Geist verhält, wie er funktioniert, wie er wahrnimmt. Yoga versucht, diese Veränderungen herbeizuführen, damit wir etwas schon weit im voraus erkennen können. Das nennen wir Ein-sicht (Desikachar 2009: 117).

Achtsamkeit und Aufmerksamkeit spielen sowohl in der Therapie als auch im Yoga eine große Rolle. Zum einen ist Aufmerksamkeit der generelle Zugang zu unserem Bewusstsein. Alles, worauf wir nicht unsere Aufmerksamkeit richten, ist uns kaum oder überhaupt nicht bewusst, auch wenn es manchmal unser Handeln beeinflusst. „Zum anderen ist Aufmerksamkeit als ‚Konzentration' eine Steigerung konkreter Bewußtseinszustände, die mit erhöhten und gleichzeitig räumlich, zeitlich und inhaltlich eingeschränkten (‚fokussierten') Sinnesleistungen oder mentalen Zuständen einhergeht" (Markowitsch/Daun 2001: 158).

Ruhige und aufmerksame Betrachtung ermöglicht uns einen unbefangenen Blick und das Ziel ist, Handlungen zu vermeiden, die *duhkha* schaffen und die wir später vielleicht bereuen. Ein wesentlicher Aspekt von Yoga ist der Weg zur Selbständigkeit, zur Unabhängigkeit, zur Möglichkeit, die richtigen Entscheidungen zu treffen und zum besseren Verständnis unseres Handelns und Verhaltens (vgl. Desikachar 2009: 100f.). Dann wissen und verstehen wir besser, warum wir tun, was wir tun, und was uns bewegt, es so tun, wie wir es tun.

Yoga ist keine Lehre oder ein strenges philosophisches System. Worum es im Yoga geht, ist einzig und allein, einen Schlüssel zu liefern für das Verständnis des Bewußtseins, dessen verwirrende Tätigkeit den Menschen daran hindert, die Dinge wahrzunehmen, wie sie sind, sowohl innerlich wie äußerlich. Er lenkt die Aufmerksamkeit des Menschen auf die Notwendigkeit, selbstgeschaffene Hindernisse auf dem Weg zur reinen Schau zu entfernen. Er zeigt uns einen Weg, uns in einem Bewußtseinszustand zu verwurzeln, in dem allein die Wirklichkeit ihre leuchtende Herrlichkeit offenbart (Patañjali 2010: 14).

Zusammenfassung

Saṃskāra und neuronale Plastizität - Wo sich die Yoga-Sūtren von Patañjali und Auffassungen der aktuellen Neurobiologie berühren

Warum tun wir, was wir tun und was bewegt uns, es so zu tun, wie wir es tun? Wie bewusst gestalten wir unser Handeln? Unsere alltäglichen Erfahrungen und Erlebnisse sind gekennzeichnet durch sich wandelnde Inhalte - doch unsere Reaktionen darauf erfolgen vielfach unwillkürlich und repetitiv. Vergangene unbewusste Eindrücke sind es, gespeichert und archiviert in unserem Geist, welche unser aktives und vordergründig selbstbestimmtes Handeln in der Gegenwart oftmals bloß zum Ergebnis vergangener Erlebnisse machen. Saṃskāra wird dieses Archiv unserer Erfahrungseindrücke in den Yoga-Sūtren von Patañjali genannt, in dieser vor rund 2000 Jahren verfassten komprimierten und konzentrierten Zusammenfassung der Lehren und Techniken des Yoga. Unbewusste Automatismen bewusst zu machen, zu bewusster Wahrnehmung unserer Gedanken, Gefühle und Handlungen zu gelangen und zu üben, den gegebenen Augenblick achtsam und wertfrei wahrzunehmen und zu beobachten – das ist unter anderem Inhalt des Yoga- Pfades. Das Unbewusste und das Bewusstsein und dahingehende Veränderungen auch in Nervenzellnetzwerken zu beschreiben, sind ebenso Inhalte aktueller neurowissenschaftlicher Forschung und auch Basis therapeutischer Prozesse. In diesem Beitrag betrachte ich Berührungspunkte zwischen den Yoga-Sūtren von Patañjali und Erkenntnissen der Neurobiologie.

Stichworte

Yoga, Patañjali, Saṃskāra, Kleśas, Bewusstsein, Unbewusstes, Neuronale Plastizität, Lernen, Gedächtnis, Meditation.

Abstract

Saṃskāra and neuronal plasticity – Points of contact between the Yoga Sūtras of Patañjali and current neurobiological views

Why do we do what we do and what motivates us to do it the way we do it? How conscious is our acting and behaving? Our daily experiences are characterized by changing contents - but our reactions often occur involuntarily and repetitively. Past and unconscious impressions are stored in our brain and our mind. This often makes our present self-determined action and empowerment simply the result of past experiences. In the Yoga Sūtras, this summary of the teaching and practice of Yoga which was written by Patañjali more than 2000 years ago, this archive of the impressions of our experiences is called Saṃskāra.

To become aware of our unconscious automatisms, to achieve conscious awareness of our thoughts, feelings and actions and to practice, to observe and to perceive the given moment mindful and not judging - this is, among other things, content of the Yoga- path. Describing the unconscious and the consciousness and the corresponding anatomical and functional changes in neural networks are also contents of current neuroscientific research and also the basis of therapeutic processes. In this article, I would like to consider points of contact between the Yoga Sūtras of Patañjali and current neurobiological views.

Keywords

Yoga, Patañjali, Saṃskāra, Kleśa, consciousness, unconsciousness, neuronal plasticity, learning, memory, meditation.

Literatur

BAUER, Joachim. 2002. Das Gedächtnis des Körpers. Wie Beziehungen und Lebensstile unsere Gene steuern. Frankfurt a. M.: Eichborn.
DESKACHAR, T.K.V. 2009. Yoga. Tradition und Erfahrung. Die Praxis des Yoga nach dem Yoga Sutra des Patañjali. 5. Aufl. Petersberg: Via Nova.
ELIADE, Mircea. 2004. Yoga. Unsterblichkeit und Freiheit. Frankfurt a. M., Leipzig: Insel.
FREUD, Sigmund. 1912. Einige Bemerkungen über den Begriff des Unbewußten in der Psychoanalyse. In: SCHMIDT-HELLERAU, Cordelia (Hg.). 2006. Sigmund Freud. Ein Lesebuch. Schriften aus vier Jahrzehnten. Frankfurt a. M.: S. Fischer: 203-214.
FREUD, Sigmund. 1913. Das Interesse an der Psychoanalyse. In: SCHMIDT-HELLERAU, Cordelia (Hg.). 2006. Sigmund Freud. Ein Lesebuch. Schriften aus vier Jahrzehnten. Frankfurt a. M.: S. Fischer: 215-246.
FUJIWAR, Esther / MARKOWITSCH Hans-J. 2004. Das mnestische Blockadesyndrom- hirnphysiologische Korrelate von Angst und Stress. In: SCHIEPEK, Günther (Hg.). 2004. Neurobiologie der Psychotherapie. Stuttgart: Schattauer: 186-212.
GRAWE, Klaus. 2004. Neuropsychotherapie. Göttingen u.a.: Hogrefe.
HAKEN, Hermann / SCHIEPEK, Günter. 2006. Synergetik in der Psychologie. Selbstorganisation verstehen und gestalten. Göttingen u.a.: Hogrefe.
HÜTHER, Gerald / RÜTHER, Eckhart. 2004. Die nutzungsabhängige Reorganisation neuronaler Verschaltungsmuster im Verlauf psychotherapeutischer und psychopharmakologischer Behandlungen. In: SCHIEPEK, Günther (Hg.). 2004. Neurobiologie der Psychotherapie. Stuttgart: Schattauer: 224-243.
MARKOWITSCH, Hans J. / DAUM, Irene. 2001. Neuropsychologische Erklärungsansätze für kognitive Phänomene. In: PAUEN, Michael / ROTH, Gerhard (Hg.). 2001. Neurowissenschaften und Philosophie. Eine Einführung. Paderborn: Wilhelm Fink Verlag: 210-237.
PATAÑJALI. 2006. Das Yogasutra. Von der Erkenntnis zur Befreiung. Einführung, Übersetzung und Erläuterung von R. Sriram. 2. erw. Aufl. Bielefeld: Theseus.
PATAÑJALI. 2010. Die Wurzeln des Yoga. Die klassischen Lehrsprüche des Patañjali. Durchgehender Kommentar von P. Y. Deshpande. Herausgegeben und aus dem Sanskrit (Sûtren) und dem Englischen (Kommentar) übertragen von Bettina Bäumer. 12. Aufl. München: O. W. Barth.
ROTH, Gerhard. 1997. Das Gehirn und seine Wirklichkeit. Kognitive Neurobiologie und ihre philosophischen Konsequenzen. Frankfurt a. M.: Suhrkamp.
ROTH, Gerhard. 2001. Die neurobiologischen Grundlagen von Geist und Bewußtsein. In: PAUEN, Michael / ROTH, Gerhard (Hg.). 2001.

Neurowissenschaften und Philosophie. Eine Einführung. Paderborn: Wilhelm Fink Verlag: 155- 209.
ROTH, Gerhard. 2004. Wie das Gehirn die Seele macht. In: SCHIEPEK, Günther (Hg.). 2004. Neurobiologie der Psychotherapie. Stuttgart: Schattauer: 28-41.
RÜEGG, Johann Caspar. 2007. Gehirn, Psyche und Körper. Neurobiologie von Psychosomatik und Psychotherapie. 4. akt. und erw. Aufl. Stuttgart: Schattauer.
SCHIEPEK, Günther et. al. 2004. Neurobiologie der Psychotherapie - Ansatzpunkte für das Verständnis und die methodische Erfassung komplexer biopsychischer Veränderungsprozesse. In: SCHIEPEK, Günther (Hg.). 2004. Neurobiologie der Psychotherapie. Stuttgart: Schattauer: 1-27.
SINGER, Wolf. 2002. Der Beobachter im Gehirn. Essays zur Hirnforschung. Frankfurt a. M.: Suhrkamp.
SITTER, Silvia. 2014. Yoga als Bewusstseinsschulung. Ein Einblick in yogische Lehre und neurowissenschaftliche Forschung zum Thema Bewusstsein. In: HALLER, Stefanie (Hg.). 2014. Yoga-Dimensionen. Einblicke in ein zeitgenössisches Phänomen. Wien: HammockTreeRecords: 59-80.
SPITZER, Manfred. 2004. Neuronale Netzwerke und Psychotherapie. In: SCHIEPEK, Günther (Hg.). 2004. Neurobiologie der Psychotherapie. Stuttgart: Schattauer: 42-57.

Autorin

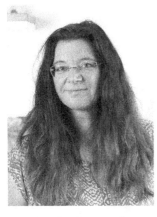

Dr. med. Sita Silvia Sitter
Therapeutin in eigener Praxis in Wien. Praxisschwerpukte: Beschwerden des Bewegungsapparats, postoperative Beschwerden, Stress- und Überlastungssymptome, vegetative Dysbalancen, Traumabewältigung, Burnout- und Stressbewältigung, Salutogenese und Resilienztraining, Bewusstseinsschulung und Philosophisches Coaching, Visionsentwicklung, Medizinische Beratung.
Medizinisches Lektorat populärwissenschaftlicher Bücher und Gesundheitsratgeber.
Referentin am Universitätssportinstitut Wien, in mehreren Yogalehrer*innen-, Nuad- und Ayurveda- Praktiker*innen - Ausbildungslehrgängen und an der Vitalakademie Wien.
Aus- und Weiterbildungen: Studium der Medizin in Wien (berufsbegleitend), Weiterbildung an der Universitätsklinik für Psychiatrie & Psychotherapie („Mental Health and Behavioural Medicine"), derzeit Studium der Philosophie, Ausbildung zur Philosophischen Praktikerin, Therapeutin der Farbpunktur nach Mandel, Ortho-Bionomy®-Practitioner, Somatic Experiencing®-Practitioner, Cranio-Sacrale-Osteopathie, Myofascial Release®, Körperpsychotherapie, Ohrakupunktur, Kinesiotaping, Akupunktmassage® nach Penzel, Heilmasseurin.
Im Zentrum meiner therapeutischen Arbeit steht der Mensch in seinen bio-psychomental-sozialen Zusammenhängen, also in seiner Ganzheit, meine Arbeit ist auch sehr Salutogenese-, Resilienz- und Ressourcen- orientiert, mein Focus liegt auf der Problemlösung und der Stärkung aller Ebenen, die Biographie bekommt natürlich den Raum, den sie braucht.
Email: sita@sita-balance.at
www. sita-balance.at

WEGE ZUR GANZHEIT – PHILOSOPHIE UND ANWENDUNG IN DER TRADITIONELLEN EUROPÄISCHEN MEDIZIN

Way of Becoming Complete – Philosophy and Implementation in Traditional European Medicine

Gerhard Kögler

In der Traditionellen Europäischen Medizin war die Philosophie immer schon ein zentrales Element in der Heilkunde. Das Wort Arzt kommt aus dem Griechischen Iatros, ähnlich dem Wortstamm Art, also Kunst.

Ärzte sind also Spezialisten, die sich der Kunst der Heilkunde widmen. Darin finden wir nicht nur den Künstler, sondern auch die Kundigen, wie die Naturspezialisten auch genannt wurden. Diese Kundigen im alten Griechenland, als eine der wichtigsten Wurzeln unserer traditionellen Medizin in Europa, waren immer Universalgelehrte. Denn damals entstanden erstmalig Schulen für Medizin. Und weitere Lehrgegenstände waren eben Natur, Philosophie, Astronomie, Politik und vieles mehr.

Der berühmte griechische Arzt Galen, 128-200 AD, der bereits zur Zeit der Römer lebte und zwischenzeitlich auch als Gladiatorenarzt tätig war, beschrieb den Zusammenhang zwischen Philosophie und Medizin folgendermaßen:

"Quod optimus medicus sitquoque philosophus"

Er war der Meinung, dass der vorzügliche Arzt auch ein Philosoph sein muss. Er war der tiefen Überzeugung, dass die Medizin nur in enger Verbindung mit der Philosophie sachgemäß betrieben werden kann. Die Philosophie liefert der Heilkunde den theoretischen Rahmen und das geistige Rüstzeug.

Oder der Eid des Arztes Hippokrates, ca. 500 BC in einer modernen Form:

I will remember that there is art to medicine as well as science, and that warmth, sympathy, and understanding may outweigh the surgeon's knife or the chemist's drug.

Die Ärzte und Universalgelehrten hatten schon damals erkannt, dass die grundlegenden Fragen der Philosophie einen wichtigen Faktor im Heilungsprozess der Patienten darstellen. Es geht dabei um die Fragen: woher kommen wir und wohin gehen wir? Was ist der Sinn unseres Lebens? Was ist die Aufgabe unseres Lebens? Sie konnten erkennen, dass die Impulse, die von der diesen Fragen innewohnenden Spannung ausgehen, kranke Menschen aus ihrer Misere herausziehen können. Doch wie stellte sich der heilsame Effekt der grundlegenden Fragen der Philosophie in der damaligen Zeit dar? Wie stark war er geprägt von der Religion, Gesellschaft, Ritualen und Politik?
Hier sehen wir, wie auch überall sonst auf dieser Welt, die zunehmende Einengung von Bewusstsein durch gewisse Strukturen der Gemeinschaften. Dies hatte einen banalen Hintergrund. Denn durch die erstmalige Entstehung von größeren Siedlungen, bzw. zur Zeit Griechenlands bereits großen Städten, kommt es immer mehr zu Konflikten in diesen engen Strukturen. Um diese auszu-

balancieren wurden sowohl religiöse wie auch politische Rituale installiert. Die Menschen wurden also dazu gedrängt, sich diesen von den Göttern gegebenen Ritualen zu unterwerfen und die Konflikte hintanzustellen.

Die Intention wäre ja durchaus löblich, doch wie schon die Kundigen damals wussten, ist die damit verknüpfte Einengung des Geistes oft ein führender Faktor bei der Entstehung von Krankheiten. Denn mit der Freiheit des Geistes ist ein starker Lebensi
mpuls verbunden. Und die langfristige Unterdrückung solcher Impulse ist ein wesentlicher Krankheitsfaktor, wie auch zeitgenössische Wissenschaftler bestätigen können.

Doch im Erkennen dieser Problematik durch die Kundigen haben diese in der Wahl ihrer Therapien auf diese Freiheit des Geistes großen Wert gelegt. Dies werde ich später noch ausführlicher erklären. Zwei für mich wichtige Entwicklungen, welche den Zusammenhang zwischen Psychologie, Philosophie und Medizin in der Traditionellen Medizin erkennen lassen, möchte ich hier aufzeigen.

Zum einen gab es die Gruppe der Vorsokratiker. Das waren Universalgelehrte in Süditalien eben vor der Zeit des Sokrates, die großteils in einer von Pythagoras gegründeten Bruderschaft über wenige Jahrhunderte tätig waren, bevor sie durch eine von Athen gesandte Armee zerstört wurde. Es gibt Historiker, die beschreiben wie Pythagoras von einem aus der Mongolei gesandten Schamanen eingeweiht wurde. Und es gibt Texte, aus denen hervorgeht, dass diese in Mathematik, Physik und Philosophie geschulten Gelehrten auch ärztlich tätig waren. Von Parmenides und Empedokles wusste man, dass sie mit Trancen und der sogenannten Inkubation arbeiteten. In diesen Trancen wurden die Patienten mittels geeigneter Instrumente, die sie auch Transportmittel nannten, in andere Welten geführt. Meistens sprachen sie von der Unterwelt.

In diesen Trancen sollten die Patienten die Erkenntnis vom wahren Sein in der Wirklichkeit erfahren, und dies kann den Anlass zur Heilung darstellen.

Bei der Inkubation wiederum wurden die Menschen für einen oder ein paar Tage in eine Höhle gelegt, ohne Nahrung, nur hin und wieder mit Flüssigkeit versorgt. Das erinnert natürlich stark an die Vision Quest bei den indigenen Völkern. Dabei soll wiederum die Erkenntnis über Leben und dessen Sinn gewonnen werden.

Als anderes Beispiel möchte ich die über ca. 1000 Jahre bestehenden Asklepios Heilstätten anführen. Diese waren zur damaligen Zeit die auf hohem medizinischem Niveau arbeitenden medizinischen Zentren für schwere Krankheitsfälle. Die besten Ärzte waren damals in diesen Medizinzentren beschäftigt und die Philosophie, bzw. die Erfahrung der Wurzeln unserer Existent war essentiell in der Behandlung.

Doch zuerst möchte ich die Sicht der griechischen Gesellschaft auf das Leben, die dahinter wirkenden Prinzipien und den sich aus all den Betrachtungen ableitenden Sinn für unser Leben kurz darstellen. Ursprünglich waren überall die berühmten vier Elemente diejenigen, aus denen sich alles zusammensetzt: Wasser, Feuer, Erde und Luft. Davon haben wir zwei weibliche stabile Elemente, das Wasser und die Erde. Die beiden männlichen und flüchtigen sind das Feuer und die Luft.
Die Griechen haben jedoch, ähnlich wie in der Traditionellen Chinesischen Medizin (TCM) das Qi, erkannt, dass es neben den vier Elementen noch etwas geben muss, das alles mit Leben, oder manche würden sagen mit Information durchdringt. Diese haben die Griechen dann Aither oder Äther genannt. Heute würde man dies mit den sogenannten Biophotonen gleichsetzen. Denn genauso wie diese haben die Griechen von Äther postuliert, dass er alles durchdringt, auch die dichteste Materie. Damit gab es bei den Griechen also auch fünf Elemente, wobei das fünfte ein die anderen

durchdringendes war. Dies ist ein wenig anders als in der TCM, wo man ja von den fünf Wandlungsphasen spricht, wobei ja das entsprechende Element Holz auch das einzige lebendige ist.

Und diese fünf Elemente der Traditionellen Europäischen Medizin (TEM) hat man nun in einem Zyklus zusammengefasst. Damit konnte man sehr gut beschreiben, wie sich jeder Handlungsablauf, jeder Lebensabschnitt, aber auch das ganze Leben als Folge von bestimmten Gesetzmäßigkeiten entwickelt. Man hat also damit starke Bilder entwickelt. Und wie wir sowohl aus jahrtausendealter Erfahrung als auch aus moderner Forschung wissen, materialisieren sich solche bedeutungsvollen Bilder sowohl in unserem Körper als auch in unserem Leben und in unserer Umwelt. Doch nun zu solch einer Beschreibung des Lebenszyklus in den fünf Elementen der TEM.
Wir sprechen davon, dass das Mächtigste aller Elemente und das, aus dem alles andere entstanden ist, das Element Wasser sei. Es ist formunabhängig, aber auch Form erschaffend, dem Eindringenden keinen Widerstand entgegensetzend, jedoch auch nicht komprimierbar. Aus dem Wasser ist alles entstanden, es ist die Basis alles Seins. Im Wasser liegt das Unbewusste, es liegt im Dunkeln verborgen, wie der Samen im Winter. Alles wartet, bis die nächste Energie den Startschuss für die Wiedergeburt gibt, für das Wachsen. Doch bis dahin steht Wasser auch für die Geduld, das Warten, bis alles reif für den Start in einen neuen Zyklus ist. In diesem Element gilt es nun zwei Eigenschaften zu erfahren, zu erlernen.
Zum einen steht Wasser für die Adualität, das Advaita. Es gibt hier kein gut oder böse, kein oben oder unten, auch kein „ich" oder „nicht ich", so wie der Embryo im Fruchtwasser. Er glaubt, dass er mit der Mutter und der ganzen Welt eins ist. Wir wissen das von Kleinkindern, die dann weinen, wenn andere Kinder weinen, weil sie eben nicht zwischen ich und nicht-ich unterscheiden können. Der Embryo erlebt also das Einheitsgefühl, den Zustand aus dem wir alle kommen und zu dem wir zurückgehen. Die Zeit ist nun aufgehoben, es gibt keine Vergangenheit und keine Zukunft. Alles

passiert nur im Hier und Jetzt, der Augenblick zählt. Diese Erfahrung, auch wenn die bewusste Erinnerung im Laufe des Lebens meistens verloren geht, ist unendlich wichtig und kann von vielen Menschen wieder durch Übung in der Meditation oder Trance erfahren werden.

Die zweite Eigenschaft beruht auf dem Fakt, dass der Embryo jede Minute durch die Nabelschnur mit allem versorgt wird, was er braucht. Er darf einfach mit leicht geöffnetem Mund im Fruchtwasser schwimmen, wachsen und genießen. Dadurch entsteht das Wichtigste für das weitere Leben und für jeden kommenden Lebensabschnitt, nämlich das Urvertrauen in das Leben. Es ist dies noch nicht das Selbstvertrauen, da es ja noch kein Selbst gibt. Es ist dies das tiefe Wissen, dass alles gut ist, wie es ist, dass ich vom Leben umsorgt werde. Das ist auch der Grund, warum in den meisten traditionellen Gemeinschaften die Schwangersen wirklich behütet werden. Die Schwangeren brauchen meist nicht zu arbeiten, werden selbst verwöhnt, bekommen eine ganz spezielle Ernährung. Also es wird auf allen Ebenen dafür gesorgt, dass Mutter und Kind eine gesunde und stressfreie Zeit erleben.

Denn das Gegenteil von Urvertrauen ist die Angst. Diese entsteht, wenn es in der Schwangerschaft zu Problemen wie Gewalt oder schweren Erkrankungen kommt. Angst ist in der traditionellen Medizin auch mit dem Organ Niere verbunden und Niere wiederum steht für das Element Wasser. Damit ist das Bild in sich schlüssig und mächtig. Wenn ich dieses Bild gut verstanden und verinnerlicht habe, werde ich in der Gemeinschaft alles tun, damit es allen Beteiligten in dieser Zeit möglichst gut geht.

Das Element Wasser endet nun, wenn der Embryo so groß wird, dass der Muttermund aufgeht und sich im Geburtsvorgang eine Richtung entwickelt, also die Adualität ein Ende hat. Ab nun gibt es in unserem Leben immer eine Richtung, immer etwas zu tun. Das Paradies hat ein Ende und wir werden wahrscheinlich erst im

Tode wieder mit ihm in Berührung kommen.

Man sagt, dass Babys, in dem Moment, in dem sie geboren werden, alles Wissen über den Ursprung in sich haben. Man meint es förmlich in der Tiefe der Augen des Neugeborenen zu entdecken. Innerhalb kurzer Zeit erlischt dieses Wissen. Doch am Anfang spiegelt das neue Leben die Potentialität der Schöpfung, in der alle Kreativität des Universums wohnt. Und so ist Äther nicht begrenzbar, ein unendlicher Raum des Lebendigen. Hier ist auch der Sitz für die Visionen, die Ideen, die Möglichkeiten. Noch ist alles möglich, die Ideen unbegrenzt und die Freude daran jedem Kind zu Beginn seines Lebens förmlich ins Gesicht geschrieben.

Die Babys werden nun in dieses nächste Element, den Äther, hineingeboren. In diesem gibt es wiederum zwei Eigenschaften zu erlernen: die Kreativität und den Raum. Die Mutter stellt dem Kleinkind nun einen Raum zur Verfügung, in welchem das Kind alles ausprobieren darf, ohne dass dies Konsequenzen hat. Es darf also die Welt auf seine ihm eigene Art entdecken und ausprobieren. Es darf alles ansehen, riechen, schmecken und tasten. Dabei entsteht jetzt der Mut zur Kreativität. Wenn dieser Drang, die Welt zu probieren, wiederholt von der Mutter unterbrochen wird, dann geht auch dieser Mut verloren. Und es kann passieren, dass diese Kinder dann als Erwachsene immer krumme Wege gehen müssen, um an ihr Ziel zu kommen.

Doch diese scheinbar grenzenlose Freiheit darf nur innerhalb eines bestimmten Raumes stattfinden. Denn außerhalb des Raumes könnte der Tod lauern und dann wäre dies für die Evolution nicht sinnvoll. Also ist die Erfahrung der Grenzen des Raumes jetzt eine weitere wichtige Eigenschaft, die es zu erlernen gilt. Die Mutter lässt das Kind diese imaginäre Grenze erfahren, was nicht immer leicht ist und vom Kind permanent ausgelotet werden will. Falls das Kind davonläuft, blickt es sich ohnehin immer um, ob die Mutter auch folgt. Denn es will sich zwar vom Raum lösen, aber in geborgener Atmosphäre. Wenn nun die Mutter auf Grund besonderer Gründe nicht in der Lage ist, die Grenzen des Raumes erfahrbar zu machen, dann fehlt dem Kind das Wissen darüber. Es kann sein, dass es sich dann als Erwachsener im Leben leichter verliert, weil es sich selbst auch keine Grenzen setzen kann.

Das Element Äther endet dann, wenn die Kinder in die Pubertät kommen. Dann übernimmt das Element Feuer. Wir haben zwei Arten von Feuer. Das eine ist das Feuer der Sonne, dem Lebensspender. Es steht in seiner Mitte, ist für alle da. Und dann haben wir das marsische Feuer, das aus seiner Mitte heraus will, Energie für Bewegung bereitstellen möchte. So steht das Feuer für die Wärme des Herzens gleichermaßen wie für die pulsierende Pupille, die die unbändige Lebenslust widerspiegelt. Es lässt mich sowohl lieben und gleichzeitig weiter- und fortbewegen. Es ist die hochenergetische Bewegung, die zum Himmel strebt, woher die Energie des Feuers auch seit Ewigkeit kommt.

Im Element Feuer gibt es wiederum zwei Eigenschaften zu erlernen: die Entscheidung und die Resonanz. Feuer entscheidet, was brennbar ist und was nicht. So werden erst durch das Feuer der Hormone aus Kindern Frauen und Männer. Und je besser das Feuer der Hormone dies entscheidet, desto mehr weiblich und desto mehr männlich ist die Entwicklung. Je besser dies wiederum entschieden ist, desto besser ziehen sich die Pole auch wieder an. Eine weibliche Frau und ein starker Mann verhalten sich wie Magneten. Jetzt ist auch die Zeit, wo die Jugendlichen erstmals bewusst Entscheidungen treffen und dazu stehen. Auch wenn die Entscheidungen falsch sind, es kann noch nicht viel angerichtet werden mit den Eltern im Hintergrund. Die zweite Eigenschaft ist die Resonanz. Die Jugendlichen gehen nun aus der Familie hinaus, „meine Eltern sind nur noch peinlich", und in ihre Freundesgruppen hinein. Dort herrscht das Prinzip der Resonanz. Das Mädchen oder der Junge will von der Gruppe geliebt werden, möchte cool sein. Doch gleichzeitig entscheidet sich erstmals die eigentliche Natur des „Selbst". Dieses Ego muss nun in der Gemeinschaft um Resonanz werben und wir können erahnen, wie schwierig diese Zeit ist.

Letztlich kommt nach einigen Mühen die junge Erwachsene dann mit der Person zurück, in der sie die größte Resonanz gefunden hat, dem Lebenspartner. Hier endet nun das Element Feuer und beginnt das Element Erde. Die Form der materiellen Erde ist die Grundvoraussetzung, dass sich das Universum selbst verstehen kann. Die aus der dunklen Energie des Universums entstandene Gestalt lässt uns für einen Moment die Quintessenz allen Seins darin erkennen, bevor die Materie wieder wie eine Illusion im ewigen Meer der Potenzialität versinkt. Und doch, durch diesen kurzen Moment der Gestaltwerdung von Mutter Erde erahnen wir die Bedeutung von Bestand und Verlässlichkeit. Dieser Bestand braucht aber auch Zeit und Geduld. Und für die Zeit steht der Gott Cronos, Saturn, der Inbegriff des Elements Erde.

Frau und Mann als Partner gründen nun eine Familie. Und Kinder werden geboren. Es kommt zum Stillstand und der Wiederholung in den täglichen Anforderungen des täglichen Lebens. Die Kinder gehören gut versorgt. Die Mutter kümmert sich traditionell um die Zubereitung des Essens, mehrmals täglich und das jeden Tag. Es gibt dabei nicht einmal einen Sonntag, so wie bei anderen Berufen. Der Vater kümmerte sich traditionell um die Beschaffung des Essens, um ein Dach über dem Kopf. Das Handwerk hat seine Blüte. Erst das Element Erde mit seinem Stillstand und der dadurch möglichen Perfektion in der täglichen Wiederholung lässt die Handwerker zu Künstlern werden. Und die Mutter wird zur Künstlerin im täglichen Umgang mit den Kindern. Sie wird die beste Mittagessen-Mama der Welt für ihre Kinder. In diesem Element Erde erfahren wir endlich, dass, um in einer Sache wirklich gut zu werden, wir auch einmal stillstehen müssen, um sie zu perfektionieren. Und wir erkennen, dass erst der Handwerker, der dies schon hunderte Male getan hat, ein wirklich stabiles Haus für mich und meine Kinder bauen kann. Wir lernen die zwei Eigenschaften im Element Erde, Stillstand und Wiederholung. Damit schaffen wir die Basis für die Existenz der nächsten

Generationen. Wir lassen unsere Nachkommen diese tiefe Erkenntnis über unser aller Vergangenheit durch die geschaffene Materie erfahren, nur um auch gleichzeitig zu zeigen, dass trotzdem alles nur flüchtig ist und die Realität letztlich immer der Wirklichkeit weicht.

Wenn die Kinder dann so groß sind, dass sie aus dem Haus gehen, beginnt ein neuer Abschnitt, nämlich das Element Luft. Es ist der letzte Abschnitt in unserem Lebenszyklus und doch sagte ein Weiser: das Leben beginnt, wenn die Kinder außer Haus sind und der Hund tot ist. Besonders in der heutigen Zeit, wo das Durchschnittsalter bereits bei über 80 Jahren liegt, ist dies nicht mehr nur das Ende, sondern viel mehr die zweite Lebenshälfte geworden. Aber zuerst kommt es in der Transformationsphase zum großen Wechsel. Während wir in der Medizin von der Menopause und Andropause sprechen, drückt sich im deutschen Wort Wechsel ein viel kraftvolleres und bedeutungsvolleres Bild aus: der Wechsel.

Doch wofür steht das Element Luft? Luft ist Trägerin der Information. Ihre Qualität ist feucht und warm und führt die subtilsten Bestandteile des Elements Erde mit sich. Schwingungen sind ein himmlischer Teil von ihr und wer ihr zuhört, erfährt ihre Geschichten. Die Luft, wie ein Kissen auf der Erde, zieht aus der Materie die Information allen Lebens und trägt sie weiter. Und als Teilhaber am Leben atmen wir sie ein, ziehen unsere Lehren daraus, transformieren das Aufgesaugte in unserer individuellen Psyche und geben das so Veränderte wieder an den universellen Atem zurück. Dort, in diesem großen Wissenspool, hat jeder und jedes Anschluss an die Schwingungen des Seins.

Doch was bedeutet dieser Wechsel genau? Wir wechseln also vom Erdelement zum Luftelement. Wir werden durchlässiger, lösen unsere starren materiellen Strukturen langsam auf. Durch die Leere, die nach dem Auszug der Kinder entstanden ist, werden wir jetzt zum Nachdenken gezwungen, zur Reflexion. Und gleichzeitig werden wir sensitiver. Frauen werden kurzfristig etwas hitziger und beginnen Männer nun besser zu verstehen. Männer werden weicher und erkennen mehr weibliche Elemente in sich. Dies ist nun die Chance für ein besseres gegenseitiges Verständnis. Überhaupt eröffnet sich nun die Chance für ein großartiges geistig-seelisches Wachstum. Doch das kann nur stattfinden, wenn ich die zweite wichtige Eigenschaft in diesem Element Luft erlerne, das Loslassen. Denn wenn ich das Element Erde nun endlich loslassen will, muss ich zuerst die materiellen Dinge loslassen, das Zweitauto, die Zweitwohnung, noch einen Laptop und ein Handy und vieles mehr. Und als zweiten Schritt lerne ich auch das Wollen, die Sehnsüchte und das Wünschen loszulassen. Denn erst in diesem Loslassen erfahre ich die wichtigsten Dinge in meinem Leben, das Sein im Hier und Jetzt, ohne Trauer um die Vergangenheit und die Sorge um die Zukunft. Beides habe ich losgelassen. Auch die Erwartungen an andere Menschen kann ich bleiben lassen. Dadurch bekomme ich die Chance, andere nach ihrem Muster leben zu lassen. Und ich entwickle mich hin zu einer äußerst wichtigen Gruppe von Menschen in unserer Gemeinschaft, den weisen Ältesten.

Diese haben bereits alle Abschnitte des Lebens durchlebt, können jedes Mitglied der Gemeinschaft zutiefst verstehen. Und sie haben wirklich gelernt loszulassen. Damit ist nun der letzte Schritt ihres Loslassens für sie nur mehr eine Kleinigkeit: das Loslassen der körperlichen Hülle, des letzten bisschen Materie im Tod. Und sie lösen diese letzte Materie wieder im Wasserelement auf. Denn Wasser steht nicht nur für die Geburt, sondern auch für den Tod. Damit hebt sich auch bereits wieder die Dualität auf. Geburt und Tod sind untrennbar miteinander verbunden, sind eins. Diese Weisen hinterlassen in diesem sich-Auflösen jetzt ihre Weisheit als Fingerabdruck im Element Wasser, damit die nächste Generation wieder auf einer nun höheren Ebene geboren werden kann und damit in den nächsten Menschenzyklus eintreten darf.
Mit diesem Bild, dieser Erkenntnis, kommt plötzlich wieder

Klarheit in unser Leben, eine natürliche Ordnung. Und vor allem kann ich den Sinn in meinem Leben erkennen. Es ist dies das langsame Schaffen von Erkenntnis und Weisheit und die Weitergabe an die nächsten Generationen.

Dieser Lebenszyklus zeigt uns den Lauf der Dinge, den Lauf der Menschen, als eine den Gesetzen der Natur gehorchende Spirale des Lebens. Je nachdem, ob ich vom Schicksal die Chance bekommen habe, den ewigen Zyklus auf die nächste Stufe der Evolution zu heben, wächst die Spirale schneller oder langsamer, in die für uns richtige oder falsche Richtung. Doch neben diesen Naturgesetzen gibt es immer noch die Dualität, in diesem Fall zwischen Naturgesetz und Individualität. Wir möchten doch alle ganz einmalig sein. Und doch müssen wir alle den gleichen Gesetzen folgen.

Wie passt dies zusammen? Auch hierüber haben sich die griechischen Kundigen viele Gedanken gemacht. Alleine in ihrer Sicht der Götter spiegelt sich viel aus ihrem Denken wieder. Denn die Geschichte der Götter stellt im Wesentlichen die über Jahrhunderte mündlich überlieferte Geschichte des Landes, z.B. den Übergang vom Matriarchat zum Patriarchat dar. Durch die mündliche Überlieferung kam es natürlich zu vielen Veränderungen, Übersteigerungen. Und damit kamen immer mehr menschliche archetypische Muster in die Legenden. So können wir heute nur unschwer die verschiedensten Archetypen in den Göttern erkennen, die, wie manche Weisen der modernen Zeit meinen, nicht Individuelles darstellen, sondern etwas sind, das den Menschen allen gemein ist und in sie hineinwirkt. C.G. Jung hat dies sehr schön beschrieben.

Diese Archetypen werden also nach Planeten, die gleichzeitig auch Götternamen sind, benannt. Jeder von uns hat nun mehrere dieser Muster in sich und jedes dieser Muster ist in einem bestimmten Prozentsatz vertreten. Daraus ergibt sich eine auf dieser Welt ganz einmalige und individuelle Mischung. Wir sprechen dabei vom archetypischen Muster, in der traditionellen europäischen Medizin vom konstitutionellen Muster, in der modernen Wissenschaft vom epigenetischen Muster. Ich persönlich nenne es lieber poetisch die Lebensmelodie. Die Evolution wollte uns im Moment der Geburt genau so, wir sind der Beitrag des Schicksals zur Evolution der Spezies Mensch. Und es gilt für mich persönlich, einfach von Beginn an nur zu sein. Denn meine Lebensmelodie hat jetzt einen Sinn für die Evolution, für uns Menschen. Manchmal wird dies allerdings falsch verstanden, als eine Art Antrieb zum egozentrischen Leben. Dabei wird vergessen, dass diese Lebensmelodie ja genau mein Beitrag ist. Sie ist es, indem sie von der Lebensaufgabe gefunden wird, die wie ein Schlüssel-Schloss zu meiner Lebensmelodie passt. Dies bedeutet also Authentizität, bzw. Autonomie. Doch Rolf Büntig hat dies so schön in einem Satz formuliert: Autonomie ist der Gehorsam gegenüber dem, was mich will. Damit ist schon fast alles gesagt.

Trotzdem würde ich dies gerne an einem Bild festmachen. Wir können uns ein Orchester vorstellen mit seinem Dirigenten. Es kommt nun erstmalig eine Oboistin zum Orchester, um das Orchester komplett zu machen. Doch der Dirigent meint, dass die Oboe besser so klingen sollte, wie eine Geige. Er meint, der Klang der Oboe ist eine Schwäche der Oboistin und empfiehlt ihr, an ihrer Schwäche zu arbeiten. Die arme Oboistin ist nun ihr ganzes Leben verzweifelt versucht, wie eine Oboe zu klingen, was natürlich nicht gelingt. Letztendlich stirbt sie, ohne durch ihr virtuoses Oboe Spiel etwas zur Evolution des Orchesters beigetragen zu haben. Wenn wir das jetzt mit unserer Lebensmelodie vergleichen, wäre das Orchester mit der Gemeinschaft von uns Menschen gleichzusetzen. Wenn Kinder beginnen, ihre Eigenheiten, bzw. Besonderheiten zu leben, wird dies von der Gemeinschaft oft nicht ausgehalten. Und die Kinder werden verbogen, ihnen werden Muster und Bilder eingeimpft, um sie anzupassen. Dabei versteht die Gemeinschaft nicht, dass sie sich damit nichts Gutes tut. Denn nur durch die Besonderheiten dieses einzelnen Menschen wird die Gemeinschaft erst ganz im Sinne von Heil. Erst in der Vielfalt ist sie wertvoll, genauso wie das Symphonieorchester durch die Vielfalt der Instrumente.

Für uns Menschen würde dies bedeuten, diese uns eingeprägten Bilder aufzulockern. So wie wir den ganzen Körper regelmäßig entgiften sollten, wäre dies auch eine Art Entgiftung für unseren Geist. Denn damit schaffen wir Platz für die Möglichkeit, die Potenzialität neuer Bilder, insbesondere unserer ureigenen Bilder. Mit unseren eigenen Bildern, unserer nun erfahrenen Lebensmelodie, sind wir frei und bereit für die Lebensaufgabe. Also ist diese Freiheit des Geistes so etwas Wichtiges. Es ist in einer alten buddhistischen Weisheit so schön formuliert:

Das Ende des Leidens ist erreichbar,
Nicht durch bedingungslose Liebe,
Nicht durch Wiedergewinnung irgendeiner vorgestellten Vollkommenheit,
Sondern durch die bedingungslose Freiheit des Geistes.

Buddhismus

Diese nun meine erfahrene Lebensmelodie ist zugleich die damit verbundene Aufgabe, es löst sich die Dualität auf und wird damit zur Einheit. Dieses archetypische Muster ist, wie schon angedeutet, nicht ein von mir entwickeltes, sondern in den einzelnen Archetypen allen Menschen gemein. Diese wirken in unterschiedlicher Stärke von außen in uns Menschen hinein. Und diese besondere Mischung wird uns als Impuls mitgegeben, von Geburt an. Es bedeutet für uns Transzendenz, ein uns Menschen übergeordnetes Prinzip. Und es ist wahrscheinlich der stärkste Impuls, den es für uns Menschen gibt. Diese Lebensmelodie ist wie ein von außerhalb in uns hineinstrahlendes Bild, das unsere immer wieder aus dem Gleichgewicht geratenen Emotionen ausrichtet, ausbalanciert, hin zu etwas höherem, außerhalb von uns Einzelwesen stehenden. Es ist also etwas, das uns herausziehen kann, auch aus schweren Krankheiten, wie es Lawrence LeShan so schön in seinem Lebenswerk dokumentiert. Und diese Erkenntnis, dieses Prinzip ist uralt, von den Griechen zu einem vorläufigen Höhepunkt gebracht. Doch bevor ich dies näher beschreibe, möchte ich wieder die Brücke zurück zu den Naturgesetzen bauen, denen wir unabhängig von unserer Melodie unterworfen sind. Denn es gilt ja unsere Lebensmelodie und die damit als Einheit verknüpfte Lebensaufgabe zu erkennen. Dies ist in der Regel kein kognitiver Prozess, also kein Resultat von alltäglichem Denken. Es ist dies vielmehr ein Ergebnis von tiefster Achtsamkeit, Achtsamkeit gegenüber dem, was mich will. Es ist dies eine Ver-antwortung, eine Antwort auf das Leben. Doch wie können wir die notwendige Achtsamkeit erfahren? Das hat wiederum viel mit den Naturgesetzen zu tun. Wie soll ich Achtsamkeit verspüren, wenn mein Gehirn voll von Quecksilber ist? Wenn mein Körper von chronischen Entzündungen geplagt ist, weil sich durch schlechte Ernährung Schärfen im Gewebe ablagern, auch Schlacken genannt. Wenn sich auf Grund von schwacher Muskulatur weitere Entzündungen in meinen Sehnen und Gelenken bilden? Es können also die Naturgesetze meine Achtsamkeit behindern und so fließt wiederum alles zur Einheit zusammen. Es gibt keine tiefe Achtsamkeit ohne einen reinen Körper und es gibt keinen reinen Geist und Körper ohne Achtsamkeit. Denn diese nennt man auch Weisheit und in dieser Weisheit erkenne ich sehr gut all diese Zusammenhänge.

Was haben nun die Kundigen, die Schamanen, die Curanderos, die Iatros, die Meister, die Ärzte seit Jahrtausenden getan, um die Negativspirale in eine Positivspirale umzuwandeln? Eine gute Hilfe in der unendlich großen therapeutischen Schatzkiste der traditionellen Medizinen weltweit ist die Trance, die Meditation, die Kontemplation. Zuerst gab es nur die Trancen, als Heilmittel der Schamanen bei den indigenen Stämmen. Eines der Zentren, von den diese Form der Naturmedizin ausging, dürfte in der

Mongolei existiert haben. Von dort könnte es sich über die ganze Welt ausgebreitet haben. Auch möglich ist, dass sich weltweit auf Grund der evolutionären Weiterentwicklung von Menschen auch ohne Kontakt untereinander diese Techniken entwickelt haben, also als natürliche Entwicklung. Wie auch immer, es wird von Historikern beschrieben, dass Pythagoras von einem mongolischen Schamanen initiiert wurde, wie ich schon erwähnt habe. Diese Bruderschaft arbeitete also mit der sogenannten Inkubation, bei der die hilfsbedürftigen Menschen für einen oder mehrere Tage an einen stillen Ort gelegt wurden, wo sie nur mit Wasser versorgt wurden. Sie wurden auch in die Trancen eingeführt. Beschrieben wurde, dass es dafür bestimmte Hilfsmittel gab, wie Pfeifen, Rasseln, Flöten und einiges mehr. Diese speziellen Instrumente haben sich offensichtlich dabei bewährt, Menschen als Transportmittel für eine Reise in ein inneres Land zu dienen. In Griechenland meinten die Kundigen, es sei eine Reise in die Unterwelt und wieder hinaus. Wenn wir davon ausgehen, dass jeder diese Unterwelt in sich trägt, in all ihrer Schönheit, dann ist innen gleichzeitig außen, und außen ist innen.

In solchen Trancen werden nun innere Länder besucht und erfahren. Eines dieser Länder würde man mit modernen Bildern als unser Vorbewusstsein bezeichnen. Es setzt sich aus allem zusammen, was wir je gehört, gesehen, gefühlt, gerochen, also einfach erfahren haben. Im Alltag, im täglichen Hamsterrad, haben wir nur Zugriff auf einen ganz kleinen Bereich dessen. Diejenigen unter uns, die sich an ihre Träume erinnern, können eine Ahnung dafür entwickeln, was da so alles in uns schlummert. Denn auch die Träume greifen auf unser Vorbewusstsein zurück. Wichtig ist zu erkennen, dass unser Selbst aber aus allen Anteilen des Bewusstseins besteht. Wenn wir nur in dem üblichen Bewusstsein verharren, entgehen uns viele Bilder und dadurch Möglichkeiten. Trancen bieten nun eine Möglichkeit, Zugang zu genau diesen Bildern zu bekommen, eben durch eine Innenreise. Eine weitere Möglichkeit in der Trance liegt in einer Reise in mein „Medizinland". In einer modernen Form der Psychotherapie, der Ego State Therapy, wird es unsere konfliktfreie Zone genannt. Es dürfte sich also um eine Art inneres Bewusstsein handeln, welches ohne Bewertung agiert, ohne die Bilder mit einer Emotion wie Angst zu besetzen.

In der Trance haben wir in der traditionellen Medizin also die Möglichkeit, unsere eigenen Bilder, welche im Alltag verborgen sind, aufstehen zu lassen. Diese Bilder werden in der Regel angstfrei erlebt und gesellen sich zu unseren ohnehin bekannten Bildern. Dadurch erhöht sich die Anzahl unserer Möglichkeiten enorm und lässt uns oft die nächsten Schritte in unserem Leben besser finden. Andererseits haben die Bilder, gerade weil sie aus uns selbst heraus kommen, eine besondere Bedeutung für uns. Und genau die bedeutungsvollen Bilder sind es, die uns und unsere Umgebung letztlich verändern. Man könnte fast sagen, in Trance helfen wir den Patienten, eine besonders tiefe Achtsamkeit zu entwickeln.

Nun habe ich schon erwähnt, dass wir in den Trancen je nach Transportmittel, also Instrument, verschiedene Arten von Bildern hervorrufen können. Doch nicht nur das. Felicitas Goodman hat mit ihren Studentinnen erforscht, dass gewisse Haltungen bei den Menschen, die in Trance gehen, dies in eine ganz bestimmte Richtung lenken. Je nachdem, ob es also sitzend oder liegend stattfindet, ändert sich der Inhalt. Aber besonders die Haltung der Hände hat einen Einfluss. Damit haben wir als Therapeuten bereits eine größere Auswahl in unseren Anwendungen und unsere Schützlinge ein breiteres Spektrum an Bildern. Eine besondere Form der Trance möchte ich nun anhand der Klangliege beschreiben.

Die Klangliege ist ein Hohlkörper, also Resonanzkörper, aus Holz, unter dem in meinem Fall 38 Saiten gespannt sind. Diese Saiten sind alle im gleichen Ton, nämlich A gestimmt, oder wie man auch sagt: La. Diejenigen unter euch, die sich mit Musik ein wenig auskennen, werden wissen, dass es, wenn ein Grundton gespielt wird, auch immer dazugehörige Obertöne gibt. So kann eine gezupfte Saite ihre Schwingung auch halbieren und damit habe ich einen Oberton als Oktave, höre also zwei Töne. Es gibt aber auch eine Drittelteilung, womit ich eine Quint bekomme. Ich spreche also von Intervallen, Tonabständen. Diese Obertöne sind, wenn ich eine Saite spiele, nur sehr leise und oft kaum zu hören. Wenn aber 38 Saiten gleichzeitig gespielt werden, hört man sie sehr gut. Und wenn man die Klangliege in einer Art Meditation bespielt, hört man mit der Zeit nur mehr die Obertöne und der Grundton wird immer leiser. Der Patient, der auf solch einer Klangliege liegt, hört nun mehrere Töne gleichzeitig und es entwickelt sich ein Akkord, fast wie bei einem Orchester. Aber der Patient hört diese nicht nur, sondern diese Obertöne gehen als Schwingung für ca. zwanzig Minuten durch den ganzen Körper. Als Bild könnte man sich dies so vorstellen, dass diese harmonischen Schwingungen der Klangliege aus unserem oft vorhandenen Schwingungschaos im Körper einen Frieden schaffen, eben Harmonie. Natürlich ist es hilfreich, solch eine Klangliegenerfahrung nicht in einer Pause zwischen zwei stressreichen Arbeitseinheiten anzuwenden. Es ist wirksamer, sich gut darauf einzustellen und es in eine Art Ritual einzubauen. Man kann vorher Räuchern, oder ein ätherisches Öl auftragen und eine spezielle, der Individualität des Patienten angepassten Farbe von Licht wirken lassen. Damit sind für Tranceerfahrungen bessere Voraussetzungen geschaffen.

Was passiert nun in solch einer Trance? Im Falle der Klangliege schaffen die Obertöne, wie ich in vielen Behandlungen und den nachfolgenden Patientenberichten erfahren durfte, ein Gefühl, welches dem Element Wasser entspricht. Dieses steht, wie schon von mir beschrieben, für Urvertrauen und damit als Gegenpol zum Gefühl der Angst. Die Klangliege mit ihren Obertönen reduziert also Angst und erhöht das Urvertrauen. Natürlich ist damit eine ganz andere Voraussetzung für die erfahrbare Trance gegeben. Denn mit dem, vielleicht erstmalig seit Jahren erlebten Vertrauen, können Patienten nun leichter ihren eigenen Bildern „erlauben" an die Oberfläche ihres Alltagsbewusstseins zu kommen. Und diese Bilder, die nun entstehen, entsprechen zutiefst ihnen selbst. Mit diesem erlebten Urvertrauen und den Bildern passiert mit uns eine Veränderung. Doch nicht nur wir verändern uns, in unserer Art der Wahrnehmung, sondern auch unsere Umgebung verändert sich durch uns. Die starken Erfahrungen und Bilder materialisieren sich im wahrsten Sinne des Wortes nicht nur in unserem Körper, sondern auch in unserer Umgebung. Das funktioniert sogar, wenn keine klaren Bilder kommen, alleine durch die oft unbewusste Erfahrung von Urvertrauen.

Hier finden wir etwas sehr Wichtiges: diese Erfahrung schafft nun die Voraussetzungen für philosophisches Denken. Denn mit mehr Urvertrauen kann ich mir nun auch erlauben, unangenehme Fragen zu stellen wie: woran habe ich vorbeigelebt? Welche Aufgabe kann mich in meinem Leben wieder ausrichten? Und die Chance für eine Veränderung zum Positiven, eine, die mir auch entspricht, ist größer. Denn durch meine Veränderung und der damit verbundenen Veränderung der Umwelt ist diese besser bereit für meinen neuen Weg. Und durch das entstehende Vertrauen kann ich mich auch besser öffnen. Das erinnert an die Doga Philosophie der Huitotos am Amazonas: wir müssen uns zuerst zentrieren, damit wir unser Herz öffnen können. Oder wie es eine Patientin so lieb formulierte, nachdem sie sich nach schwerster Krankheit wieder verliebte und heiratete: durch alle die Maßnahmen in der Therapie (zentral war die Klangliegenbehandlung) konnte ich mein Herz erst öffnen und Liebe zulassen. Solche Momente sind bei uns Therapeuten natürlich Balsam für unsere Seele. Verblüffend war auch, dass die Patientin seit diesem Moment keinerlei Beschwerden mehr hatte. Davor war sie von Angst und Panik besetzt, war mehrere Male klinisch tot und nahm viele Medikamente.

Wir haben also mit Trancen die Möglichkeit, Angst zu reduzieren, ohne primär kognitiv zu arbeiten. Denn unsere Kognition, unser Denken, hat keinen Zugang zu unserem Angstzentrum im Gehirn. Dieses kennt keine Sprache und auch keine Bilder. Mit der

Klangliegenbehandlung oder anderen Formen von Trance erreichen wir mit archaischen Methoden dieses Angstzentrum, helfen es zu harmonisieren und schaffen damit die Voraussetzung für philosophisches Denken. Und in diesem Prozess begleiten wir nun unsere Patienten. Manche brauchen für diesen Prozess nur wenig, andere oft eine Zeitspanne von mehreren Jahren. Aber so ist die Natur und wir Therapeuten sind verpflichtet, das zu tun, was eben notwendig ist, auch wenn es lange dauert. Wir sind einfach da, wenn die Fragen auftauchen, vor denen unsere Patientinnen bisher Angst hatten. Nun können wir sie gemeinsam stellen und darüber nachdenken. Es ist also ein Prozess angestoßen, der zutiefst philosophisch ist, der damit die archaischen Fragen des Menschseins berührt. Und wie schon erwähnt kann genau dieser Prozess unsere aus dem Gleichgewicht geratenen Gefühle und Emotionen wieder ausbalancieren, förmlich geradeziehen. Es ist dies der Prozess der Transzendenz, das Ausrichten auf etwas Höheres. Und mit diesem mehr und mehr entstehenden Vertrauen können wir uns auch an die langsame Auflösung der Illusion des Selbst machen, also an die Befreiung unseres eingeengten Herzens. So wie es Jiddu Krishnamurti in einer Vortragsreihe formulierte: Dort wo Freiheit ist.

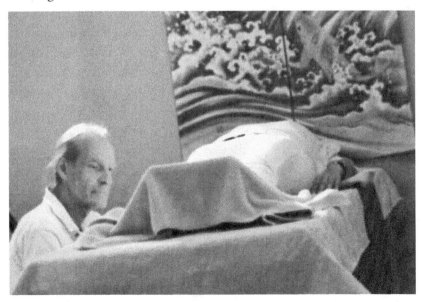

Ich darf ein paar der Berichte von Patienten anführen, in denen sie ihre Erfahrungen mit der Klangliegenbehandlung beschreiben.

Beispiel Patient (Angst und Depression):

*Anfangs Sound von außen, dann sowohl Töne
als auch Stimme von innerhalb des Körpers,
Angenehmes drehendes Dunkel, rotierend,
Gefühl der sich neigenden Liege und
Auflösung der Schwerkraft wie Schweben
Auflösung des Selbst, eins sein mit den Tönen,
der Stimme, alles ist eins.*

Beispiel Patient (Ängste und damit verbundene Krankheiten)

1. Sitzung:
Während der Therapie kam immer wieder ein Bild von einem Indianerhäuptling auf einem weißen Pferd. Nach der Therapie waren auftretende Ängste nicht mehr so präsent. In Situationen, in denen mir Angst aufkam, war jetzt nichts mehr.

2. Sitzung:
Während der Therapie kamen keine Bilder. Diesmal kam am Rücken Wärme auf. Die Therapie erzeugt ein Gefühl wie wenn ich tauche, so schwerelos. In den darauf folgenden Tagen hatte ich Träume von früher, ich begann wieder regelmäßig zu träumen.

3. Sitzung
Meine Ängste schwinden immer mehr und ein Gefühl der Sicherheit wird immer mehr präsent.

4. Sitzung
Die verschiedenen Klänge spürte ich diesmal mit einem prickelnden Gefühl. Außerdem war es als würden dunkle Farben über mich ziehen. Es lässt sich erklären, wie wenn beim Tauchen ein

Tintenfisch Tinte versprüht. Das erzeugt in den Wellen ein tanzendes Farbenspiel.

Vermehrt treten Träume auf, die unterschiedliche Bilder zeigen, teils angenehm, teils unangenehm.

Plötzlich auftretende Ängste sind seit der ersten Therapie nicht mehr aufgetreten. Nach der ersten wartete ich noch darauf, jetzt denke ich gar nicht mehr daran.

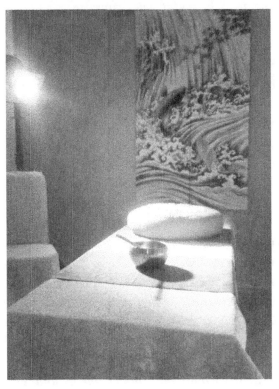

Hier sehen wir, dass durch die Klangliegenbehandlung auch das Träumen und die Erinnerung daran angestoßen werden kann. Dies kann man immer wieder beobachten. Auch das ist eine wertvolle Entwicklung. So wie wir von den Schamanen Mexikos lernen durften, ist der Mensch nur ganz, wenn er seine Träume kennt. Denn diese sind der weitaus größere Anteil unseres gesamten

Bewusstseins, inklusive dem Vorbewussten. Mit diesen Träumen lernen wir uns besser kennen und in diesem Wissen erlangen wir auch die Fähigkeit der Authentizität. Diese brauchen wir für unsere Lebensaufgabe, eine die uns wirklich in unserem Innersten entspricht.

Patient (Ängste, Trauer, Depression, Krankheiten)

1. Behandlung: starke Welle, Gefühl des Verlierens, danach Gefühl, dass doch alles ist in Ordnung
2. Behandlung: Aufstehen nach KL – plötzlich Glücksgefühl, plötzliches Wissen um meine Aufgabe

Patient (chronische Krankheiten)

Kopf mit Gedanken anatomisch weiter links als der Körper, später Vereinigung von Kopf und Körper,
anfangs Gedanken nicht löschbar, später Gefühl eines „inneren Lächelns",
Harmoniegefühl während gesamter Sitzung, Gefühl der Geborgenheit

Aus diesen sich verändernden Gefühlen erfolgt nun eine sich verändernde Wahrnehmung und damit verändert sich alles. Als Therapeuten sind wir sehr dankbar und froh, dass wir unsere Patienten bei diesem Prozess begleiten dürfen.

Hier auch ein kurzes Wort zu den Pflanzen. Aus der Tradition wissen wir sehr genau, dass überall auf der Welt Trancen nicht nur mit Instrumenten geleitet, sondern auch psychodelische Pflanzen verwendet wurden. Und es gibt besonders in Europa und den USA immer wieder heiße Debatten um den Einsatz von solchen Pflanzen. Dies könnte einen Grund darin haben, dass wir uns immer mehr von der Natur entfernen und abkoppeln. Wir empfinden uns oft nur mehr als ein von allem losgelöstes geistiges

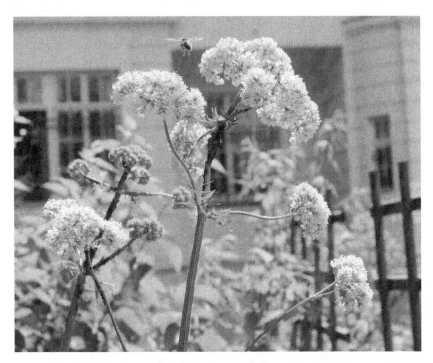

Wesen und nicht als fühlender Körper, als eine Gemeinschaft von fühlenden Zellen. Wenn wir diese Gabe nämlich noch in uns hätten, könnten wir sehr gut spüren, dass wir für die Pflanzenwelt natürlich alle Rezeptoren an unseren Zellen haben. Wir Menschen wurden ja nicht als solche in die Welt gesetzt, sondern haben uns im Rahmen der Evolution des Lebens aus dem, was vor uns war, entwickelt. Das bedeutet, dass wir aus den Pflanzen mit ihren Zellen kamen, diese immer unsere Begleiter und letztlich auch unsere Nahrung und unsere Heilmittel waren; Pflanzen, die als etwas scheinbar für uns Fremdes, nach dem Prozess der Nahrungsaufnahme und der Transformation, zum „Ich" werden.

Wir wären ohne Pflanzen nicht in der Lage zu leben, enthalten sie eben unendlich viele essentielle Stoffe, also Stoffe, die wir in unserem Körper nicht selbst produzieren können. Damit kann man sagen, wir sind eins mit den Pflanzen. Das gilt natürlich auch für die Pflanzen, die einen Effekt auf unser Denken und unsere

Emotionen haben. Vielleicht können wir sogar behaupten, dass wir ohne verschiedene Pflanzen einfach nicht Ganz sein können. So haben wir als übergeordnetes, alles dominierendes System im Gehirn und den Nervenzellen des Körpers das Cannabinoid Rezeptoren System. Dieses ist sogar dem Endorphinen Rezeptoren System übergeordnet. Und es gibt eine Unzahl von Pflanzen, die eine beruhigende Wirkung auf unser Stresszentrum haben. Ich möchte nur einige anführen, die in Europa wachsen: Hafer, Johanniskraut, Hanf, Baldrian, Engelwurz, Passionspflanze, Melisse, Lavendel, Hopfen, Schlafmohn, Bilsenkraut, Taiga Wurzel, Cordyceps Pilz, und noch viele mehr.

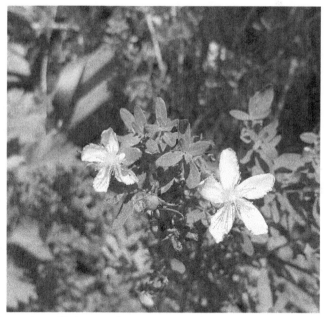

Wir haben also all diese Pflanzen, sie gehörten untrennbar zu uns. Vielleicht mehr noch: sie sind mit eine Voraussetzung, dass wir eine ungetrübte Sicht auf diese Welt haben dürfen, eine aus der Natur entstandene Wahrnehmung. Pflanzen sind ein Teil der Philosophie und sind damit eine der Voraussetzungen dafür. In der traditionellen Medizin sind sie natürlich ein integraler Bestandteil der Therapie. Sie helfen uns, zu uns zu kommen, als Grundvoraussetzung, unser Herz öffnen zu können. Dabei ist ein sorgsamer Umgang mit den Pflanzen erforderlich. Wir verwenden am liebsten die ganze Pflanze in Form von Spagirik. Dabei werden die drei wichtigsten Substanzgruppen aus den Pflanzen herausgelöst, um sie dann wieder zusammenzuführen und somit die ganze Pflanze als Heilmittel einsetzen zu können. Spao – aus dem Griechischen – meint trennen, Ageiro meint vereinen. Damit wird die Harmonie der ganzen Pflanze erhalten und kann so, wie der Mensch es aus der Evolution gewohnt ist, als Ganzheit wirken.

Als kleine Zusammenfassung des bisher Erfahrenen darf ich anführen, dass in der Tradition von der Hochkultur der Griechen ausgehend bereits stark mit der Einheit von physischen und metaphysischen Aspekten gearbeitet wurde. Es gab eine Klarheit darüber, dass der reine Körper eine Grundvoraussetzung für ein offenes Herz und damit einen freien Geist ist. Und dieser freie Geist ist wieder rückwirkend verantwortlich für eine gesunde Entwicklung auf unserem Weg zum Menschsein, aber auch therapeutisch essentiell in der Behandlung schwerer Krankheiten. Wir sprechen dabei auch von der Klarheit in unserem philosophischen Denken bei der Beantwortung von Fragen nach unserem Sinn aber auch den tiefen Wurzeln unserer Krankheiten.

Das nächste Kapitel beinhaltet Auszüge aus meinem nächsten Buch, welches demnächst erscheinen wird: „Wege zur Ganzheit – Philosophie einer nachhaltigen Medizin".

Ein Heilkonzept, welches mit genau diesen Bausteinen über ein ganzes Jahrtausend gearbeitet hat, waren die Einrichtungen des Asklepios. Soweit bekannt ist, existierten diese von ca. 700 v. Chr. bis ca. 300 n. Chr. und waren äußerst erfolgreich. Auch hier wurde die Geschichte durch Erzählung zum Göttlichen hochstilisiert. Der Gott der Heilkunst war seit jeher Apollo. Dieser hatte ein Verhältnis mit der sterblichen Koronis und ihr gemeinsames Kind war

Asklepios. Asklepios lernte der Legende nach bei dem Kentaur Cheiron, einem Kundigen. Mit seiner Frau Epione hatte er fünf Töchter, Panakeia, Hygieia, Akeso, Iaso und Aigle. Panakeia steht für Heilmittel im Allgemeinen und für die Pflanzenheilkunde im Besonderen, Hygieia für die Gesundheit – heute Lifestyle, Akeso für Heilung, Iaso für Genesung und Aigle oder Aglaea für Glorie. Alleine mit dieser allegorischen Übersteigerung kann man bereits die ganzheitliche Ausrichtung in diesen Zentren und im therapeutischen Denken erkennen.

Berühmt sind die Darstellungen von Asklepios mit seinem Stab, um den sich eine Schlange windet. Der Stab war immer schon ein Zeichen für den Suchenden. Die Schlange hingegen stellte seit Jahrtausenden ein Symbol für die Kraft von Mutter Erde dar, oft auch in Form eines Drachen. So wie die meisten Götterlegenden der Griechen, finden sich auch hier Elemente des Übergangs der Matriarchate hin zu den Patriarchaten.

Denn die Schlange stammt aus der früheren Zeit, als die Griechen noch die Göttin Gaia verehrten, die erste Göttin, die aus sich heraus erst den männlichen Gott schuf. Ähnliches kennen wir aus Delphi, wo die Priesterin Pythia mit Unterstützung ihrer Schlange Python weissagte. Sie entstammte der Göttin Gaia, wurde aber letztlich entmachtet, ihre Schlange Python getötet. Statt Gaia wurde nun Apollo in Delphi verehrt und die durch Bilsenkraut hervorgerufenen Äußerungen der Pythia durch sechs männliche Priester interpretiert.

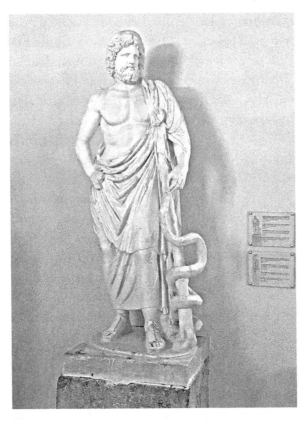

In der Legende um Asklepios wurde seine Mutter als Strafe ihrer Verbindung mit dem Gott Apollo getötet. Asklepios selbst war der Legende nach so erfolgreich, dass er einst einen Toten wieder lebendig machte. Das erzürnte den Bruder des Zeus, nämlich Hades, weil ihm damit ein der Totenwelt geweihter Mensch weggenommen wurde. Deshalb tötete Zeus den Asklepios und erlaubte diesem nur mehr, aus der Unterwelt heraus mit seiner Stimme zu wirken.

Diese Legende hat für mich einen starken allegorischen Hintergrund. Denn wie ich später zeigen werde, war das wichtigste Element im Katalog der Heilmittel des Asklepios der freie Geist. Dieser jedoch stand schon immer im Widerspruch mit den von den Mächtigen geforderten Unterwerfungen ihrer Untergebenen. Da war ein freier Geist nicht erwünscht. Und nachdem Zeus in den Sagen sozusagen die obersten Könige symbolisierte, wäre dies eine mögliche Erklärung für diese Legende. Asklepios war wahrscheinlich den Mächtigen auf Grund seiner Forderungen nach Freiheit in der Medizin auf allen Ebenen ein Dorn im Auge und musste dafür mit seinem Leben bezahlen. Doch die Struktur seines Heilprinzips hat sich höchst erfolgreich über tausend Jahre erhalten.

Das Prinzip wird von manchen Historikern vom theurgischen Krankheitskonzept abgeleitet, in welchem man davon ausgeht, dass die Krankheitsursache in übernatürlichen Kräften liegt, also im Metaphysischen. Andererseits wiederum war Asklepios in der Legende dafür bekannt, dass er die damals noch getrennt ausgeübten Handwerke Chirurgie und Medizin, also in erster Linie Pflanzenheilkunde, gleichermaßen beherrschte und ausübte. Er vereinte damit einmal die physische handwerkliche Kunst mit dem Metaphysischen und schuf damit bereits einen ganzheitlichen Ansatz. Letztlich gab es dann mehrere solche Asklepios Heilzentren wie in Asklepieia in Epidauros, Troizen, Athen, Knidos, Naupaktos, Pergamon, Sikyon und auf Kos. Auf der Insel Kos hat auch Hippokrates gelernt, gearbeitet und letztlich die Medizin weiterentwickelt. Diese Zentren waren also auf höchstem medizinischen Niveau und äußerst erfolgreich. Manche moderne Mediziner lächeln in überheblicher Form über die „alte Medizin" und haben dabei nur wenig Ahnung, auf welchem Niveau die Ärzte und Behandler damals die Heilkunde ohne alle Medizintechnik, Röntgen oder Mikroskop betrieben haben. Dieses ganzheitliche Wissen ist leider fast verloren gegangen und heute versuchen wir es mit Hilfe von Kundigen, die sich über die Generationen ausgetauscht und erhalten haben, wieder aufleben zu lassen und in unsere moderne Welt zu integrieren.

Wie sieht nun dieses Heilprinzip des Asklepios aus, können wir mit der Erinnerung daran etwas lernen und wäre es möglich, dies heute anzuwenden? Die Heilstätten waren damals große Komplexe. Man muss sich vorstellen, dass solche Zentren nicht in Städten, sondern an speziellen Kraftplätzen in der Natur gebaut wurden. Es wurden dort meistens nicht alltägliche Krankheiten behandelt, diese wurden in der Regel in der Nähe der Wohnorte der Kranken versorgt. Also kamen in diese antiken Heilstätten normalerweise Kranke, denen zu Hause nicht geholfen werden konnte. Es handelte sich also um schwere oder chronische Erkrankungen.

Offensichtlich waren die Erfolge trotz der vielen schweren Krankheiten so gut, dass die Zentren tausend Jahre aktiv waren. Die Kranken kamen meistens von weit her, wie man sich das ja gut in z.B. Epidauros oder Kos vorstellen kann. Es gab in der Nähe keine größeren Städte, so dass es eine lange Anreise gab. Natürlich wurden die Kranken von Familienmitgliedern, Freunden und vielleicht auch Sklaven begleitet. Daraus ergibt sich, dass in und um diese Stätten geradezu kleine Städte entstehen mussten, um sich um das Wohl aller zu kümmern.

Die Zentren selbst bestanden nun aus verschiedensten Einrichtungen. Zuerst gab es natürlich alle die Schlafräume, Toiletten, Reinigungsgebäude oder Verwaltungsgebäude Die Kranken mussten, ähnlich wie in heutigen Krankenhäusern, aufgenommen und verwaltet werden. Die Struktur in der medizinischen Betreuung bestand zuerst einmal in einer Änderung des Lifestyles. Es wurden sogenannte Mahlzeiten mit den Göttern abgehalten.

Dabei wurde die Ernährung auf eine umgestellt, welche von den Ärzten als der Gesundheit dienlich angesehen wurde. Nachdem mit Hippokrates ja auch die Humorallehre ins Spiel kam, die ja auch die Entstehung von Schärfen durch schlechte Ernährung erforschte, wurde hier besonders Augenmerk auf Lebensmittel gelegt. Man hat offensichtlich schon sehr früh erkannt, dass Schärfen chronische Entzündungen im Körper provozieren und damit schwere und chronische Krankheiten auslösen können. Aber auch mit Fasten wurde damals schon viel gearbeitet.

> *Wer stark, gesund und jung bleiben will, sei mäßig, übe den Körper,*
> *atme reine Luft und heile sein Weh*
> *eher durch Fasten als durch Medikamente.*
> Hippokrates von Kos (460 - 377 v. Chr.), griechischer Arzt,
> »Vater der Heilkunde«

Oder nach der Zeit des Hippokrates:

> *Fasten ist notwendig,*
> *denn die Seele wird durch zu viel*
> *Blut und Fett erstickt und ist dann nicht fähig,*
> *göttliche und himmlische Dinge*
> *einzusehen und zu beurteilen.*
> Galenos (129-199), Arzt am römischen Kaiserhof

Oder in poetische Worte der Neuzeit übersetzt:

> *Zuerst wird nur der Mangel gefühlt;*
> *dann verschwindet das Verlangen nach Nahrung...*
> *Zugleich geht beim Fasten etwas Innerliches vor sich.*
> *Der Körper wird gleichsam aufgelockert. Der Geist wird freier.*
> *Alles löst sich, wird leichter, Last und Hemmung der Schwere werden*
> *weniger empfunden.*
> *Die Grenzen der Wirklichkeit kommen in Bewegung;*
> *der Raum des Möglichen wird weiter...*
> *Der Geist wird fühliger.*
> *Das Gewissen wird hellsichtiger, feiner und mächtiger.*
> *Das Gefühl für geistige Entscheidungen wächst...*
> Romano Guardini (1943)

Wir können sehen, dass schon die Griechen erkannt haben, wie wichtig die Art der Ernährung nicht nur für die Heilung, sondern auch für die eigene tiefere Erkenntnis über die Wege, die zu meiner Krankheit geführt haben. Also begannen sie, während der Therapien auch auf diesem Gebiet mit den Patienten zu arbeiten.

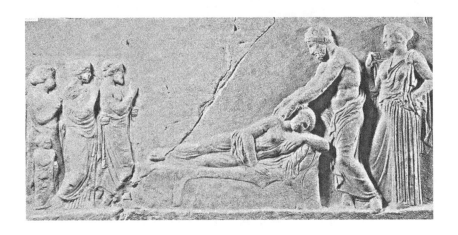

Auch ein anderes Gebiet gewann an Bedeutung, nämlich die Bewegung. In den Zentren wurden Gymnastikräume und Stadien gebaut und die Betreuer führten die Kranken in die Bewegung ein. Offensichtlich erfassten die Ärzte bereits damals etwas, was die heutigen Studien letztlich nachweisen konnten. Es ist dies der Umstand, dass einfach durch Bewegung viele Krankheiten nicht nur verbessert, sondern oft auch geheilt werden konnten. Und die Griechen begannen Bewegung als therapeutisches Konzept zu strukturieren. Heute wissen wir z.B., dass durch gezieltes Krafttraining die Metastasierungsrate und Sterberate bei Brustkrebs gesenkt werden kann. Dieses Konzept wurde aber bereits in den Asklepios Heilzentren verwirklicht.

Parallel dazu fanden natürlich bereits die verschiedensten Behandlungen statt. Die griechischen Ärzte waren naturkundig auf höchstem Niveau. Einer der herausragenden Ärzte auf dem Gebiet der Pflanzenheilkunde, Paracelsus, meinte, dass er im Vergleich mit den kundigen Griechen wie ein Anfänger agiere. Und heute sind wir so weit, dass kaum jemand mehr Paracelsus in der Tiefe seines Wissens verstehen kann. Damit können wir die Weisheit der griechischen Ärzte erahnen. Wie auch schon aus der Humorallehre oder Vier-Säfte-Lehre bekannt, wurden Krankheiten nicht nur symptomatisch, sondern auch konstitutionell behandelt. Das

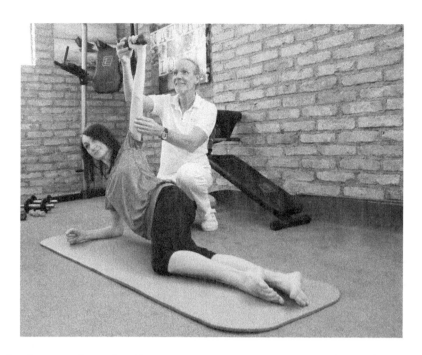

bedeutet, dass der Patient in seinem ganz einmaligen konstitutionellen Muster erkannt und genauso individuell behandelt wurde. Parallel wurde an der Ausleitung eben dieser Schärfen gearbeitet, also die Patientin entgiftet. Auch gab es die verschiedensten Formen von Kälte- und Wärmeanwendungen, Massagen und vieles mehr. Und wie schon kurz erwähnt war Asklepios berühmt durch seine Kombination von Chirurgie mit der Medizin.

Natürlich spielte die andere Umgebung, zusammen mit anderen Menschen, in gemeinsamem Gesang und Spielen, in gemeinsamem Leid, in Meditation oder Ritualen auch eine bedeutende Rolle. Es kam also zu Veränderungen auf allen Gebieten. Es erfolgte sozusagen eine Reinigung des gesamten Menschen auf allen Ebenen. Doch das war noch nicht alles. Denn erst nach diesem wochenlangen Prozess der Reinigung wurde die Patientin für den sogenannten Heilschlaf im Haupttempel, dem Abaton, vorbereitet. Es kam zu einem rituellen Bad, also noch einer abschließenden Reinigung, und danach wurde die Patientin in den durch verschiedenste Räucherungen spirituell gesäuberten Tempel gelegt. Manche Historiker meinen, dass den Patienten auch psychodelische Arzneimittel wie Opium verabreicht wurden. In diesem letzten Akt der Heilung sollte nun der Patient von den Göttern die Information über die Zusammenhänge zwischen der Krankheit und seinem Menschsein erfahren, also eine metaphysische Erfahrung durchmachen. Heute würden wir meinen, die Patienten erhielten die Chance, ihre tiefst menschlichen Fragen selbst zu beantworten. Und wie immer geht es hierbei um die Fragen nach dem Sinn meines Lebens, meiner Lebensaufgabe, nach dem Woher und dem Wohin. Doch die geniale Idee dieser erfolgreichen Asklepios Struktur war die Erkenntnis über den Zusammenhang zwischen Körper, Geist und Seele. Denn erst die komplette Reinigung der Patienten auf allen Ebenen ermöglichte die Erkenntnis über den Geist.

Diese Zusammenhänge lassen uns bereits erahnen, warum diese Zentren so erfolgreich waren. Alle diese einzelnen Zugänge zur Krankheit in Zusammenarbeit mit der Kunst der damals besten Ärzte, die zugleich hervorragende Psychologen und Philosophen waren, waren der Weg zum Erfolg. Nachdem die Patienten zum Abschluss diesen Heilschlaf erfahren durften, besprachen am nächsten Tag die Patienten diese Traum- oder Tranceerfahrung mit ihren Betreuern, welche damals „therapeutes" genannt wurden, der Ursprung der heutigen Therapeuten.

Vielleicht abschließend zu Asklepios noch ein Punkt. Es gibt in den USA einen Regisseur, der die ganze Welt bereiste und Wunderheiler filmte. Er wollte wissen, welche Methode denen gemein ist. Welche Handbewegungen, welche Mimik oder welche Maßnahmen bewirkten, dass doch so viele Menschen davon profitieren konnten. Er filmte alle diese Wunderheiler ganz genau, konnte aber nichts Besonderes erkennen. Bis er plötzlich den Blickwinkel änderte. Er positionierte die Kamera ab diesem Zeitpunkt nur mehr über der Schulter der Wunderheiler und filmte ganz genau die Kranken, die auf diese Heiler zukamen. Er erfuhr dadurch deren ganze Geschichte, die Herausgerissenheit dieser aus ihrer „normalen" Welt, den Abschied von ihren Verwandten und Arbeitskollegen, die durch Monate gereifte Hoffnung, die absolute Großartigkeit dieses Augenblicks, als sie nach all der Mühsal, all den Sorgen und Ängsten nun auf diesen Heiler zuschritten. Bereits zu diesem Zeitpunkt hatte sich so unendlich viel in diesen Menschen verändert. Und sie kamen als andere Personen in ihre alte Umgebung zurück, vieles war verändert, und vieles änderte sich noch danach.

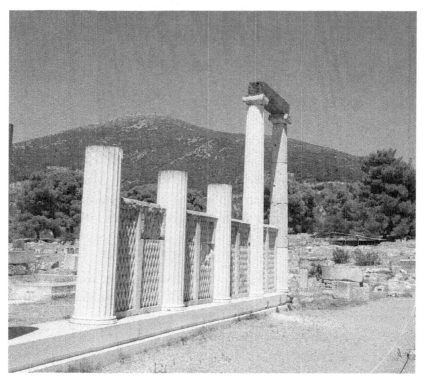

Ziemlich ähnlich durfte sich auch einiges in den Asklepios Heilstätten zugetragen haben, ebenso große Hoffnungen wurden hineingesetzt. Doch dies alles fand damals in Zusammenarbeit, oder noch besser gesagt mit der entsprechenden Intention der besten dort tätigen Ärzte und Therapeuten statt. Auch das könnte ein weiterer Grund für den großen Erfolg dieser Zentren sein.

Wir sind wieder in der Gegenwart und beim Titel meines Beitrags angekommen: Wege zur Ganzheit – Philosophie und Anwendung in der Traditionellen Europäischen Medizin.
Denn nur in alten Schriften zu schmökern alleine ist zu wenig. Die wichtigste Frage heißt: was können wir für das Jetzt lernen? Wie können wir diese Erkenntnisse heute anwenden. In anderen Kulturen, die durch unser aristotelisches Denken nicht beeinflusst wurden, kommen einzelne Aspekte sehr wohl zur Anwendung. Einer meiner Freunde, Ayurveda Arzt in Nordindien, Dr. Srivastava, kooperiert mit einem lokalen Krankenhaus, spezialisiert auf Krebserkrankungen.
Die Patienten werden zuerst in einer mehrwöchigen Panchakarma Reinigungskur ayurvedisch behandelt und erst dann weiteren konventionellen Behandlungen zugeführt. In der Großstadt Shenyang in Nordchina gibt es eine große TCM Universität mit ca. 11.000 Studenten, wobei ich die Ehre einer Gastprofessur erfahren durfte. An diese Universität ist ein Rehabilitationskrankenhaus angeschlossen mit ca. 1000 Betten. Die Rehabilitation der mit konventionellen Methoden behandelten Patienten erfolgt dort nach Kriterien der traditionellen Medizin. Wir sehen, dass in anderen Ländern durchaus einzelne Aspekte dieser Asklepios Idee angewandt werden.

In einem kleinen Ausmaß habe ich auch in meinem medizinischen Zentrum in Wien dem Asklepios ähnliche Therapiemaßnahmen eingerichtet. So gibt es z.B. ein Krebskonzept, welches parallel zu den notwendigen konventionellen Maßnahmen in den Krankenhäusern oder danach eine Struktur der ganzheitlichen Erfassung der Patientin anbietet. Darin werden eben genau die Aspekte über Körper, Geist, Emotion und Spiritualität berücksichtigt und eine Reinigung, bzw. Erkenntnis auf allen diesen Ebenen angestrebt. Wir haben also sehr wohl die Möglichkeit, die Erkenntnisse der griechischen Medizin, also der Wurzeln unserer Traditionellen Europäischen Medizin, im Heute anzuwenden. Es bedarf dazu nur mehr der Ärzte, die zusätzlich zu ihrer Ausbildung in der modernen Medizin auch in der traditionellen Medizin geschult sind. Erst dann werden sie zu hochwertigen „Therapeutes" im Sinne des griechischen Asklepios Konzepts.

Zum Abschluss möchte ich noch eine Studie hinzufügen, die über Langzeit-Überlebende nach Krebserkrankung berichtet. Man versuchte in dieser Studie die gemeinsamen Muster bei diesen Menschen zu finden.

Cunningham und Watson, Integr. Cancer Therapy 2004

3 Merkmale bei Langzeitüberlebenden:

- Authentizität (Wesentliches und Bedeutsames leben zu können)
- Autonomie (ist der Gehorsam gegenüber dem, was mich will) Rolf Büntig
- Akzeptanz (der Diagnose, aber nicht der Prognose)

> *„Ohne die Freiheit, zu tun, was mich will,*
> *müssen wir tun, was wir gelernt haben zu wollen;*
> *Das ist Konditionierung und Entfremdung unserer wesentlichen Natur."*

Wir sehen hier, dass heute, wie zur Zeit der Griechen, die gleichen Prinzipien in uns wirken. Es sollte uns ein Bedürfnis sein, neben all den tollen technischen Errungenschaften auch die geistigen Errungenschaften aus unserer kulturellen Entwicklung mit in unseren Heilungsprozess zu integrieren. Das Ziel für uns alle wäre Heil zu werden im Sinne von Ganz werden, womit wir die Philosophie als zentrales Element in der Medizin finden. Damit hätten wir nicht nur eine erleichternde Entlastung der derzeitigen konventionellen Medizin bewirkt, sondern auch eine Entwicklung von uns Menschen hin zu mehr sensitiven Wesen. Wir hätten wieder mehr Anbindung an die Natur und Verständnis für die Erhaltung dieser. Und wir kämen zu der Erkenntnis, dass es für uns vieles zu erinnern gibt. Wie wir schon vom Gott Odin wissen: der erste der drei Wege zur Erkenntnis ist der Trunk aus dem Brunnen der Erinnerung.

Zusammenfassung
Wege zur Ganzheit – Philosophie und Anwendung in der Traditionellen Europäischen Medizin
Traditionell war die Philosophie in Europa, speziell durch die Einflüsse Griechenlands, immer im Mittelpunkt des medizinischen Heilens. Es wurde viel mit der sogenannten Inkubation gearbeitet, auch Heilschlaf genannt, um darin die tiefen Wurzeln der Krankheit zu erforschen. Und im Lebenszyklus der fünf europäischen Elemente haben die Ärzte und Heiler Griechenlands den Sinn unseres Lebens dargestellt. Ein weiterer Aspekt des Erlangens von Weisheit über unseren Spirit führt aber auch zur Erkenntnis, dass wir in unserem Leben eine körperliche Reise erfahren und damit in Freude den Gesetzmäßigkeiten der Natur folgen. So schließt sich der Kreis beginnend beim Geist, der erkennt, über eine heilsame Ernährung, eine harmonische Bewegung, über das Wissen von den Heilmitteln der Natur wieder zurück zu einem nun gereinigten Spirit, der uns auf einer höheren Bewusstseinsebene gleich wieder in den nächsten Zyklus schickt. So beschreiten wir rhythmisch unseren ganz individuellen Weg zur Ganzheit.

Stichworte
Traditionelle Europäische Medizin, Philosophie, Trance, Heilschlaf, Heilpflanzen, Lebenszyklus, Archetypen, Geburt, Sterben, Sinn des Lebens, fünf Elemente

Abstract
Way of Becoming Complete – Philosophy and Implementation in Traditional European Medicine

Since there are humans, we ask ourselves the same questions: where are we coming from? Where are we going? What's the sense of life? What's our task? Obviously, evolution has brought us to a point, where a higher goal is essential for humans. This we call transcendence. We are dedicated for something higher, than just having fun in an egocentric way. The life melody we are born with is constantly stretching out our unbalanced emotions to a straight direction. Moreover, this effect is has a very strong impact on health. The old Greek physicians and philosophers knew about that. They were talking about an archetype pattern we are born with and they had their pictures with the five elements: water, aether, fire, earth and air. Everything could be explained with these elements, especially can we find good orientation in this life circle through those elements. This philosophical point of view gives back the overview to life; we are not lost in details anymore. Philosophy together with physical principles like special nutrition, moving, detoxification, meditation and trance have been the heart of the Asklepios medical centres. On high level patients with severe diseases have been treated. And at the end, after a cleaning process of several weeks or months, there was a final incubation in the main temple, where in trance the patients could better find the deep causes of their disease and their own answers in philosophical questions. This principle was very successful over about 1000 years and in my contribution to this great book I am going to explain detail about the traditional way of healing and how we can integrate those ideas in modern medicine and modern life.

Keywords
Traditional European Medicine, philosophy, trance, incubation, medical plants, life circle, archetypes, five elements, birth, death, sense of life

Autor

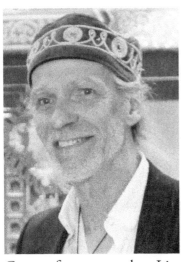

Dr. med. Gerhard Kögler
Seit 1984 als Arzt für Allgemeinmedizin tätig. Zahlreiche Zusatzausbildungen wie Akupunktur, Neuraltherapie, Sportmedizin, Onkologie. Ausbildung in der Akademie für Traditionelle Europäische Medizin Leiter des medizinischen Zentrums „lifeAGEnts". Mitglied der GSAAM (Deutsche Gesellschaft für Antiaging und Präventivmedizin) und mehrerer anderer medizinischer Gesellschaften. Gastprofessor an der Liaoning Universität für Traditionelle Chinesische Medizin (Shenyang). Gastprofessor an der Shenyang Medical University. Präsident des Vereins für Universale Kulturmedizin. Ärztlicher Leiter der TEM – Akademie (Traditionelle Europäische Medizin). Buch Burnout im BACOPA Verlag. Verschiedenste Artikel und Publikationen zum Thema Traditionelle Medizin.

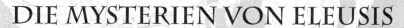

DIE MYSTERIEN VON ELEUSIS
Transformationserfahrung von Geburt, Tod und Wiedergeburt
The Mysteries of Eleusis - Transformational Experiences of Birth, Death and Rebirth

Jörg Fuhrmann

"Die Eleusinien gehören zum Edelsten und Höchsten, das der Geist der Antike hervorgebracht hat (...) Die Welt hat nicht viele Stätten aufzuweisen, von denen ungezählte Jahre hindurch ein gleicher Segen und eine so hohe Vergeistigung ausgeströmt sind wie von Eleusis."
(Thassilo v. Scheffer)

Der heutige Mensch, ja mitunter die gesamte moderne Menschheit, befindet sich offenkundig - gefangen zwischen der (Vor-)-Geburt und dem (Nach-)Tod - in einer existentiellen Sinn- und Seins-Krise, welche sich nicht nur im Umgang mit den beiden zuvor genannten "Geheimnissen" von Geburt und Tod, sondern v.a. auch mit der Qualität des Lebens und dem Umgang mit der Welt an sich widerspiegelt. Als transpersonal ausgerichteter Therapeut kann ich diesbezüglich von etlichen Fallbeispielen aus meiner Praxis berichten, bei denen vordergründig aufgetretene Themen letztendlich tief im prozeduralen Leib verwurzelt waren, was sich oftmals in abgespaltenen existenziellen Fragestellungen und mangelnden Erfahrungshorizonten zeigte. Ob und in wie weit dies in älteren Kulturen anders oder "besser" gewesen sein mag, lässt sich oftmals nur vermuten. Nicht selten neigt der moderne, westliche Betrachter äquivalent zu den Verachtungen seiner eigenen Kultur gegenüber alles Mythischem und Sakralem mitunter kompensatorisch zu ungeprüften Idealisierungen, die wiederum zu überaus missbräuchlichen Settings führen können oder bereits nachweislich zahlreich geführt haben - letzteres kann ich allein aufgrund meiner Praxiserfahrungen und den Erzählungen Geschädigter sowie von Therapeuten in Supervision wiederholt bestätigen. Was jedoch ebenfalls weitestgehend gesichert ist, ist die Tatsache, dass wir in traditionell geprägten Kulturen ein weitreichendes Wissen vorfinden über erweiterte Bewusstseinszustände, Trance, Ekstase und die damit verbundene Sensitivität über die gezielte mythologischrituelle Begleitung bestimmter, lebensrelevanter Übergangsprozesse und Krisenzeiten. Dabei bildet in der europäischen Geistesgeschichte die Hochphase der griechischen Antike eine Art ambivalenten Kulminationspunkt. Eben diese Denkungsart der Synthese und Integration sowie auch der Neigung, die Welt, mitsamt all ihrer Dimensionen, in archetypischen Formen und Bildern zu begreifen[1], daran ermangelt es uns heute - nicht nur theoretisch, sondern v.a. auch im Rahmen einer praktischen, wesenhaften Selbsterfahrung (in uns selbst), die wiederum fatale Folgen für uns, unser Umfeld, unsere Familien, unsere Psyche, unseren Körper und unsere Umwelt zu haben scheint. Wie sich vermuten lässt, besaßen nicht nur die Ägypter, Mayas oder die Tibeter eine entsprechend - über deren "Totenbücher" - nachvollziehbare Übungspraxis, sondern eben auch das antike Griechenland, auf dessen Schultern unsere europäische Kultur nach wie vor zu wesentlichen Teilen steht.[2] Die Mythen, auf denen die

1 Vgl., Tarnas, 1997, S.5-30
2 Kalweit hat in seinen "Totenbüchern" zu den Kelten und Germanen darauf verwiesen, dass es in den nordischen Kulturen ebenfalls dieses "Bündnis mit der jenseitigen Anderswelt" gegeben habe

kultischen Riten basieren, öffneten den Raum mystischer (Selbst-) Erfahrungsebenen. Daher geht es im Hintergrund dieses Artikels um mehr, als um die Aspekte eines kultischen Inhalts - es geht um Fragen wie: *"Wer oder was bin ich?"*; *"Wofür bin ich hier?"*; *"Was ist der Sinn meines Lebens (der über mich selbst hinaus reicht)?"*; *"Was sind Geburt, Leben und Tod?"*; *"Wer war ich vor meiner Geburt?"*; *"Wer oder was wird nach meiner irdischen Existenz sein?"*; *"Gibt es ein Leben nach dem Tode - gibt es eine Wiedergeburt?"*; *"Gibt es etwas Höheres woran ich mich halten und mein Dasein ausrichten kann?"*, *"Wie kann ich die Polaritäten des Lebens in mir selbst ausbalancieren?"* etc. Sodann lassen Sie - liebe Leser/Innen - uns im Folgenden einen Ein- und Ausblick wagen in ein anderes Bewusstsein; das Bewusstsein einer rätselhaften Zeit, von der heutzutage vielerorts nur noch Trümmerruinen, mythologische Geschichten und wenige, in Museen eingepferchte, archäologische Funde zeugen, doch dessen Klang aus weiter Ferne immer noch, einem magischen Ruf gleich, in unserem Wesen wiederhallt, als wenn der oder die Rufende nach wie vor allgegenwärtig und niemals hinfort gegangen wäre - so, wie auch in diesem, nun im nachfolgend erörterten Falle.

Lassen Sie uns daher auf den kulturellen Hintergrund schauen. Im hellenistischen Zeitfenster, ab 336 v. Chr., fanden verstärkt orientalische Mysterienkulte der Muttergöttin Eingang in die griechische Religionspraxis und untermauerten die noch bestehenden Göttinnenkulte der archaischen Epoche.[3] Diese verbanden sich später mit dem über Thrakien kommenden Dionysoskult.[4] Somit erhielten sich - trotz des fortschreitenden Patriarchalisierungsprozesses im antiken Griechenland - diverse Mysterienkulte und Einweihungsriten, die stark an schamanistische Stammesinitiationen erinnerten und oftmals nach den Motiven von Heiliger Hochzeit, Tod und Wiedergeburt ausgerichtet waren. Als wichtigster und ehrwürdigster Agrarriten-Vollzugsort zur Ein-

---

3   Es werden Einflüsse zu Kybele und der neolithischen Großen Göttin von Çatalhöyük genannt (Vgl., Fuhrmann/ Schacht u.a., 2011)
4   Vgl., Fuhrmann, 2017

weihung in die Versöhnung mit der Unentrinnbarkeit des Todes, dem durchaus ambivalenten Prozess des Geborenwerdens und dem zyklischen Weltwissen an sich, galt im antiken Griechenland der heilige Kultort *Eleusis*[5] - denn er war es, welcher über die Jahrhunderte hinweg konstant die Massen mobilisierte. Das etwa 30 Kilometer nordwestlich von Athen, am Nordufer des Saronischen Golfes, gelegene Eleusis war vielen Griechen vom sakralen Rang her ein noch gewichtigeres Symbol als Delphi, Samothráke oder der Olymp.[6] Es galt neben dem nordägäischen Inselheiligtum Samothráke[7] als der Ort antiker, griechischer Initiation und war das Symbol heidnischer Religiosität schlechthin. Eleusis war eine Kultstätte der *chthonischen Götter*, sprich: der todbringenden und lebenspendenden Gottheiten. Vergleichbare Todes- und Wiedergeburts-Mysterien waren vielerorts, auch außerhalb der hellenischen Kultur, nicht nur im Mittelmeerraum, bekannt. In sämtlichen Kulten dieser Art wurden die erdverbundenen, weiblichen Qualitäten zelebriert, rituelle Tänze sowie theatralische Szenerien aufgeführt und Festspiele mit mystischem Inhalt abgehalten. Rohde schrieb 1891 über Eleusis, dass es ein „sanfter Ausblick" auf das höhere Leben gewesen sei.[8] Der Name "Eleusis" kann sinngemäß als „die Wiederankunft", als „das kommende Licht" sowie auch als „die rasende Gottheit" („Eilythuies") gedeutet - was uns an Dionysos erinnert - werden.[9]

5 Griechisch: "Elefsína" (Ελευσίνα)
6 Der Geschichtsschreiber Diodor von Sizilien berichtet ferner, dass ein Replik der geheimen Weihen in Eleusis und Samothráke im kretischen Knossos ganz offen vollzogen worden ist; trotzdem pilgerten die Massen nicht dorthin, sondern vor allem nach Eleusis; dazu der Historiker Pausanias: "Die älteren Griechen hielten nämlich die Feier in Eleusis um so viel höher in Ehren als alles, was sonst zur Frömmigkeit gehört." (Burkert, 1992, S.276-278)
7 Die im dortigen Geheimkult der Kabirenmysterien verehrten chthonischen Gottheiten („Kabiren") fanden auch bei den Ägyptern und Phöniziern Verehrung; es existieren enge Parallelen zu Demeter und Dionysos
8 Vgl., Rohde, 1891, S.133
9 éleusis bedeutet "Ankunft"; etymologische Verbindung zu Elysion ("Gefilde der Seelen")

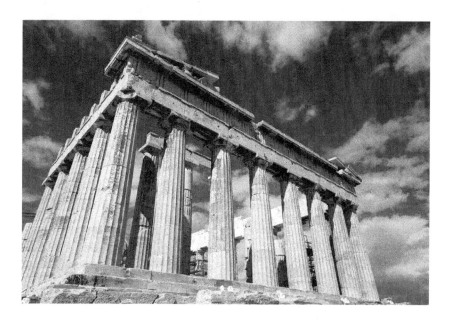

Bild 1: Die Akropolis von Athen - Ausgangspunkt der Mysterien

Sowohl der naturgebundene Reifeprozess der Ernte als auch das Wiedergeborenwerden nach dem irdischen und metaphysischen Tode sind wesentliche Dreh- und Angelpunkte der eleusinischen Mysterien. Neben einer Anbindung an das Natürliche, was sich bspw. heute auch in Naturheilkunde, Permakultur und Kunsthandwerk zeigt, verhelfen sie uns somit zur Rückbesinnung auf die wesentlichen, existentiellen Fragen unseres Menschseins.

Mythos/ Ritus von Demeter, Persephone und Hades-Dionysos
Der „offiziellen Überlieferung" nach wurden die Mysterien durch in die Isis-Osiris-Mysterien eingeweihte Griechen[10] eingeführt, welche sich dereinst in der Bucht von Eleusis gegenüber der Insel Salamis niederließen.[11] Die Basis der Mysterien von Eleusis stellten

---

10 Spätere griechische Eingeweihte in die ägyptischen Mysterien waren u.a. Platon, Pythagoras, Heraklit und Demokrit
11 Vgl., Zichner, 2006, S.47

die Mythen um Demeter[12], der Lebensgöttin, deren Tochter Kore/ Persephone, der Toten- und Unterweltengöttin, sowie Hekate, die Göttin der Magie, und Hades/ Dionysos, dem Unterwelten- und Rauschgott, dar - alle samt angebunden an den Aspekt der Fruchtbarkeit. Diese Mythen fungierten als Sinnbild für die Erschaffung der Jahreszeiten, die zyklische Welterneuerung, die Ernte und die (Wieder-)Geburt in ein höheres Bewusstsein. Laut des Mythos wünschte sich Hades, Gott der allgegenwärtigen Lebensdimension des Todes und der "Zeus der Unterwelt", eine Gemahlin. Mit Duldung seines himmlischen Bruders Zeus´ wurde Kore von Eros zum Pflücken einer Narzisse verführt und anschließend von Hades[13] in die Unterwelt entführt und dort dazu gezwungen an seiner Seite zu thronen. Ihre Mutter Demeter stürzte der urplötzliche, schmerzhafte Trennungsschritt in einen tiefen, schwermütigen Gram und in eine schier abgründig-verzweifelte Suche, auf welche ihr niemand - kein irdisches Lebewesen - Antwort zu geben getraut. Dabei vernachlässigte sie ihre "weltlichen" Aufgaben zusehends. Als Demeter dann obendrein, durch den Sonnengott des lichten Erkennens, Helios[14], von dem listigen Komplott erfuhr, war sie voller Zorn, was dazu führte, dass die Erde erstmalig winterlich gefror und Menschen wie Tiere bitterlich (ver)hungerten. Der Erzählung nach bat sinnbildlich eine alte Bäuerin namens Metaneira Demeter auf ihrer aufreibenden Suche (dionysischen) Wein an, welchen diese ablehnte und sich stattdessen an einem Kykeon-Getreidetrunk labte - wie der homerische

12 Es besteht eine enge Verwandtschaft zu Isis, Gaia und Rhea
13 Wie andere Naturgottheiten auch, wird Dionysos mit der Unterwelt in Verbindung gebracht; Hades und Dionysos weisen ähnliche Eigenschaften auf und sind synonym verwendet worden: "Denn wenn es nicht Dionysos wäre, dem sie die Prozession veranstalten und das Phalloslied singen, so wär's ein ganz schändliches Tun. Ist doch Hades eins mit Dionysos, dem sie da toben und Fastnacht feiern!" so postulierte selbst Heraklit einmal, dass Dionysos mit Hades gleichzusetzen sei
14 Helios und Apollon - dem "delphischen Gegenpol" zum Dionysos - werden oft miteinander in Verbindung gebracht oder gar gleich gesetzt ("Phoibos Aplollon")

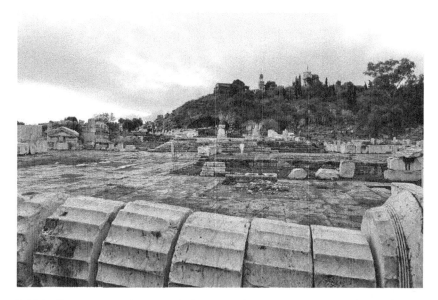

Bild 2: Ruinen von Eleusis - Blick vom Telesterion zur Grotte des Hades im Hintergrund

Hymnus zu berichten weiß.[15] Das Gefrieren der Welt entsetzte Zeus, da er nunmehr befürchtete, dass seine eigene menschliche Gefolgschaft verhungern müsse. Auch die anderen Götter des Olymps fürchteten sich und somit zwangen sie gemeinsam Hades Kore wieder freizugeben. Demeter ließ freudig des Herzens und aus purer Dankbarkeit die Erde wieder fruchtbar werden und erblühen. Doch Kore kam nicht zur Mutter als dieselbe zurück. Und Obendrein war sie nicht vollständig "befreit", da Hades sie mittels eines Granatapfelkerns verführte und sie so an sich band.[16] Als Persephone konnte sie nur in der einen Hälfte jeden Jahres mit ihrer Mutter auf der Erde verweilen, in der anderen Hälfte "musste" oder

---

15   Kerényi wies darauf hin, dass es ja in der Tat sehr unpassend gewesen wäre, wenn Demeter ihr Trauerfasten mit dem Getränk bräche, das die Gabe des Entführers der Tochter und ihres Beleidigers gewesen sei (Kerényi, 1962, S.54)
16   Es existiert auch die Deutung, dass sie froh war, zu Hades, in welchen sie sich verliebt hatte, zurückkehren zu können; ferner gibt es unterschiedliche Zeitrahmen: es wird dabei von einem halben o. einem Dritteljahr gesprochen

"durfte" sie - je nach Auslegung - in der Unterwelt als Königin über die Toten wachen. In dem ganzen mythologisch-rituellen Prozess verwandelte sich Kore in Persephone und wurde so die Gattin des Hades.[17] Kore muss mit ihrer Mutter brechen, um als Frau den Mann und letztlich das „Göttliche Kind" bekommen zu können. Denn mit ihrem neuen Gemahl, dessen Namen die Weltlichen nicht zu nennen wagten, gebar sie zum Frühling hin den Iakchos, der von den Tragikern Sophokles und Euripides mit Dionysos gleichgesetzt worden und anschließend von den Mänaden am Heiligtum erzogen worden ist.[18] Demzufolge fungiert der Dionysos hier - in Verbindung zum "Hades" und dem "Iakchos" - als klassischer, zyklisch zerstückelter, wiedergeborener und abermals befruchtender Heros einer großen Göttin.[19] Bei dem Wieder-

17 Auch wenn es sich hier vordergründig - im patriarchalen Sinne - um eine "mythologische Vergewaltigung" handelt, finden wir in ihrem Hintergrund das klassische Initiationsmotiv und den Wachstumsprozess durch ein symbolisches Durchleben von tiefer Dunkelheit, welches wir heutzutage bspw. unter dem Begriff des sogenannten "posttraumatischen Wachstums" erfassen würden; als Therapeut ist mir die „Gefahr" und die ethische Fragwürdigkeit einer derartigen Deutung freilich bewusst; letztere trifft vor allem dann zu, wenn man den Mythos eins zu eins auf die weltliche Ebene überträgt; dennoch verweist die Deutung auf unsere eigenen Täter- und Opferanteile sowie mitunter auf das symbolische Entkommen aus dem Einzugsbereich einer überprotektiven Mutter
18 Vgl., Sophokles, Antigone, 5. Stasimon, V. 1115–1152; Euripides, Ion, V. 1074–1077; Der von Frauen erzogene Gott des Rausches Dionysos kam als androgyner Vegetationsgeist und Gegenpol erst wesentlich später, während der eleusinischen Hochblütezeit zu den Göttinnen hinzu; Dionysos bildete ab dem 7. Jh. v. Chr. mit den chthonischen Göttinnen eine göttliche Trias und vertrat eine zweite spirituelle Ausrichtung auf das ekstatisch-kathartische Erleben bezogen (Vgl., Saintine, 1899, S.13)
19 Die mythologische Variation, dass Persephone selbst den Dionysos wiedergebar - also im Übertragenen ihren unterweltlichen Gemahl und Entführer - schrieb Diodor den Kretern zu (Kerényi, 1962, S.126); dies lässt den eleusinischen Mythos doppelt im matriarchalen Gewande erscheinen, da bereits der "Todesapfel" des Hades und die verbreitete Assoziation der Persephone mit der Schlange an die Apfelparadiesgärten vorzeitlicher großer Göttinnen erinnert; dabei ist es wichtig sich zu erinnern, dass die Schlange in Kreta, als Schutzgeist der Toten galt (Vgl., Bachofen/ Heinrichs, 1975)

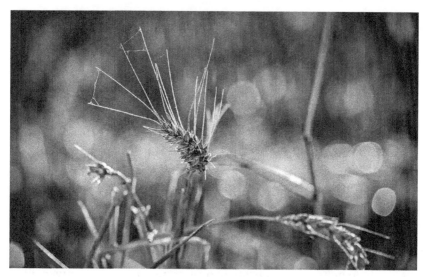

Bild 3: Eleusis war das "Mysterium der Getreideähre" - zyklisch und intrapsychisch

erscheinen der Kore als Persephone handelt es sich nicht um eine Regression in ein altes Bewusstsein, sondern um eine Progression in eine neue Form: Sie bewegt sich wie eine Schamanin in beiden Welten - sie ist fortan "aller Nahrung und aller Untergang" in Einem, wie der orphische Hymnus[20] zu bekunden weiß. So kann sie also nicht dauerhaft als "Ernährerin" da bleiben, sondern muss (als Korn der Wintersaat) für das letzte Jahresdrittel anschließend wieder im Reich des Hades ihre gegenteilige Rolle als Unterweltgöttin/ -königin ausfüllen - was sie auch verantwortlich tut. In letzterer Funktion wird der nunmehr erwachsenen Göttin (und allen eingeweihten Frauen) zusätzlich symbolisch die ambivalente Orakelgöttin und Geburtshelferin "Hekate"[21] als eine

---

20 Plassmann, J., O., 1982, S.63
21 Hekate ist die einzige Göttin, die Hades sporadisch und freiwillig zu besuchen pflegt; alle anderen Götter verabscheuen diesen unterweltlichen Ort gewissermaßen und meiden ihn daher

Art alte Mentorin oder Führerin beigestellt, damit sie dann anschließend abermals im Zyklus gut gereift geerntet werden kann. Hier, in Eleusis, sei dem Mythos nach, die Göttin Demeter auf der Suche nach ihrer geraubten Tochter bei einem Bauern mit dem Namen „Mysios" eingekehrt. Sie beschenkte den Mann mit ihrem Geheimkult und machte ihn somit zum ersten „Mysten" - also zum ersten "Initianden". Außerdem weihte Demeter den kriegerischen Urmenschen Triptolemos[22] in die Geheimnisse der Landwirtschaft ein, welcher somit der erste "Demeter-Priester"[23] wurde und das Wissen anschließend, im von Demeter eigens dafür gestifteten Tempel, an das ganze Volk der Griechen weiter gab. Im mythologischen Handlungsstrang lassen sich sowohl Aspekte der weltlich-zyklischen und der kollektiv-handlungsanweisenden Ebene als auch Aspekte der seelischen und transzendenten-universellen Ebenen finden:

A.) Zyklische Struktur/ Kollektive Handlungsanweisung ("Heilige Saat")
Wie zuvor bereits in Ägypten steht die aufgehende (Gerste-)Saat als Sinnbild für die seelische Alchemie und wie in matriarchalen Kulturen üblich gab es nur drei Jahreszeiten (Frühling – Sommer – Winter). Im Sep.-Okt. gab es zur Erntezeit die „großen Mysterien" („Teletai"), während im Feb.-März die "kleinen Mysterien" ("Myesis") abgehalten worden sind.
1) Kore/ Demeter: Unreifes Getreide (Frühling)
2) Persephone/ Hades: Gereifte Ähre/ Ernte (Sommer)
3) Hekate/ Iakchos: Neue verhundertfachte Aussaat (Winter)[24]

---

22 Der Heros wurde der Legende nach transformiert vom "Dreimalkrieger" zum "Dreimalpflüger", wobei die Zahl Drei jeweils auf einen Initiierten hinweist; die Transformation vom Krieger zum Landwirt könnte ferner auf den Epochenwechsel vom kriegerischen Nomadentum zur Sesshaftigkeit verweisen
23 Im homerischen Hymnus an Demeter werden ferner König Keleos sowie Diokles, Eumolpos und Polyxeinos als erste Priester genannt
24 In den kleinen Mysterien von Eleusis („Myesis") wurde im Februar-März eben dieser doppelten Wiedergeburt huldigend gedacht

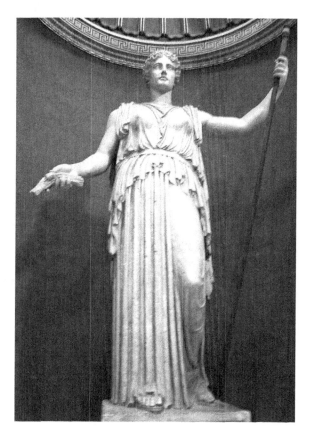

Bild 4:
Kolossalstatue der Ceres/ Demeter (Vatikanisches Museum)

B.) Psyche/ Seele/ Re-Inszenierung/ Entwicklung ("Goldenes Zeitalter")

Die Vorstellung eines archetypischen Grundmusters der Initiation wurde von unterschiedlichen Forschern (Van Gennep/ Turner/ Campbell/ Jung etc.) umfassend untersucht und in Bezug zur psychischen Ich-Entwicklung/ -Reifung und -Transzendenz gesetzt. Dabei spielt individuell wie kollektiv die Initiierung einer "zweiten Geburt" und somit die "Vollendung der ersten" eine wesentliche Rolle. Dies macht besonders auch in Eleusis Sinn, wie wir später noch sehen werden.

1) Kore/ Demeter: Jungfräulicher Ich-Zustand/ alltägliches Bewusstsein
2) Persephone/ Hades: Eintauchen in das Schattenbewusstsein/ Ich-Tod/ Regression
3) Hekate/ Iakchos: Initiiertes/ Integriertes Bewusstsein/ Innere Führung/ Progression

Rituelle Grundstruktur der Mysterien
Die Struktur der großen Riten von Eleusis ("Teletai"), welche sich - beginnend mit dem 19. September ("Boëdromion") - am Geschehen des Mythos entlang bewegte, ist im Folgenden tageweise strukturiert zusammengefasst. Es gab einen öffentlichen Festzug und den geheimen Teil der Mysterien, an welchem nur Eingeweihte[25] oder vorbereitete Initianden teilnehmen durften. Wer „mit allen Wassern gewaschen werden" und sich in die Geheimnisse von Eleusis einweihen lassen wollte, musste ab dem 6. Jh. v. Chr. erst mehrere vorbereitende Schritte und anschließend die eigentliche Initiation, die auch - im Sinne Ranks, Grabers, Jungs, Grofs oder Janus - als eine kollektive Form der Psychotherapie und Rückbindung an unvollendete pränatal-präverbale Zustände verstanden werden kann, vollziehen:

Tag 1 (Überführung): Tag der Überbringung der heiligen Gegenstände von Eleusis zum Demeter-Tempel ("Eleusinion") von Athen am Fuße der Akropolis.
Tag 2-5 (Beginn): Die Mysten unterzogen sich rituellen Waschungen im Meer und in den Salzseen („Rheitoi"). Ferner bereiteten sich die Initianden nicht nur fastend, sondern auch seelisch - also innerlich bspw. durch Schweigen oder Übernachten im Tempel des Asklepios

---

25 Eleusis besaß drei Weihegrade; der erste Weihegrad wurde während der „Kleinen Mysterien" verliehen, der 2. und 3. Grad während der „Großen Mysterien"; auf den ersten beiden Graden hieß man „Mystes" (Eingeweihter) und auf dem 3. Grad „Epoptes" (Schauender)

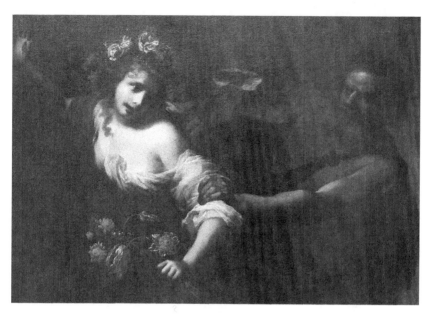

Bild 5: Hades ergreift die unschuldige Kore (1650) (Simone Pignoni)

- auf die Mysterien vor. Nach der Rückkehr wurde in Athen ein Schwein geopfert.[26]

Tag 6 (Pilgerweg): Pilger aus ganz Griechenland und Umgebung nahmen nun an dem von Dionysos-Priestern und Demeter-Priesterinnen geführten Festzug im nächtlichen Fackelschein teil. Dieser bewegte sich vom Athener Demetertempel beim Pompeion, in welchem ein Iakchos-Bildnis aufbewahrt wurde, zum Meer bei Phaleron. Als Symbol für die Rückkehr der Fruchtbarkeit wurde der prachtvolle Zug, vom Heiligen Tor des Stadtteils Kerameikos aus, angeführt von jenem nunmehr befackelten Iakchos-Abbild.

---

26 Ein Schweinehirte verrät Demeter den Ort des Verschwindens ihrer Tochter (Vgl., Burkhart, 1997, S.283-287); Persephone wurde von den Athenern auch „Pherrephata" („die die Spanferkel tötet") genannt; die Schweinekadaverreste wurden mehrere Monate später mit auf die neuen Felder gestreut (Gimbutas, 2010, S.216)

Wie bei modernen Pilgerschaften auch, trug der Einzelne hier nur das Allernötigste bei sich und ließ allen unnötigen, profanen Ballast zurück. Bekränzt war ein jeder Pilger symbolisch mit einem Myrtenkranz, jener Pflanze, die seit alters her der Göttin Ištar heilig war und die sowohl symbolisch mit dem Bereich der Fruchtbarkeit (Demeter) als auch mit der Unterwelt (Persephone) assoziiert worden ist.[27] Der fröhlich, singende Pilgerzug fungierte bald als kollektiv ausagiertes Mysterienspiel, in welchem die befreiten Teilnehmer gezielt als liturgisch-dramatische Akteure und Zuschauer ihrer selbst auftraten.[28]

Dabei wurden vor allem Szenen aus dem Leben der Götter reinszeniert. Durch die genau geregelten Abläufe und Inszenierungen konnten die Teilnehmer vermutlich leicht in eine kollektive, ekstatische Trance eintauchen. Beim Übergang über den Fluss Kephissos in eleusinisches Hoheitsgebiet wurden die sogenannten „Brückenspäße" („Gephyrismoí") dargeboten, in deren obszönen Spottreden und Clownerien sich vielerlei Angestautes über Prominente und Politiker kathartisch-unzensiert Luft machen konnte. In diesem Zuge wurde dann auch, auf der heiligen Straße an den Toren von Eleusis, den Mysten als Symbol der Bindung an die alten Gesetze, ein purpurroter Safran-Faden an den linken Fuß und das rechte Handgelenk gebunden. Es handelte sich dabei um einen Akt symbolischer Heiligung und Hingabe an das Bevorstehende.[29]

Mit dem Erreichen des Heiligtums mussten die Teilnehmer des öffentlichen Festzuges, welche nicht zu den Mysten gehörten, den Zug auf Befehl des Hierophanten verlassen. Die Priester wiesen die Kandidaten darauf hin, dass jeder Mensch wegen seiner Taten vor einem geistigen Gericht zu erscheinen habe. Nach der Ankunft in

---

27 Vgl., Zingsem, 2008, S.214
28 Vgl., Peuckert, 2005, S.491
29 Die Blutfarbe Rot ist in allen Riten gegenwärtig (Vgl., Voss, 2006, S.29/S.272); der Ritus an der Ruhestelle ("Krokons") könnte auch mit dem rituellen Sammeln des Safrans auf Kreta in Verbindung gestanden haben

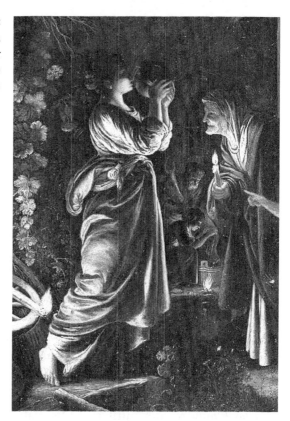

Bild 6:
Demeter trinkt den Kykeon-Trank der Metaneira (1562) (Adam Elsheimer)

Eleusis erfolgten im Brunnenhaus die letzten Waschungen als Symbol des Reinwaschens vom weltlichen Staube und alten Gewande.³⁰

Tag 7 (Fasten): Die massenpsychologische Identifizierung mit dem Leid der erschöpften Göttin war im folgenden Kultus nun das gewünschte Resultat³¹. Man fastete den gesamten Tag über und in Gedenken an die verzweifelte Suche der Demeter umtanzte man an diesem Punkt bis tief in die Nacht den Jungfrauenbrunnen vor dem Telesterion nahe des Einganges zum Hades, an welchem die Kore geraubt worden war.

30 Die Waschungszeremonien lassen sich entlang jeglicher Initiations-/ Pilgerrouten finden; es erinnert symbolisch an das Ablegen der alten Haut; im Demeterkult zogen die Mysten anschließend Frauenkleider an
31 Vgl., Heydecker, 1994, S.182

Tag 8-9 (Initiation): Im Kultus der Heiligen Weihenacht zelebrierte man die „Auferstehung von den Toten". Beim Erscheinen der Sterne wurde das Fasten gebrochen und von den Novizen ein besonderes, heiliges Getreide-Gebräu namens *Kykeon* gemeinschaftlich aus einem goldenen Kelch getrunken[32]. Jeder Novize überschritt mit Tierfellen bekleidet eine Schwelle in das dunkle Reich der Persephone und sah sich in der Dunkelheit allein auf sich gestellt mit vielen Schreckensszenarien konfrontiert. Es scheint, dass die Initianden durch ein angsteinflößendes Labyrinth – möglicherweise an der Hadesgrotte – finsterer Wege empor zum hellsten Licht (der Wiedergeburt) geleitet wurden.

Am Tiefpunkt des seelischen Erlebens erschallte in der Unterwelt eine Stimme: "*Sterben bedeutet wiedergeboren werden!*"[33]. Dabei stand der Oberpriester plötzlich in einem gleißenden Licht und verkündete das Wunder der heiligen Geburt: "Die *starke* Herrin hat einen *heiligen* Knaben *geboren!*"[34] Mit ihm kann der neue Zyklus beginnen. Was die Teilnehmer dabei allesamt berichteten, sind eine läuternde Befreiung vom weltlichen Kummer, von einer belastenden Schuld und von der Jenseitsangst, so dass sie ihrem Idol ein Stück näher kommen konnten.[35] Vielleicht wurden sie sogar so, wie er[36]: *Iakchos-Dionysos* - der initiierte „Dreimalgeborene" -, den man in Eleusis auch das „göttliche Kind" nannte. Dionysos ist - wie aus-

---

32   Der naheliegende Vergleich zu Santo-Daime- oder schamanischen Ayahuasca-/ Peyote-/ Iboga-Zeremonien drängt sich unabänderlich auf
33   Zichner, 2006, S.100
34   Zichner, 2006, S.101
35   Vgl., Heydecker, 1994, S.183
36   Vgl.: "(...) wird der Initiationstod häufig durch die Finsternis, die kosmische Nacht (...) den Bauch eines Ungeheuers usw. symbolisiert. Alle diese Bilder bringen eher die Regression in einen noch ungeformten Zustand, eine latente Beschaffenheit zum Ausdruck, als die totale Vernichtung (...). Das heißt, dass man, um wirklich Mensch zu werden, einem mythischen Vorbild ähneln muss. Der Mensch erkennt sich als Mensch nur, insofern er nicht mehr ein natürlicher Mensch ist, sondern ein zweites Mal gemacht wurde, gemäß einer exemplarischen und außermenschlichen Norm." (Eliade, 1988, S.16-17)

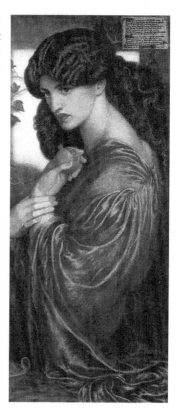

Bild 7:
Persephone mit
dem Granatapfel (1874)
(Dante Gabriel Rossetti)

führlich in Band 3 beschrieben - ein ewig Sterbender und Werdender, der die Zusammengehörigkeit von Leben und Tod verkörpert, ein mit der Unterwelt Vertrauter und die Fruchtbarkeit Bringender, einer, der unvorstellbares Leid und außerordentliche Ekstase zu tragen in der Lage ist, und diese schöpferischen Kraftpotenziale in seinem Leibe zu vereinen vermag.[37] Im Anschluss an den Ritus und das geschaute Werk konnte ein derart seelisch transformierter Teilnehmer von den Toten auferstehen, seine tierischen Felle ablegen und sich in neue, weiße Kleider hüllen lassen. Daraufhin wurde er ins Telesterion geführt, wo der oberste Hauptpriester/ Hierophant die „Kiste" mit den heiligen Reliquien

---

37 Vgl., Leuzinger, 1997, S.12

und geheimen Gegenständen[38] der Demeter vorführte, während die Priesterinnen parallel ihre Visionen der Heiligen Nacht offenbarten. Symbolisch überreichte Demeter an diesem Punkt dem Initianden der Mysterien die gereifte Ähre. Der ernste Charakter jener "Nachtmeerfahrt" oder "Heldenreise" löste sich langsam auf und wechselte - gemäß dem Mythos - in eine heitere Stimmung, in der am Abend ein großes Fest folgte, dass die ganze Nacht andauerte ("Pannychis").
Dabei tanzten die Initianden auf den Rharischen Feldern wie Dionysos in Mädchenkleidern. Am nächsten Tag ehrten die nun Eingeweihten den Tod durch ein Trankopfer aus besonderen Behältnissen.
Tag 10 (Segen): Der Hierophant erteilte einen abschließenden Segen, woraufhin die Teilnehmer den Heimweg antreten konnten.

Kulturelle Bedeutsamkeit und Tiefenwirkung
Stanislav Grof wies mich 2008 auf den Klippen der spanischen Mittelmeerküste darauf hin, dass jährlich Tausende von Menschen in die Mysterien von Eleusis[39] eingeweiht worden sind und darauf, welchen immensen Einfluss diese kollektive Aufhebung der dualistischen Trennung von Schöpfer und Geschöpf auf eine derart kleine Kultur wie die der antiken griechischen gehabt haben muss. Laut Grof hätten sich die überlieferten Eleusis-Teilnehmerlisten, ähnlich wie die der „Ägyptenbesucher"[40] als eine Art „Who´s-Who-Liste" der antiken Philosophen, Historiker, Künstler und Politiker

---

38   Clemens v. Alexandrien spricht von einem Deckelgefäß („Cista mystica") und einem Korb („Kalathos"), in dem die hl. Gegenstände furchtlos berührt und bewegt werden müssen; auf bildlichen Darstellungen ringelt sich auch eine Schlange um ein Gefäß; mitunter handelte es sich bei den Gegenständen auch um Nachbildungen von Genitalien (Vgl., Giebel, 2003, S.39)
39   Das Telesterion von Eleusis konnte mindestens an die 3.000 (ggf. sogar bis 5.000) Personen fassen
40   Orpheus, Musaios, Homer, Lykurgos, Pythagoras, Platon, Demokrit, Diodor, Oinopides, Eudoxos etc.

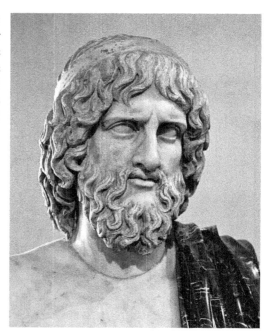

Bild 8:
Hades - der Herrscher des Schattenreiches (5. Jhd. v. Chr.) (Replik - Palazzo Altemps)

herausgestellt. Dazu im Folgenden die Zitate einiger Teilnehmer[41]:
"Tastend am Stabe hinan zu dem Tempel erhub ich, ein Lai', mich. Nicht nur die heiligen Weih'n, sondern der Sonne des Tags. Aber mich weihten zum Priester in beiden die Göttinnen. Jene Nacht hat, ich fühl's, auch die Nacht mir von den Augen geklärt." (Antiphilos)
"Eleusis ist ein der ganzen Erde gemeinsames Heiligtum, und von allen göttlichen Dingen, die es unter den Menschen gibt, ist es das ehrfurchtgebietendste und das leuchtendste." (Aristides)
"Die Mysten lernen nichts, sie erfahren nur eine tiefe Erschütterung." (Aristoteles)
"Nichts steht höher als diese Mysterien (…) sie haben uns nicht nur den Grund gegeben, dass wir in Freude leben, sondern auch dazu, dass wir mit besserer Hoffnung sterben." (Cicero)

41 Weitere waren bspw.: Homer, Alkibiades, Epiktet, Aischylos, Pausanias, Clemens v. Alexandrien, Marc Aurel, Kaiser Augustus, Kaiser Gallienus, Kaiser Claudius, Kaiser Julian Apostata, Prokonsul Vettius Agorius Praetextatus etc.

"Und dann folgen die großen Mysterien, in denen nichts mehr übrigbleibt, was man über das Universum lernen kann, als nur das Kontemplieren und Begreifen der Natur und der Dinge."
(Klemens v. Alexandrien)
"Der Eingeweihte erkennt in Eleusis Anfang und Ende des Lebens, jenen unsagbaren Gegenstand, den der Mensch bei den Mysterien im eigenen Inneren findet. Glücklich, wer, nachdem er jenes gesehen hat, unter die hohle Erde geht, er weiß des Lebens Vollendung und des Lebens gottgegebenen Anfang. Wer keinen Teil daran gehabt hat, bleibt ein Toter in dumpfer Finsternis." (Pindar)
"Der Zweck der Mysterien ist es, die Seele dort wieder hinauf zu ziehen, woher sie herabgefallen ist." (Platon)
"Die erste Reinigung und Verstörung habe man im Bund mit seliger Hoffnung auf etwas Süßes und Strahlendes auszuhalten." (Plutarch)
"Dreimal selig sind die unter den Sterblichen, die dieses geschaut haben, bevor sie zum Hades gehen. Nur für sie allein ist dort Leben, für die anderen aber ist es dort schlimm." (Sophokles)
"Ich kam heraus aus dem Telesterion, befremdet über mich selbst." (Sopratos)

Ein derartig außeralltägliches Bewusstseins-Erleben erzeugt für das menschliche Ich untrüglich befremdendes Unverständnis, was auch folgerichtig ist, da dieses "Ich" eben außer sich, bzw. aus seinem gewohnten Gefüge heraus, geraten muss. Bei dieser mystischen Verstärkung alles Lebendigen projiziert sich der schöpferische Punkt des Nichts als kreatorischer Ort der Psyche mythologisch als Totenland, Ahnenland, als Himmel oder als Unterwelt, was sich wiederum als Quellreich alles Lebendigen auswirkt.[42] So spricht auch Artemidor über eine bestimmte Art des Schreckens und der Gefahr für den Uneingeweihten.[43] Wir finden hier das alte Motiv - vom Opfertier, über die schamanische Initiation, hin zum Asketen und Mystiker - welches uns daran erinnert, dass die Sonne des

---

42 Vgl., Neumann, 1953, S.17
43 Burkert, 1990, S.76-78/ S.95

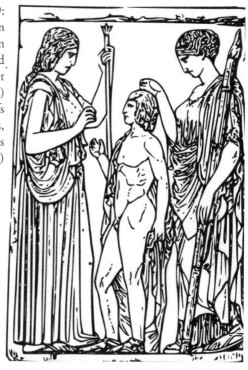

Bild 9:
Triptolemos zwischen Demeter, die ihm Ähren reicht, und Persephone, die ihn segnet (ca. 440 v. Chr.) (Grafik eines Votivreliefs aus Eleusis, Archäologisches Nationalmuseum)

Heiligen nur dem leuchtet, der die Mitternacht des Todes durchschritten hat.[44] In dieser Form der antiken Mysterien wurde - laut Otto Rank - jeder einzelne Myste, der den Schrecken des Todes und der Unterwelt überwunden hatte, selbst unmittelbar zu einem "Gott".[45] Was wiederum bedeutet, dass er beseelt von seinem Gotte ein ewiges und heiteres Leben im Diesseits sowie im Hades führe. Nicht zuletzt symbolisiert dies mitunter auch der Eleusis-Initiant Herakles/ Herkules, welcher nach Euripides´ Worten nur wieder lebend aus dem Hades, mit dem angeleinten Zerberus-Wachhund, herauskam, weil er ein Initiierter war.[46]

44 Giani, 1997, S.233
45 Vgl., Rank, 1924, S.125
46 "Lebendig in die Hölle hinabzusteigen, den Ungeheuern und Dämonen der Hölle entgegentreten heißt eine Initiationsprüfung auf sich nehmen." (Eliade, 1988, S.113)

Mystische Wirkkraft und entheogene These

Da der (natürliche) Umgang mit ekstatischem Ritus, kathartischem Masken-Theaterspiel, Trancetanz, hypnotischen Tempelschlaf-Heiltechniken, sakraler Sexualität, Tieropferungen sowie Riten mit modifiziertem/ wirkkräftigem Wein und Opium in der griechischen Antike durchaus zum „Allgemeingut" gehörte, wird die Frage aufgeworfen, wie derart kontrastierende Prozesse ausgehend vom Schrecklichen bis hin zum neuen Leben, wie in Homerischen Hymnen, ausgelöst werden konnten - seelische Prozesse, die wohlgemerkt sämtliche großen und gebildeten Geister der Antike in verzücktes Staunen zu versetzen vermochten. Betrachtet man die teils jahrzehntelangen Schulungen spiritueller Einweihungswege, so stellt sich natürlich die Frage, was in Eleusis wirklich stattgefunden hat. Denn es ist nicht davon auszugehen, dass der antike Durchschnittsbürger im Vorfeld eine derartig umfassende, esoterische Schulung genossen hatte, die ihn dann innerhalb weniger zeremonieller Einweihungstage quasi schlagartig in eine Einheit mit dem Numinosen katapultieren würde. Und obwohl, im Gegensatz zu anderen Mysterienkulten oder Geheimbünden der hellenistischen Zeit, die Initiierten von Eleusis keine eigene Kirche, Untergrundreligion oder abgeriegelte Sekte gründeten, bleibt diese Frage schwer zu beantworten.[47] Es ist sogar so, dass jedermann, der vom eleusinischen Geist getrunken hatte, auch weiterhin ganz „normal" am öffentlichen Kult und Leben teilnahm, allerdings ohne, dass ihm eine merkliche gesellschaftliche Statusaufwertung zuteilwurde. Die genauen Inhalte der zentralen Mysterienfeier und der innersten Weihehandlungen im Einweihungstempel („Telesterion")[48] von Eleusis sind bis heute - im Wesentlichen - ein Geheimnis („mysterion") geblieben. Was weniger an den hohen Mauern, die den Tempelbezirk umgaben, liegt, als mehr an dem

---

47 Es hat im Eleusis-Kontext sowohl verschiedene Initiationsorte, als auch Mysterienstufen und kleine wie große Mysterien gegeben, zu denen alle gesellschaftlichen Schichten mit Ausnahme der ausländischen „Barbaren" zugelassen waren

48 Griechisch: „telos" (geistige(r)/s Zweck/ Ziel/ Absicht)

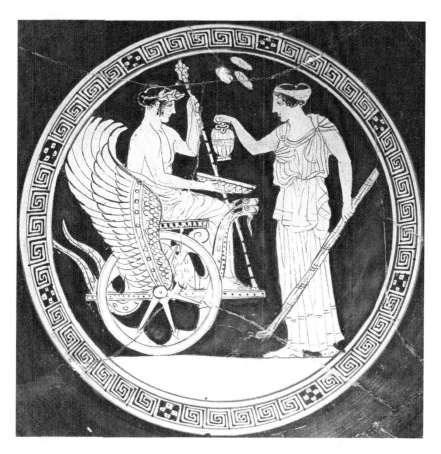

Bild 10: Triptolemos auf geflügelten Schlangen-Wagen erhält den Kykeon-Trank von Persephone (ca. 470 v. Chr .) (Tondo des Aberdeen-Malers - Louvre)

gemeinsamen Schweigegelübde, dessen Bruch unter Todesstrafe stand, welche auch belegt vollstreckt worden ist. So hat auch keiner der bekannteren initiierten Philosophen oder Schriftsteller bezüglich der heiligen Erzählungen sein Schweigegelübde im Konkreten gebrochen.[49] Darüber hinaus sind derartig tiefe, mystische Erfahrungen ohnehin nur sehr schwer oder überhaupt nicht in

---

49 Nur einmal ist das Mysteriengeheimnis auf provokante Weise vom Dichter Diagoras von Melos, im großen Stil, auf offener Straße gebrochen worden; Diagoras wurde dafür zum Tode verurteilt und im ganzen Reich verfolgt

treffende Worte zu kleiden, da diese auf die Alltagswelt und das damit verbundene Bewusstsein zugeschnitten sind - das "Mystische" hat jedoch keine Sprache, im eigentlichen Sinne, außer der Erfahrung.[50] Den darin enthaltenen Widerspruch finden wir noch heute zwischen sämtlichen, relativ statischen, Religionsgebilden ("Exoterik") und der innerlich erfahrbaren "Esoterik" (nach Galen o. Aristotels), welche somit der Mystik gleichsteht und demzufolge wenig mit der heutigen, eher abwertenden Bedeutung gemein hat.[51] Als gesichert gilt, dass dort der Sinn der menschlichen Existenz also der Sinn von Leben und Tod, von Licht und Finsternis, jedem Teilnehmer in sich selbst offenbart worden ist. Eleusis verhalf den Suchenden („Telesten") auf ihren Weg in den symbolischen Tod sowie auch hin zu sakralen Geheimnissen zur Nahrung, zum Geschlechtsakt und zur rituellen Zeugung.[52] In den intimsten Vollzügen des Menschenlebens wurde das Göttliche gesucht und gefunden.[53] Wie dies genau von statten gegangen sein soll ist weiterhin nebulös bis unklar. Die im patriarchalen Wissenschaftsgeist der modernen Universitäten geprägten Forscher der letzten

---

50 Daher schrieb Georg W. F. Hegel in seinem Eleusis-Gedicht (1796) an J. C. Friedrich Hölderlin: "(...) Doch deine Hallen sind verstummt, o Göttin! Gefloh'n ist der Götter Kreis in den Olymp; Zurück von den entheiligten Altären; Gefloh'n von der entweihten Menschheit Grab; Der Unschuld Genius, der her sie zauberte. Die Weisheit deiner Priester schweigt. Kein Ton der heil'gen Weih'n; Hat sich zu uns gerettet, und vergebens sucht; Der Forscher Neugier mehr, als Liebe; Zur Weisheit. Sie besitzen die Sucher und verachten dich. Um sie zu meistern, graben sie nach Worten, In die dein hoher Sinn gepräget wär'. Vergebens! Etwas Staub und Asche nur erhaschten sie; Doch unter Moder und Entseeltem auch gefielen sich; Die Ewigtoten, die Genügsamen! – Umsonst, es blieb; Kein Zeichen deiner Feste, keines Bildes Spur. Worein dein Leben ihnen ewig nimmer wiederkehrt. Dem Sohn der Weihe war der hohen Lehren Fülle, Des unaussprechlichen Gefühles Tiefe viel zu heilig, Als daß er trock'ne Zeichen ihrer würdigte. Schon der Gedanke faßt die Seele nicht (...)"
51 Griechisch: esōterikós (innerlich/ dem inneren Bereich zugehörig); Aristoteles bezeichnete seine, für Anfänger geeigneten Kurse „exoterisch" und grenzte sie auf diese Weise klar von seinem philosophischen Unterricht ab
52 Vgl., Eliade, 2002, S.271-278
53 Vgl., Peuckert, 2005, S.480

Jahrhunderte vermuteten gar die Zurschaustellung von Geschlechtsteilen oder von Geschlechtsteil-Imitationen. Andere postulierten, dass es rein um das Zeigen von, zu dem Zeitpunkt bereits seit 7.000 Jahren bekannten Fertigkeiten, im Bereich des Ackerbaus und Getreideanbaus gegangen sein müsse - was durchweg nicht besonders überzeugend klingt. Ranke-Graves hatte 1964 hingegen als erster Wissenschaftler - nach der These der Esoterikerin Blavatsky im 19. Jh.[54] - die Kühnheit besessen, die bis dato beschriebenen Theorien radikal in Frage zu stellen, da er davon ausging, dass jene (Akademiker), welche diese aufgestellt hatten, schlichtweg selbst über keinerlei Erfahrungen mit deutlich veränderten Bewusstseinszuständen verfügten. Er vertrat die damals überaus kühne und freilich viel kritisierte These, dass die sagenhaften Erweckungserlebnisse in Eleusis mit psychoaktiven Substanzen - seiner Ansicht nach mit psilocybinhaltigen Pilzen - erzeugt worden sein müssen. Ein Jahr zuvor hatte Karl Kerényi den Chemiker Albert Hofmann bereits bzgl. der Frage pharmakologischer Nutzungen im Zusammenhang mit Eleusis kontaktiert. Auch Terrence McKenna beschrieb später die Entwicklung und Profanisierung archaischer Psilocybinkulte - die weltweit vertreten waren - hin zu einer rein symbolisch verkopften und dogmatischen Liturgie ohne konkrete Tiefenschicht-Erfahrungsebenen, im eigentlichen Sinne, wie wir sie im Laufe der Geschichte von den Jäger- und Sammlerkulturen, bis zu modernen, Glaubensrichtungen vorfinden. Dabei verweist er auf die Parallelen zur minoischen Kultur[55], welche desgleichen Kerényi bereits zuvor mit der rituellen

---

54 Blavatsky bezog sich auf den Epoptes als jemanden, der durch eine Offenbarung geschaut hat ohne menschliche Vermittlung, aber durch das Erhalten eines geheimen heiligen Tranks, der ihr aus Indien als "Soma" geläufig war, welcher den Initiierten dabei half, ihre Seele vom Körper zu befreien (Blavatzky, 1980, 2:91)

55 Gleiche Trankopferkrüge ("kernoi"); die Reinigungszeremonien entstammen den kretischen Kulten; der Fruchtbarkeitskult an sich, stand ebenfalls im Zentrum minoischer Kulte; Überlieferungen von Diodoros sowie der homerische Hymnus an Demeter zeigen ebenfalls eine Verbindung auf

Nutzung von Opium in Verbindung brachte. Auch für McKenna und ebenso für Rätsch gibt es keinen Zweifel daran, dass jeder Initiand in Eleusis etwas zu sich genommen haben muss, was bewirkte, dass er bei seiner Einweihung etwas derart Unerwartetes und Transformierendes erfuhr, dass es ihm für den Rest des Lebens in starker Erinnerung bleiben sollte.[56] Eine wesentliche Rolle bei der göttlichen Schau („Epoteia") scheint dabei das Kykeon-Korngetränk gespielt zu haben. Dabei handelt es sich "offiziell" um eine Pflanzenmischung aus Wasser, Frauenminze und Gerste, welche, laut der These Gordon Wassons, Carl Rucks und Albert Hofmanns, mit hoher Wahrscheinlichkeit mit dem Mutterkornpilz[57] behandelt worden war. Ruck ging jedoch selbst später davon aus, dass bei den kleinen Riten von Eleusis nach wie vor entheogene Pilze verzehrt worden seien - ein spätantikes Relief, in welchem Demeter[58] und Persephone Pilze in den Händen halten, untermauert diese These. Anhand der archäologischen Funde von pilzförmigem Kunsthandwerk und Ritualwerkzeug lässt sich deren fortwährende Bedeutsamkeit auch für das Griechenland des 4. Jhds. v. Chr. belegen, so schlussfolgert Rätsch.[59] In vergleichbaren schamanischen Initiationsriten (die heute bspw. in Südmexiko noch nachvollziehbar sind) wurden seit Jahrtausenden Pilztränke benutzt, welche ähnlich wirksame psychedelische Wirkstoffe enthalten wie sie auch im Mutterkornpilz des Mittelmeerraumes zu finden sind. Die psychoaktive Lysergsäure des Pilzes *Claviceps purpurea* war wasserlöslich. Entsprechend gebraut kann daraus ferner ein Verwandter von Lysergsäurediäthylamid („LSD-25"), eines der heute existierenden stärksten, bekanntesten Halluzinogene, hergestellt werden. Der westlichen Wissenschaft gelang dieser Schritt erst 1938 durch die Mutterkornpilzforschungen Albert

---

56 McKenna, Terrence, 1996, S.175/ Rätsch, 1998, S.623
57 Vgl., Wasson, Gordon, R./Hofmann, Albert/ Ruck, Carl, 1996, S.156
58   Demeter wurde außerdem häufig mit Mohnkapseln in den Händen dargestellt
59 Rätsch, 1998, S.623

Hofmanns. Hofmann fand heraus, dass die Nachfahren der Azteken und Mayas noch heute eine dem Mutterkornpilz und dem LSD verwandte Substanz namens "Ololiuqui" benutzen, um tiefe hypnotische Regressionen zu erleben oder um mit Geistern und Dämonen zu kommunizieren.[60] In der von Ranke-Graves angeregten Studie „*The Road to Eleusis*" legten Wasson, Hofmann und Ruck in den 1970ern daher die enge Verbindung des Mutterkornpilzes mit dem Demeter-Mythos und mit der Tiefe der dortigen rituellen Erfahrungen nahe: "(...) *der frühe Mensch im alten Griechenland könnte zu einem Halluzinogen aus Mutterkorn gelangt sein. Er könnte dieses aus Mutterkorn hergestellt haben, das auf Weizen oder Gerste wuchs (...) Die Priester von Eleusis brauchten nur von dem in der Umgebung des Heiligtums vorkommenden Paspalum-Gras das Mutterkorn abzulesen, es zu pulverisieren und dem Kykeon zuzusetzen, um ihm bewusstseinsverändernde Potenz zu verleihen.*"[61] Wenn dies so gewesen sein sollte, dann würde sich zumindest die Eindrücklichkeit der theatral dargebotenen Schauspiele von Tod und Auferstehung erklären. Dies bestätigt auch Neumann, wenn er sagt, dass die vielen Stunden von Vorbereitung einer jeden Einweihung, sowie die Musik und die Rauschtränke v.a. dazu gedient haben, eine Veränderung des Bewusstseins und die Einschaltung der Ich-überlegenen psychophysischen Instanzen zu bewirken.[62] Es existierten, nach jener Theorie, im antiken Griechenland also noch eindeutige Brücken zu den schamanischen Reisen, die auch heute noch weltweit u.a. mit psychogenen Pflanzen wie bspw. Peyote, Fliegenpilz, Datura und Ayahuasca etc. initiiert werden. Nähme man diesen provokanten Gedanken ernst, so käme man zu dem - für die konventionelle Kunst-/ Kulturhistorie und Religionsgeschichte - beinahe unsagbaren Schluss, dass ein wesentlicher Teil unserer abendländischen Kultur auf die psychedelischen Substanzerfahrungen der antiken Griechen zurück-

60 Vgl., Hofmann, 1999, S.126-134
61 Vgl., Wasson/ Hofmann/ Ruck, 1984, S. 42-45
62 Vgl., Neumann, 1953, S.15

zuführen sei. Die mystische oder religiöse Erfahrung, welche die Griechen seit Jahrtausenden in den Bann gezogen hatte, besäße jener Betrachtung nach eine Querverbindung zu sämtlichen indigenen Kulturen dieser Welt. Grof wies ferner, anhand seiner LSD-Sitzungsprotokolle[63] mit zigtausenden Patienten, als erster darauf hin, dass die psychoaktiven Eigenschaften von Halluzinogenen wie LSD oder dem Mutterkornpilz prädestiniert dafür sind, sowohl den eigenen Geburtsprozess und die frühen postnatalen Erfahrungen, mitsamt deren unvollendeter Gestalten, als auch (vorweggenommene) Sterbeprozesse zu (re-)erleben.[64] Eindrucksvolle Ergebnisse zeigten sich v.a. auch in der LSD-Therapie von schwer Kranken und Sterbenden, die oftmals eine deutlich verringerte Todesangst und andere Einstellung zu Leben und Tod erlangten, da sie nach der Behandlung vermehrt der Ansicht waren, dass die Seele den Tod überdauere.[65] Die diesbezüglichen Berichte und Ergebnisse sind offensichtlich entsprechend replizierbar und in hohem Grade nachhaltig, so deuten neuere Veröffentlichungen in dem Bereich zumindest an. Aus eigener Erfahrung kann ich bestätigen, dass man bspw. anhand von Grofs holotroper Atemarbeit, Goodmans ekstatischen Trance-Haltungen oder klassischer Dunkel-Retreats durchaus ähnliche Öffnung und Sensibilisierung des Bewusstseins auch auf nichtpharmakologischem-endogenen Weg (u.a. über die Produktion körpereigener psychaktiver Stoffe[66]) erreichen kann.

63 Grof, 1978, Klett-Cotta
64 Grof, 1985, Kösel
65 Vgl., Hagenbach/ Werthmüller, 2011, S.215
66 Bspw. Dopamin, DMT, Endorphine, Melatonin, Noradrenalin, Oxytocin, Pinolin, Serotonin (Vgl., Zehentbauer, 1992, S. 69-75)

Resümee und Ausblick

Letztlich kann die Frage danach, was im Innersten des eleusinischen Kultes geschehen ist, derzeit noch nicht definitiv beantwortet werden. Daher sollte man sich ggf. wie Richard E. Schultes, Wasson, Hofmann, Ruck, Leuner, die McKenna's oder Jeremy Narby in heutigen Riten traditioneller Kulturen, die noch eine große Erdverbindung zu ihrer ursprünglichen Lebensweise besitzen, auf die Suche machen, um mögliche Antworten in sich selbst zu finden. Denn genau dies entspräche vermutlich am ehesten dem Geist jener Mysterien. Man könnte abschließend postulieren, ohne den eleusinischen Ritus nur auf diesen Aspekt der "Wiedergeburt der Initianden" reduzieren zu wollen, dass es dem modernen Menschen, gerade dem Adoleszenten und den Menschen am Lebensende oder jenen, die sich in einer Krise sowie einem Lebensübergang befinden, explizit an diesen mystischen Erfahrungsräumen des Gleichklanges von weltlichen und transpersonalen Ebenen mangelt. Letzteres ist doppeldeutig gemeint und verweist sowohl auf das Innere im Menschen ("Set"), als auch auf äußere Erfahrungsräume ("Settings")[67]. Diese sollten eine fachkundige Begleitung[68] in einem geschützten Rahmen mit entsprechender, therapeutischer Integration anbieten - so wie es vermutlich einst auch in Eleusis der Fall war.[69] Die aktuelle Entwicklung im Bereich der psychedelischen

---

67 Timothy Leary war der Ansicht, dass bei substanztherapeutischer Arbeit neben der Dosis v.a. das Mindset und die Rahmenbedingungen für die Art der Substanz-Wirkung entscheidend sind

68 Leuner appellierte diesbezüglich Mitte der neunziger Jahre auf einem Vortrag an die Bundesregierung, dass "wir keine Sanitäter am Fuße des Berges des Bewusstseins bräuchten, sondern gut geschulte Skilehrer auf dem Berg, die den Skifahrern zeigen können, wie man sicher hinab gelangt (Meckel-Fischer, 2016, S.213)

69 Hofmann verwies 1992 bei "Welten des Bewusstseins" darauf, dass indigene Kulturen der Ansicht sind, dass Konsumenten ohne ausreichende mentale und körperliche Vorbereitung (bspw. durch Fasten o. Beten) wahnsinnig werden o. gar sterben können (Hofmann, 1993, Die Botschaft der Mysterien von Eleusis an die heutige Welt in: Dittrich/ Hofmann/ Leuner, 1993, Band 1, S.17)

Forschung sowie im Bereich der therapeutischen Anwendung[70] macht jedoch Hoffnung, dass sich das überaus rigide Feld der gezielt induzierten mystischen Erfahrung mittels Substanz, als Ergänzung zu nonpharmakologischen (wie bspw. Holotropes Atmen, Psychodrama, Hypnose o. Gestalttherapie) und spirituellen Übungswegen (wie bspw. Zen, Kontemplation/ Mystik, Yoga o. Qi-Gong), weiter öffnen könnte und dass mitunter so etwas wie entsprechende Zentren - an die bereits Albert Hofmann gedacht hat[71] - in naher Zukunft wieder möglich werden könnten, um Menschen aller spirituellen Übungswege und geistigen Strömungen, auf die tiefgehenden, existentiellen Fragen des Lebens an sich, phasenspezifisch vorzubereiten und ihnen dabei behilflich zu sein, ihre Wandlungsmacht nicht mehr außerhalb ihrer selbst zu suchen und wahrzunehmen, sondern in sich selbst. Dies würde zweifelsohne einen großen Schritt für das Kollektiv und auch die (Um-)Welt bedeuten. Bis dahin kann der geneigte Sucher oder die Sucherin sich auf legalem Wege mit den nichtpharmakologischen Wegen schulen und sensibilisieren. Denn diese bilden insgesamt eine sehr gute Vorbereitung auf psychedelische Erfahrungen. Dabei wünsche ich allen Suchenden Leserinnen und Lesern viel Fingerspitzengefühl, Intuition, gesunden Menschenverstand und eine gehörige Portion Einsicht jenseits davon.

---

70 Bspw. auch durch die SÄPT (Gasser u.a.), MAPS (Doblin u.a.), Beckley-Foundation (Feilding u.a.), Heffter Research Institute (Nichols u.a.) o. MIND (Jungaberle/ Jungaberle u.a.)
71 Dittrich/ Hofmann/ Leuner, 1993, S.18

Zusammenfassung
Die Mysterien von Eleusis - Transformationserfahrung von Geburt, Tod und Wiedergeburt

Der Artikel "Die Mysterien von Eleusis - Erfahrung von Geburt, Tod und Wiedergeburt" knüpft thematisch an den Artikel zum Rauschgott Dionysos im Band drei dieser Buchreihe der Ganzheitsmedizin an und folgt der Fragestellung bzgl. der psychisch-seelischen Entwicklungsmöglichkeiten des Menschen an sich, mit Hinblick auf die sogenannte "Zweite Geburt", welche in den klassischen Initiationsriten vollzogen wird und die vermutlich zu keiner Zeit soziokulturell derart "breit" angelegt und durchgeführt worden ist, wie in der antiken Kultstätte Eleusis circa 30 Kilometer nordwestlich von Athen. Die institutionalisierten Mysterien von Eleusis berühren uns bis heute und schwingen als ein wichtiges, interkulturelles und klassenübergreifendes Teilfundament der europäischen Geistesgeschichte nach. Oftmals scheint es so, dass wir "Modernen" mehr denn je auf der Suche nach dem Geheimnis jener kollektiv praktizierten Riten zur Transformation der Persönlichkeit sind. Auch dann, wenn deren einstiger Vollzug bereits in weite Ferne gerückt ist, kann es gewagt werden, aus diesem Vergangenen Weisheiten wichtige Aspekte und Impulse für die Gegenwart abzulesen.

Stichworte

Eleusis, Eleusinische Mysterien, Hades, Pluto, Persephone, Demeter, Einweihung, Bewusstseinserweiterung, Entheogene, Mutterkornpilz, Spiritualität, Wiedergeburt

Abstract
The Mysteries of Eleusis - Transformational Experiences of Birth, Death and Rebirth

The article "The Mysteries of Eleusis - Experiencing Birth, Death and Rebirth" is thematically linked to the article on Dionysus in Volume Three of "Holistic Medicine" and follows the question regarding the development potential of man´s psyche and soul in itself, with regard to the so-called "Second Birth", which is performed in the classical initiation rites and which probably had never been so broadly applied and carried out socio-culturally as in the ancient place of worship Eleusis about 30 kilometers northwest of Athens. The institutionalized mysteries of Eleusis touch us to this day and resonate in us as an important, intercultural and cross-class sub-foundation of European intellectual history. It often seems that we "moderns" are more than ever in the search for the secret of those collectively accomplished rites to transform the personality. Even if their former execution is already far off, it seems that in your wisdom important aspects and impulses for the present can be read off.

Keywords

Eleusis, Eleusinian Mysteries, Hades, Pluto, Persephone, Demeter, Initiation, Expanded Consciousness, Entheogenes, Psychedelics, Spirituality, Rebirth

Literatur

Arnold, Paul, 1978, Das Totenbuch der Maya, O. W. Barth
Assmann, Jan/ Ebeling, Florian, 2011, Ägyptische Mysterien - Reisen in die Unterwelt, C. H. Beck
Bachofen, Johann, Jakob/ Heinrichs, Hans-Jürgen, 1975, Das Mutterrecht - Eine Untersuchung über die Gynaikokratie der alten Welt nach ihrer religiösen und rechtlichen Natur, Suhrkamp
Blavatsky, Helena, Petrovna, 1980, Isis entschleiert - Meisterschlüssel alter und neuer Geheimnisse, Stiftung der Theosophischen Gesellschaft Pasadena
Burkert, Walter, 1990, Antike Mysterien - Funktionen und Gehalt, C.H. Beck
Burkert, Walter, 1972, Homo necans - Interpretationen altgriechischer Opferriten und Mythen, de Gruyter
Campbell, Joseph, 1999, Der Heros in tausend Gestalten, Insel
Campbell, Joseph, 1996, Die Masken Gottes – Mythologie des Westens, dtv
Coleman, Graham/ Jinpa, Thupten, 2008, Das tibetische Totenbuch - Erste vollständige Ausgabe, Goldmann
Devereux, Paul, 2006, Schamanische Traumpfade, AT
Diels, Hermann/ Kranz, Walther, 1992, Die Fragmente der Vorsokratiker in 3 Bänden, Weidmannsche

Dittrich, Adolf/ Hofmann, Albert/ Leuner, Hanscarl, 1993, Welten des Bewusstseins - Band 1-4 Ein interdisziplinärer Dialog, VWB

Döbner, Hansferdinand, 1972, Kultur und Sitten-Geschichte der Welt - Magie - Mythos - Religion, Bertelsmann

Eliade, Mircea, 2002, Geschichte der religiösen Ideen in vier Bänden, Herder

Eliade, Mircea, 1992, Schamanen, Götter und Mysterien. Die Welt der alten Griechen, Herder

Eliade, Mircea, 1988, Das Mysterium der Wiedergeburt: Versuch über einige Initiationstypen, Insel

Franz, Marie-Luise von, 1986, Die Erlösung des Weiblichen im Manne, Insel

Froebe-Kapteyn, Olga, 1950, Eranos-Jahrbuch - Mensch und Ritus, Rhein

Froebe-Kapteyn, Olga, 1944, Eranos-Jahrbuch - Die Mysterien, Rhein

Froebe-Kapteyn, Olga, 1939, Eranos-Jahrbuch - Symbolik der Wiedergeburt in der religiösen Vorstellung der Zeiten und Völker, Rhein

Froebe-Kapteyn, Olga, 1938, Eranos-Jahrbuch - Vorträge über Gestalt und Kult der "Grossen Mutter", Rhein

Fuhrmann, Jörg/ Herrera, Christine (Hrsg.) (u.a.), 2017, Dionysos - Wilde Ur-Weisheit, Ekstatische Trance und antike Psychotherapie zur Heilung des modernen Geistes, Ganzheitsmedizin III, BOD

Fuhrmann, Jörg/ Schacht, Johanna (u.a.), 2011, Europa heißt die Weitblickende - Postpatriarchale Perspektiven für die Kulturanthropologie, BOD

Giani, Leo, Maria, 1997, Die Welt des Heiligen - Von den Wurzeln unserer Kultur, Kösel

Giebel, Marion, 2003, Das Geheimnis der Mysterien - Antike Kulte in Griechenland, Rom und Ägypten, Patmos

Gimbutas, Marija, 2010, Göttinnen und Götter im Alten Europa - Mythen und Kultbilder, Arun

Gennep, Arnold, van, 1986, Les rites de passages, Campus

Grof, Stanislav, 1994, Totenbücher - Bilder vom Leben und Sterben, Kösel

Grof, Stanislav, 1985, Geburt, Tod und Transzendenz - Neue Dimensionen der Psychologie, Kösel

Grof, Stanislav, 1978, Topographie des Unbewussten - LSD im Dienst der tiefenpsychologischen Forschung, Klett-Cotta

Gsänger, Hans, 1961, Eleusis, Die Kommenden

Hagenbach, Dieter/ Werthmüller, Lucius, 2011, Albert Hofmann und sein LSD, AT

Heydecker, Joe, J., 1994, Die Schwestern der Venus. Die Frau in den Mythen und Religionen, Nymphenburger

Hofmann, Albert, 1999, LSD - Mein Sorgenkind - Die Entdeckung einer „Wunderdroge", dtv

Homer, 2004, Die homerischen Hymnen, Adamant

Jensen, AD, E., 1949, Das religiöse Weltbild einer frühen Kultur, Schröder

Jung, Carl, Gustav/ Kerényi, Karl, 1988, Einführung in das Wesen der Mythologie - Das göttliche Kind - Das göttliche Mädchen, Gebrueder Ver
Kalweit, Holger, 2006, Platons Totenbuch - Eros, Seelenenergie und Leben nach dem Leben, Eminent
Kalweit, Holger, 2002, Das Totenbuch der Kelten - Das Bündnis zwischen Anderswelt und Erde, AT
Kalweit, Holger, 2001, Das Totenbuch der Germanen - Die Edda - Die Wurzeln eines wilden Volkes, AT
Kerényi, Karl, 2017, Mythologie der Griechen: Götter, Menschen und Heroen - Teil 1 und 2 in einem Band, Klett-Cotta
Kerényi, Karl, 1997, Töchter der Sonne - Betrachtungen über griechische Gottheiten, Klett-Cotta
Kerényi, Karl, 1995, Antike Religion, Klett-Cotta
Kerényi, Karl, 1962, Die Mysterien von Eleusis, Rhein
Kledt, Annette, 2004, Die Entführung Kores: Studien zur athenisch-eleusinischen Demeterreligion (Palingenesia. Schriftenreihe Fur Klassische Altertumswissenschaft, Band 84), Franz Steiner
Kloft, Hans, 2006, Mysterienkulte der Antike - Götter, Menschen, Rituale, C.H. Beck
Kolpaktchy, Gregoire, 1954, Das ägyptische Totenbuch, O. W. Barth
Lautwein, Thomas, 2009, Hekate – Die dunkle Göttin, Roter Drache
Leuner, Hanscarl, 1972, Psychotherapie und religiöses Erleben, W. Kohlhammer
Leuzinger, Paul, 1997, Katharsis, Westdeutscher Verlag
Liggenstorfer, Roger/ Broeckers, Mathias, 2011, Albert Hofmann und die Entdeckung des LSD: Auf dem Weg nach Eleusis, Nachtschatten
Malteso, Georgios, Themistokles, 1936, Eleusis und die Mysterien, E. Lincks-Crusius
McKenna, Terrence, 1996, Speisen der Götter: Die Suche nach dem ursprünglichen Baum der Weisheit, Grüne Kraft
Meckel-Fischer, Friederike, 2016, Therapie mit Substanz - Psycholytische Therapie im 21. Jahrhundert, Nachtschatten
Meier, C., A., 1985, Der Traum als Medizin – Antike Inkubation und moderne Psychotherapie, Daimon
Meier-Seethaler, Carola, 1988, Ursprünge und Befreiungen – Die sexistischen Wurzeln der Kultur, Arche
Militz, Wolfgang, 1985, Griechische Einweihungsstätten: Ephesus - Samothrake - Eleusis - Delphi (Aufsätze und Skizzen aus der anthroposophischen Arbeit), Mellinger
Narby, Jeremy, 2001, Die kosmische Schlange - Auf den Pfaden der Schamanen zu den Ursprüngen modernen Wissens, Klett-Cotta
Neumann, Erich, 1974, Die Große Mutter - Die weiblichen Gestaltungen des Unterbewussten, Patmos

Neumann, Erich, 1953, Kulturentwicklung und Religion - Umkreisung der Mitte, Walter
Noack, Ferdinand, 1927, Eleusis - Die baugeschichtliche Entwicklungg des Heiligtumes, W. de Gruyter
Otto, Rudolph, 1956, Das Heilige - Über das Irrationale in der Idee des Göttlichen und sein Verhältnis zum Rationalen, C. H. Beck
Ovid, 1986, Metamorphosen: Epos in 15 Büchern, Reclam
Peuckert, 2003, Geheimkulte, Nikol
Platon, 2008, Symposion/Phaidros, Fischer
Plassmann, J., O., 1982, Orpheus - Altgriechische Mysterien, Diederichs
Rank, Otto, 1924, Das Trauma der Geburt und seine Bedeutung für die Psychoanalyse, Psychosozial
Rank, Otto, 1908, Der Mythos von der Geburt des Helden - Versuch einer psychologischen Mythendeutung, Turia + Kant
Rätsch, Christian, 1998, Enzyklopädie der psychoaktiven Pflanzen, AT
Rohde, Erwin, 1891, Psyche - Seelenkult und Unsterblichkeitsglaube der Griechen, Ulan
Ranke-Graves, Robert, von, 1960, Griechische Mythologie I & II, Rowohlt
Rubensohn, Otto, 1892, Die Mysterienheiligtümer in Eleusis Und Samothrake, Udal
Ruck, Carl, A., P., 2006, Sacred Mushrooms of the Goddess - The Secrets of Eleusis, Ronin
Saintine Anton, Hugo, 1899, Die Mysterien von Eleusis, Lippert & Co.
Savage, William, A., 2006, Die Suche der Seele - Die eleusinischen Mysterien, Sunrise
Scheffer, Thassilo, von, 1935, Die Kultur der Griechen, Phaidron
Scheffer, Thassilo, von, 1900, Hellenische Mysterien und Orakel, Ort
Scheffer, Thassilo, von, 1898, Die Eleusinien, Kessinger
Schlichting, Michael (Hrsg.), 2000, Welten des Bewusstseins Band 10 - Pränatale Psychologie und Psycholytische Therapie, VWB
Schnabel, Ulrich, 2008, Die Vermessung des Glaubens – Forscher ergründen ie der Glaube entsteht und warum er Berge versetzt, Blessing
Schultes, Evans, Richard/ Hofmann, Albert, 1992, Pflanzen der Götter - Die magischen Kräfte der Rausch- und Giftgewächse, Hallwag
Strube, Carl, Studien über den Bilderkreis von Eleusis, Leopold
Tarnas, Richard, 1997, Idee und Leidenschaft - Die Wege des westlichen Denkens, Rogner & Bernhard
Teichmann, Frank, 2007, Die griechischen Mysterien, Freies Geistesleben
Turner, Victor, 1989, Das Ritual - Struktur und Antistruktur, Campus
Wasson, Gordon/ Hofmann, Albert/ Ruck, Carl, A., P., 1984, Der Weg nach Eleusis - Das Geheimnis der Mysterien, Insel
Voss, Jutta, 2006, Das Schwarzmond-Tabu - Die kulturelle Bedeutung des

weiblichen Zyklus, Kreuz
Wirth, Gerhard (u. a.), 1992, Diodoros - Griechische Weltgeschichte in 10 Bänden, Hiersemann
Zehentbauer, Josef, 1992, Körpereigene Drogen - Die ungenutzten Fähigkeiten unseres Gehirns, Patmos
Zichner, Martin, 2006, Auf der heiligen Strasse von Athen nach Eleusis: Ein "antiker" Reisebegleiter, DRP Rosenkreuz
Zingsem, Vera, 2008, Göttinnen großer Kulturen, Anaconda

Autor

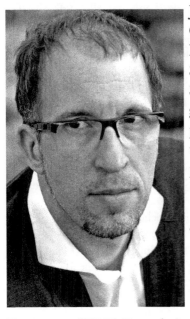

Jörg Fuhrmann
Gründer und Leiter des freiraum-Instituts am Bodensee in der Schweiz, PhD-Cand., Studium der Sozialwissenschaften, Theaterpädagogik/ Dramatherapie & Transpersonale Psychologie, Gestalttherapeut (ECP/ WCP), Transpersonaler Therapeut & Supervisor (EUROTAS), Board-Member "European Transpersonal Association", Hypnotherapeut/-trainer (NGH™), Psychodynamisch Imaginative Trauma-Therapie® (PITT), Holotropic Breathwork®-Facilitator (Grof), Tension & Trauma Release-Exercises (TRE®-Provider), Spiritual Emergence Network-Therapeut (S.E.N.-Rütte), 2008-2018 Lehrbeauftragter an Hochschulen & Universitäten (u.a. für Sozialwissenschaften und Psychologie), Trainer & Sprecher auf internationalen Kongressen (u.a. UNESCO, WCP, WHO, ITC, CICA, EUROTAS, VPT), langjährige weltweite Ausbildung u.a. bei Dr. Claudio Naranjo, Prof. Stanislav Grof & traditionellen Schamanen sowie Schüler der Mystik von Willigis Jäger.

MUTTERMILCH ALS DAS "WASSER DES LEBENS"

Lokales Wissen, Wahrnehmung und Behandlung von Muttermilch und Brusterkrankung unter stillenden Frauen in Burkina Faso

Mothermilk as "Water that Supports and Preserves Life"- Local Knowledge, Perception and Treatment of Breastmilk and Breast Problems among Breastfeeding Mothers in Burkina Faso

Jennifer Hofmann

I. Einleitung

Jegliches medizinische Denken und Handeln weist kulturelle und soziale Dimensionen auf. Auch wenn die Biomedizin gerne vorgibt frei von kulturellen Einflüssen zu sein. Während die schulmedizinische Krankheitsdefinition als logisch-rational gilt, sind wir in einem holistischen Kontext aufgefordert diese Grenze zu öffnen. Als ethnomedizinischer Teil einer interdisziplinären qualitativen Studie des Public Health Institutes Heidelberg, begab ich mich 2003 auf eine Reise in eine knapp zwanzigtausend Einwohner zählende semi-urbane Stadt, an der Grenze zu Mali, im Nordwesten

Burkina Fasos, etwa 300km von Ouagadougou entfernt. In dieser Trockensavanne, von unzähligen Mangobäumen durchsetzten Umgebung, leben vorwiegend fünf Ethnien: Marka (Dafing), Mossi, Peulh (Fulani), Bwaba und Samo. Djoula ist die interethnische Sprache.[1] Die Frauen, die in dieser Studie teilgenommen haben, waren zwischen 17 und 80 Jahre und hatten im Durchschnitt 3,5 Kinder (1-11). Die umliegende ländliche Region war derzeit ohne Strom und fließendes Wasser. Der Großteil der Bevölkerung lebt von Subsistenzwirtschaft, vor allem vom Anbau von Hirse und Erdnuss. Die Frauen sind für den Haushalt verantwortlich und versuchen darüberhinaus, über den Verkauf von Agrarprodukten oder auch dem lokalen Hirsebier (*dolo*), finanzielle Mittel dazu zu erwirtschaften.

Ich war derzeit die erste WissenschaftlerIn aus Europa, die mit Kind angereist war und für mehrere Monate vor Ort blieb. Dies verlieh mir einen leichteren Zugang und mehr Vertrauen in der Frauengemeinschaft. Meine Tochter war mit ihren vier Jahren sprachlich sehr versiert und schnell in zwei Familien fest eingebunden.

Ausgehend von einer geplanten Intervention in das Stillverhalten der Mütter gemäß einer schulmedizinisch validierten Eingrenzung des HIV-Übertragungsrisikos von Mutter zu Kind, galt mein Interesse den sozio-kulturellen Wahrnehmungen zu Muttermilch und auch Brusterkrankungen während der Stillzeit - mit höchstmöglicher Sensitivität und Respekt gegenüber dem lokalen Verständnis.

Welcher soziale Kontext besteht für die stillenden Frauen, welches sind ihre damit verbundenen Werte- und Glaubenssysteme?

---

1 die sogenannte Verkehrssprache in Westafrika. Auch wenn in Burkina Faso Französisch als die offizielle Amtssprache gilt, wird sie gerade von den Frauen, der älteren Generation oder den lokalen Heilern kaum gesprochen. Aus diesem Grund wird hauptsächlich in djoula kommuniziert. Dazu habe ich eine Dolmetscherin in meine Arbeit involviert.

Wie sind die Stillmodalitäten, potentielle Probleme, von ihnen erkannte Ursachen von Brusterkrankungen? Bei wem suchen sie sich Hilfe und mit welchen Sorgen oder Ängsten sind sie beschäftigt? Meine Absicht war, Frauen zu wählen, die über unterschiedliche Stillerfahrungen berichten konnten, um somit Einblick zu erhalten, wie mit Stillproblemen umgegangen wird, wie diese diagnostiziert oder benannt werden und welche Lösungsansätze gefunden werden.

Als Methode wählte ich individuelle Interviews, focus-group-discussions mit Müttern unterschiedlichen Alters (17-80) sowie in-depth Interviews mit lokalen Heilern. In den verschiedenen Sektoren (oft ethnisch abgegrenzt) organisierte ich gemeinsam mit meiner "Schlüssel-Informantin" und Dolmetscherin informelle Zusammenkünfte. Dies gestaltete sich nicht so einfach, da die Frauen tatsächlich von früh morgens (Holz sammeln und Wasser tragen) bis spät abends sehr beschäftigt waren. Bei diesen Treffen stellten wir mein Forschungsanliegen vor, und erfragten die Bereitschaft der Teilnahme.

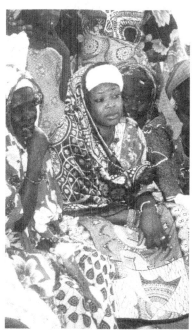
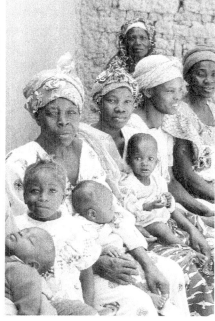

II. Muttermilch als "lebensunterstützendes und -erhaltendes Wasser" - die soziokulturelle Bedeutung von Stillen

Muttermilch heißt in djoula *siindji*. Darin sind zwei Wörter enthalten: *sii* bedeutet Leben und *dji* bedeutet Wasser. *Siindji* kann übersetzt werden als "das Leben wahrende, schützende und unterstützende Wasser".

Stillen ist essentiell für Mutter und Kind. In Westafrika (Becquet et al. 2005; Davies- Adetugbo 1997; Sibeko et al. 2005; Wamani et al. 2005; Yeo et al. 2005) wird bis zu etwa 4-6 Monate voll gestillt und danach bis zu durchschnittlich zweieinhalb Jahren die Muttermilch mit Wasser, Kräutertees, Ziegen- oder Kuhmilch aus einer Kalebasse aber auch mit Hirsebrei (to) oder *petit mil* (Sorgho) ergänzt.

Auch in diesem soziokulturellen Umfeld war die hohe Bedeutsamkeit des Stillens innerhalb der Mutter-Kind Bindung und der Rolle des Mutter-Seins schnell erkennbar. Es wird innerhalb des reproduktiven Zyklus einer Frau als eine natürliche Weiterführung von Schwangerschaft und Geburt gesehen. Frauen stillen ihre Kinder in der Regel zwei bis drei Jahre, mindestens jedoch solange bis das Kind laufen kann. Abstillen ist meist ein Indikator für die Bereitschaft für eine weitere Schwangerschaft.

Ein Kind hat ein obligatorisches Alter abgestillt zu werden. Hat das Kind dieses Alter noch nicht erreicht und wird abgestillt, so ist es vulnerabel für viele Krankheiten wie zum Beispiel Durchfallerkrankungen oder Ruhr. Dies kann passieren, wenn die Mutter frühzeitig schwanger wird. Ein Kind sollte zwischen zwei und drei Jahren abgestillt werden, sonst wird es zu "voll" (überfüttert) mit Muttermilch und entwickelt sich zu einem eigensinnigen und hartherzigen Menschen ohne Gefühle. Das ist nicht gut.

(guerrisseur C)

Die Stillzeit wird sorgsam mit einer Behandlung des sogenannten *"ecrasement des seins"* vorbereitet, eine traditionelle Art der Massage um den Milchfluss zu sichern. Als eine präventive Maßnahme wird darauf später nochmals näher eingegangen (siehe Kap. III 5.1.). Es wird kurz und häufig gestillt. Die Mutter passt sich dem Bedürfnis des Babies an, unbedeutend den äußeren Umständen. Es ist keine Seltenheit, eine laufende Mutter mit diversen Gütern auf dem Kopf balancierend zu sehen, während das Baby seitlich im Tragetuch an der Mutterbrust saugt.

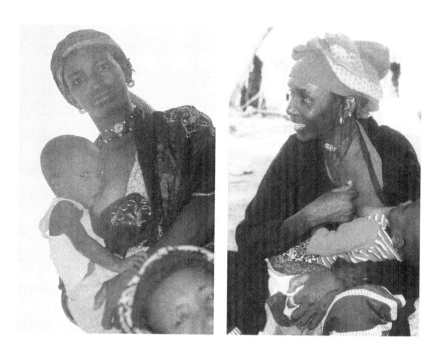

Überblickend wurden fünf Aspekte ersichtlich, die die hohe Motivation zum Stillen erklären:

1. Stillen wird als der wichtigste und bedeutsamste Liebesbeweis zwischen Mutter und Kind verstanden.
Zärtlichkeit und Fürsorge zeigt sich im Stillverhalten. Es bedeutet Beruhigung, Trost und Wohlgefühl. Eine starke emotionale und familiäre Verbundenheit erwächst aus dem Stillen. Es wird nicht so sehr verbal in "Babysprache" kommuniziert wie das in anderen Kulturen praktiziert wird.

durch das Stillen wächst die Liebe zwischen Kind und Mutter
(23 Mossi)

wenn du dein Kind nicht stillst, bedeutet dies,
dass du es nicht mehr liebst
(30 Samo)

durch das Stillen wird das Kind seine Mutter mehr wertschätzen als
irgend jemand anders
(55 Mossi)

2. Verantwortung der Frauen- und Mutterrolle

Die Rolle als Mutter und als Frau generell ist stark mit dem Akt des Stillens verbunden. Das Bild einer "guten Mutter" ist das einer stillenden Mutter und zwar zu jedem Moment, in dem das Kind gestillt werden möchte. Ein Kind darf nicht weinen und man darf ihm keine Nahrung vorenthalten. Das bedeutet, wenn es der Mutter nicht möglich ist, ihr Kind zu stillen, hat die Frau ein Identitätsproblem, welches in ihrer Lebensgemeinschaft schwer zu lösen ist. Sie riskiert damit als sozial inadäquat verurteilt und einen Ausschluss aus ihrer Lebensgemeinschaft zu erfahren (siehe auch Desclaux 2001; Taverne 1996). Frauen droht das Stigma. Im Rückschluss bringt eine positive HIV Infektion, wenn sie nicht stillt, große Probleme mit sich (Doherty et al. 2006; Eide et al. 2006). Die Verantwortung für die Muttermilch (qualitativ und quantitativ) liegt bei der Frau. Man erwartet von jeder Frau ihr Kind zu stillen. Sie trägt damit eine wichtige Verantwortung, die Sorge für die gesunde Nachkommenschaft der Gemeinschaft:

das beste für jede Mutter ist dein Kind am Rockzipfel zu haben,
dann bist du glücklich. Ist dies nicht der Fall ist deine Rolle als
Mutter sinnlos... das Stillen macht dass das Kind nicht zu Fremden
geht und die Mutter immer nahe bei Ihrem Kind ist und es umsorgen
kann. Das ist sehr wichtig (31 Bwaba)
wenn eine Frau ein Kind gebärt und nicht stillt,
ist ihre Rolle nicht erfüllt (24 Mossi)
Ein Ehemann würde niemals akzeptieren,
dass seine Frau das Stillen aufgibt (30 Bwaba)

3. Ein erweitertes Konzept von "Stärke"

Mehrfach wurde auch die ernährungssignifikante Komponente des Stillens erwähnt, auch hier, in einer erweiterten Wahrnehmung von Kraft und Stärke. Das kulturelle Konstrukt von Stärke als etwas was "das Kind stark macht", hat definitiv auch ernährungsphysiologische Bedeutung, allerdings überwiegen mentale, moralische sowie spirituelle Komponenten. Damit ist das Prinzip von "force" (Kraft/Stärke), mit der Muttermilch verbunden, eines der wichtigsten Konzepte im Hinblick auf Gesundheit und Krankheit (Hofmann & Böhler 2004).

Muttermilch gibt dem Kind Kraft und Stärke (27 Marka)
Segen oder Fluch ist gleichwertig abhängig von der Muttermilch
(guerisseur, 63, Bambara)
Flaschennahrung hat nicht die gleiche Qualität wie Muttermilch.
Es macht das Kind krank. (31 Malinké)

4. Übertragung von Charakterzügen auf das Stillkind

Die Muttermilch überträgt positive wie negative Persönlichkeitsaspekte. Durch das Stillen werden gewisse Charakterzüge übergeben und eine Art Verwandtschaft, eine Art inneres Band, ähnlich dem westlichen Konzept von Blut erst überhaupt aufgebaut. Dem liegt eine wichtige Komponente zu Grunde, die zur Sicherung der "lineage" und Familienzugehörigkeit dient (vgl auch Desclaux 2001).

Aus gleichem Grund ist die Akzeptanz einer Amme sehr kompliziert. Ist dies unumgänglich so wird über den Stillprozess eine Verwandtschaft etabliert. Dies bedeutet auch, dass den biologischen Kindern der Amme als Geschwister des Stillkindes eine Heirat unmöglich ist.

Diese Wahrnehmung wurde mir auch von den Heilern bestätigt: über die Muttermilch wird die Bindung zwischen der Familie und dem Kind verstärkt und gesichert. Darüber erhält das Kind seine Identität und seine Bindung zu den Älteren und wird später seine Verantwortlichkeiten gegenüber seiner (Groß-) Familie besser erkennen. Teilweise wurde dieses soziale Verhalten auch über die eigene Familie hinaus beschrieben, so dass eher das Bild einer stabilen (sozialen) Persönlichkeit dargestellt wurde. Somit bedeutet ein ausgewogenes Stillen das Erwachsen eines stabilen und ausgewogenen Menschen, der sich in seinem sozialen Umfeld engagiert.

Blut und Muttermilch sind zwei Teile der selben Sache, sie folgen nur unterschiedlicher Wege (46 Samo)
Eine stillende Mutter überträgt ihren Charakter auf das Kind. Erst viel später kann das Kind auch Charakterzüge des Vaters annehmen (33 FGD)

5. Altersvorsorge

Häufiges Stillen liegt auch im Interesse der Mutter. Die Mutter sichert ihre Altersvorsorge, in dem sie ihr Kind stillt. Damit wird abgesichert, dass das Kind als Erwachsener seine natürliche Verantwortung übernimmt, die Bedürfnisse der Mutter zu achten.

wenn das Kind gestillt wird und es überlebt, wird es seinen Vater, Mutter, jüngere und ältere Geschwister unterstützen (guerisseur B)

III. Muttermilch im Diskurs von Krankheit und Problembewältigung

III.1. Muttermilch und Krankheitsübertragung

Muttermilch birgt auch ein gefährliches Potential. Stillende Mütter haben gewisse Risiken der Krankheitsübertragung erklärt und ähnlich dem Blut der Muttermilch zugeschrieben. Jedoch bei dem Abwägen von Vor- und Nachteilen des Stillens und alternativen Formen ist man sich grundsätzlich einig, dass die Vorteile bei weitem den eventuellen Risiken einer Krankheitsübertragung überwiegen. So wird auch bei wissentlichem HIV positiv Status selten auf das Stillen verzichtet (Doherty et al. 2005; Simpore et al. 2006).

Muttermilch kann dem Kind Krankheiten übertragen, weil die Milch mit dem Blut der Mutter verbunden ist. Die Krankheit, die die Mutter überträgt, ist zuerst in ihrem Blut. (32 FGD)

Die Vormilch wird durch die Heißwassermassage ausgestrichen. Sie ist nicht für das Neugeborene bestimmt. Vor allem die älteren Frauen erklären, dass das Kolostrum ausgepresst und nicht gefüttert werden soll, da es gesundheitsschädigende Wirkung hat und Durchfall und andere Erkrankungen auslöst. Nach diesen Aussagen wurde "gute" Muttermilch als weiß, geruchslos und mit einer guten Flüssigkeitsausgewogenheit beschrieben.

Wenn eine Frau für drei bis vier Jahre keine Kinder geboren hat, ist ihre Milch verunreinigt, da sich hier alle Schadstoffe akumuliert haben. Vorwiegend im Kolostrum, weswegen dieses ausgepresst und weggeworfen werden sollte. (28 Marka)

III.2. Probleme bei Qualität oder Quantität der Muttermilch

Brusterkrankungen während der Stillzeit haben meist eine Wirkung auf die Menge oder auch die Qualität der Muttermilch. Stillprobleme wurden meist der zu geringen Menge an Muttermilch zugeschrieben. Hierzu gibt es verschiedene Rezepturen der Kräuterheilkundigen (guerissurs), Pflanzen und Wurzeln, die meist über einen längeren Prozess gemischt, aufgekocht oder auch mit "*petit mil*" vermischt und eventuell mit "paroles" versetzt werden um nach maximal 2-3 Tagen den Milchfluss anzuregen oder zu erhöhen. Bis hin zu entsprechenden Zubereitungen, die die Muttermilchproduktion auch ohne vorige Schwangerschaft anregt. Dies ist zum Beispiel wichtig, wenn eine ältere Frau als Amme einspringt oder auch ein Waisenkind eine Stillmutter benötigt.

Hier wurde mit Ernährungsempfehlungen reagiert, wie das Essen von Erdnüssen, der Rinde des Baobab oder Cotton Leaf oder auch das Trinken von *millet*. Es wird generell zur Sicherung des Wohlbefinden, der Gesundheit des Menschen der Ernährung große Bedeutung zugemessen.

es gibt die Determinanten einer Krankheit, die als der "Vater" bezeichnet werden, während die Ernährung die "Mutter" darstellt (guerisseuse)

Außerdem verbinden die Frauen ihre Fähigkeit ihr Kind quantitativ adäquat zu stillen mit ihrem sozial-ökonomischen Stand.

Früher hatten die Frauen viel mehr Muttermilch. Sie konnten sich besser ernähren, in der Regenzeit regnete es und es gab weniger (Armuts-) Probleme (21 Peulh)

wenn die Mutter ihr Kind nicht stillen kann, muss das Kind mit der Flasche gefüttert werden. Dies bringt finanzielle Probleme mit sich, und wenn du nicht mehr das Geld für den Milchersatz hast so hast du ein ernsthaftes Problem (30, Samo)

wird das Kind nicht ausreichend ernährt so verliert es an Gewicht und Blut… es gibt Babies die sterben, weil ihre Mutter nicht genügend Muttermilch hat (31 Marka)

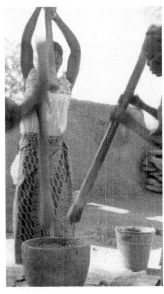
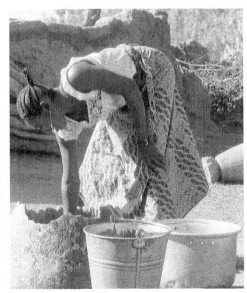

Zubereitung eines traditionellen Medikaments zur Erhöhung der Muttermilchmenge

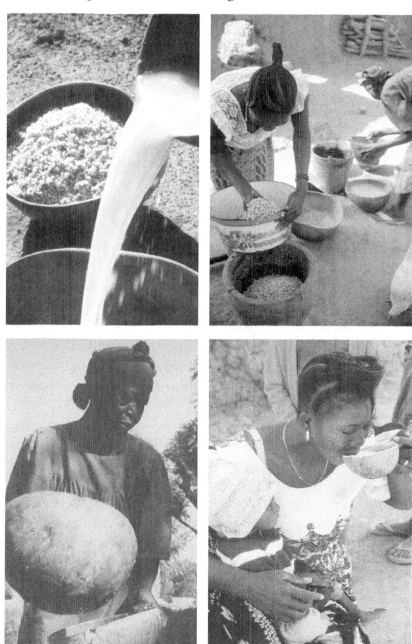

IV: BEWUSSTSEIN DER HEILUNG - JENNIFER HOFMANN

III.3. Brusterkrankungen während der Stillzeit - lokale/indigene Krankheitskonzepte

Es gibt klar definierte Konzepte von Brusterkrankungen, die unter den Familienmitgliedern und den traditionellen Gesundheitsexperten geteilt werden (Desclaux 2001). Lokale Definitionen von Brusterkrankungen sind abhängig von ihrer Sprache folgende: "*siindimibanaw*" (djoula), "*biis-guija*" (mooré) oder "*dindin*" (bwamu). Eine mehrdimensionale Gefährdung des Wohlbefindens der stillenden Mutter ist durch die direkte Verbindung einer Auswirkung auf die Muttermilch und die Stillkompetenz gegeben.

Es wurde von den Frauen und Heilern unterschieden

1. "natürliche" Brusterkrankungen wie *Ka siin min a geren na* (djoula: child sucks lateral)
Genannte physische Symptome waren (a) Stechen in der Brust (wobei diese gleichzeitig zu einer großen Wahrscheinlichkeit der Hexerei zugeschrieben wird), (b) verlangsamter Milchfluss, Einstellen des Milchflusses oder auch ständiges Tropfen, (c) Anschwellen der Drüsen mit einer Tendenz zur Entzündung oder Fieber bis hin zur (d) Bildung eines schmerzhaften Abszesses, welcher eine wunde Brust verursacht.
Ich hatte eine Brustentzündung, die Milch tropfte unentwegt, dann bildete sich ein Abszess und am Ende hatte ich diese Wunde
(22 Marka)

2. Brusterkrankungen die mit übernatürlichen Kräften zu tun haben entweder durch das Zutun eines Marabouts, Féticheurs (Ahnen) oder von Geistern. Diese Kategorie von Brusterkrankungen macht sich zumeist durch ein Jucken und Stechen bemerkbar.
Die Krankheit mag natürlich sein...
oder aber auch Folge einer Hexerei (22 Marka)
Es ist keine Frage der physischen Erkrankung...Stechen in der Brust beweist häufig eine Hexerei.

Ein *guérisseurs* (Definition siehe Kap.III 7.1.) erklärt die Gefahr der "Hexerei":

> *früher kannten wir diese Brusterkrankungen: eine, welche von Parasiten ausgelöst wird. Diese hat sich manifestiert in einer Anschwellung der Brüste, aber keine Abszessbildung. Der andere (Krankheits-)typ war eine Art Furunkel. Eine Woche nach der Kindsgeburt schwellen die Brüste an und es bildet sich ein Abszess. Heute ist alles anders. Jemand (ein Hexer) kann eine dieser Erkrankungen nutzen um eine Frau zu manipulieren. Hast du die Krankheit durch die Aktion eines Menschen "gefangen" (erlangt) so benötigt es wirklich einen erfahrenen Heiler. Ansonsten kannst du nicht gesunden, jede Bemühung wird umsonst sein. (G1)*

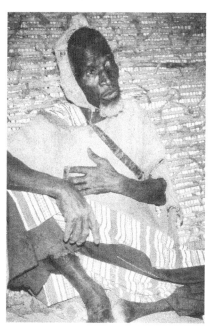
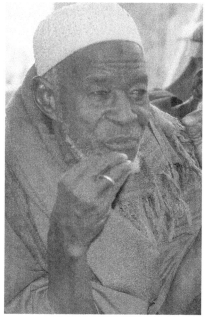

Früher gab es nach Ansicht der Heiler weniger Brusterkrankungen. Sie deuten es als eine „moderne" Krankheit. Falsche Stillpraktiken, und die Unvernunft nicht auf die älteren erfahrenen Frauen zu hören, sind Erklärungen dafür.

III.4. Bedeutung von Brusterkrankungen und Ursachen

Die Informantinnen wurden nach den Gründen der Brusterkrankungen während der Stillzeit gefragt und ihre Aussagen lassen sich grundsätzlich in zwei Kategorien einteilen:

1. Erkrankungen aufgrund "natürlicher" Ursachen mit einem Ursache-Wirkungs-Ablauf: Mütter erwähnten oft Parasiten, die manchmal als eine Art Wurm beschrieben wurde.
Auch falsche Stillpraktiken wie seitliches Saugen an der Mutterbrust, oder das Husten des Kindes (Frau muss sofort darauf pusten um eine Brusterkrankung zu vermeiden) oder der Rückfluss von Muttermilch wurden häufig genannt.
Auch dem fehlenden oder nicht ausreichenden "l'ecrasement" und der nicht ausmassierten "Kugeln" in den Brüsten zur Stillvorbereitung wurde viel Bedeutung zugemessen. Es wurden auch Gründe von mentalem oder physischem Stress (zum Beispiel das Verlassen des Kindsvater) genannt oder hygienische Gründe, wie z.B. das Einstecken von Geldmünzen in den Büstenhalter.

es scheint eine Art Parasiten
die diese Brusterkrankung auslöst (19 Marka)
es gibt Würmer, die diese Krankheit verursachen. Diese müssen
entfernt werden, auch der Eiter und die Wunde wird vernäht
(guerisseur)
wenn das Kind nicht richtig gestillt wird und die Brust von
der Seite saugt, kommt es zu einer Brusterkrankung (24 Marka)

2. Einer Art übernatürlicher Ursachenzuschreibung wäre die "Hexerei", eine Krankheit, die zugeschickt wurde. Das kann die Handlung eines Menschen, eines Marabous oder anderem Medium, bis zu anderen übermenschlichen "Kräften" (force) sein. Ist eine solche "Aktion" involviert, wurden Themen von Eifersucht, Neid oder andere zwischenmenschliche Zerwürfnisse erwähnt.

Außerdem obliegt jede Krankheit auch einer Art Schicksal, von einer "Gott gewollten" Komponente.

In meinem Fall hat mein Ex-Freund mir einen Zauber zugeworfen. Als ich seinen Heiratsantrag verweigerte, sagte er mir, ich würde nie Kinder haben und früh sterben. Das ist nicht passiert. Jedoch habe ich bei jeder Geburt (jedem Kind) mit Brusterkrankungen zu kämpfen (22 Marka)

Ein Hexer kann jedwede Brusterkrankung verursachen um eine Frau zu verletzen (Guérisseur 3, Bambara)

III.5. Traditionelle Präventive Maßnahmen

Eine weitverbreitete Tradition um Stillprobleme aber auch jedweder anderen Problematik in Zusammenhang mit dem Milchfluss, wie zum Beispiel Brusterkrankungen, vorzubeugen, ist das *"ecrasement"* mooré: rungri. Die Vorstellung, dass sich in der Brust jeweils eine Kugel formt, die nach der Geburt zerplatzen muss, um einen gesunden Milchfluss zu produzieren. Frauen müssen mit einem Tuch ihre Brüste fest umbinden. Schon während der Schwangerschaft und dann vor allem der ersten Woche postpartum wird eine schmerzhafte Prozedur, ein Ziehen der Brüste unternommen. Die Frauen massieren die Brüste in einer bestimmten Technik zur Anregung des Milchflusses. Die Brüste werden mit heißem Wasser und Karitebutter massiert, geknetet und „gezogen", damit sie viel Milch geben. Dies lässt „die Kugeln" der Frauen verschwinden. Wenn man die Brüste nicht massiert, kommt keine Milch heraus. Diese Vorbereitung der Brüste auf die Stillzeit ist wichtig, um jegliche Stillprobleme aber auch Brusterkrankungen zu vermeiden.

Es gibt eine Kugel in jeder Brust der Frauen, wenn diese Kugel nicht aufplatzt, löst dies eine Brusterkrankung aus. Dementsprechend müssen diese Kugeln platzen, um jegliche Brusterkrankung zu vermeiden. Um diese Kugeln zum Platzen zu bringen, müssen die jungen Mädchen immer ihre Panne (Tuch) um die Brüste binden. Unglücklicherweise mögen die Mädchen von heute nicht mehr die Tücher um ihre Brüste binden (guerisseur de Goni, Marka)

Dies bewahrt die Brüste vor Aufdunsung und sichert den Milchfluss. Wenn die "Kugeln" nicht platzen, kann die Milch nicht gut fließen und dass verursacht Brustkrankheiten (32 FGD)

wenn dies (ecrasement) nicht getan wird, kann die Milch aufgrund der Blasen (Kugeln) nicht gut fließen und das löst eine Brusterkrankung aus (28 Marka)

Die traditionelle Behandlung und Diagnostik haben einen symbolischen Sinn, der aus einem gesellschaftlichen Kontext heraus entsteht. Die Behandlung bezieht die sozialen Gegebenheiten der Kranken mit ein. Heilung erstreckt sich auf vieles mehr als die Wiederherstellung der biologischen Funktionen: Der Patient hinterfragt die Behandlung des Heilers nicht; der Heiler holt durch sein Ritus den Kranken an den Platz in der Gesellschaft zurück. Starke Religiosität, Glaube und Verbundenheit zu Schicksal, Karma bzw. Gottessegen verändern natürlich die Einschätzung von individueller Krankheitsprävention. So stehen neben dem Konzept von ganzheitlicher "Stärke" eines Individuums auch das Konzept von "Schicksal" als wichtigste Prämisse innerhalb der Gesundheits- und Krankheitswahrnehmung. Trotz der Bemühungen um durch gewisse Vorsichtsmaßnahmen oder präventive Vorkehrungen die Sicherung ihrer Stillzeit und Gesundheit zu erreichen, nehmen die Frauen eine gewisse Demutshaltung ein, um tatsächlich ihre Gesundheit zu erlangen. Die meisten meiner Informantinnen nannten Gott als alleinigen Richter über Gesundheit und Krankheit (De Allegri, Sarker, Hofmann, Sanon, Böhler 2007).

Es ist Gott allein der mich beschützt, wenn nicht, kannst du nichts tun, um dich zu schützen (21 Peulh)

*Es ist schwierig für einen Menschen Krankheit vorzubeugen,
da letztendlich alles abhängig ist von Gott (33 Samo)*

*es gibt Frauen die gebären ihr Kind, sind keineswegs krank, nehmen
sogar stillfördernde (traditionelle) Medikamente, haben aber keine
Muttermilch. Das liegt dann am Kind. Jedes Kind hat seinen Segen/
sein Glück/ sein Schicksal. Und so gibt es Kinder, die ohne Milch zur
Welt kommen. (gueriseuse)*

Es sind diverse phytotherapeutische Medikamente während der Schwangerschaft im präventiven Gebrauch. Dazu sind genannt: *N'galama* und *Tiétièrè* (djoula). Eine Mischung von Pflanzen und Karitebutter, die schon vor der Geburt regelmäßig zur Regelung der Muttermilch aufgetragen werden. Die Richtung des Auftragens ist wichtig und zu beachten. Auch Bäder mit Kaliumzusatz wurden genannt. Zusätzlich werden Amulette benutzt, die von den Frauen auf der Haut getragen werden.
Außer den physischen präventiven Maßnahmen gibt es auch Verhaltensregeln, die sich auf den Gesundheitszustand der Mutter und ihre Stillkompetenz auswirken. Gerade die Zeit der Schwangerschaft und die ersten Wochen postpartum zeichnen sich durch eine hohe Vulnerabilität der Mutter aus. Zu ihrem eigenen Schutz gilt es gewisse Verhaltensregeln zu respektieren: Der eigene Haushalt ist für mehrere Wochen nicht zu verlassen, es gilt Schuhe und Fula (Kopftuch) zu tragen, Muttermilch darf nicht auf den Boden tropfen. Dies wird begründet mit der Gefahr, dass Ameisen die Muttermilch trinken bzw. in Kontakt mit der Muttermilch kommen. Darin besteht ein Tabu, es ist streng zu vermeiden, dass Milch auf den Boden fließt. Sie ist in diesem Fall schnell aufzuwischen, da sonst die die Gefahr einer Brusterkrankung besteht.

*Ah, wie kann man sich vor einer Krankheit schützen? Wenn es nicht
Gott ist, der dich schützt, kannst du nichts tun. Ob du draußen
rumläufst oder nicht, wirst du die Krankheit bekommen (31 Marka)*

III.6. Therapeutische Behandlungsansätze und Maßnahmen

Im traditionellen Kontext gibt es keine generalisierte Diagnostik oder Therapie. Vielmehr wird nach einer Diagnose einer Brusterkrankung und der Klassifizierung in "natürliche" oder "übernatürliche" Ursache eine ganz individuelle Behandlungs- und Therapieform gefunden. Diese ist von vielen Faktoren abhängig, physischen, mentalen, emotionalen und spirituellen Gegebenheiten der Person, ihr sozialer Kontext, sprich inwieweit sie eine gesunde Einbindung in ihrer Klein- und Großfamilie hat, in ihrem Compound/ Wohngemeinschaft, in ihrer Community (Lebensgemeinschaft) bis hin zu den weiter entfernt lebenden Verwandten und auch den Ahnen und anderen Geistwesen, die Zugriff über ein Medium haben.

Dieses Konzept ist wichtig, da traditionelle Behandlung und Diagnostik aus dem gesellschaftlichen Diskurs heraus entsteht. Die Behandlung bezieht soziale Gegebenheiten des Kranken mit ein. Heilung erstreckt sich auf vieles mehr als die Wiederherstellung der biologischen Funktionen: Der Patient des Heilers hinterfragt nicht dessen Behandlung und der Heiler holt durch einen Ritus den Kranken an seinen Platz in der Gesellschaft zurück.

In diesem Kontext ist auch eine Personifizierung der Krankheit zu erkennen: die Krankheit kann einen Menschen attackieren, angreifen, Besitz ergreifen genauso wie sie beruhigen oder erschrecken kann. Dieses Konzept ist wichtig zum Verständnis des lokalen Krankheitsverständnisses und der Behandlungsweisen. Betrachtet man dies vom Menschen selbst, ein losgelöstes Verständnis von Krankheit, so ist trotz aller schul-wissenschaftlicher Bedenken die Veränderung des Gesundheitszustandes einer Person durch gewisse psychische Konstellationen erkenntnisbringend. Die Einsicht in diese psychischen Konstellationen, für deren komplexe Intensität unsere Sprache keinen adäquaten Terminus besitzt, ist wichtig für die Bereitschaft des Kranken und des Heilenden, und werden in erster Linie von einem bestimmten Weltbild bestimmt. Die starke Wirkungskraft von Glaube und Vertrauen wurde schon vielmals dokumentiert. Die körperliche Ebene folgt dem mentalpsychischen Erklärungsmodell. Somit muss der Patient und auch der Gesundheitspraktiker an die Heilung glauben, um erfolgreich zu sein.

Behandlungen sind vollkommen abhängig nicht nur vom Krankheitsgrad, als auch von der Person selbst, ihrem Charakter und Typ… (guerisseur)

Ist die Erkrankung durch Hexerei verursacht, so die *guérisseurs*, besteht die Notwendigkeit einer ganzheitlichen komplexen Behandlung auf professioneller Basis. Diese besteht aus einem "Kampf" gegen den "negativen Eingriff" auf spiritueller Ebene, welcher eben einem kompetenten guerisseur obliegt, und erst, wenn dieser gelungen ist, macht ein weiterer abschließender Heilungsprozess auf einer physikalischen Ebene Sinn.

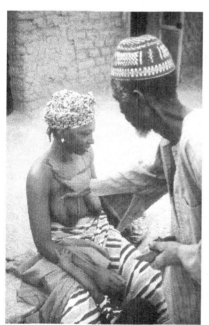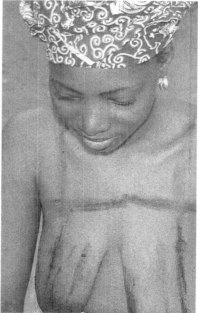

wenn du erkrankt bist, weil dir diese Krankheit von jemandem "geschickt" wurde, bist du auf die Behandlung eines erfahrenen guerisseurs angewiesen. Ansonsten wirst du dich vergebens behandeln (Guérisseur 3, Bambara)

Wenn das Problem natürlicher Ursache ist, reicht es aus etwas Termitenerde mit Asche zu vermengen und das Problem wird heilen (sich lösen) (22 Marka)

Kräuterheilkunde ist gerade in den ländlichen Gegenden noch viel zugänglicher, da der Zugriff auf Pflanzen einfacher und lebensnaher ist. Die meisten Familien besitzen hier ihre eigene phytotherapeutische "Kleinapotheke". Diese ist über Generationen, das Wissen innerhalb der Familie (meist der Frauen) über Pflanzen und Kräuter und ihre Inhaltsstoffe und Heilwirkungsweisen weitergegeben worden.

Traditionelle lokale Pflanzen wie *Fugufugu* (Popo) und Toro wurden am meisten genannt. Diese werden gekocht und gemahlen und dann mit Karitébutter vermengt (siehe photos Fallbeispiel). Auch hier ist größte Sorgfalt bei der Auftragung gegeben. Die Auftragung zur Milchdrüse hin hat öffnende und anregende Wirkung, während nach oben hin in die gegensätzliche Richtung verringert den Milchfluss. Datu, die Samenkörner des Bissap Baums, werden aufgekocht und der Satz auf die Brust aufgetragen. Dies wirkt entzündungslindernd, vertreibt aber auch den "Geruch von Krankheit" und erleichtert es dem Kind wieder zu trinken. In ähnlicher Weise wird auch Heilerde (Schlamm, der aus dem Flussbett geholt wird) als entzündungslindernde Therapieform benutzt.

Interessant ist auch die Wahrnehmung der Gemeinsamkeit von Symptombeschreibung und Medikamentenherkunft. Ganz ähnlich dem homöopathischen Ähnlichkeitsprinzip wurde zum Beispiel Termitenerde empfohlen, mit der Erklärung, dass das Stechen und Piksen in der Brust sich anfühlt wie Termitenbisse. Die Termitenerde wird mit Wasser vermischt und auf die Brust aufgetragen (fördert außerdem den Milchfluss, das heißt, gestauter Milchfluss wird gelöst). Genauso verwendet man Ameisenbauten oder Wespennester gegen das Stechen und brennend-beißende Sensationen in der Brust. Kletterpflanzen („plantes rampantes" Anwendung) finden Anwendung um den Milchfluss zu regulieren. Von immenser Bedeutung in der traditionellen Heilkunde ist die getrocknete Affenhand. Der *guérisseur* oder auch Patient selbst streicht damit betroffene Stellen (hier die Brust) aus. Dies wirkt sich positiv auf tiefreichende Behandlungen aus, wird also als begleitende Therapie zu bestimmten Tageszeiten angewendet.

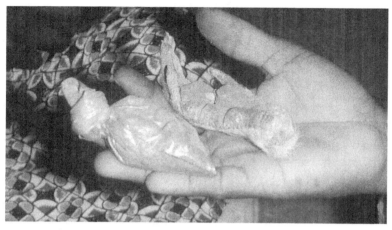

III.7. Medizinischer Pluralismus

Das Gesundheitssystem im Nordwesten Burkina Fasos beinhaltet mehrere Medizin- oder Gesundheitsspezialisten. Ausgehend von einem medizinischen Pluralismus bestehen hier verschiedene Systeme nebeneinander, traditionelle wie auch die Biomedizin, und die Patienten können mühelos zwischen den Systemen wechseln. Diese werden nicht getrennt gesehen, sondern in Ergänzung, das heißt, mehrere Therapien werden parallel vollzogen. Guérisseurs, welche marabouts und féticheurs einschließt, aber auch die schulmedizinisch ausgelegte kleine Klinik. In Anerkennung der Ergänzungen der traditionellen und modernen Medizin wünschten sich die *guérisseurs* eine engere Kollaboration mit den modernen Gesundheitspraktikern.

Derjenige, der behauptet, dass das eine oder andere (Medizinsystem, - Herangehensweise) effektiver ist als das andere, begeht einen Fehler. Denn die traditionelle und moderne Medizin haben die gleiche Mutter und den gleichen Vater (Guérisseur 3, Bambara)

Wir haben eine Kollaboration angestrebt. Einige Krankenschwestern haben akzeptiert, viele andere aber abgelehnt (Präsident der Vereinigung der Guérisseurs)

III.7.1. Lokale Gesundheitsspezialisten

1. *Guerisseur* (auch Tradipraticien)

Der guérisseur ist ein Heiler, der auf verschiedenen Ebenen arbeitet. Er fungiert als Wahrsager ebenso wie als Heilkundiger in der Physiotherapie wie auch Medium in der geistigen Welt. Das Körperkonzept ist ein holistisch-ganzheitliches, in dem das materialistisch-physische, das spirituell-geistige und vor allem das sozial ausbalancierte Leben zusammenspielt.

Das Behandlungsspektrum innerhalb der biomedizinisch kategorisierten Erkrankungen reicht von Haut- und Kopferkrankungen, Verdauungskrankheiten, Vergiftungen, parasitären Erkrankungen, geistigen bis zu psychischen Erkrankungen.

Seine Methoden sind weitreichend und variabel von Augen(Iris)-diagnostik über Atemdiagnose, Anwendungen an der Wirbelsäule, Phytopharmaka (traditionelle Medizinpflanzen) oder "paroles" (Macht der Worte und Verbalisierung).

Es gibt sehr viel Heilwissen, aber es ist geheim, und so geht viel Wissen verloren. Mein Vater konnte gut heilen, auch Brusterkrankungen mit Karitebutter. Er hat es nur der Schwester weitergegeben (38 Marka)

2. Marabout

Marabouts sind vorwiegend Männer und Angehörige des islamischen Glaubens. Sie genießen großen Respekt und eine hohe soziale Position. Durch ihre Kontakte in der geistigen Welt und ihre Fähigkeit eine Krankheit zu "schicken" werden sie auch gefürchtet. Man schreibt ihnen große Spiritualität zu und die Fähigkeit zur Wahrsagung und dem direkten Beeinflussen der Zukunft. Sie lehren ihren Schülern den Koran. Aber auch in gesundheitlich-medizinischen Angelegenheiten wird der Koran zu Rate gezogen und mit traditionellen Medizinpflanzen und den *"paroles"* (Macht/ feinstoffliche Kraft des Wortes, siehe Masaru Emoto) angewendet. Auch die Kommunikation mit Tieren, Pflanzen und Mineralien ist Teil ihres Arbeits- und Wirkungsfeldes. Ein Marabout wird in allen Lebenslagen um Rat gebeten. Einer der Marabouts nannte mir als seine Spezialisierung (a) Fälle von Vergiftungen, (b) geistige Verwirrung und (c) Bewältigung großer Aufgaben wie Geldgewinne zu erzielen.

Die häufigsten Behandlungsriten bestehen aus dem "*nasidji*" (dioula: *nasi* = Koranvers und *dji* = Wasser). Es werden Verse, Gebete des Koran mit Ruß auf eine Art Kreideholztafel geschrieben, Wasser darübergegossen, wobei das Wasser nun die "Kraft" oder den "energetischen Inhalt" der heiligen Worte/ Gebete aufnimmt. Dieses Wasser, gemischt mit Heilpflanzen oder -kräutern wird zur Infusion benutzt oder der Patient wird damit abgewaschen. Für Weissagungen werden Kaurimuscheln (Muscheln, die große Symbolkraft tragen) auf den Koran geworfen, um aus den daraus entstehenden Bildern Antworten zu erkennen.

Es stehen dem Marabout viele weitere Techniken zur Verfügung, auf die innerhalb meiner Studie nicht tiefer eingegangen werden konnte, sicher aber sehr großes Wissen in sich birgt, da die lokalen Marabouts ihr Heilwissen nur mündlich an einen (meist verwandten) Nachfolger weitergeben und keine Literatur dazu existiert. Nicht zuletzt ist das Studium des Marabouts nicht nur auf analytisches Lernen von Schriftstücken (hier der Koran) durch Verstandesebene zu betrachten als vielmehr durch mehrere Kanäle unserer Sinneswahrnehmungen, welches nicht durch die reine Literaturstudie stattfinden kann.

der Kräuterarzt/ Heiler geht in den Wald/Wildnis und findet seine Medizin, der Marabout schaut in den Koran (Marabout, etwa 100, Mossi aus Mali, seit 1970 in Nouna, 60 Koranschüler unter sich)

3. Féticheur

Gleich dem Marabout hat der Féticheur die Kraft zu "magischen" Handlungen. Die sogenannte "Hexerei" soll hier in einem Kontext verstanden werden, der sich zwar dem verstandes-analytischen Verstehen entzieht und doch die Validierung in seinen Einzelfällen findet. Wegen dieser Kompetenz sind diese Gesundheitsexperten von manchen Teilen der Bevölkerung sehr gefürchtet und werden gemieden, von anderen wiederum hoch geschätzt und mit größtem Respekt behandelt.

Ebenso wie der Marabout wird der Féticheur nicht nur in Gesundheitsfragen konsultiert, sondern auch zu anderen wichtigen Angelegenheiten.

Der Féticheur hat vorwiegend zwei unterschiedliche Vorgehensweisen, die auch parallel durchgeführt werden können: Entweder geht er als Medium in Kontakt mit den Ahnen des Patienten, die wiederum in dieser Angelegenheit wissen, was zu tun ist, und der Féticheur fungiert als Vermittler. Oder es wird ein *fétiche* kreiert, ein Objekt, das erwählt wird oder auch ein bestimmter Baum oder Stein. Diesem werden dann Opfergaben erbracht.

Manchmal gibt es auch ein kleineres Objekt oder tierische oder pflanzliche Substanzen, die als "Grigri" mit einer magischen Formel besetzt werden.

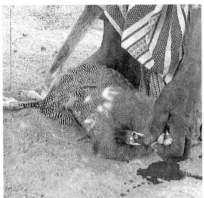
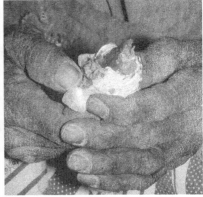

4. "Kräuter"-heiler

Unter diesen habe ich mehr Frauen als Männer vorgefunden. Diese heilkundigen Personen haben in einem eher informellen Stand das Heilpflanzen- und Kräuterwissen inne. Es wird oft innerhalb der Verwandtschaft einer nahestehenden weiblichen Person weitergegeben. Die Arbeit basiert auf der Verwendung vorwiegend pflanzlicher und mineralischer Materialien.

III.7.2. "health-seeking-behaviour"

Es gibt Familien, die grundsätzlich eine Präferenz für einen Gesundheitsexperten haben. In den meisten Fällen jedoch wird diese Wahl in Abhängigkeit des Krankheitstypus aus dem Kontext der angenommenen Ursachen sowie der ökonomischen Situation der Familie getroffen. Von 38 Frauen, die vor einer nicht allzu langen Zeitspanne eine Brusterkrankung während ihrer Stillzeit erlitten haben, berichteten 17 (45%) dass sie einen traditionellen Heiler aufgesucht haben, 8 (21%) gingen in die ortsansässige schulmedizinisch ausgerichtete Klinik, 11 (29%) haben unterschiedliche Gesundheitsexperten zu unterschiedlichen Zeitpunkten/Phasen ihrer Erkrankung aufgesucht. 2 Frauen (5%) haben eine Eigenbehandlung mithilfe der "Hausapotheke" für sich gewählt. Hier gilt zu erwähnen, dass die meisten Frauen zuerst eigene Lösungsversuche mit traditionellen Rezepten versuchen und ihre Stillpraktiken adaptiert haben (meist wurde die erkrankte Brust häufiger zum Stillen benutzt um den Milchfluss anzuregen).

Der lokale Heiler ist der am meisten aufgesuchte Gesundheitsexperte. Viele Familien sind seit vielen Jahren oder gar Generationen mit einem Heiler oder wiederum Heilerfamilie (generationsübergreifend) verbunden. Hierzu ist zu erwähnen, dass Gesundheitsfragen nicht nur physiologisch-medizinische Fragen, sondern auch und vor allem soziale Integrität bedeuten.

Peulh- Frauen gehen nicht zum guerisseur, auch selten zum hospital. Sie gebären ganz alleine. Verlassen nach einem Sterbefall sofort den Platz, separieren sich ethnisch, leben mit Tieren. Sie sind eigenartig

(29 Marka)

Ich hatte nicht das Geld zur Klinik zu gehen. Also habe ich zuHause den Einschnitt (des Abszesses) vorgenommen und traditionelle Medikamente aufgetragen (35 Mossi) Traditionelle Medizin hat mir sehr geholfen. Die moderne Medizin hat nur den Abszess behandelt (30 Samo)

Die Therapiewahl und damit Präferenz des Gesundheitsexperten steht in Abhängigkeit des soziodemographischen Profils (Ethnie, Alter etc.) und des ökonomischen Status. So zum Beispiel hatten strenggläubige moslemische Mossi-Frauen eine starke Präferenz zum Marabout, während oft sehr junge Frauen eine biomedizinische der traditionellen Behandlung vorzogen. Die Frauen vor Ort vermittelten in ihren Aussagen eine Tendenz, dass die biomedizinischen Behandlungsangebote mehr und mehr an Bedeutung gewinnen. Die junge Generation spricht dieser mehr und mehr Vertrauen zu und verbindet damit eine gewisse Modernität (Hofmann, Wacker, Böhler 2005).
Wichtigster Entscheidungsfaktor jedoch ist die Wahrnehmung oder Einschätzung der Krankheitsursache: Ob es sich mehr um ein individuell lösbares Stillproblem handelt oder gar um eine Krankheit, die professioneller Hilfe bedarf, ist abhängig vom Ausmaß der physischen Symptome aber vor allem der Ursachenzuschreibung. Frauen und guérisseurs waren sich einig, dass die Ursachenerkennung ausschlaggebend für die angewendete Behandlungsform ist. Nach der Unterscheidung der Krankheitsklassifikation (s. III.3.) hat eine "natürliche" Brusterkrankung rein mechanisch-physikalische Ursachen. Diese Art der Brusterkrankung kann entsprechend der Symptomatik selbstständig behandelt werden oder wenn nötig mit Zuhilfenahme einer traditionellen oder "einfachen" biomedizinischen Behandlung.
Während eine von "Hexerei" verursachte Brusterkrankung unabdinglich von einem professionellen Heiler behandelt werden muss (siehe 5.2.).
Auch der Einfluss und die Meinung anderer Familienmitglieder spielen eine Rolle.

Meine Eltern haben den Besuch der Klinik verweigert, da sie der traditionellen Medizin ihr Vertrauen schenken und diese als effektiv erachten (33 Marka)

...denn es ist mein Ehemann der sich um mich kümmert, ich kann nicht ohne seine Zustimmung einen guerisseur (Heiler) konsultieren (24 Bwaba)

IV. Fallbeispiel

Die 29-jährige Marka Mutter Salima[2] leidet sehr unter den Schwierigkeiten ihren Säugling zu stillen, als sich etwa zwei Wochen postpartum ihre rechte Brust entzündet. Die Schwellung verschlimmert sich bis sich der Milchfluss komplett einstellt. Nur wenige Tage später hat sich ein Abszess entwickelt. Zu diesem Zeitpunkt ging Salima die Klinik, um den Abszess operativ entfernen zu lassen. Dazu bekommt sie Antibiotika verschrieben.

Schon kurze Zeit später erleidet sie die gleichen Symptome in der linken Brust. Sie kann ihren Verpflichtungen als Mutter und Hausfrau nicht mehr nachkommen. Stark besorgt über ihre eigene Gesundheit wie auch die ihrer kleinen Baby-Tochter verlässt sie das Haus ihres Ehemannes und kommt zurück in den Compound ihrer Eltern.

Um einem weiteren Abszess vorzubeugen und den Milchfluss zu erhalten trägt ihre Großmutter regelmäßig ein traditionelles Medikament auf die Brust auf, hergestellt aus der Pflanze *fugu-fugu* auf der Trägerbasis karitébutter. Zusätzlich wird die Brust mehrmals täglich mit einer speziellen Rezeptur von Pottasche bedeckt.

Man kann einen Abszess verhindern, allerdings ist die Muttermilch trotz regelmäßigem Stillens nicht ausreichend, und die Familie ist sich einig, dass die "Kugeln" in der Brust den Milchfluss verhindern. Es wird ein *guérisseur* gerufen.

Der Heiler stellt mehrere Fragen an Salima und untersucht sie ausgiebig bevor er zu seiner Diagnose kommt. Ein Stechen von der Achselhöhle entlang des Armes ist Zeichen einer "Hexerei". Ein von

---

2 fiktiver Name um die Identität der Person zu schützen

ihm hergestelltes Medikament (genauere Auskunft wurde in diesem Fall nicht gegeben und war geheim) wird verschrieben. Dieses neutralisiert, nimmt also die "Macht/Kraft" des negativen Spirits/Einwirkung. Diese "Macht/Kraft" Einwirkung wurde ein paar Monate zuvor "geschickt", während Salima schwanger war, um die Familie anzugreifen.

Dieser Behandlung auf spiritueller/feinstofflicher Ebene folgt eine physische Behandlung, in welcher der *guérissuer* eine Mischung von Kräutern und karitébutter zur Auftragung verschreibt.

Salima erholt sich langsam und ihr Heilungsprozess macht nach neun Tagen den erwünschten normalen Stillvorgang möglich.

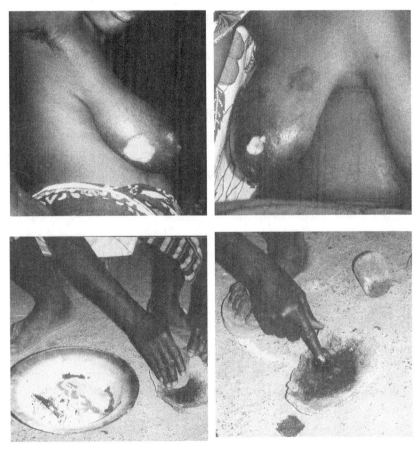

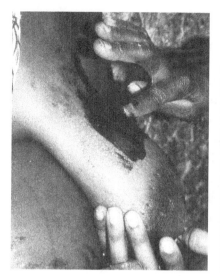
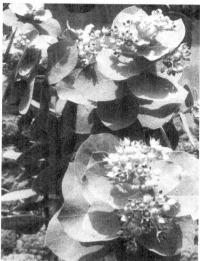

V. Vulnerabilität der Frauen in Bezug auf Stillprobleme

Die physisch hohe Schmerzerfahrung einer Brusterkrankung (wurde oft größer empfunden und beschrieben als der Geburtsschmerz) ist oft einhergehend mit einer Entzündung und Abszessbildung. Weniger Beachtung findet hier oft die psychische Belastung dieser Art der Erkrankung. Gerade aufgrund der hohen sozio-kulturellen Bedeutung des Stillens soll hier speziell darauf eingegangen werden. Schließlich geht es um die subjektive Krankheitserfahrung (siehe Unterscheidung disease (Krankheit) - illness (KrankSein), die in einem soziokulturellen Kontext steht, da die erkrankte Mutter persönlich sehr stark darunter leidet, ihr Kind nicht stillen zu können.

Oftmals wurde auch der "emotionale Stress" ("cela fatigue moralement") genannt, wenn es der Mutter finanziell nicht möglich ist auf Alternativ-Milchprodukte auszuweichen (das in etwa einem Monatseinkommen gleich kommt) und damit die Versorgung des Kindes nicht mehr gesichert werden kann. Zudem wird noch zusätzlich ein soziales Stigma den Frauen auferlegt, welches nicht zu unterschätzen ist.

Unterschieden werden kann daher in:
1. eine "objektiv definierte" Krankheitsbelastung: die physikalische Diagnose einer Brusterkrankung
2. eine "subjektiv undefinierte" Krankheitsbelastung: die emotional-psychische Belastung die sehr wichtig im Kontext der essentiellen Mutter-Kind-Stillbeziehung und der Bedeutung des Stillens wie auch die wirtschaftliche Schwierigkeit Muttermilchersatz zu finanzieren ist. Armut wurde von den Frauen oft als ein schwerwiegendes Gesundheitsrisiko genannt.
3. eine "versteckte" Krankheitsbelastung: Stigmatisierung der Frau in ihrer nicht erfüllten Mutterrolle, sozial spezifische Nicht-Akzeptanz und Disqualifikation als Mutter.

Die sozio-ökonomische oder wirtschaftliche Bedeutung der stillenden Mutter während einer Brusterkrankung ist verbunden mit ihrer Rolle als Hausfrau und anderen wirtschaftlichen Einkünften, die in ihrem Verantwortungsbereich stehen.
Wirtschaftliche Tätigkeiten wie Anbau von Agrarprodukten, Herstellung von Lebensmitteln für den Straßen- oder Marktverkauf, das Herbeibringen von Brunnenwasser oder Feuerholz, das Herstellen und Verkaufen von Hirsebier (djoula: *dolo*). Damit hat auch der Zeitpunkt der Erkrankung großen Einfluss auf den Schweregrad einer Krankheitserfahrung. Durch die Abhängigkeit von landwirtschaftlichen Bedingungen wie z.B. der Aussaat ist die eigene Arbeitskraft zu bestimmten Zeiten unabdinglich. Ist diese durch die Krankheit eingeschränkt bis hin zu ausfällig, ist damit jegliche Aussicht auf eine Ernte verloren. Dies bedeutet einen immensen Verlust in der Familienversorgung.
Nun ist eine weitere Dimension des Leidensdrucks zu erkennen, welches die Erfahrung oder Wahrnehmung einer Brusterkrankung einer stillenden Frau in (a) selbst zu verantwortende und (b) nicht selbst zu verantwortende Krankheitsbilder im lokalen Kontext der Krankheitsursache unterscheiden lässt:
(a) Brusterkrankung resultierend aus einer "natürlichen" Ursache. Wurde die Brusterkrankung aufgrund falscher Stillpraktiken wie

seitliches Saugen des Kindes ausgelöst, wird der Mutter die Verantwortung dafür zugeteilt. Eine Mutter hat für ein adäquates Saugen des Säugling Sorge zu tragen, darauf, dass die ganze Brustwarze gut umschlossen wird, kein Milchrückfluss entsteht, die Brüste und auch die Milchdrüsen gut und richtig auf das Stillen vorbereitet werden. Traditionelle Techniken der Massage müssen ausgeführt und Hygienevorschriften wie Verhaltensregeln beachtet werden.

(b) Brusterkrankungen, die von einem "Feind", einem Krankheitsverursacher, der mit "übernatürlichen" Kräften arbeitet und somit diese Problematik/Erkrankung "zugeschickt" wurde.

Die Bedeutung des Wortes "Risiko" hinsichtlich der eigenen Gesundheit, das heißt Gesundheitsgefährdung, trifft am ehesten das Wort "faratsi" (djoula). Es steht für die Gefahr, einem (Gesundheits-)Problem entgegenzutreten. In diesem Zusammenhang wurde von den Frauen und Müttern die allgegenwärtige wirtschaftliche Armut als die größte Gefährdung in der Kinderernährung bezüglich des Stillens genannt. Die große Schwierigkeit, Milchersatz zu kaufen, falls es einer Mutter nicht möglich ist zu stillen, war am meisten gefürchtet. Diese Tatsache macht eine Stillproblematik zu einem ernsthaften Überlebensthema für den Säugling und dieses wiederum verursacht den größten emotionalen Stress und Leidensdruck für die Mutter, macht sie unglücklich und untröstlich. Dies wiederum kann physische Symptome wie Fieber, Schmerz und Entzündungen bei der Mutter auslösen (10, 13, 15 Marka).

Zusammenfassung

Diese Studie soll zeigen, dass individuelle Entscheidungsmuster das Stillen betreffend und auch der Umgang mit einer Brusterkrankung und -probleme während der Stillzeit stark eingebettet in ihrem soziokulturellen Kontext und Umfeld sind. Somit werden Entscheidungen und Handlungen von der Lebensgemeinschaft und vor allem Familienmitgliedern wie Eltern, Großeltern und Ehemann mitgetragen. In diesem Fall sind es besonders die älteren Frauen

und lokalen Gesundheitsexperten, Heiler (*guerisseurs*), die hier entscheidungsgebend sind.
Entsprechend den Aussagen der *guérisseurs* sollte die Zusammenarbeit zwischen den institutionalisierten biomedizinischen und den traditionellen Heilangeboten unterstützt werden, um unserem *globalen* Gesundheitssystem mehr Bedeutung und Zugang zu verleihen. Dies bedeutet mehr Partnerschaften und gegenseitiges Zutragen von Wissen und Glauben, das auf gegenseitigem Respekt und Verständnis basiert.
Zu diesem Zeitpunkt unserer Geschichte und dem momentanen Verständnis parallel existierender Realitätswahrnehmungen (vergleichende Medizinethnologie), in der sich das Gesundheitskonzept über weitere Definitionen von Gesundheit und Krankheit erweitert, darf es uns ein Anliegen sein, es als ein Menschenrecht zu schützen, jedem Menschen den Zugang zu einer ganzheitlichen Gesundheitsversorgung oder -fürsorge zu ermöglichen.

"il faut se mettre a deux pour embrasser le tronc du baobab" -
es benötigt Zwei um den Stamm des Baobab zu umarmen
(Sprichwort aus Burkina Faso)

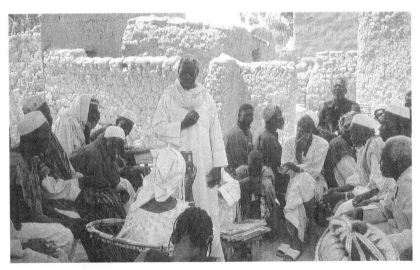

Stichworte
Medizinanthropologie, Westafrika, Burkina Faso, qualitative Feldforschung, Muttermilch, Stillen, Brusterkrankung, "health-seeking-behaviour", lokale traditionelle Heiler, Gesundheitssysteme

Abstract
Mothermilk as "Water that supports and preserves Life"-
Local Knowledge, Perception and treatment of Breastmilk and Breast problems among breastfeeding mothers in Burkina Faso
Socio-cultural constructions of breastfeeding and local breast illness concepts in sub-Saharan Africa
This qualitative study aims at filling a gap in knowledge by exploring both the socio-cultural construction and the practice of breastfeeding in rural Burkina Faso. Furthermore local concepts of breastfeeding problems, breast sickness, women health care seeking behaviour as well as traditional prophylaxis and treatment remedies. Very little is known on how women in sub-Saharan Africa conceptualise health problems related to breastfeeding and how they act when sick. This study aimed at filling this gap in knowledge, by documenting the indigenous nosography of east soreness, health seeking behaviour, and remedies for prophylaxis and treatment.
Information was collected through a series of individual interviews, focus group discussions with mothers of different ages, and in-depth interviews with local *guérisseurs, marabouts* and *féticheurs*.
The findings highlight that breastfeeding is perceived as central to motherhood, but that women practice complementary, rather than exclusive, breastfeeding.
According to local illness concepts and indigenous nosography women perceived breast problems related to lactation to be highly prevalent. The emergence of one of several additional physical symptoms marked the differentiation between a resolvable lactation difficulty and an actual health problem which requires professional attention. Depending on the language they were most familiar with, respondents used a variety of words to define health problems of the breast related to lactation, "*siindimibanaw*" (Djoula), "*biis-*

guija" (Mooré), and "*dindin*" (Bwamu), and clearly recognized their potential to constitute a threat to a woman's well- being.

Both women and guérisseurs identified two sources of illness: (a) breast problems due to "natural causes" with an observed cause-effect relationship, and (b) breast problems resulting from the action either of another human being, a sorcerer or a marabou, or of a nonhuman "force", such as a deity.

This study therefore aimed at presenting the local significance of breastfeeding; documenting local illness concepts and the indigenous nosography of breast pathologies during lactation as documenting women's health seeking behaviour; and describing available remedies for prophylaxis and treatment.

Keywords

Medical Anthropology, West-Africa, Burkina Faso, qualitative research, breastmilk, breast feeding, breast sickness, health seeking behaviour, local traditional healers, health services

Autorin

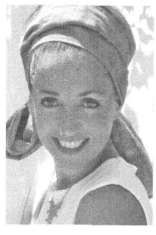

Jennifer Hofmann, M.A.
Medizinische Anthropologin, Studium der Ethnologie, Psychologie und Soziologie in Zusammenarbeit mit dem Tropischen Gesundheitsinstitut in Heidelberg sowie dem CRSN, Burkina Faso, Westafrika. Dissertation in Burkina Faso zu Frauengesundheit & Reproduktionsgesundheit. Forschungsarbeit in Mexiko zur alten Weisheit und dem Wissen der traditionellen Geburtshilfe bei CASA, Escuela de Parteras Profesionales, San Miguel de Allende. Integrativer Bodyworker & Tänzerin, Lizenzierte Thai Fußreflexzonenmassage, ayurvedisches Öl & Traditionelle Thai Yoga Massagetherapeutin, Interdisziplinärer Yogalehrer, Interspezies-Kommunikation. Frau Hofmann arbeitet heute vorwiegend als ReisebegleiterIn und -organisatorin für individuelle Heilungswege in Kollaboration mit lokalen indigenen Gesundheitsexperten sowie Tanz- und Yoga-Einheiten in Westafrika.

Literatur

Alfieri C, Taverne B. 2000. Ethnophysiologie des difficultés et complications de l'allaitement maternel chez le Bobo Madare et le Mossi in Allaitement et VIH en Afrique de l'Ouest. Desclaux A and Taverne B eds. Paris: Karthala, 167-216.
Becquet R, Castetbon K, Viho I et al. 2005. Infant feeding practices before implementing alternatives to prolonged breastfeeding to reduce HIV transmission through breastmilk in Abidjan, Cote d'Ivoire. Journal of Tropical Pediatrics, 51: 351-355.
Davies-Adetugbo AA. 1997. Sociocultural factors and the promotion if exclusive breastfeeding in rural Yoruba communities of Osun State, Nigeria. Social Science and Medicine, 45: 113-125.
De Allegri, Sarker, Hofmann, Sanon, Böhler 2007. A qualitative investigation into knowledge, beliefs, and practices surrrounding mastitis in sub-saharan Africa: what implications for vertical transmission of HIV? BMC Public Health.

Desclaux A. 2001. Prevention de la transmission du VIH par l'allaitement: obstacles socio- culturels et propositions strategiques. Transcriptase Sud, 6: 7-31.

Doherty TM, McCoy D, Donohue S. 2005. Health system constraints to optimal coverage of the prevention of mother-to-child HIV transmission programme in South Africa: lessons from the implementation of the national pilot programme. African Health Sciences, 5: 213-218.

Eide M, Myhre M, Lindbaek M et al. 2006. Social consequences of HIV-positive women's participation in prevention of mother-to-child transmission programmes. Patient education and counseling, 60: 146-151.

Hofmann J, Böhler T. 2004. Prevention of mother-to-child-transmission of human immunodeficiency virus in rural Burkina Faso: women's perception of health-related risk factors related to breastfeeding.

Hofmann J, Wacker J, Böhler T. 2005. Women's self perception of breast feeding problems and related health seeking behaviour in Burkina Faso. International Journal of Gynecology and Obstetrics, Social Issues in reproductive Medicine.

Sibeko L, Dhansay MA, Charlton KE, Johns T, Gray-Donald K. 2005. Beliefs, attitudes, and practices of breastfeeding mothers from a periurban community in South Africa. Journal of human lactation, 21: 31-38.

Simpore J, Pietra V, Savadogo A et al. 2006. Reduction of mother-to-child transmission of HIV at Saint Camille Medical Centre in Burkina Faso. Journal of Medical Virology, 78: 148- 152.

Wamani H, Astrom AN, Peterson S, Tylleskar T, Tumwine JK. 2005. Infant and young child feeding in western Uganda: knowledge, practices and socio-economic correlates. Journal of Tropical Pediatrics, 51: 356-361.

Yeo EA, Bequet L, Ekouevi DK, Krawinkel M. 2005. Attitudes towards exclusive breastfeeding and other infant feeding options--a study from Abidjan, Cote d'Ivoire. Journal of Tropical Pediatrics, 51: 223-226.

TRADITIONELLES YOGA & AYURVEDA

Traditional Yoga & Ayurveda

René & Jana Schliwinski

Die Ursprünge von Yoga und Ayurveda liegen im alten Indien und reichen mehrere tausend Jahre, bis in die alte vedische Zeit zurück. Diese Wege haben sich etwa zeitgleich und teilweise unabhängig voneinander entwickelt. Beide entspringen einer komplexen Geschichte der Erkundung des menschlichen Bewusstseins, der tiefgründigen kontemplativen Betrachtung, wissenschaftlichen Experimenten und intuitiven Einsichten in die Natur des Seins.
Die Lehren und Praktiken dieser ganzheitlichen Systeme entstanden durch die Zeit hinweg und entwickelten sich von Generation zu Generation weiter. Sie erwuchsen aus den verschiedenen Kulturen, dem alten Volkswissen und den religiösen Traditionen Indiens, Nepals und Tibets. Sie sind teilweise mit dem Hinduismus, dem Buddhismus und anderen Strömungen verwoben. Unser Wissen über diese Ursprünge stammt aus alten Texten, mündlichen

Überlieferungen und spirituellen Traditionslinien. Wir wollen zuerst einen breiten Überblick über die traditionellen Wurzeln des Yoga geben und uns kurz die überlieferten Konzepte anschauen. Anschließend werfen wir einen Blick auf die Ursprünge und Grundideen des Ayurveda. Wir schauen uns an, wie dieser das Thema Gesundheit und Krankheit betrachtet. Und zum Schluss führen wir das Ganze zusammen.

Die Veden

Zum ersten mal in der überlieferten Geschichte sichtbar, wird der Yoga in den alten Veden (ca. 1700-1100 v.Chr.) erwähnt. Das Wissen der Veden wurde zunächst nur mündlich vom Lehrer an seine Schüler weitergegeben. Zu späteren Zeiten sind diese Überlieferungen dann auch schriftlich festgehalten und zu einer großen Sammlung religiöser Texte zusammengefasst worden. Auf deren Grundlage sollte später einmal der Hinduismus entstehen.

Der älteste Veda, der Rigveda, ist die erste schriftliche Quelle, in der von Yoga gesprochen wird. In dieser für die Hindus heiligen Schrift, die in Gedichtform verfasst wurde und aus über 1000 Hymnen besteht, geht es nicht etwa um kunstvolle Körperübungen. Hier wird der Begriff Yoga erstmals eingeführt und mit der Bedeutung „anjochen" oder „vereinen" beschrieben. Gemeint ist hier die Vereinigung von Mensch, Natur und Kosmos oder die bewusste Verbindung des Menschen mit den „göttlichen Kräften" um ihn herum. Von den Sehern, den sogenannten Rishis, die die Veden empfingen und verfassten, wurden hierzu ganz bestimmte, teils extrem komplexe Rituale und Gebete entwickelt, um die Naturkräfte, wie Sonne, Mond, Sturm, Feuer, Wasser, Erde und Wind, die allesamt als Götter angesehen wurden, zu besänftigen und gütig zu stimmen.
Das ständige Wiederholen von heiligen Mantras, das Rezitieren und Singen ganz bestimmter Laute, Worte oder Gebete, die eine innere Resonanz mit den göttlichen Kräften herstellen sollten, sowie die

Verehrung der Götter durch aufwendige Opferrituale, wurde hier als (Yoga)-Praxis beschrieben.

Die Upanishaden

Gegen Ende der spätvedischen Zeit (ca. 1000 v. Chr.) erschienen eine weitere Reihe von Texten, die Upanishaden. Diese Texte wurden in Dialogform verfasst und beschäftigten sich mit der Natur des Seins und dem Werdegang der Seele. Sie waren das Ergebnis einer spirituellen Bewegung, die nicht mehr den Priestern und deren aufwendigem Ritualismus als Mittler zwischen Mensch und Gott vertraute. Hier ging es um die selbstverantwortliche Praxis und individuelle Suche nach Gott im eigenen Inneren.

In den Upanishaden finden wir noch keine konkreten Hinweise auf Körperübungen, jedoch die ersten ausführlicheren Erläuterungen von Meditationsübungen. Vor allem die Mantra Praxis steht hier im Mittelpunkt. Die Upanishaden sind Ausdruck der religiösen Philosophie des Hinduismus. Sie beschreiben den Glauben an einen universalen Geist – Brahman, und eine individuelle Seele - Atman. Ziel aller Anstrengungen ist es, die Trennung zwischen dem Individuum und dem Absoluten aufzuheben, Atman wieder mit Brahman zu vereinigen, so dass der Mensch seinen wahren Wesensgrund erkennt. Gotterkenntnis war das höchste Ziel dieser Lehren. Die späteren Upanishaden sind außerdem die ersten schriftlichen Quellen, in denen von der feinstofflichen Anatomie des Energiekörpers, von Prana - der Lebensenergie und von Atemtechniken gesprochen wird.

Die Bhagavad Gita

Die Bhagavad Gita wurde zur Zeit um Christus Geburt herum verfasst und ist ein religiös-philosophisches Werk. Der Weg zum inneren Frieden über die bewusste Verbindung mit dem Göttlichen wird hier gelehrt. In diesem hoch geschätzten Werk geht es um die spirituelle Unterweisung des Prinzen Arjuna durch die Gott-

inkarnation Krishna. Arjuna steht für die individuelle Seele – Atman, und Krishna für den universalen Geist – Brahman. Arjuna wird durch Krishna in den heiligen Dharma, die universellen Prinzipien des Kosmos und die drei klassischen Yoga Wege (Karma-, Bhakti-, Jnana Yoga) unterwiesen.
Auch in der Bhagavad Gita geht es, ähnlich wie in den Veden und Upanishaden, nicht um Körper- und Atemarbeit, sondern vielmehr um eine religiöse Betrachtung und Gottesschau. Der Yoga, wie er in der Gita gelehrt wird, spielt auch heute in den eher philosophischen Strömungen des Yoga eine wichtige Rolle. Für einen religiösen Hindu ist die Bhagavad Gita ähnlich bedeutsam, wie die Bibel für einen gläubigen Christen.

Patanjali und das Yoga Sutra

Um ca. 200 n.Chr. wird der klassische Text des Yoga Sutra von dem Weisen Patanjali verfasst. Dieser gilt im allgemeinen als der „Urvater" des Yoga, obgleich er den Yoga nicht erfunden hat. Vielmehr wird davon ausgegangen, dass er das damalige Wissen über Yoga in seinem Werk erstmals systematisch zusammenfasste. Die 196 Verse des Yoga Sutras legen in kurzen, eindringlichen Aphorismen die psychologischen und philosophischen Grundlagen des Raja Yoga Weges dar. Patanjali beschreibt, dass Yoga ein innerer Zustand unseres Geistes ist, frei von störenden Gedanken und einengenden Glaubenssätzen. Er erklärt detailliert was Leiden ist, wie es in uns entsteht und wie wir dieses Leiden nachhaltig lindern können. Er beschreibt auch geistige Hindernisse, die es zu überwinden gilt und gibt uns dafür einen systematischen Übungsweg an die Hand, welchen er Ashtanga Yoga, den 8 gliedrigen Pfad, nennt. An dieser Stelle werden einige Parallelen zum Buddhismus deutlich, der einige Jahrhunderte vorher in Indien entstand. Die 8 Glieder oder Stufen des Raja Yoga beschreiben ethische Richtlinien die uns dabei unterstützen sollen, ein rechtschaffenes und sorgenfreies Leben zu führen. Zudem wird im Yoga Sutra das erste Mal genauer auf das Thema der Asana, der

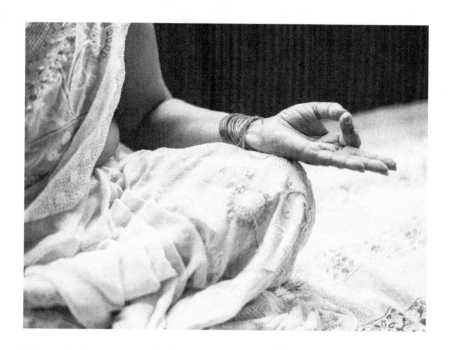

Körperhaltungen und des Pranayama, der Atemtechniken eingegangen. Patanjali erläutert auch, wie wir die Aufmerksamkeit nach innen richten, unseren Geist konzentrieren und in den Zustand der Meditation eintreten können. Als letzte Stufe des Weges beschreibt er höhere Bewusstseinszustände und das große Ziel des Yoga „Kayvalya", die Befreiung aus dem Kreislauf des Leidens. Die Lehren des Yoga Sutra geben auch heute, 2000 Jahre nach ihrer Entstehung, wertvolle Hinweise für unsere tägliche Yogapraxis, den bewussten Umgang mit dem Körper, dem Atem und dem Geist. Für viele Yogalehrer und ernsthafte Schüler ist dieser klassische Text eine lebendige Quelle der Inspiration.

Tantra

Die tantrische Bewegung entstand im ersten Jahrtausend nach Christus unter dem Einfluss des Mahayana Buddhismus in Indien. Sie war eine Reaktion auf die teils dogmatischen, dualistischen und asketischen Lehren der Veden und Upanishaden, in denen der

Körper und die Sinneswelt teilweise als unrein und hinderlich für den spirituellen Weg betrachtet wurden. Wohingegen eine der wichtigsten Überzeugungen des Tantra besagt, dass das gesamte Universum, einschließlich des Körpers und der Sinne, Ausdruck des Göttlichen ist. Das Tantra lehrt, dass Befreiung und Selbstverwirklichung in der Welt, im Hier und Jetzt möglich ist. Die Wortwurzel „tan" bedeutet „weit" oder „verwoben" und begreift das gesamte Gewebe des Seins als Ausdruck der göttlichen Energie. Diese Energie stellt die Schöpferkraft im Universum dar und wird „Shakti" genannt. Im Tantra geht es darum, sich dem Göttlichen in jeder Erfahrung zu öffnen, voll in den gegenwärtigen Augenblick einzutauchen und durch die Erfahrung hindurch zur Erkenntnis und schließlich zur vollständigen Freiheit zu gelangen.

Tantra verneint nicht den Körper und die Sinne, sondern sieht den Körper als heiligen Tempel der Seele und die Sinne als Tore des Bewusstseins. Im Zentrum der Lehre steht die eigene, unmittelbare Erfahrung und nicht so sehr die philosophische Betrachtung. Aus tantrischer Sicht bedeutet Yoga, dass wir mit der gesamten Existenz verwoben sind. Körper, Atem, Gefühle, Energie, Geist, Materie, alles ist miteinander verbunden, alles ist eins und heilig.

Hatha Yoga

Sämtliche Yogastile, die heutzutage bei uns im Westen praktiziert werden, wie z.B. Ashtanga Vinyasa Yoga, Viniyoga, Vinyasa Flow Yoga, Iyengar Yoga, Anusara Yoga, Shivan Mukti Yoga und Prana Yoga, um nur einige zu nennen, sind alles Variationen oder Stilrichtungen des klassischen Hatha Yoga. Die erste wichtige Schrift, die „Hatha Yoga Pradipika" wurde im 14.Jahrhundert verfasst.

Dieser Text beschäftigt sich eingehend, wie keine andere Schrift zuvor, mit yogischen Reinigungsübungen „shatkarmas", Körperhaltungen „asanas", Atemtechniken „pranayamas", sowie mit energetischen Praktiken wie „mudras & bandhas". Auch ist hier immer wieder von Nadis, Chakras und Kundalini die Rede. In

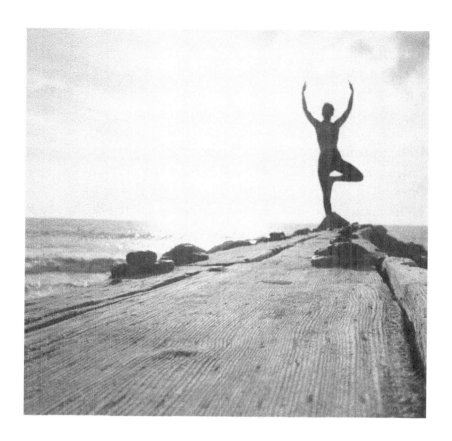

späteren Texten, die zwischen dem 14. - 17. Jahrhundert entstanden, wie die „Shiva Samhita" oder die „Gheranda Samhita" werden die tantrischen und buddhistischen Einflüsse noch deutlicher. In diesen Texten geht es u.a. um die Erweckung der Kundalini Energie, als Grundlage für die Selbstverwirklichung. Diesen Urschriften zufolge, hat der Hatha Yoga folgende Ziele:

(1) die vollständige Reinigung des Körpers,
(2) das harmonische Gleichgewicht zwischen Körper, Atem und Geist
(3) das Reinigen der Energiekanäle und Chakren
(4) das Erwecken der Kundalini Energie, sowie
(5) die bewusste Erkenntnis Gottes.

Der Yoga Heute

Wie wir deutlich sehen können, ist der Entwicklung des Modernen Yoga ein langer und dynamischer Prozess vorausgegangen. Viele unterschiedliche Einflüsse, Ideen und Konzepte haben über die Jahrhunderte hinweg dazu beigetragen den Yoga zu formen. Einer der bedeutendsten Lehrer und Wegbereiter des Modernen Yoga im letzten Jahrhundert war Prof. Sri T. Krishnamacharya.
Obwohl er selbst ein gläubiger Hindu und glühender Verehrer Vishnus war, löste er doch die praktischen Lehren des Yoga aus ihrem religiösen Korsett und machte sie so einer breiteren Öffentlichkeit zugänglich. Er war auch einer der Ersten, der Yoga an Frauen und Kinder unterrichtete, was zu seiner Zeit revolutionär war. Durch seine berühmtesten Meisterschüler B.K.S.Iyengar, Sri. K. Patthabi Jois, Indra Devi und T.K.V.Desikachar fand der Yoga schließlich über die Grenzen Indiens hinaus in die westliche Welt und begeistert heute Millionen von Menschen überall auf diesem Planeten.
Dass Yoga nicht nur eine Art orientalische Gymnastik ist, sollte mittlerweile eigentlich der Öffentlichkeit klar sein. Dennoch kommen viele Menschen zu uns, weil sie zunächst einfach einen Ausgleich zu ihrem oft stressigen Berufsalltag suchen oder lernen wollen, wie man sich richtig entspannt. Von den Ursprüngen, der Tradition oder den tieferen Erfahrungsebenen der Praxis wissen sie (noch) nichts. Der Begriff Yoga wird bis heute mit sehr unterschiedlichen Bedeutungen belegt. Sie reichen von Yoga als Mittel zum Erlernen von geistiger Konzentration, über Yoga als ein philosophisches System, bis hin zu Yoga als eine fundierte Praxis von Körper-, Atem- und Meditationstechniken. Auch ist in den letzten Jahren die Lehre des Yoga bei uns im Westen im Gesundheitswesen immer mehr als ganzheitlicher Therapie- und Heilungsweg für Körper, Geist und Seele in die Aufmerksamkeit vieler Menschen gerückt. Inzwischen ist es sogar selbstverständlich, dass die Krankenkassen eine regelmäßige Yogapraxis als Präventionsmaßnahme für ihre Kunden fördern.

Moderne Tradition

Heutige Yogalehrer betrachten sehr häufig das Yoga Sutra des Patanjali als ihre konzeptionelle Grundlage und nutzen ganz praktisch die verschiedenen Techniken des Hatha Yoga, um mit dem Körper, dem Atem und dem Geist zu arbeiten. Daher sprechen wir heute auch von einem „Modernen Yoga" bzw. einem „Integralen Yoga", der die verschiedenen Strömungen und Yoga-Wege miteinander vereint. So kann der erfahrene Yogalehrer, je nach Veranlagung und Interesse der Yogaschüler, den Schwerpunkt im Unterricht unterschiedlich setzen und den individuellen Möglichkeiten und Bedürfnissen gerecht werden. Dieser „Integrale Yoga" nutzt alles, was ihm zur Verfügung steht:
Klassische Texte und traditionelle Konzepte zum Einen, aktuelles medizinisches Wissen und psychologische Erkenntnisse zum Anderen sowie Körper, Atem, Stimme, Gefühle, Gedanken, subtile Energie und das Gewahrsein der feinstofflichen Ebenen des Geistes, um Selbsterforschung und Innere Arbeit zu betreiben. Somit können wir uns allmählich auf allen Ebenen unseres Seins besser kennenlernen, Selbst-Bewusstsein und Unterscheidungskraft entwickeln.

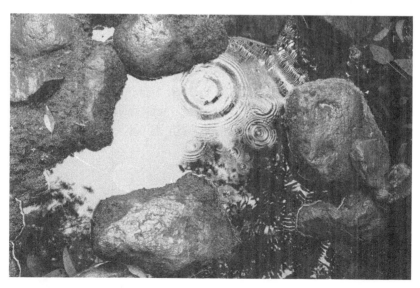

Die drei Ebenen

Yoga arbeitet auf allen drei Ebenen unseres Menschseins: körperlich, emotional und mental. Traditionell geht es im Yoga um Freiheit und darum, leidvolle Muster zu erkennen und aufzulösen. Die Asanas – die Körperübungen dienen dazu, uns von körperlichen und energetischen Blockaden und den daraus resultierenden Beschwerden zu befreien, unsere Selbstwahrnehmung zu verbessern und ganz einfach gesund zu bleiben.

Sie geben uns auf natürliche Weise Kraft, Beweglichkeit und Stabilität für das tägliche Leben. Bei fortschreitender Praxis von Asana und Pranayama wird auch zunehmend die emotionale Ebene berührt. Festgehaltene Gefühle, wie alter Schmerz, Trauer, Zorn, aber auch Freude, Dankbarkeit und Liebe können wieder ganz natürlich ins Fließen kommen. Durch regelmäßige Meditation klärt sich der mentale Raum in uns. Krankmachende Gedankenmuster und einengende Vorstellungen von uns selbst können erkannt und losgelassen werden. Gelassenheit und innere Stille bekommen dadurch mehr Raum in unserem Leben.

Was ist Ayurveda?

Ayurveda ist die Lehre von der Gesunderhaltung im Einklang mit den biologischen Grundsätzen der Natur. Der Begriff „Ayurveda" stammt auch aus der alten indischen Gelehrtensprache, dem Sanskrit, und setzt sich aus den beiden Silben ayur (Leben) und veda (Wissen) zusammen. Wörtlich übersetzt bedeutet es „Das Wissen des Lebens". Ayurveda wird auch als Wissenschaft oder „Die Kunst vom langen Leben" bezeichnet.

Die Mutter der Heilkünste

Ayurveda ist die älteste noch existierende Heilkunde der Welt. Sie wird die „Mutter der Heilkünste" genannt. Das alte Wissen des Ayurveda wurde zu Beginn in mündlicher und später dann auch in

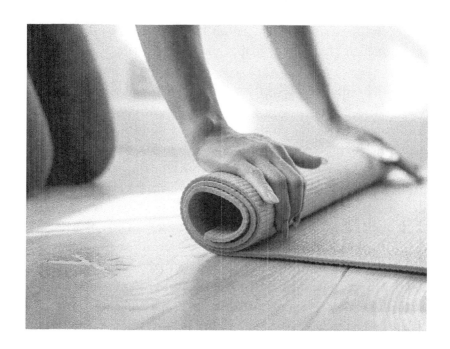

schriftlicher Form weitergegeben, genau wie in den Veden und Upanishaden. Charaka, einer der antiken Gründerväter des Ayurveda und Autor der „Charaka Samhita", das Standartwerk der ayurvedischen Medizin, lebte vor ca. 3500 Jahren. Er stellte die Hypothese der Wechselbeziehung der 5 Elemente (Äther, Luft, Feuer, Wasser, Erde) und den 5 Wahrnehmungsfähigkeiten (hören, tasten, sehen, riechen, schmecken) auf. Welche vereinfacht besagt, dass wir nur Informationen wahrnehmen, welche mit den 5 Sinnesorganen (Ohren, Haut, Augen, Zunge, Nase) erfasst werden können.

Ein weiteres wichtiges Grundlagenwerk, die „Shushrut Samhita" entstand zwischen 600-100 v.Chr.. Noch heute sind diese beiden Texte in Gebrauch und ayurvedische Ärzte berufen sich nach wie vor darauf. Hier werden alle Grundlagen und Prinzipien des Ayurveda genau beschrieben, wie sie auch heute noch ganz praktisch in der Heilkunde und Therapie Anwendung finden. Dieses alte Heilsystem verbreitete sich von Indien aus weiter über Tibet, China, die Mongolei bis in die arabischen Länder, nach Griechenland und weiter in die westliche Welt. Somit hat der Ayurveda die anderen traditionellen Heilsysteme maßgeblich mit geprägt.

Ein ganzheitliches Heilsystem

Bis heute entwickelt sich der Ayurveda beständig weiter, um den neuzeitlichen Problemen und Krankheitssymptomen des modernen Menschen begegnen zu können. Trotzdem bleiben die Grundprinzipien genauso unverändert wie die Naturgesetze, denen alles Leben auf der Erde untergeordnet ist. Ayurveda ist eine sehr umfassende medizinische Wissenschaft. Sie beinhaltet neben den 8 medizinischen Fachrichtungen (Innere Medizin, Chirurgie, Hals-Nasen-Ohren- und Augenheilkunde, Toxikologie, Psychatrie, Kinder- und Frauenheilkunde, Heilkunde der Verjüngung und die Sexualheilkunde) weitere medizinische Aspekte.
Dazu zählt die Präventivmedizin, Ernährungslehre, alchimistische Pharmakologie und die Heilpflanzenkunde. Ein Großteil dieser Heilkunst widmet sich der präventiven Medizin, dem Erhalt von körperlicher und geistiger Gesundheit. Um Krankheit zu vermeiden gilt es, in einer angepassten Lebensweise hinsichtlich der eigenen Grundkonstitution, des Alters, der Jahres- und Tageszeiten zu leben. Das Praktizieren körperlicher und mentaler Disziplinen, wie Yoga und Meditation, sowie eine individuelle Ernährungsweise dienen dem Erhalt von Gesundheit. Im Ayurveda wird der Mensch immer umfassend und individuell, d.h. im Gesamtzusammenhang mit all seinen Lebensfaktoren gesehen. Dazu zählen der Zustand von Körper und Geist (Kind/ Erwachsener/ Schwangere/ Wechseljahre/ Greis), Krankheitszeichen, sein familiäres und soziales Umfeld und auch seine spirituelle Lebensweise.
Im Ayurveda geht es darum, eine natürliche Balance zu schaffen zwischen Körper - Geist - Seele innerhalb der Doshas, und einen Zustand von spiritueller Harmonie und Glückseligkeit zu erfahren, so wie im Yoga auch. Sind wir in Balance, so haben wir die Möglichkeit unser vollständiges menschliches Potenzial (körperlich, emotional, mental, spirituell) zu leben.

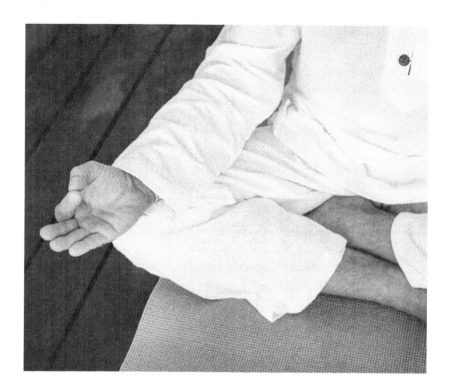

Krankheit bzw. Dysbalance wird zumeist als ein Resultat von falscher Ernährungs- und Lebensweise angesehen, weniger wird es Erregern oder genetischen Ursachen zugeschrieben. Nach der ayurvedischen Sichtweise entsteht Krankheit meist durch ein Zuviel von etwas und nicht durch ein Zuwenig (zu viel Fett, Alkohol, Koffein, Zucker, Arbeit, Stress...).

In früheren Zeiten war es eine Selbstverständlichkeit, dass gesunde Menschen den Vaidya – den Ayurveda Arzt, regelmäßig konsultierten, damit dieser für den Erhalt der Balance sorgen konnte, um Krankheit präventiv zu vermeiden. Ein sehr intelligenter und gänzlich anderer Ansatz, als in der heutigen Schulmedizin.

Was ist Balance?

An dieser Stelle können wir uns fragen: Was ist Balance? Balance zeigt sich unter anderem in einem Zustand von Kraft, Ausdauer und Vitalität. Der gesamte Stoffwechsel sowie die Verdauung funktionieren störungsfrei. Der Körper ist schmerzfrei und der Schlaf ist tief und erholsam. Alle Bereiche des Lebens, wie Spiritualität, Familie, Partnerschaft, Arbeit und Freizeit sind in Harmonie.

Was verhindert Balance ?

Ein unbewusster Lebensstil, eine unangepasste Ernährungsweise, negativer Stress und ein maßloser Umgang mit Genussstoffen oder auch Medikamenten führen kurz- und langfristig aus der Balance heraus. Aber auch Faktoren, die wir weniger beeinflussen können, wie Umweltgifte und den Wechsel der Jahreszeiten fordern unser Gleichgewicht immer wieder heraus. Um zu verstehen, wie wir wieder zurückfinden können in unsere natürliche Harmonie, sollten wir uns dem Wissen um die Elemente der Natur und den sich daraus ergebenden Doshas zuwenden.

Die fünf Elemente und die 3 Doshas

Aus ayurvedischer Sicht besteht jeder Mensch und jegliche Materie aus den 5 Elementen Äther, Luft, Wasser, Feuer und Erde. Diese 5 Elemente sind eine wichtige Grundlage für das Verständnis von Ayurveda. Daraus wiederum werden die Doshas abgeleitet, welche sich aus den jeweiligen Elementen zusammen setzen. „Dosha" ist ein zentraler Begriff im Ayurveda, der übersetzt werden kann mit „das, was Probleme verursachen kann".
Die Doshas verleihen dem Menschen seine individuelle Konstitution und sie regulieren seine körperlichen und geistigen Funktionen. Jeder Mensch trägt eine einzigartige Kombination dieser 3 Doshas in sich. Diese wird durch die Konstitution der Eltern, sowie durch den Zeitpunkt der Empfängnis und weitere Faktoren bestimmt. Die bei der Geburt festliegende Konstitution (Prakriti) stellt für die jeweilige Person die individuelle Norm eines ausgeglichenen Zustandes dar. Dabei kann durchaus eines der drei Doshas stark überwiegen.

Doshas	VATA	PITTA	KAPHA
Elemente	Äther Wind	Wasser Feuer	Feuer Erde
Prinzipien	Bewegung	Umwandlung	Struktur

Vata Dosha

Vata ist dem Prinzip von Bewegung & Veränderung zugeordnet. Es ist eine Antriebskraft. Seine Eigenschaften sind leicht, trocken, rauh, unruhig, wechselhaft, kalt und beweglich. Die Vata-Hauptzeiten sind der frühe Morgen und der Nachmittag. Besonders im Herbst/Winter und im Alter ist dieses Dosha sehr aktiv und leider auch verantwortlich für die Entstehung der meisten Krankheiten.

Ist das Vata-Dosha ausgeglichen erleben wir Enthusiasmus, Kreativität, Leichtigkeit und Lebensfreude. Zeichen für eine Imbalance sind z.B. Verdauungsbeschwerden, Gelenksbeschwerden, mangelnde Konzentration, Nervosität, Schwäche, innere Unruhe, Kälte und Trockenheit von Haut, Haaren und Körpergewebe.

Pitta Dosha

Pitta bezeichnet das Prinzip der Umwandlung. Dazu gehören alle Stoffwechselprozesse, wie z.B. die Verdauung, Entgiftung und Ausscheidung. Zum Pitta gehörende Eigenschaften sind heiß, scharf, sauer und durchdringend. Pitta ist besonders aktiv zur Mittagszeit, nach 22 Uhr und im Sommer.

Im Erwachsenenalter erreicht das Pitta (Feuer) seine größte Ausprägung. Zielorientiert, dynamisch, diszipliniert, gute & regelmäßige Verdauung, feurige Ausstrahlung zählen zu den Qualitäten in einem ausgeglichenen Zustand. Während Entzündungen, Hautprobleme, Impulsivität, Ärger, Burn out und Sodbrennen Symptome einer Imbalance anzeigen.

Kapha Dosha

Kapha beschreibt das Prinzip von Struktur & Aufbau. Die dazugehörenden Eigenschaften sind schwer, kalt, feucht, stabil, fest, langsam und strukturiert. Die Zeiten, in denen das Kapha-Dosha besonders aktiv ist, sind der späte Morgen, der frühe Abend und der Frühling.
Die Phase der Kindheit ist von Aufbau geprägt. Wenn das Kapha-Dosha sich in Balance befindet erleben wir Zufriedenheit, Gelassenheit, Widerstandskraft, Geduld und Fülle. Übergewicht, Schwere, Rheuma, Depression, Trägheit und Verschleimungen in Kopf und Brust sind Anzeichen für eine Imbalance.

Gesundheit und Krankheit aus ayurvedischer Sicht

Die Doshas sind einem ständigen Wandlungsprozess unterworfen und werden durch unsere Ernährung, den Lebensstil, die Jahreszeiten, von unseren Gefühlen und unserem Denken beeinflusst. Befinden sich alle Elemente in Balance, so erfährt der Mensch Ausgeglichenheit und Zufriedenheit auf allen Ebenen, körperlich, emotional und mental. Diesen Zustand nennt der Ayurveda „Gesundheit".
Wenn die Balance der Doshas jedoch ins Ungleichgewicht gerät, was durch schlechte Angewohnheiten, falsche Ernährung, Überarbeitung usw. geschehen kann, entsteht ein unnatürlicher, potentiell krank machender Zustand (Vikriti), und wir werden anfällig und entwickeln leidvolle Symptome.
Ziel der ayurvedischen Behandlung ist es daher nicht, Symptome zu bekämpfen und möglichst schnell wegzumachen, sondern die krankmachenden Ursachen zu erkennen, diese sanft auszugleichen und den Menschen dabei zu unterstützen, dass er wieder in seinen natürlichen Zustand von Balance zurück finden kann.

Die 3 Gunas

Auf der geistigen Ebene finden wir ebenfalls drei Grundenergien, genannt „Gunas". Die Gunas definieren unsere mentalen und charakterlichen Eigenschaften. Sattva, Rajas und Tamas beschreiben verschiedene Wesenszüge eines jeden Lebewesens, egal ob Pflanze, Tier oder Mensch. Die Gunas steuern unser emotionales und geistiges Erleben, unser Verhalten, sowie unsere Motivationen. Im Gegensatz zur körperlichen Konstitution (Vata-Pitta-Kapha) sind diese jedoch beeinfluss- und veränderbar durch eine entsprechende Lebensweise.

Sattva

Sattva bedeutet Reinheit, Gleichgewicht und Harmonie. Merkmale von Sattva sind: wahrheitsliebend, ehrlich, friedvoll, glücklich, geduldig, sanftmütig, frei von Gier, Egoismus, Eifersucht und falschem Stolz. Ein Wesen mit einem ausgeprägten sattvischen Anteil lebt in Respekt und Mitgefühl mit der Welt und allen Lebewesen. Eine Lebensweise, die Yoga, Meditation und Kreativität, wie Malen und Tanzen beinhaltet, fördert Sattva.
Sich mit natürlichen, schönen Dingen, angenehmen Menschen, Formen, Farben und Gerüchen zu umgeben schafft ein sattviges Umfeld. Selbstloses Dienen, Hingabe und die Beschäftigung mit Spiritualität zeichnen einen solchen Zustand aus. Auch verschiedene Nahrungsmittel haben sattvige Qualitäten, wie z.B. frisches Obst und Gemüse, Ghee (geklärte Butter), Honig, warme Milch, Gewürze (Kreuzkümmel, Ingwer, Kurkuma) sowie verschiedene Heilpflanzen des Ayurveda.

Rajas

Rajas, was Unruhe, Gier und Getriebenheit bedeutet, sorgt für das nötige innere Feuer, was es braucht, um uns zu entwickeln und weiter zu bewegen. Zu viel Feuer sorgt für Aggression und innere

Unruhe, führt zu Konkurrenzkämpfen, Neid, Hass, Arroganz und falschem Ehrgeiz. Menschen mit einem erhöhten Rajasanteil fühlen sich ständig innerlich angetrieben und ruhelos. Unsere sogenannte moderne Gesellschaft spiegelt diesen rajasischen Geist, mit seiner Schnelligkeit und seiner Gier nach immer neuen Wünschen. Nahrung, die dieses Guna befeuern sind alle aufputschenden, koffeinhaltigen Getränke, Alkohol, rotes Fleisch, sehr würzige und scharfe Speisen.

Tamas

Tamas manifestiert sich im Menschen durch Trägheit und Unwissenheit. Gleichzeitig ist es jedoch auch eine Energie, welche das erhöhte Rajas zur Ruhe bringt und uns die nötige Entspannung für den Schlaf schenkt. Erhöhtes Tamas macht uns antriebslos, grob und dumpf. In diesem Zustand gibt es kein Interesse an geistiger oder spiritueller Entwicklung. Auch dem Körper wird wenig bis keine Beachtung geschenkt. Es ist nicht schwer den Zusammenhang zwischen unserer „modernen" Ernährung und dem Zustand der heutigen Bevölkerung zu sehen, wenn wir wissen, dass Fastfood, Konserven- und Mikrowellen-essen, alte, verdorbene oder mehrmals aufgewärmte Lebensmittel und besonders Fleisch von nicht artgerecht gehaltenen Tieren den Anteil an Tamas erheblich erhöhen.

Das Konzept der drei Gunas finden wir sowohl im Yoga, als auch im Ayurveda wieder. Da im Grunde jeder Mensch ein erfülltes und glückliches Leben anstrebt, sollte eine friedvolle und ausgeglichene Lebensweise, sprich ein sattviger Geisteszustand, zum Wohle aller Lebewesen angestrebt werden.

Yoga & Ayuveda

Das Yoga wie das Ayurveda haben also die gleichen Wurzeln, und entspringen der alten vedischen Kultur Indiens. Beide Wege entwickelten sich zeitgleich und über viele Jahrtausende hinweg.

Ihr gemeinsames Ziel ist die körperliche, emotionale und mentale Balance, was eine wichtige Voraussetzung für ganzheitliche Gesundheit, inneren Frieden und Selbstverwirklichung ist. Wir finden in beiden Systemen klare Anweisungen, für einen ausgeglichenen Lebensstil im Einklang mit den natürlichen Rhythmen des Kosmos, Empfehlungen für eine typgerechte Ernährung und eine ganze Reihe therapeutischer und präventiver Techniken, um unsere Balance zu erhalten, bzw. wieder herzustellen.

Das übergeordnete Ziel ist jedoch innere Freiheit und Selbsterkenntnis, was im spirituellen oder religiösen Sinne letztendlich Gotteserkenntnis bedeutet.

Yoga und Ayurveda ergänzen und unterstützen sich auf ideale Weise. Jedes dieser Systeme kann alleine und für sich selbst stehen und uns dabei helfen, gesund und glücklich zu werden und dies auch zu bleiben. Zusammen sind sie aber ein unschlagbares Team. Das Yoga ist eher ein Übungsweg und arbeitet mit ausgefeilten Körper-, Atem- und Meditationstechniken, während der Ayurveda eine Heilkunde ist und vor allem bei der Ernährung und dem Lebensstil ansetzt. Eine sinnvolle Synergie kann jedoch nur funktionieren, wenn bei jedem Menschen individuell geschaut wird, was für ihn oder sie tatsächlich angemessen ist und praktisch im täglichen Leben umgesetzt werden kann. Dabei sind selbstverständlich die individuelle Konstitution, die Lebensumstände, die Möglichkeiten und Bedürfnisse zu berücksichtigen.

Um herauszufinden, was für jeden individuell sinnvoll und angemessen ist, sollte stets ein kompetenter und gut ausgebildeter Yogalehrer, bzw. eine Yogalehrerin mit entsprechender Fachkenntnis oder ein erfahrener Ayurveda Therapeut bzw. Therapeutin zu Rate gezogen werden. Zudem muss man einfach selber ausprobieren, experimentieren, forschen und den eigenen Erfahrungsweg gehen.

Ein altes Sprichwort besagt:
„1 g Praxis ist mehr wert, als 1000 Tonnen Theorie."

Zusammenfassung

Der Ursprung des traditionellen Yoga, wie auch der des Ayurveda liegt im alten Indien und geht mehrere tausend Jahre, bis in die alte vedische Zeit zurück. Der Begriff „Yoga" bedeutet „Vereinigung" und beschreibt die bewusste Verbindung von Körper, Herz und Geist von Mensch, Natur und Kosmos. Yoga wird bis heute mit sehr unterschiedlichen Bedeutungen belegt. Sie reichen von Yoga als Mittel zum Erlernen von geistiger Konzentration, über Yoga als ein philosophisches System, bis hin zu Yoga als eine fundierte Praxis von Körper-, Atem- und Meditationstechniken. Auch ist Yoga in den letzten Jahren bei uns im Westen im Gesundheitswesen immer mehr als ganzheitlicher Heilungsweg, für Körper und Geist ins Bewusstsein der Menschen gerückt. Ayurveda ist die Wissenschaft vom langen Leben. Als Heilsystem und ganzheitlicher Behandlungsansatz versucht es die Wurzel des Ungleichgewichts herauszufinden und wieder auszugleichen, anstatt nur Symptome zu behandeln. Der Mensch wird immer in seiner Ganzheit betrachtet. Das bedeutet, dass die Lebensweise, die Ernährung, der Geist und seine Denkstrukturen sowie Lebensumstände, Beschwerden und deren Zusammenhänge genauer betrachtet werden. Vollkommene Gesundheit bedeutet demnach die Balance von Körper, Geist und Seele. Ziel ist es auf harmonische Art und Weise sein Leben im Gleichgewicht zu halten, um Gesundheit, Freude und Ausgeglichenheit erfahren zu können. Dies ist eine optimale Voraussetzung, um sich tiefer den spirituellen Dimensionen der Psyche widmen zu können. In diesem Artikel stellen wir beide Systeme vor, sprechen über deren Wurzeln, ihre jeweiligen Besonderheiten, Unterschiede und Gemeinsamkeiten. Wir betrachten die therapeutischen Ansätze und geben Anregungen und Empfehlungen für eine sinnvolle Kombination von Yogamethoden und ayurvedischen Grundgedanken zur Ernährungsweise und Gesundheitslehre.

Stichworte

Yoga, Hatha Yoga, Meditation, Ayurveda, Gesundheit, Prävention, Heilkunde, Vitalität, Balance, Natur

Abstract
Traditional Yoga & Ayurveda

The origins of both traditional Yoga and Ayurveda stretch back several thousand years to India's ancient Vedic time. The word "Yoga" means "union" and describes the conscious connection between man's body, heart and spirit, nature and the cosmos. Even today yoga is still interpreted in very different ways. These range from yoga as a means of learning mental concentration, to yoga as a philosophical system and also as a well-tried tool for practising body, breathing and meditation techniques. In recent years there has been a growing awareness in Western health care of yoga's holistic approach to healing the body and mind as one whole. Ayurveda is the science of longevity. As a system of healing using a holistic approach to treatment it aims to seek out the causes of imbalances and restore a state of equilibrium in the body, instead of merely treating the symptoms. The individual is only ever regarded in his/her totality. This means that their way of life, diet, mental attitudes and thought structures as well as personal circumstances, ailments and their connections are all taken into greater account. Thus, perfect health means the right balance between body, mind and soul. The aim is to maintain balance through harmony in one's life, and in so doing achieve health, happiness and equanimity. This is the optimal prerequisite for the ability to tap deeper into the spiritual dimensions of the psyche. In this paper we present both systems, discussing their roots, their respective unique characteristics, differences and commonalities. We take a look at their therapeutic approaches and offer suggestions and recommendations as to how to combine in a meaningful way the basic ideas of Yoga and Ayurveda in nutrition and healthcare.

Keywords
Yoga, Hatha yoga, Meditation, Ayurveda, Health, Prevention, Healing, Vitality, Balance, Nature

Autoren

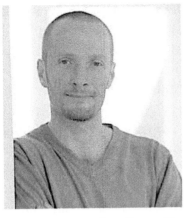

René Schliwinski
Jahrgang 79, Yogalehrer BDY/EYU, Yoga Therapeut. René praktiziert und lehrt einen integralen Yoga seit über 20 Jahren. Er wurde zuerst in der Tradition Swami Sivanandas und Swami Satyanandas ausgebildet. Später folgte das Studium in der Tradition Sri T. Krishnamacharyas und T.K.V. Desikachars. Der Schwerpunkt seiner Arbeit liegt neben dem regelmäßigen Gruppenunterricht, in der individuellen Yogaeinzelarbeit, sowie in der Ausbildung von Yogalehrern. Zusammen mit seiner Frau leitet er die Yogaschule YOGA YANTRA für traditionelles Yoga & Ayurveda in Chemnitz.

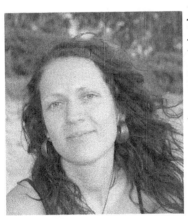

Jana Schliwinski
Jahrgang 77, Yogalehrerin, Ayurveda-Therapeutin, Massage-Therapeutin. Jana ist Mutter von zwei Kindern und setzt sich seit ihrer Jugend mit den Themen Körperarbeit, Ernährung und alternative Heilweisen auseinander. Sie studiert und praktiziert Yoga und machte eine Ausbildung zur Ayurveda-Therapeutin. Neben ihrer Unterrichtstätigkeit als Yogalehrerin, arbeitet sie mit Frauen und leitet einen Frauen-Tempel. Sie führt zudem eine eigene Massagepraxis in Chemnitz, mit dem Schwerpunkt Ayurveda-Massagen/Behandlungen.

Kontakt: www.yoga-yantra.de

DIE LEBENSENERGIE UND IHRE BEEINFLUSSUNG

Selbstheilung in westlichen und östlichen Heilsystemen
The Life Energy and its Influence
Self-Healing in Western and Eastern Healing Systems

Bernadett Gera

Konzepte und Beschreibungen und weiterführend die Beeinflussung einer alles durchdringenden Lebensenergie und Lebenskraft tauchen in verschiedenen Kulturen unterschiedlicher Epochen auf allen Kontinenten auf. Je nach kulturellem Hintergrund trägt sie andere Namen. So bezeichnen die Chinesen sie als Qi, die Inder als Prana, die Tibeter als Lung, die Ägypter als Ka, die Hawaianer als Mana und die Griechen als Pneuma oder Apeiron. Weitere Bezeichnungen sind Cheim in der jüdischen, Akasha in der hinduistischen und Ruh in der islamischen Literatur.

Die Existenz dieser Lebenskraft gehört zum Grundwissen aller traditionellen Kulturen – und sie wird nun auch durch aktuelle Erkenntnisse der Naturwissenschaften, besonders der Quantenphysik, Physik, Biochemie und Neurologie bestätigt.

Frühere Versuche, die Lebensenergie zu untersuchen, nachzuweisen und (unter anderem zu Heilungszwecken) zu verwenden, wurden in unseren Breiten beispielsweise von Franz Anton Mesmer, Wilhelm Reich, Semjon Davidowitsch Kirlian und Julius Krmessky unternommen – lange nachdem bereits Aristoteles, Hippokrates, Demokrit und Paracelsus an seine Existenz glaubten. Der Wissenschaftler Wilhelm Reich baute beispielsweise eigens sogenannte „Orgon-Kammern" und „Strahler", mit denen der physische Körper mit konzentrierter Lebenskraft (die er als Orgon bezeichnete) „bestrahlt" beziehungsweise ihr in der Kammer ausgesetzt wurde, was bei unterschiedlichen Beschwerden und Erkrankungen zur Gesundwerdung und -erhaltung beziehungsweise Harmonisierung und freiem Fließen der Lebensenergie im physischen Körper führen sollte.

Das chinesische Konzept besagt, dass diese Lebensenergie sowohl in unserer Umgebung, in Tieren und Pflanzen, aber auch in festgelegten Bahnen im menschlichen Körper fließt, in den sogenannten Meridianen. Fließt die Energie (die die Chinesen mit dem Begriff Qi bezeichnen) in diesen Energieleitbahnen frei und wird nicht blockiert, führt dies gemäß chinesischem Konzept zu einer geistigen, emotionalen und körperlichen Gesundheit, was wiederum auch eine förderliche Grundlage für spirituelle Entwicklung ist. Ursachen von Blockaden können ganz unterschiedlich sein. So können beispielsweise klimatische Einflüsse das Energiegleichgewicht des Körpers stören, wenn der Körper zu starker Hitze oder Kälte ausgesetzt ist und diese in ihn „eintritt".
Ebenso natürlich Umweltgifte in der Luft oder der Nahrung, die wir zu uns nehmen. Es müssen jedoch nicht nur chemische Zusatzstoffe oder ungesunde Pestizide sein, die Einfluss auf den Energiefluss in den Leitbahnen unserer Körper nehmen. Jedes Nahrungsmittel stärkt oder hemmt den Energiefluss bestimmter Leitbahnen einfach aufgrund seiner eigenen, innewohnenden Eigenschaften. Dies ist eine Tatsache, die nicht nur als negativ anzusehen ist, sondern durchaus positiv genutzt werden kann. Einen sehr großen Einfluss auf den Energiefluss und unsere

Lebensenergie haben Emotionen. Dieser Aspekt bekam in der westlichen Schulmedizin oftmals in der Vergangenheit nicht die Beachtung und Schätzung, die ihr aufgrund ihrer Wichtigkeit gegeben ist. Vor allem der Wissenschaftszweig der Psychoneuroimmunologie und Epigenetik hat dies glücklicherweise geändert und aufgezeigt, welchen Einfluss emotionale Zustände auf den physischen Körper haben können. Unter Stress begibt sich der Körper in einen Zustand, der unter dem Begriff Überlebensmodus bekannt geworden ist. Es ist eine Kampf-oder-Flucht-Reaktion, ähnlich einer Gefahrensituation, in der man sich befindet, wenn einem ein wildes Tier unmittelbar gegenübersteht. Der Körper schüttet mehr Adrenalin und Cortisol aus und lenkt das Blut von den inneren Organen verstärkt zu den Extremitäten.

Dem Verdauungs- und Hormonsystem wird Energie abgezogen sowie Regenerations- und Heilungsprozessen keine vorrangige Bedeutung zugemessen, da der Körper sich in einer vermeintlichen Gefahrensituation befindet und sich auf Flucht/ Kampf konzentriert. Er kann nicht unterscheiden, ob Ihre Angst tatsächlich aufgrund einer Konfrontation mit einem gefährlichen Raubtier begründet ist, oder Sie sich beispielsweise „nur" gedanklich auf eine Situation mit einem anderen Menschen einstimmen, auf die Sie aufgrund Ihrer Interpretation eines möglichen Gesprächsverlaufs Unbehagen und Angst entwickeln, die „gefährliche Situation" jedoch vorerst nur in Ihrer Vorstellung vorherrscht. Der physische Körper reagiert in Stressituationen mit denselben Prozessen (im Bezug auf beispielsweise Hormone und Proteine) und dieselbe Art und Weise, wie er reagieren würde, wenn Sie tatsächlich vor einem wilden Löwen stehen würden. Auch verliert man sich leichter in der materiellen Aussenwelt, da in einer konkreten Gefahrensituation vor allem der physische Körper und dessen Rettung, das äußere Umfeld (Fluchtmöglichkeiten) und Zeit (um der vermeintlichen Bedrohung zu entkommen) wichtig werden.

Man konzentriert sich in Stressituationen somit nicht auf die 99,9% der Realität - dies ist der Anteil, den angeblich der „unsichtbare, feinstoffliche Raum" - ausmacht-, sondern auf den kleinen

Prozentsatz der materiellen Welt mit kürzeren Wellenlängen und langsameren Schwingungen. In diesem Zustand zieht der Mensch zudem aus einem energetischen Feld, welches ihn umgibt, Energie ab und lässt es dadurch schrumpfen. Es gibt in der heutigen Wissenschaft feine Messinstrumente, mit denen Felder um den Menschen und die Emissionen von Lichtpartikeln, die von ihm ausgehen, gemessen werden können. Alexander Gurwitsch spürte in den 1930er Jahren als einer der Ersten schwache Lichtemission auf und wies das Ausstrahlen der Lebensenergie bei Zwiebelwurzeln nach. Knappe 40 Jahre später griff der Wissenschaftler Fritz-Albert Popp diese Entdeckung auf und konnte zeigen, dass jedes organische Gewebe Licht aussendet, von der Tomate über das Baumblatt bis zu unserem Haustier und unsere Körper.

Alles im Universum sendet stets Licht und damit Informationen aus. So auch der menschliche Körper. In emotionalen Zuständen, die von Trauer oder Wut gekennzeichnet sind, weist der physische Körper langsamere Schwingungen auf und „strahlt weniger Licht aus". Emotionen wie Liebe oder Dankbarkeit hingegen schwingen sprichwörtlich auf einer höheren Ebene und sind weniger materiell und grobstofflich. Dies kann auch die Kraft von Gebeten, die in vielen Kulturen im Zusammenhang mit Heilung eingesetzt werden, erklären, denn (neben dem eigenen Glauben an die Wirkung des Bittens, was die Placebo-Forschung untersucht) fördert Dankbarkeit die Konzentration von fein schwingenden Energiefeldern im und um den Körper, die Heilungsprozesse unterstützen.

Bildgebende Verfahren, die die Entdeckungen von Gurwitsch und Popp bestätigen, sind beispielsweise die Photometrie und Thermographie. Denn ganz genau genommen ist unser physischer Körper gar nicht so materiell wie er scheint, sondern kann eher als sich unaufhörlich bewegende Energiewellen beschrieben werden. Körperzellen im menschlichen Körper tauschen sich nicht nur auf chemischer Ebene aus (wobei chemische Botenstoffe Informationen letztlich elektromagnetisch übertragen), sondern kommunizieren unter anderem über ein energetisches Feld aus Lichtpartikeln, welches das innere und äußere Zellmilieu des physischen Körpers beeinflusst. Diese Felder sind keine Nebenprodukte von physiologischen Prozessen, wie oft behauptet wurde, sondern ein Teil des Kommunikationsmechanismus unseres Körpers. Dieses Feld als eine Gesamtheit (beziehungsweise auch die einzelnen Felder der jeweiligen Organe) kann von einigen Menschen nicht nur gespürt, sondern auch optisch gesehen werden. Edwin Babbit veröffentlichte bereits 1873 eine Abhandlung über Licht und Farbe, in dem er seine Skizzen von Energiefeldern um den menschlichen Kopf vorstellte. Er hatte sich angeblich über mehrere Wochen in einem dunklen Raum eingesperrt, wodurch sein Sehvermögen empfindlicher wurde und er anschließend Energiefelder um den menschlichen Körper herum wahrnahm und diese Wahrnehmungen zeichnete. Andere verfügen ohne solche „Maßnahmen" von Kindheit an über die Fähigkeit, diese Energiefelder und Lichtausstrahlungen zu sehen. Berichte hierüber findet man in vielen traditionellen Schriften und mündlichen Berichten unterschiedlicher Völker und Kulturen.

Man sagt, der Mensch sei sprichwörtlich materieller, wenn er weniger Licht (und damit auch Informationen, die in den Lichtwellen enthalten sind) aussendet. Er sendet weniger Lebensenergie beziehungsweise Lebenskraft aus. Je weniger das vom Körper ausgehende Licht, desto krankheitsanfälliger auch der physische Körper und desto mehr ist der Geist in materiellem Bewusstsein verhaftet. Je stärker die Emissionen, desto stärker ist die Kommunikation zwischen den Körperzellen und desto gesünder ist der Mensch. Zellen können in dynamischer Weise harmonisch schwingen, was sich mit verschiedenen Methoden wie beispielsweise der Fourier-Analyse nachweisen lässt. Die Autoren Pienta und Coffey veröffentlichen 1991 einen interessanten Artikel hierzu, indem sie unter anderem verschiedene Konzepte bezüglich Zellen und Gewebe sowie Wechselwirkungen von Schwingungen und Resonanz vorstellten und vermittelten, wie der physische Körper gesteuert werden könnte. Grob zusammengefasst wird Energie aus ihrer Sicht durch harmonische Wellenbewegungen direkt übertragen und dadurch Informationen zwischen Zellen weitergegeben beziehungsweise ausgetauscht.

Aktives (insbesondere konzentriertes) Denken und Emotionen erzeugen ein messbares elektromagnetisches Feld um den physischen Körper. Alle erdenklichen Möglichkeiten existieren zu jeder Zeit in jedem neuen Augenblick, wie der Wissenschaftszweig der Quantenphysik besagt. Alles in unserer materiellen Welt existiert als reines Potenzial. Indem wir Aufmerksamkeit und damit Energie auf ein Feld (jenseits der Materie) richten, lassen wir ein bestimmtes Energiefeld mit einem bestimmten Informationsmuster kollabieren und materiell greifbar werden. Das hört sich womöglich sehr abstrakt und überhaupt nicht wissenschaftlich an.

Aber alle Felder in und um uns herum bestehen aus Frequenzen und sind Träger von Informationen und Bewusstsein. Alles sendet und empfängt stets Frequenzen und ist davon beeinflusst. Richtet man Aufmerksamkeit auf eine bestimmte Sache, lässt sich allein dadurch bereits über den Geist Materie beeinflussen. Je konzentrierter und intensiver die Aufmerksamkeit, desto stärker wird der Einfluss auf die Materie greifbar und sichtbar.

Viele hielten dies lange für Hirngespinste, was nicht verwunderlich ist, denn die Wahrnehmung ist oft sehr begrenzt. So macht beispielsweise das sichtbare Lichtspektrum des Menschen schätzungsweise einen Prozent aller vorhandenen Lichtfrequenzen aus. Normalerweise wird der Bereich beziehungsweise das Licht wahrgenommen, welches von Objekten absorbiert oder reflektiert wird. Der Rest liegt ausserhalb der gewöhnlichen menschlichen Wahrnehmung. So wissen wir beispielsweise, dass Röntgenstrahlen existieren. Sichtbar sind sie jedoch nicht. Dennoch können sie, wie inzwischen belegt und allgemein anerkannt ist, einen starken Einfluss ausüben.

Ebenso anerkannt ist inzwischen eine Tatsache aus der Quantenphysik, die sich Beobachter-Effekt nennt und den sich unter anderem traditionelle chinesische Heilweisen seit mehreren hundert Jahren zu Nutze machen, noch bevor man versuchte, dies mit aufwendigen Experimenten zu beweisen. Im Grunde besagt der Beobachter-Effekt, dass allein die Beobachtung das Verhalten von Energie (und damit auch von Materie) beeinflusst. Wie

Experimente im Bereich der Quantenphysik bewiesen haben, existieren Elektronen gleichzeitig in einer unendlichen Anzahl von Möglichkeiten und manifestieren sich, wenn sie beobachtet werden - genauer gesagt, manifestieren sie sich durch die Beobachtung. Es ist nicht möglich, etwas zu beobachten ohne es zu beeinflussen.

Es ist, wie einst angeblich Buddha sagte: mit unseren Gedanken formen wir sprichwörtlich die Welt. Und dies kann als Grundlage für Heilungen bewusst und aktiv angewendet werden. Materie ist die am stärksten verdichtete Form von Licht und entsteht also nachgewiesenermaßen durch den Einfluss des Geistes, durch Bewusstsein. Je intensiver die Aufmerksamkeit, je „feiner" das Bewusstsein und je konzentrierter der Fokus, desto stärker ist der Einfluss auf energetische Felder, somit auf Energien allgemein, somit auf die Materie und somit auch auf unseren physischen Körper, das sozusagen materielle Abbild der feinstofflichen Körper, die ihn durchdringen.

In traditionellen chinesischen Heilkünsten wird der Begriff Yi für Gewahrsein, Intention, Geisteskraft und Konzentration verwendet. Dort wird stets auf das Zusammenspiel und die Wechselwirkung von Körper und Geist aufmerksam gemacht. Die Lebensenergie Qi folgt unserer Vorstellung, sprich: Energie folgt der Aufmerksamkeit. Diese Vorstellung (Yi), die das Qi beherrscht und leitet, ist zugleich das Bindeglied zwischen Körper und Geist. Daher ist die Arbeit mit Visualisierungen in unterschiedlicher Betonung in verschiedenen Qigong-Arten wiederzufinden. Eine Übung, um diese zu trainieren, findet sich am Ende dieses Artikels.

Kennengelernt hat die Kraft Yi jedoch schon jeder in seinem Alltag. Erinnern wir uns an ein Ärgernis, eine unangenehme, bedrohliche oder auch eine herzerwärmende Begegnung, entsteht unmittelbar eine ähnliche körperliche Reaktion wie in der damals tatsächlich erlebten Situation. Auf diese Art und Weise bleibt man zum eigenen Leidwesen oft in emotionalen Zuständen gefangen, wenn sich eine Situation wieder und wieder in Gedanken abspielt. Man hat feststellen können, dass das Gehirn und der Körper nicht zwischen tatsächlichen Erfahrungen und den reinen Gedanken an die entsprechenden Situationen unterscheiden kann. Aus neurochemischer Sicht besteht zwischen beiden kein Unterschied. Allein der Gedanke an einen bestimmten Körperbereich kann wissenschaftlichen Studien zufolge bereits das Gehirnareal aktivieren, das den entsprechenden Teil des Körpers steuert.

Von Placebo- und Nocebo-Studien kennen wir dies bereits – ein einzelner Gedanke ist in der Lage, das autonome Nervensystem des Körpers zu triggern und physiologische Veränderungen hervorzurufen. Forscher der Ohio University veröffentlichten 2014 eine Studie, in der sie dies praktisch nachwiesen. Sie gipsten kurzerhand die Handgelenke von 29 Teilnehmern für vier Wochen ein, sodass diese nicht versehentlich bewegt werden konnten. Eine Gruppe machte nichts. Die andere stellte sich wöchentlich an fünf Tagen für jeweils lediglich elf Minuten Übungen vor, bei denen die Handgelenke gebeugt werden. Als man die Gipsverbände nach vier Wochen abnahm, stellte man fest, dass die Muskeln bei der Gruppe, die mental Übungen zur Unterstützung des Handgelenks durchgeführt hatten, doppelt so stark wie die der Kontrollgruppe waren.

1995 erschien in der renommierten Zeitschrift Journal of Neurophysiology eine Studie der Harvard-Universität, die zeigte, dass allein das tägliche mentale Durchführen einer Klavierübung über einen Zeitraum von einer knappen Woche dieselbe Veränderung im Gehirn bewirkt hatte wie in der Kontrollgruppe, die ihre Finger tatsächlich bewegt hatten. Allein durch die Gedankenkraft hatte sich das zuständige Gehirnareal der Testpersonen so vernetzt, als hätten sie die Fingerübungen tatsächlich ausgeführt. Die Veränderungen betreffen jedoch nicht nur das Gehirn. Andere Untersuchungen konnten unabhängig voneinander nachweisen, dass auch physische Veränderungen auftreten können. So kann sich nach einigen Wochen mentalen Trainings nachweislich auch die Kraft in einzelnen Muskeln deutlich und messbar verstärken. So unvorstellbar es anfangs klingen mag – allein durch Ihre Gedankenkraft können Sie nachweislich messbare Veränderungen in Ihrem Körper bewirken. Der Geist beeinflusst Materie und kann den physischen Körper somit bei Beschwerden in seiner Gesundwerdung deutlich wahrnehmbar unterstützen. Dies machen sich beispielsweise auch Astronauten zunutze. Selbst bei Unfällen, nach denen ein Körperteil nicht mehr bewegt werden kann, im Gips liegt oder man gar insgesamt bettlägerig ist, bietet die Visualisierung große Einfluss- und Übungsmöglichkeiten.

Das Geheimnis von Yi besteht darin, dass sich Geist und Körper in vollkommener Entspannung befinden. Wenn alle Muskeln entspannt sind und die Gedanken zur Ruhe kommen, kann sich die Lebensenergie Qi im Körper entsprechend der Absicht des Übenden im Körper bewegen. Diese Absicht wird das Qi lenken. In dem Moment, in dem Energie auf einen Punkt außerhalb des eigenen Körpers abgeladen wird, entweichen sowohl Qi (Energie) als auch Jin (Stärke) und Yi (Absicht), wobei das Yi an erster Stelle steht, da es das Qi lenkt.

Dem Erfinder und Genie Nikola Tesla wird der Ausspruch nachgesagt, dass man in Begriffen von Energie, Frequenz und Schwingung denken müsse, wenn man die Geheimnisse des Universums finden wolle.

Energie fließt immer dorthin, wohin die Aufmerksamkeit gerichtet ist. Richtet man seine Aufmerksamkeit auf einen bestimmten Körperbereich, wird der Energiefluss in diesem Bereich verstärkt. Dies kann man sich zunutze machen und einige Übungen aus der traditionellen chinesischen Medizin zielen darauf, Energie zu konzentrieren und bewusst im Körper (zu Heilungszwecken) oder nach außen (zur Verteidigung) zu lenken. Übungen, mit denen die Fähigkeit trainiert wird, Energieflüsse zu beeinflussen, beinhalten wie zuvor erwähnt in der Regel Visualisierungen.

Eine Grundübung möchte ich Ihnen im Folgenden vorstellen. Sie mag unter Umständen für den ein oder anderen Leser einfach wirken (oder auch schon bekannt sein), ist jedoch eine der Übungen, die als wichtige Grundlage für weiterführende Übungen dient. Wenn Sie noch keine Erfahrungen mit beispielsweise Qigong oder ähnlichen Übungen aus anderen „Systemen" gesammelt haben, kann es sein, dass Sie die Übungen einige Male (auch über

Wochen oder Monate hinweg) durchführen „müssen", bis Sie etwas spüren. Das ist jedoch nicht schlimm - versuchen Sie, sich zu gedulden und weiterhin regelmäßig zu üben. Es reicht, die Übungen täglich für einige Minuten durchzuführen.

Wenn Sie ein Kribbeln, Wärme oder Kälte, Jucken oder ähnliche Symptome an den Handflächen oder Fingerspitzen bemerken, ist dies in der Regel ein Zeichen für das Verstärken der Lebensenergie Qi.

In seltenen Fällen können auch Schmerzen oder ein Ziehen auftreten, die sich jedoch schnell wieder legen und nicht beunruhigen sollten. Manchmal kann man auch spüren, dass sich „etwas" zwischen den Handflächen befindet und sich die Luft sprichwörtlich verdichtet und greifbar materiell wird. Behalten Sie diese Informationen jedoch einfach nur im Hinterkopf, wenn Sie die folgenden Übungen ausprobieren. Je weniger Sie nach einer der erwähnten körperlichen Reaktionen streben, desto eher werden sie auftreten.

Versuchen Sie, sich so gut es geht in die Übung fallenzulassen und Geist und Körper so gut wie möglich zu entspannen. Wenn Sie das Gefühl haben, dass sich während der Übung ein Energiefeld zwischen den Handflächen aufbaut, führen Sie die Übung noch einige Minuten weiter fort, damit es sich verstärkt.

Anschließend können Sie Ihre Handflächen beispielsweise auf eine Körperstelle legen, der Sie gerne verstärkt Energie zuführen möchten. Anfang der 80er Jahre des 20.Jahrhunderts führte Dr. John Zimmermann Experimente mit einem äußerst empfindlichen Detektor durch, welcher in der Lage war, auch die schwächsten biomagnetischen Felder des Körpers zu messen, die beispielsweise aufgrund von Tönen oder Bildern in der Umgebung entstehen können.

Er untersuchte das biomagnetische Feld, welches über die Handflächen ausgesendet werden kann. Laut Zimmermann schwanken die Signale, die bei einem Aussenden von Energie durch die Handflächen entstehen, über eine bestimmte Bandbreite von Frequenzen, bewegen sich aber meist zwischen 7-8 Hertz. Eine in

Japan durchgeführte Studie an unter anderem Qigong-Praktizierenden ergab Werte von 8-10 Hertz. Interessant ist, dass diese gemessenen, von der über die Handflächen ausgesandte Energie entstandenen Felder dieselbe Frequenz aufwiesen, die Wissenschaftler als förderlich für die Heilung von Knochen und Bindegewebe anerkannt haben. Die Wärme, die als körperliche Reaktion bei der nachfolgend beschriebenen Übung empfunden werden kann, kann ebenso ein unterstützender Faktor zur körperlichen Gesundheit sein. Dass es sich nicht nur um bloße Einbildung handelt, sondern die Wärme auch messbar ist und überdies auch Zellwachstum und Zellatmung fördern kann, wurde inzwischen in mehreren Studien bestätigt.

Erste Übung - Ball drücken
Legen oder heben Sie Ihre Hände so vor sich, dass die Handflächen zueinander zeigen. Die Finger sind dabei leicht gebeugt. Stellen Sie sich vor, dass Sie einen weichen Ball zwischen den Händen halten, und drücken Sie ihn langsam zusammen. Spüren Sie dabei so deutlich wie möglich den Druck, der von dem Widerstand des imaginären Balls auf Ihre Handflächen und einzelnen Finger ausgeübt wird. Halten Sie nach einigen Zentimetern kurz inne und lassen von einem Moment auf den anderen plötzlich los. Wenn Sie dies tun, dürfen sich Ihre Hände nicht langsam wieder auseinander bewegen. Im Gegenteil, sie tun dies sehr schnell und plötzlich, da Sie von einem Moment auf den nächsten dem Druck nachgeben. Es gleicht dem Moment, in dem Sie eine zusammengedrückte elastische Feder ganz plötzlich loslassen und Ihre Hände mit einem Schwung nach außen „wegspringen". Dieses Gefühl soll in dieser Übung entwickelt werden. Wiederholen Sie dies einige Male. Nach einiger Übungspraxis wird sich das Gefühl entwickeln, als sei „etwas" zwischen den Handflächen.
Zu Beginn können Sie auch einen realen Ball oder ein Stoffstück zwischen die Hände nehmen und einige Male fest zusammendrücken. Versuchen Sie in dem Fall, sich den Druck und

Widerstand so gut wie möglich einzuprägen und ihn dann zu visualisieren, wenn Sie die Übung später ohne solches Hilfsmittel ausführen.

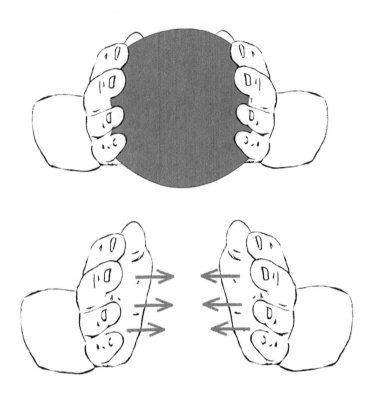

Zweite Übung - Gummis ziehen
Legen oder heben Sie Ihre Hände so vor sich, dass die Handflächen zueinander zeigen. Stellen Sie sich vor, dass sich um Ihre beiden Daumen herum ein elastisches Gummiband befindet. Ebenso sollte sich in Ihrer Vorstellung jeweils ein Gummi um die beiden Zeige-, Mittel-, Ring- und kleinen Finger befinden.
Nun ziehen Sie Ihre Finger sanft auseinander, indem Sie die Hände voneinander wegbewegen. Stellen Sie sich dabei so deutlich wie möglich den Widerstand vor, den die Gummis ausüben würden, wenn sie nicht nur in Ihrer Vorstellung um die Finger herum lägen.

Spüren Sie so deutlich wie möglich die Kraft, die Sie für das Auseinanderziehen aufwenden müssen. Lassen Sie dann nach einigen Zentimetern, wenn der Widerstand am stärksten wäre, von einem Moment auf den anderen los. Würden die Gummis nicht nur in Ihrer Vorstellung existieren, dann würden Ihre Hände jetzt zurückschnellen.

Auf dieselbe Art und Weise sollen sich auch jetzt Ihre Hände bewegen. Wenn sie sich langsam wieder aufeinander zubewegen, ist dies ein Zeichen dafür, dass Sie die Übung noch öfter wiederholen sollten, bis Sie das Gefühl der Gummibänder so verinnerlicht haben, dass Sie sie durch Ihre Vorstellungskraft so stark spüren, als seien sie tatsächlich vorhanden. Wiederholen Sie die Übung mehrere Male. Auch hier können Sie anfangs tatsächlich Gummibänder um die Finger wickeln, um leichter ein Gefühl für den bestehenden Widerstand zu entwickeln.

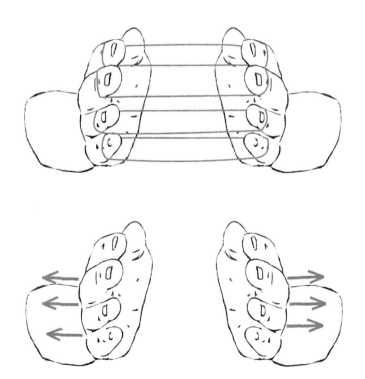

Dritte Übung - Qifeld aufbauen
Um diese Übung auszuführen, empfiehlt es sich, die Übungen „Ball drücken" und „Gummis ziehen" einige Zeit geübt zu haben. Je mehr Sie bei den erwähnten Übungen wahrnehmen konnten, desto besser wird Ihnen die folgende Übung gelingen.
Legen oder heben Sie Ihre Hände so vor sich, dass die Handflächen zueinander zeigen.
Stellen Sie sich vor, dass Sie sowohl einen Ball zwischen den Händen halten als auch dass alle Finger wie in der Übung „Gummis ziehen" miteinander verbunden sind. Nun versuchen Sie, zur selben Zeit sowohl den Ball zusammenzudrücken und den Widerstand an allen zehn Fingern und der Handfläche zu spüren als auch die Hände auseinanderzuziehen und dabei den Widerstand der Gummis zu spüren. Das geht physisch natürlich nicht, denn es handelt sich um zwei entgegengesetzte Bewegungsrichtungen.
In der „Realität" kann man nicht gleichzeitig die Hände aufeinander zubewegen, während man sie auseinander führt. Versuchen Sie, es sich dennoch so gut wie möglich vorzustellen. Achten Sie darauf, dass Sie die Bewegungen gedanklich nicht nacheinander durchführen, sondern genau zur selben Zeit, im selben Augenblick. Physisch müssen sich Ihre Hände dabei nicht bewegen. Wenn Sie es doch tun, lassen Sie sie einfach die Bewegung machen, die sich gut anfühlt. Behalten Sie jedoch durchgehend eine ungefähre Handlänge Abstand bei und lassen die Handflächen zueinander gerichtet.
Mit einiger Übungspraxis werden Sie merken, dass ein Energiefeld zwischen Ihren Handflächen entsteht. Wenn Sie es wahrnehmen, führen Sie die Übung noch etwas fort, sodass sich das Energiefeld stärker konzentrieren kann. Die Art und Weise, wie sich das entstandene Feld bemerkbar macht, kann von Mensch zu Mensch sehr unterschiedlich sein. Oft tritt ein Kribbeln in den Fingern und Handflächen auf, manchmal auch ein Wärme- oder auch Kältegefühl. Auch kann sich das Gefühl einstellen, man dehne sich aus und die Hände würden sehr groß.

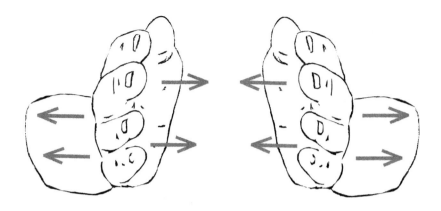

Wenn Sie einige Übungspraxis gesammelt haben, können Sie die Übung auch bei Verletzungen, beispielsweise am eigenen Knie oder Knöchel, durchführen. Führen Sie die Übung so durch, dass sich dabei die betroffene Körperstelle ohne Hautkontakt zwischen Ihren Handflächen befindet.

Versuchen Sie jedoch, die Körperstelle während der Übung so gut wie möglich zu ignorieren und sich nur auf Ihre Handflächen zu konzentrieren. Wenn sich die zwischen den Handflächen befindliche Körperstelle unangenehm oder schmerzend bemerkbar macht, vergrößern Sie die Entfernung zwischen den Handflächen. Energiefelder, die sich auf diese Weise aufbauen, können die Heilung unterstützen.

Es ist natürlich auch möglich, dies bei anderen Menschen durchzuführen. Achten Sie hierbei auf die Rückmeldung des Behandelten und vergrößern Sie auch hier den Abstand der Handflächen zueinander, falls die Übung als zu intensiv empfunden wird.

Wie zuvor erwähnt, ist es auch möglich, erst ein Energiefeld zwischen den Handflächen zu erzeugen und die Hände dann zu der Körperstelle zu bringen (oder auf sie zu legen), in die man Energie schicken möchte. Halten Sie die Hände nach dem Durchführen der dritten Übung (Qifeld aufbauen) so vor sich, dass sich die Handflächen vor der betreffenden Körperstelle befinden. Bewegen Sie die

Hände so weit vom Körper weg, bis Sie diese gerade noch spüren. Stellen Sie sich vor, Sie schickten mit jeder Ausatmung Energie sanft von den Handflächen aus in den Körper oder auch durch den Körper hindurch ins Universum. Ist die Verletzung oder Beschwerde an dem Körperbereich chronisch und bereits länger bestehend, können Sie die Handflächen auch näher an den Körper bringen (oder auch auflegen) und dadurch die Intensität verstärken. Bei akuten Verletzungen wird ein größerer Abstand beibehalten, um einen in diesen Fällen ohnehin schon sensiblen Bereich bei guter Visualisierungsfähigkeit nicht durch zu starke konzentrierte Energie zu überfordern, sondern die Heilung sanft und behutsam zu unterstützen.

Zusammenfassung
Unser gesamtes Leben, unsere inneren und äußeren Umstände auf geistiger, emotionaler und körperlicher Ebene lassen sich mit Energieflüssen sowie eventuell vorherrschenden Energieblockaden erklären. Gesundwerdung und -erhaltung kann unterstützt werden, wenn die Wirk- und Vorgehensweise, Energie zu konzentrieren und umzuwandeln, verstanden wird.
Das Fördern und Unterstützen des freien Fließens der Lebensenergie (Qi (chin.)/ Prana (ind.)/ Orgon (dt.)/ Ki (jap.) fördert die geistige, emotionale und körperliche Harmonie des Körpers. Dies kann daher für Heilzwecke genutzt werden und wird auch seit Jahrtausenden in unterschiedlichen Kulturen und Zeitepochen praktiziert. Diese Wirkungsgesetze werden in verschiedenen chinesischen Heilsystemen aktiv praktiziert und zur geistigen sowie körperlichen Gesundwerdung genutzt. Auch erfahren sie seit einigen Jahrzehnten zunehmend die Beachtung westlicher Wissenschaftler und Ärzte. In dem Artikel soll in diese Thematik eingeführt und anhand einer Übung aus der chinesischen Heilmethode Qigong eine Möglichkeit beziehungsweise Übung vorgestellt werden, diese Wirkungsgesetze selbst anzuwenden.

Stichworte
Energie, Qigong, Lebensenergie, Qi, chinesische Heilkünste, Licht, Frequenz, Energiefeld, Gedanken, Resonanz

Abstract
The Life Energy and its Influence
Self-Healing in Western and Eastern Healing Systems

Our whole life, the inner and outer circumstances on the mental, emotional and physical level can be explained with the concept of energy flow and potentially existing stagnation of this energy. Becoming and staying healthy can be supported if one understands how to concentrate and change energy. Strengthening and intensifying the flowing of this energy called qi (chin.)/ prana (ind.)/ orgon (ger.)/ ki (jap.) increases the mental, emotional and physical harmony of our body. Therefore it can be used for healing and has also been used for thousands of years in different cultures and ages. These principles are practiced in various Chinese healing systems and are used to support mental and physical health. They also get more and more attention from western scientists and physicians. The aim of this article is to deliver an introduction into this topic and additionally into methods and exercises that make it possible for readers to work with energy themselves.

Keywords
energy, Qigong, life energy, qi, chinese medicine, light, frequencies, energy fields, mind, vibrancy

Literatur
Clark B.C., Mahato N.K., al.: The power of the mind: the cortex as a critical determinant of muscle strength/weakness, 2014,
https://www.ncbi.nlm.nih.gov/pubmed/25274345
Cohen, Philip: Mental gymnastics increase bicep strength, NewScientist, 2001
https://www.newscientist.com/article/dn1591-mental-gymnastics-increase-bicep-strength/ (Abruf 11.2017)
Babbit, Edwin D.: The Principles of Light and Color, Sun Publishing, Nachdruck v.1873

Gera, Bernadett: Energetische Fingerübungen, Irisiana, 2017
Hua, Liu u.a.: Changes in brain activation in stroke patients after mental practice and physical exercise: a functional MRI study. Neural Regen Res 2014; 9(15): 1474–1484
Pascual-Leone, A u.a.: Modulation of muscle responses evoked by transcranial magnetic stimulation during the acquisition of new fine motor skills. J Neurophysiol 1995; 74(3): 1037–1045
Pienta; Coffey: Cellular harmonic information transfer through a tissue tenserty-matrix system, Medical Hypotheses 34, 88-95, 1991
Seto, A.; et al.: Detection of extraordinary large biomagnetic field strength from human hand, Acupuncture and Electro Therapeutics Research International Journal 17, 75ff, 1992
Zimmermann, J.: Laying on of hands healing and therapeutic touch, a testable theory, Journal of the Bio-Electro-Magnetics Institute 24, 8ff, 1990

Autorin

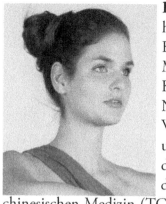

Bernadett Gera hatte über ihren Vater bereits in frühem Kindesalter Kontakt zu östlicher Medizin. Er praktizierte die asiatische Kampfsportart Judo auf olympischem Niveau, gewann im Rentenalter 2017 die Weltmeister- und Europameisterschaft und führte Bernadett Gera in die Kunst der Akupressur, der Kampfkünste und den Grundlagen der traditionellen chinesischen Medizin (TCM) ein. Auch wenn Energiearbeit und Pflanzenheilkunde sie durchgehend begleitete, behielt sie ihre Erfahrungen und Wissen vorerst nur im Hintergrund, studierte Ingenieurwesen und begann eine Arbeit bei dem größten Luft- und Raumfahrtkonzern Europas EADS. Als eine schwere und fortgeschrittene Krebserkrankung bei ihrer Mutter diagnostiziert wurde, setzte sie sich intensiv mit unterschiedlichen Behandlungsmöglichkeiten und Ursachen von Krebserkrankungen sowie unterschiedlichen chronischen Krankheiten auseinander. Sie suchte mehrere Heiler und Lehrer unterschiedlicher Traditionen auf und erweiterte ihr Wissen über die Förderung der Selbstheilungskräfte des Menschen. Um das Wissen zu verbreiten, begann sie 2010 Seminare und Vorträge im süddeutschen Raum zu organisieren, zu denen sie teilweise Lehrer und/oder Heiler aus anderen Ländern einlud. In dieser Zeit begann sie auch mit Ärzten, Heilpraktikern und Beratungsstellen zusammenzuarbeiten sowie selbst zu unterrichten und weitete 2013 ihre Tätigkeiten auf das europäische Ausland aus. Sie ist Autorin mehrerer Qigong-Bücher und arbeitet heute als Qigong-Lehrerin und Therapeutin.

GEIST, HEILUNG UND GEISTHEILUNG

Spirituelle Obsession und Mediumismus als Erklärungsmodell und Therapieansatz im Schnittfeld religiös-spiritueller und psychiatrischer Heilpraxis: Spiritismus in Brasilien und Deutschland

Spirit, Healing, and Ghosthealing – Spiritual Obsession and Mediumship as Explanatory Model and Therapy Approach at the Intersection of Religious-Spiritual and Psychiatric Healing Practice: Spiritism in Brazil and Germany

Helmar Kurz

Geist, Heilung und Geistheilung: Einführung

Ich möchte mich hier der Frage widmen, inwiefern spiritistische Erklärungsmodelle und Therapieansätze bzgl. Gesundheit, Krankheit und Heilung in Brasilien und Deutschland die Krankheitserfahrung, Diagnose, Therapie und Kommunikation geistiger, seelischer, emotionaler und/oder spiritueller Leiden und Nöte beeinflussen und verändern. Um meiner ethnologischen Perspektive gerecht zu werden, berücksichtige ich dabei kulturellen Kontext, soziale Mechanismen der In- und Exklusion sowie gesundheitspolitische Aspekte.

Der Begriff des 'Erklärungsmodells' bezieht sich auf kulturell divergierende Vorstellungen über Ursachen von Krankheitserfahrung, Diagnosekategorien und Therapiemöglichkeiten, welche von den verschiedenen im Heilungsprozess aktiv oder passiv involvierten Personen, wie PatientInnen, Angehörigen und HeilerInnen (z.B. Ärzte, TherapeutInnen, religiöse/spirituelle ExpertInnen) entwickelt werden. Erklärungsmodelle mentaler, seelischer, emotionaler und/oder spiritueller Leidenserfahrungen betreffen nicht nur die individuellen Erfahrungen der PatientInnen und deren diagnostische Interpretation und therapeutische Behandlung, sondern auch soziale Beziehungen und Mechanismen der Ausgrenzung, Stigmatisierung und (Re-) Integration (Kleinman 1988a/b). Religiös-spirituelle Praktiken stellen eine Ressource dar, diese Rahmenbedingungen nachhaltig zu beeinflussen und mit psychiatrischen Diskursen zu interagieren, konkurrieren, bzw. sich teilweise zu überschneiden (Basu et al. 2017).

Im brasilianischen Kontext werden emotionale, spirituelle, mentale und/oder psychosoziale Leiden oft in Form körperlicher Symptome (vgl. Rabelo & Souza 2003) kommuniziert, oder aber auf Erklärungsmodelle wie Mediumismus, spirituelle Obsession oder Besessenheit bezogen (vgl. Greenfield 2008: 89). Leibing (1995) zeigt auf, welchen negativen Einfluss eine psychiatrische Diagnose auf die sozialen Beziehungen von PatientInnen in Form von Stigmatisierung und Ausgrenzung haben kann. Sie argumentiert, dass Erklärungsmodelle psychosomatischer oder spiritueller Natur psychiatrischen PatientInnen helfen, ihr Leiden auf externe Faktoren zu beziehen.

Seitens offizieller GesundheitsexpertInnen werden solche Diskurse allerdings oft als weiteres psychopathologisches Symptom gewertet, anstatt sie als kulturspezifische Kommunikation individueller Erfahrung innerhalb eines bestimmten soziopolitischen Kontextes zu verstehen (vgl. Nichter 1981, 2010). Letztendlich werden PatientInnen somit zum Spielball einer Auseinandersetzung und Konkurrenz so genannter 'wissenschaftlicher', 'religiös-spiritueller', und 'alternativ-komplementärer' Therapieansätze. Lokale religiös-spirituelle und psychiatrische Erklärungsmodelle können sich allerdings auch gegenseitig ergänzen und inspirieren, und dadurch neue Praktiken der Heilungskooperation entwickeln (vgl. Basu et al. 2017, Csordas 2017). Der Sozialwissenschaftler Homi K. Bhabha (1994) beschreibt solche Dynamiken als 'Dritten Raum', innerhalb dessen gegensätzliche und alternierende Ansätze und Interpretationen aufeinandertreffen und gerade aus der Auseinandersetzung heraus innovative Ressourcen (in diesem Fall der Heilung) entwickeln können. Folgt man diesem Gedanken, sollten sich religiös-spirituelle und biomedizinisch-psychiatrische Erklärungsmodelle und Heilpraktiken nicht gegenseitig aus-, sondern gemeinsam neue Räume komplementärer Gesundheitsvorsorge erschließen. Meine zwischen 2015 und 2017 in Brasilien und Deutschland erhobenen Feldforschungsdaten zur Koexistenz, Kooperation und Konkurrenz psychiatrischer und religiös-spiritueller Institutionen belegen dieses Argument insbesondere für den Kardecismus, einer stark institutionalisierten spiritistischen Bewegung: Im Laufe des 20. Jahrhunderts entwickelten brasilianische Kardecisten[1] landesweit verschiedene Heilungskooperationen zwischen dem offiziellen Gesundheitssektor und einem Netzwerk spiritistischer (psychiatrischer) Krankenhäuser und Zentren im ganzen Land. (vgl. Kurz 2015, 2017, 2018a)

Es mag überraschen, dass ein Land wie Brasilien mit seinen regionalen, sozialen, politischen, ökonomischen und religiösen Konflikten Ansätze hervorbringt, die einem ganzheitlichen Therapieansatz als Vorbild dienen können. Tatsächlich bin ich der Überzeugung, dass gerade diese Konflikte im Kontext des Versagens aktueller Gesundheitspolitik (als Aspekt einer anhaltenden generellen politischen Krise) alternative Behandlungsformen hervorbringen, die den Menschen ihre Eigenverantwortung und damit Potentiale der Selbsthilfe vor Augen zu führen in der Lage sind. Es lässt sich hier der Medizinethnologe Waldram (2013) anführen, der zwischen restaurativer und transformativer Heilung

---

1 Aufgrund der Selbstbezeichnung brasilianischer Kardecisten als *espírita* („Spiritisten"), verwende ich im weiteren Verlauf dieses Artikels die Begriffe 'Spiritismus' und 'Kardecismus" synonym.

unterscheidet: Während erstere auf die Restauration eines vorherigen Gesundheitszustandes abzielt (z.B.: ein gebrochener Arm ist wieder voll funktionsfähig), beinhaltet die transformative Heilung eine Auseinandersetzung mit sich selbst und besteht selten in der Heilung der Krankheit als vielmehr der Überwindung des Leidens und einer coping - Strategie. Ein dafür zentraler Aspekt, den die Medizinethnologie für unterschiedliche Heiltraditionen (z.B. dem 'Schamanismus') herausgearbeitet hat, ist die Transformation vom passiven, leidenden zum aktiv handelnden und helfenden Menschen (patiency vs agency). Das eigene Leiden wird überwunden, indem man es akzeptiert, damit umgehen lernt, und versucht, Mitmenschen in einer vergleichbaren Situation zu helfen. Selbst- und Fürsorge werden zu zwei Seiten der gleichen Medaille (vgl. Thiesbonenkamp-Maag 2014).

Damit entsprechende soziokulturelle Modelle der Selbst- und Fürsorge funktionieren, braucht es gemeinsame Erklärungsmodelle, die die Krankheitserfahrungen der PatientInnen, Diagnosekategorien der TherapeutInnen und Reaktionen und Ressourcen des sozialen Umfelds integrieren (vgl. Kleinman 1988a, b). Im brasilianischen Kardecismus liefern die Konzepte der 'spirituellen Obsession' und des 'Mediumismus' solche Erklärungsmodelle, um verstörende Erfahrungen als spirituellen, externen Einfluss zu deuten, Stigmatisierung zu entgehen, neue soziale Rollen zu entwickeln und insbesondere mit der Erfahrung umgehen zu lernen und individuelle Ressourcen zu aktivieren (Kurz 2018b).

Der brasilianische Spiritismus wurde für Wissenschaft und Medien vor allem dadurch interessant, dass ein in einem Medium inkorporierter während der Weltkriege verstorbener deutscher Arzt (Dr. Fritz) chirurgische Eingriffe ohne Anästhesie und Hygienevorkehrungen unternahm (vgl. Greenfield 2008). Solche Praktiken werden in Brasilien seit Jahrzehnten strafrechtlich geahndet. Allerdings finden sich andere Medien und weitere überwiegend deutsche verstorbene Ärzte, die in Kooperation so genannte spirituelle Operationen im Energiefeld (Perispirit) der PatientInnen vornehmen. Die starke Präsenz insbesondere verstorbener deutscher Ärzte wird von SpiritistInnen dadurch erklärt, dass diese in den Weltkriegen viel Schuld auf sich geladen hätten, die sie nun tilgen wollen. Eine andere Erklärung wäre, dass 'Deutsch-Sein' in Brasilien mit Begriffen wie 'Rationalität' und 'Effizienz' assoziiert wird. Wie dem auch sei, während meiner Forschung in Brasilien lernte ich Dr. Hans (Ilheus/Bahia), Dr. Hermann (Araraquara/São Paulo), Dr. Wilhelm (Marília/São Paulo), aber auch den brasilianischen Dr. Claudionor (Itabuna/Bahia) während ihrer Arbeit durch ihr jeweiliges Medium kennen. Das aktuell international wohl bekannteste Beispiel ist aber João de Deus (Abadiania/Goiás), zu dessen Wirken aktuell eine lesenswerte Monographie erschienen ist (Rocha 2017). Ich selbst werde mich in diesem Beitrag nicht diesem Phänomen widmen, sondern subtileren und gleichzeitig weiter verbreiteten Aspekten kardecistisch-spiritistischer Heilpraktiken auf den Grund gehen, die auch für den europäischen Kontext von Interesse und Bedeutung sind.

Ich werde einleitend kardecistisch-spiritistische Erklärungsmodelle und Heilpraktiken am Beispiel des Hospital Espírita de Marília (HEM) vorstellen. Das HEM ist ein psychiatrisches Krankenhaus im Bundesstaat São Paulo, welches kardecistische Erklärungsmodelle mentaler Störungen in Kooperation mit Biomedizin und Psychiatrie in Diagnose und Therapie integriert. Im Anschluss werden drei zusammenhängende Fallstudien zum besseren Verständnis sozialer, individueller und therapeutischer Aspekte kardecistischer Erklärungsmodelle vorgestellt: die psychiatrische Patientin Elisângela (Name geändert), sowie die Spiritisten Regina und William, die psychiatrische PatientInnen durch freiwillige spirituelle Arbeit unterstützen. Die Diskussion dieser Vignetten wird zeigen, wie spiritistische Erklärungsmodelle zur Entstigmatisierung und transformativen Heilung geistiger, seelischer, emotionaler und/oder spiritueller Leidenserfahrungen beitragen können. Abschließend werde ich auf aktuelle Entwicklungen und zwei weitere Fallbeispiele (Fernanda und Heike – Namen geändert) in Deutschland eingehen, die verschiedene Potenziale eines Ansatzes der Integration spiritistischer Erklärungsmodelle und Heilpraktiken in die deutsche Gesundheitsfürsorge offenbaren.

Spiritistische Erklärungsmodelle: Mediumismus und Spirituelle Obsession

Im Laufe des 20. JH entwickelten in Brasilien vor allem kardecistische Institutionen zur kosmopolitischen Medizin und Psychiatrie komplementäre Therapieansätze (Moreira-Almeida & Letufo Neto 2005: 572). Der Begriff des Kardecismus leitet sich ab von Allan Kardec, Pseudonym des französischen Gelehrten Hippolyte Léon Denizard Rivail (1804-1869), der Konzepte des Mesmerismus, christlicher Ethik, Parapsychologie und asiatischer religiös-spiritueller Traditionen in einer Ontologie des menschlichen Geistes vereinte. Kardec verglich und analysierte mediumistische Botschaften und organisierte sie innerhalb seiner 'spiritistischen Doktrin'.
Er definierte den Spiritismus als eine Wissenschaft, die sich mit Ursprung, Beschaffenheit und Entwicklung des menschlichen Geistes auseinandersetzt. Zentral sind Vorstellungen von 'Reinkarnation' und 'Karma', die die Bedeutung des persönlichen spirituellen Fortschritts im Laufe verschiedener Leben ('Inkarnationen') unterstreichen. 'Mediumismus' stellt dabei eine Möglichkeit der Kommunikation zwischen 'inkarnierten' (lebenden) und 'deinkarnierten' (verstorbenen) Geistwesen dar (Kardec 1996). Obwohl sich Kardec mehr für die Ontologie der spirituellen Sphäre und ihrer Beziehung zur Welt der Lebenden interessierte (Kardec 1986, 1996), hat er sich auch mit Fallgeschichten von Verhaltensstörungen, Selbstmordversuchen und Veränderungen sinnlicher Wahrnehmung beschäftigt (Moreira-Almeida & Letufo Neto 2005: 572). Ohne dabei biologische, psychologische, oder soziale Ursachen mentaler Störungen zu negieren, richtete er seinen Fokus auf spirituelle Aspekte und die Möglichkeit negativer Einflüsse durch die Geister Verstorbener ('spirituelle Obsession') (*ibid.* 570).

Ende des 19. Jahrhunderts integrierte Adolfo Bezerra de Menezes (1831-1900) diese Philosophie in frühe brasilianische psychiatrische Diskurse (Bezerra de Menezes 1920). Er widmete sich vor allem der Frage, ob menschlicher Wahnsinn auch ohne organische Gehirnschäden erklärt werden könne (*ibid.* 3). Aufbauend auf einer Diskussion zeitgenössischer philosophischer Diskurse bzgl. der menschlichen Existenz (*ibid.* 11ff) und wissenschaftlicher Untersuchungen zum Mediumismus (*ibid.* 27ff), kam er zu der Erkenntnis, dass Menschen aus Körper, Geist (engl. *spirit*) und Bewusstsein (engl. *mind*)[2] bestehen und dass das Bewusstsein Geist und Körper verbindet (*ibid.* 64). Dieses dreiteilige Persönlichkeitsmodell wurde von nachfolgenden brasilianischen Spiritisten weiterentwickelt, indem der Fokus auf den 'Perispirit' als subtiler energetischer Körper gelegt wurde, der Geist und Körper/ Bewusstsein (engl. *body-mind*) verbindet (vgl. Franco 2009: 47f). In einem weiteren Schritt reflektierte Bezerra de Menezes persönliche Erfahrungen mediumistischer Sitzungen und argumentierte, dass der menschliche Geist den physischen Tod überlebe und andere lebende Wesen z.B. in Form einer spirituellen Obsession beeinflussen könne, was energetisch auf die Geist-Bewusstsein-Körper-Kommunikation einwirke (Bezerra de Menezes 1920: 65ff). Er entwickelte Kardec's Theorie dahin weiter, dass er für menschlichen 'Wahnsinn' sowohl organische, als auch spirituelle Ursachen postulierte, die durchaus auch parallel wirken und sich gegenseitig verstärken können (*ibid.* 120ff). Bezerra de Menezes schlug vor, solche Wechselwirkungen anhand einer Differentialdiagnose am hypnotisierten Patienten zu eruieren, während derer die TherapeutInnen ggf. mit störenden und helfenden Geistern in einer mediumistischen Sitzung kommu-

---

2 Ich weise hier auf die englischen Begriffe hin, um die Unterscheidung verschiedener Bedeutungen des deutschen Begriffs „Geist" (spirituelle Entität, Seele, Bewusstsein) zu vereinfachen. Im Kardecismus wird der Begriff des „Geistes" (spirit) überwiegend synonym mit dem der „Seele" verwendet.

nizieren, um eine spirituelle Behandlung durch spiritistische Indoktrination der spirituellen Obsessoren ('Disobsession' = milde Form eines Exorzismus) und der PatientInnen zu ermöglichen. Er selbst war kein Psychiater, trat aber dafür ein, dass psychiatrische Behandlungen den unterschiedlichen organischen und/oder spirituellen Ursachen angepasst werden sollten (Moreira-Almeida & Letufo Neto 2005: 582). Der erste brasilianische Psychiater, der diesen Ansatz in die Praxis umzusetzen suchte, war Inácio Ferreira de Oliveira (1904-1988) als Direktor des *Sanatório Espírita de Uberaba* (Minas Gerais) seit 1934 bis zu seinem Tod. Er führte eine kombinierte Therapie medikamentöser, psychotherapeutischer und spiritistischer Ansätze ein, welche insbesondere auf die Entwicklung mediumistischer Fähigkeiten der PatientInnen und deren Teilnahme an mediumistischen Sitzungen abzielte (vgl. Hess 1991: 187f).

Er prägte damit eine bis heute andauernde innovative Neuausrichtung der brasilianischen Psychiatrie, die sich einerseits von der bis dato gängigen Abschiebung psychiatrischer PatientInnen in menschenunwürdige Arbeitslager (vgl. Theissen 2009) abgrenzte, als auch der sich etablierenden globalen kosmopolitischen Psychiatrie innovative spirituelle Therapieansätze hinzuzufügen suchte. Zwischen 1930 und 1970 entstanden ca. 50 kardecistische psychiatrische Krankenhäuser in Brasilien, insbesondere im Bundesstaat São Paulo (Moreira-Almeida & Letufo Neto 2005: 572).

Abgesehen von einigen Modifikationen wird dieser Ansatz bis heute von Vertretern der 'Vereinigung spiritistischer Ärzte' (*Associação Medico-Espírita,* AME) als ganzheitliche Therapie nicht nur in Brasilien, sondern mittlerweile auch international propagiert.

Das brasilianische Medium und internationale Aushängeschild der 'Brasilianischen Spiritistischen Föderation' (*Federação Espírita do Brasil,* FEB) Divaldo Pereira Franco (*1927) fasst in seiner 'Psychologischen Serie' (Franco 1997, 1999, 2002) verschiedene Erklärungsmodelle und Therapieansätze bzgl. 'Spiritueller Obsession' und 'Mediumismus' zusammen. Sein Ansatz verknüpft kardecistische Konzepte mit transpersonaler und Jung'scher

Psychologie und unterstreicht die Bedeutung der Erfahrungen eines Geistes im Laufe verschiedener Leben (Moreira-Almeida & Letufo Neto 2005: 584). Erfahrung und Schuld vergangener Inkarnationen schreiben sich demnach über das Un(ter)-Bewusstsein und den Perispirit als energetische Matrix der menschlichen Existenz in Denken, Handeln und Verhalten ein (Franco 2010). Neben sozialen, biologischen und psychologischen Ursachen seelischer, geistiger, emotionaler bzw. spiritueller Leiden sei es aber vor allem der reinkarnierte Geist einer/s PatientIn, der sich moralisch weiter zu entwickeln und vergangene Fehler zu beheben suche. Dabei könnten obsessive Prozesse insoweit eine Rolle spielen, als dass sich spirituelle Obsessoren für vergangenes Leid rächen wollen, ihre traumatischen Erfahrungen aus vergangenen Leiden an ihren Opfern reproduzieren, und in einer Mischung aus passiver Fütterung von Schuldgefühlen und aktiver Einflussnahme den energetischen Körper (Perispirit) der PatientInnen und damit Körper und Bewusstsein beeinflussen (Franco 2009: 17ff, 47f). Solche 'karmischen' Aspekte, würden den 'Perispirit' stören und so Krankheit und Leid hervorrufen (*ibid*. 90).

Franco bietet damit einen ganzheitlichen Blick auf den Menschen als Kombination von Geist, Perispirit, und materiellem Körper-Bewusstsein an, innerhalb dessen der Perispirit als Vermittler funktioniert und eine Angriffsfläche für den Einfluss spiritueller Obsessoren darstellt (*ibid*. 101). Er fordert einen therapeutischen Ansatz mentaler Hygiene im Sinne des 'Evangeliums im Lichte des Spiritismus' (Kardec 2008), der christliche Praxis und Nächstenliebe als Ressource der Selbstdisziplin (Franco 2009: 20f), moralischen Erziehung, Übung und Selbsttransformation (*ibid*. 25ff, 48, 101) kultiviere. Bioenergetische fluidale Therapie in Form von Handauflegen ('Passe') und der Einnahme spirituell angereicherten Wassers sollen diesen Prozess unterstützen (*ibid*. 33, 66, 115). Die 'Disobsession' sei eine weitere Therapieform, die gleichermaßen der Belehrung der spirituellen Obsessoren, als auch der inneren Reform der PatientInnen im Sinne moralischer Transformation durch Auseinandersetzung mit der spiritistischen Doktrin diene (*ibid*.

98,115). Diese Therapieform richte sich an die innere Reform der spirituellen Obsessoren, als auch der PatientInnen, indem eine spirituell-moralische und damit energetische Transformation beider und damit eine Entkoppelung ihrer Verbindung bewirkt werde. Gebet, Studium, fluidale Behandlung der Energiefelder (auch als 'Chakren' bezeichnet, vgl. Moreira 2013), und Disobsession werden als komplementäre Unterstützung einer inneren Reform im Sinne eines graduellen persönlichen Prozesses und Fortschritts verstanden (*ibid.* 26).

Das berühmte brasilianische Medium Francisco Cândido 'Chico' Xavier (1910-2002) lieferte mit seinem Werk 'Nosso Lar' („Unser Heim", Xavier 1944), welches als Verfilmung (Assis 2010) in Brasilien zum Blockbuster wurde, eine Matrix zum Verständnis und der Anerkennung spiritistischer Therapieansätze in Brasilien. Leitmotiv ist die Geschichte des Arztes André Luiz, der sich nach seinem Tod von einem leidenden und störenden hin zu einem helfenden Geist entwickelt. Er wird Bewohner einer Kolonie der spirituellen Ebene ('Jenseits') mit einem Krankenhaus, in dem verstörte und störende Geister behandelt werden. Diese Vorstellung stellt einen grundlegenden Aspekt der Disobsession dar.

Kardecistisch-Spiritistische Gesundheitsfürsorge in Brasilien

Das 'Hospital Espírita de Marília' (HEM) ist ein psychiatrisches Krankenhaus in der Stadt Marília, einem lokalen wirtschaftlichen, politischen, edukativen, kulturellen und religiösen Zentrum innerhalb einer landwirtschaftlich geprägten Region im Inneren des südöstlichen brasilianischen Bundesstaats São Paulo. Mit seiner hohen Dichte kardecistischer Institutionen stellt es außerdem ein historisches Zentrum des brasilianischen Spiritismus dar.

Das HEM wird durch ein gewähltes Gremium von Spiritisten aus dem Netzwerk kardecistischer Institutionen Marílias ohne jegliche medizinische Ausbildung und/oder Expertise verwaltet. Es existiert seit 1956 und stellt 2015 bis zu 250 Plätze für psychiatrische PatientInnen in Akut- und Langzeitstationen sowie einer ambulanten Tagesklinik zur Verfügung, welche wiederum entsprechend Alter, Geschlecht, Kassenzugehörigkeit, Diagnose und persönlichen Ressourcen unterteilt sind. Das HEM ist Teil des öffentlichen einheitlichen Gesundheitssystems '*Sistema Única de Saúde*' (SUS), das laut brasilianischer Verfassung die kostenfreie Gesundheitsversorgung aller Menschen garantieren soll. Es bietet darüber hinaus erweiterte Unterbringungs- und Therapiemöglichkeiten für PatientInnen mit privater Krankenversicherung innerhalb der abgegrenzten Station 'Allan Kardec' an. Die Verwaltung des HEM ist nur durch die Einnahmen dieser Privatstation und Spenden in der Lage, ihr Therapieangebot aufrecht zu erhalten.

Affilierte PsychiaterInnen verbringen nur wenige Stunden am Tag hier, normalerweise vor oder nach ihrem Dienst im öffentlichen Krankenhaus Marílias oder innerhalb ihrer Privatkliniken. Die Behandlung beschränkt sich hauptsächlich auf Medikamentenvergabe und Beschäftigungstherapie, sowie psychotherapeutische Sitzungen für PrivatpatientInnen. Obwohl es sich um eine kardecistische Institution handelt, diskriminiert die Verwaltung des HEM keine abweichenden Religionszugehörigkeiten, und niemand wird gezwungen, sich der spiritistischen Doktrin zuzuwenden. Im Gegenteil distanzieren sich viele Mitarbeiter vom Spiritismus und sind skeptisch, kritisch oder sogar intolerant gegenüber der spiritistischen Praxis aufgrund ihrer Zugehörigkeit zu evangelikalen Religionsgemeinschaften.

Es sind aber insbesondere die vielen aktiven Freiwilligen aus dem spiritistischen Netzwerk Marílias, die ihre Freizeit, Energie und Empathie darauf verwenden, HEM's Versprechen einzulösen, "Menschen mit Liebe zu behandeln." Jeden Morgen um acht Uhr finden sich zehn bis zwanzig dieser Freiwilligen und bis zu hundert Patienten in der Aula des HEM ein, um den Tag gemeinsam zu beginnen. PatientInnen verschiedener Stationen treffen sich hier, und es ist eine der wenigen Möglichkeiten der Interaktion zwischen männlichen und weiblichen Patienten – und einige verpassen auch nicht diese Gelegenheit, zu flirten oder Händchen zu halten. Die

Mehrheit der PatientInnen kommt allerdings hierher, um Vorträgen zur spiritistischen Doktrin zu lauschen. Die Freiwilligen versuchen, ihre Botschaft der Liebe und Vergebung gegenüber anderen und sich selbst zu kommunizieren und ethische Lebensleitlinien zu propagieren, die sich auf den spirituellen Prozess der Selbsttransformation hin zu einem (selbst-) liebenden Wesen beziehen. Einige Patienten wandern ziellos umher und sind offensichtlich nicht in der Lage, diese Botschaften intellektuell zu verarbeiten, aber laut meiner InterviewpartnerInnen ist es "der Geist der zuhört", was bedeutet, dass nicht so sehr das rationale Verständnis des Individuums, sondern vielmehr dessen Partizipation und die damit einhergehende spirituelle Öffnung im Vordergrund stehen. Die Vortragenden beginnen und beenden jedes Treffen mit der Rezitation des allseits bekannten christlichen „Vater-Unser" - Gebets, das zum Mitbeten einlädt. Danach werden Abschnitte des 'Evangeliums im Lichte des Spiritismus' (Kardec 2008) vorgetragen und kommentiert und die Hinwendung zu Gott wird als die Arznei gegen jegliche Form spiritueller Leiden propagiert.

Ähnliche 'Evangelisationstreffen' finden nachmittags als Gruppengespräche innerhalb der einzelnen Stationen statt. Viele PatientInnen erleben diese Treffen als ausgesprochen beruhigend und betonen, wie wichtig es ihnen ist, den Ausführungen zuzuhören, mit anderen über etwas Wichtiges zu sprechen und Teil dieser Gruppe zu sein. Die Treffen werden angelehnt an Mesmer's 'Animalischen Magnetismus' und der überlieferten Praxis Jesu Christus' durch eine Handauflegung (Passe) der Vortragenden für jede/n einzelne/n PatientIn abgeschlossen, die gleichzeitig als Segen und Energiebehandlung im Sinne einer Transfusion spiritueller Fluide begriffen wird (vgl. Moreira 2013: 56ff, Kurz 2017).

Geist, Heilung und Geistheilung: Fallstudien

Elisângela
Elisângela ist eine 44-jährige Lehrerin und Erzieherin. Ihr Lebenstraum war es, Tier- oder Kinderärztin zu werden und eine eigene Familie zu gründen. Nach eigener Angabe habe sie hart aber erfolglos an diesen Zielen gearbeitet. Sie kompensiere diese Erfahrung mit der Arbeit in einer Kindestagesstätte und Grundschule, was ihre mütterlichen Gefühle teilweise befriedige. Allerdings leide sie seit dem Alter von 19 Jahren an Melancholie und Traurigkeit, als zwei Freunde überraschend starben. Sie wurde erstmals 2011 und später 2015 für mehrere Monate als psychiatrische Privatpatientin mit der Diagnose einer bipolaren affektiven Störung ins HEM eingewiesen. Auf die Frage, warum sie ihrer Meinung nach hier sei, antwortet sie:
„Aus meiner Perspektive bin ich hier, weil ich nicht in der Lage bin, mich gegen diese Leute zu wehren, die mich beschimpfen und mich nicht in Ruhe lassen. Sie sagen mir, mich selbst zu ficken, und dann weine ich. Deswegen ziehe ich mich so zurück, bin schüchtern und introvertiert. [...] Ich wollte mit niemandem reden. [...] Als sie mich so beschimpften und verfolgten, fing ich an, mich selbst zu hassen. Andere akzeptierten mich nicht, wie ich war; daher begann ich, mich selbst zu hassen."
Als ich Elisângela fragte, wer sie belästigt habe, antwortete sie: „Das darf ich nicht sagen! Ich kam hierher, um meinen Schmerz zu überwinden, physischen und seelischen Schmerz. Das habe ich auch schon bei den Treffen gesagt!" Mit den 'Treffen' bezieht sich Elisângela auf die Evangelisationssitzungen zur Lesung und Diskussion spiritistischer Literatur durch Freiwillige wie Regina und William, an denen meist zehn bis fünfzehn PatientInnen teilnehmen, um ihre Erfahrungen in entspannter Atmosphäre zu kommunizieren, reflektieren und diskutieren. Während einer dieser Treffen offenbart Elisângela, dass ihre Verfolger sowohl lebende Familienmitglieder als auch obsessive Geister seien, derer sie sich nicht erwehren kann. Sie selbst wandte sich nach dem Tod ihrer

zwei Freunde dem Kardecismus zu, da sie sich teilweise mitschuldig fühlte. Sie betont, dass sie in beiden Fällen deren Tod vorhersah, aber nichts unternahm, um sie zu warnen. Elisângela ist daher davon überzeugt, dass sie ein Medium ist, weil sie Dinge sehe, bevor sie passieren. Sie will nach ihrer Entlassung in ein spiritistisches Zentrum ihrer Heimatstadt zurückkehren, um weiter an ihren medialen Fähigkeiten zu arbeiten. Sie müsse lernen, anderen durch ihre Gabe zu helfen, und sich spirituell weiter zu entwickeln: „Es geht um Solidarität und Entwicklung. [...] Es geht um Liebe, die in mir ist, und diese Liebe geht über auf andere Menschen, die sie empfangen. Es geht um die Übertragung von Liebe, der stärksten aller Energien".

Regina und William
Regina ist eine der Freiwilligen aus dem nahe gelegenen kardecistischen Zentrum und Mitglied des administrativen Vorstands des HEM. Sie ist ca. 75 Jahre alt, verwitwet, fünffache Mutter und pensionierte Lehrerin. Sie beklagt, dass so viele Menschen über Geisterbeschwörungen oder magische Heilrituale sprechen, ohne zu verstehen, was Kardecismus wirklich sei: Selbsthilfe und ein Weg zu lernen, wie man mit Traurigkeit umgehen und eigenverantwortlich Probleme lösen kann. Zentrale Aspekte der Evangelisation sind für sie Förderung von Liebe und Aufmerksamkeit. Nichtsdestotrotz beschränken sich Regina's Motive für ihre über 15-jährige Mitarbeit nicht nur auf den Nutzen für die PatientInnen:
„Ich glaube, dass diese Arbeit hier eine Erfahrung ist, die man nirgends sonst haben kann. Als ich hier vor vielen Jahren begann, beklagte ich mich bei einem Freund: "Ich mag das nicht, denn ich bin eine Lehrerin und ich bin schnelle Erfolge gewohnt. Hier funktioniert das nicht ... nichts passiert ... nichts bewegt sich vorwärts.' Und er fragte mich: 'Wer sagt, dass Du ihretwegen hier bist? Du bist hier, um zu lernen. Du brauchst diese Erfahrung."
Regina stammt aus einer katholischen Familie, war Einzelkind, und spricht insbesondere von ihrem Vater in tiefer Zuneigung. Sie

erzählt, dass sie als Kind mit einer stetigen Angst vor Geistern und der Dunkelheit aufwuchs. In der Retrospektive ist sie davon überzeugt, seit ihrem zwölften Lebensjahr ein Medium zu sein. Damals fing sie an, „Dinge zu sehen", an Schlaflosigkeit zu leiden, und generell eher traurig und still zu sein. Nachdem sie heiratete und ihre erste Tochter ein halbes Jahr alt war, starb ihr Vater sehr jung und überraschend an einem Herzinfarkt. Ihre Probleme begannen kurze Zeit später, als sie wieder schwanger war:
„Ich war ständig müde, wie es für eine Frau nach dem zweiten Monat durchaus normal ist. Daher wollte ich abends früh schlafen gehen. Mein Mann musste dann entweder mit mir zu Bett gehen, obwohl er noch nicht müde war, oder ich musste im Wohnzimmer auf der Couch vor dem Fernseher einschlafen. Ich hatte Angst, alleine im Schlafzimmer zu sein, weil dieses Phänomen immer nur dann auftrat, wenn ich alleine war. [...] Ich hörte diese Stimme direkt in meinem Ohr, wie so eine Rückkoppelung bei übersteuerten Mikrophonen, und sie sagte: 'Meine Tochter, ich liebe dich ... ich liebe dich sehr, meine Tochter.' [...] Das machte mir Angst und erschreckte mich ... ich hatte Angst vor dieser Stimme. Aber es passierte immer wieder, und diese Stimme sprach immer das Gleiche, bis ich es eines nachts wagte zu fragen: 'Vater, was willst du von mir? Sprich mit mir, Vater!' Aber nichts passierte; es kam keine Antwort, nur das ewige 'meine Tochter, ich liebe dich.' Das konnte so nicht weitergehen, aber was sollte ich tun? Ich sage dir, der einzige Weg war die Hinwendung zum Kardecismus, denn ich hatte wirklich Angst."
Ihre Mutter kontaktierte ein bekanntes spiritistisches Medium im gleichen Stadtviertel und Regina erinnert sich, dass ihr Vater als Geist in ihm inkorporierte und von menschlichen und spirituellen Beratern davon überzeugt wurde, sein zwar aus Liebe geborenes, aber dennoch schädliches (obsessives) Verhalten zu beenden. Nach dieser Erfahrung begann Regina, spiritistische Zentren zu besuchen, wann immer es ihre Zeit zuließ. Ihr Ehemann begleitete sie dabei, und ihr zufolge war es die glücklichste Zeit ihres Lebens. Er war zehn Jahre älter als sie und "die Sorte Ehemann, die mehr wie ein

Vater ist." Allerdings klagt sie, dass wann immer etwas richtig gut in ihrem Leben lief, irgendwelche Gesundheitsprobleme in ihrem Umfeld aufträten: einige Jahre nach der Episode mit ihrem Vater wurde ihr Ehemann schwerkrank, erst mit Diabetes und dann mit mehreren Infarkten, von denen der letzte ihn im Alter von sechzig Jahren tötete. Diesmal hörte sie nachts seine Stimme, auch wenn es ihr wesentlich friedlicher erschien als bei ihrem Vater. Regina ist heute davon überzeugt, dass sie ihr geistiges Gleichgewicht nach dem Tod ihres Ehemanns und als alleinerziehende Mutter von fünf Kindern, inklusive eines schwer drogenabhängigen Sohnes, dem Kardecismus verdankt. Insbesondere seit ihrer Pensionierung verbringt sie viel Zeit in spiritistischen Studiengruppen und widmet sich der Entwicklung ihrer medialen Fähigkeiten in speziellen Trainingskursen. Daher arbeitet sie heute neben ihrem Angebot der Evangelisation von PatientInnen und der Unterstützung der Administration des HEM auch einmal wöchentlich als Medium in einer von William geleiteten Disobsessions-Gruppe.

William ist ein 80-jähriger ehemaliger Bankangestellter, der sich nicht mehr genau daran erinnern kann, seit wie vielen Jahren er auf freiwilliger Basis im HEM arbeitet. Er schätzt aber, dass es ungefähr 40 Jahre sein müssen. Auch er wuchs nicht in einer spiritistischen Umgebung auf, interessierte sich aber schon als Heranwachsender für spiritistische Literatur. Als junger Mann begann er, spiritistische Zentren aufzusuchen, allerdings nicht als Hilfesuchender, sondern als Interessierter. Als dann einige Leute begannen, freiwillig im HEM zu arbeiten, tat er es eben auch.

Er kritisiert, dass die gegenwärtige Krankenhausleitung die Evangelisation nicht ernst genug nehme, da sie seiner Meinung nach für PatientInnen und MitarbeiterInnen obligatorisch sein sollte. Ihm zufolge stellt die Evangelisation einen zentralen Aspekt der Therapie dar, weil PatientInnen beginnen, über ihre Probleme nachzudenken und sich spirituell weiter entwickeln können. Selbst wenn sie als Person intellektuell nicht in der Lage seien zu verstehen, würden der eigene Geist und die spirituellen Obsessoren zuhören und ihr falsches Verhalten erkennen. Die Technik der 'Passe' vergleicht er mit einer Transfusion, nur mit Energie anstelle von Blut: „Du verlierst dabei nichts, du teilst nur. Geben ist ein zentraler Aspekt des Lebens." Eine andere wichtige Behandlungsart, insbesondere der störenden Geister, sei die Technik der Disobsession. Er selbst sei kein Medium, aber innerhalb der Disobsession unterstütze er andere moralisch und energetisch.

Disobsession
Disobsessionstreffen finden im HEM ohne die Teilnahme der PatientInnen statt und dienen der Auseinandersetzung mit störenden Geistern im spirituellen Orbit des HEM. Disobsession funktioniert wie ein 'milder' Exorzismus innerhalb verschiedener wöchentlich stattfindender einstündiger Treffen von geschlossenen Gruppen zwischen acht und zwanzig Personen, die aus Medien, Beratern, Assistenten, Lesenden, Betenden und 'Energiespendern' besteht. Ein/e permanente/r LeiterIn entscheidet im Sinne eines Rotationsprinzips, wer welche Funktion übernimmt, so dass alle aktiv teilnehmen.
Eine Person wird das Treffen mit einem improvisierten Bittgebet eröffnen, bevor Andere spiritistische Texte vorlesen und ggf. kommentieren und schließlich jemand das christliche 'Vaterunser' betet. Währenddessen wird der Raum, der nur über einen Tisch und Stühle in einer sonst kargen Umgebung verfügt, abgedunkelt, um Ablenkung durch visuelle Reize zu vermeiden. Alle Teilnehmer werden still und konzentrieren sich. Medien beginnen, Geister in ihrer Umgebung mit all ihren Sinnen wahrzunehmen: einige hören, andere sehen, riechen, fühlen oder schmecken sie sogar, und übermitteln empfangene Informationen oftmals in eigenen Worten (zur 'Sinnesarbeit' im Kardecismus vgl. Kurz 2017). Die Stimmen der Medien übertragen dann Kommunikationen von Geistern, die meist ob ihrer Lebens- und Todeserfahrungen heftige Gefühle übermitteln (Zorn, Angst, Traurigkeit, Verwirrung) und aufgrund dieses energetischen Involviertseins als Obsessoren verantwortlich zeichnen für das Leiden von PatientInnen. Die anschließende Disobsession folgt einem immer gleichen Muster: Ein oder zwei

Assistenten beginnen eine Unterhaltung mit dem Obsessor über dessen Tod und damit einhergehende Erfahrungen. Sie diskutieren den negativen Einfluss seines Verhaltens und bieten die Hilfe wohlwollender Geister innerhalb eines Krankenhauses auf der spirituellen Ebene an. Im Folgenden liefere ich beispielhaft Auszüge solch einer Disobsessionssitzung, an der ich am 24.11.2015 als Beobachter teilnahm:

Um 17:00 Uhr treffen sich William, Regina, drei andere Männer und fünf weitere Frauen in einem der kargen Räume des HEM. Er verfügt über einen großen massiven Tisch in der Mitte, darum herum sind Stühle angeordnet und ein Krug mit Wasser steht darauf. Der Raum hat wenige Fenster, die geschlossen und abgedunkelt bleiben, um Störgeräusche der nahe gelegenen Straße und andere ablenkende Sinneseindrücke auszublenden. Nach einigen informellen Gesprächen bestimmt William, wer heute welche Rolle einnimmt. Vier der anwesenden Frauen (inkl. Regina) sind Medien, während die fünfte für Lesungen und Gebete verantwortlich ist. William selbst übernimmt die Beratung der Geister, während die anderen Männer am Ende die Passe übernehmen und das gesamte Treffen energetisch unterstützen. Die Sitzung wird exakt eine Stunde dauern. In den ersten fünf Minuten wird aus dem 'Evangelium im Lichte des Spiritismus' (Kardec 2008) zum Thema spiritueller Einflüsse und menschlicher Widerstandskraft gelesen.

Die zentrale Botschaft ist, dass negative Gedanken auf moralische Imperfektion, äußere Einflüsse, oder beides zurückzuführen seien. In jedem Fall sei es die Verantwortung des Individuums, positiv zu denken und sich selbst gegen negative Einflüsse zu wehren. Hinwendung zu Gott, den höheren Geistern und insbesondere das Gebet seien wirksame Waffen gegen Stolz, Eitelkeit, Egoismus und das Böse. Aber selbst wenn man das verfehle, seien Reue und persönliche Entwicklung Wege der Abwehr negativer Einflüsse und der Vorbereitung zukünftiger Auseinandersetzungen wider die Versuchung. Die Rezitatorin fährt fort mit einem improvisierten Gebet an Jesus und die wohlwollenden Geister, um die Arbeit der

Gruppe zu unterstützen und zu beschützen. Sie schließt mit einem 'Vaterunser'. Es ist jetzt 17:15 Uhr, und die Gruppe wird für eine Minute still. Dann beschwert sich Regina plötzlich über ein Gefühl „wirklich schwieriger Fluide" in der Umgebung, und dass sie kaum mehr atmen könne. William fordert sie auf, sich zu beruhigen und weiter zu atmen, doch sie wird immer unruhiger und beginnt zu schreien, zu weinen, zu fluchen, und zu wimmern. In der Wahrnehmung der anderen Teilnehmer inkorporiert sie einen Geist, der wohl im Schlamm eines Erdbebens oder Minenunfalls erstickt ist,[3] und eine starke Bindung zu einer/m PatientIn des HEM hat, was jedoch nicht näher eruiert wird. Der folgende Auszug der fünfzehn-minütigen Unterhaltung zwischen William (W) und des in Regina (R) inkorporierten Geistes offenbart einige zentrale Dynamiken des Disobsessions-Prozesses:

R: *Hallo Onkel ... wie heuchlerisch du doch bist ... fühlst dich sogar nützlich hier ... hahaha ... du bist völlig unnütz ... mich da raus zu holen, wo ich war, und mich wieder hier hin zu bringen ... glaubst du, dass das irgendeinen Nutzen hat? Warum bin ich hier? Damit du mich bedrängst und ängstigst ... was kommt als Nächstes?*
W: *Beruhige dich!*
R: *Ich kann nicht atmen!* (winselt und heult)
W: *Beruhige dich!*
R: *Ich kann nicht atmen!* (heult lauter)
W: *Dir geht es bald besser ... entspanne dich!*
R: *Wer hat mich hierher gebracht?* (Lauter:) *Wer hat mich hierher gebracht?*
W: *Entspanne dich mein Freund, entspanne dich!*
R: *Ich will nicht ... ich mag euch Typen nicht ... ich will hier weg ... ihr seid so irregeleitet!* (beginnt zu weinen) *Ihr sagt das über uns, aber*

---

3 Der Autor fühlte sich an die Katastrophe von Mariana (Minas Gerais) vom 05.11.2015 knapp drei Wochen vorher erinnert, innerhalb derer Tausende unter giftigem Schlamm begraben und Millionen obdach- und arbeitslos wurden. Ob hier eine Verbindung besteht, bleibt allerdings unklar.

ihr seid es ... (heult und schreit:) *Wer hat mich hierhergebracht?*
W: *Beruhige dich, bitte beruhige dich ... niemand hier will dir etwas Böses ... deine Atembeschwerden werden bald besser ... wir helfen dir!*
[...]
R: *Ihr könnt nicht mit mir runter gehen ... ihr könnt das nicht ... und ich kann nicht hier oben bei euch bleiben!*
W: *Doch, das kannst du. Es ist dir erlaubt worden, nur, dass du es noch nicht weißt ... schau mal, da sind Freunde in deiner Nähe, die dir helfen wollen!* [...]
R: *Sollte es wirklich wahr sein, dass ich nicht mehr so leiden muss?*
W: *Lass mich dir eine gute Nachricht geben ...*
R: *Ja!* (Seufzen und Stöhnen:) *Sprich!*
W: *Da ist ein Freund in deiner Nähe, der dir etwas zeigen will. Erlaube es ihm! Weißt du wer das ist? Vertrau ihm!* [...]
R: *So viel Zuneigung ... so viel Liebe ... wie eine süße Brise, die mich weinen lässt!*
W: *Weil dich dieses Wesen sehr liebt! Niemand liebt dich mehr!*
R: *Und es lässt mich vor Freude weinen, aber wer ist es?*
W: *Ja ... das ist dein Schutzengel, aber ein Engel, der schon mit dir gelebt hat, der dich sehr geliebt hat, und dich immer lieben wird! Siehst du?*
R: *Ich bin so müde! So müde ... und er bietet mir seinen Schoß und seine Brust an!* (lacht vor Freude)
W: *Möchtest du, dass er dich mitnimmt?*
R: *Ich bin so müde ... also ja, ich will ... JA!* [...]
W: *Eine gute Sache! Und von jetzt an wird es immer so sein! Siehst du? Gott segne dich, damit du deinen Frieden findest! Das ist unser Wunsch für dich; und mit Sicherheit wirst du ihn finden. Du kannst nun ruhig und erleichtert weiterziehen, und es wird dir besser gehen, immer ein bisschen mehr...*
R: *Vielen Dank!* (seufzt)

Es herrscht Stille für etwa fünfzehn Sekunden, bevor Regina anmerkt, dass sie noch immer nicht gut atmen könne. William fragt, ob noch andere leidende Individuen da seien, und ein anderes

Medium antwortet. Insgesamt werden an diesem Tag vier Geister in gleicher Weise behandelt. In allen Fällen spricht William von einem Krankenhaus in der spirituellen Welt, und dass die leidenden (und Leiden verursachenden) Geister sich nur auf eine bereitstehende Liege legen und den wartenden Freunden anvertrauen sollen. Dementsprechend endet die Behandlung dieser spirituellen Obsessoren jedes Mal damit, dass sie von wohlwollenden Geistwesen in heilende Gefilde des Lichts, Friedens und der Liebe geleitet werden. Gegen 17:50 fragt William in die Runde, ob es allen gut gehe, und Regina merkt an, dass sie sich ausgelaugt fühle. William versichert ihr, dass sie sich bald besser fühlen werde. Drei Männer spenden in totaler Stille die Passe für alle, und alles was man im Hintergrund hört, sind Straßengeräusche, Vogelgezwitscher, Hunde, und Fernsehgeräusche aus der Nachbarschaft. Nach den vorausgegangenen Erfahrungen erscheint es dem Autor wie die Rückkehr in die Welt der Lebenden, nur friedlicher und freundlicher als zuvor. William spricht ein Dankgebet an Gott, Jesus, und die helfenden Geister, und schließt die Sitzung mit einem weiteren 'Vaterunser' ab. Dann trinken alle das nun spirituell fluidifizierte Wasser aus dem Krug auf dem Tisch, verlassen den Raum, und gehen ihrem weiteren Tagesgeschäft nach.

Therapieansätze im Schnittfeld religiös-spiritueller und psychiatrischer Heilpraxis

Abgesehen von der sinnlich-emotionalen Erfahrung, die die Teilnahme an solch einer mediumistischen Sitzung mit sich bringt und Rückschlüsse auf die Kultivierung eines „inneren Sinns" (vgl. Kurz 2017, Luhrmann & Morgain 2012) zulässt, offenbart das Beispiel der Disobsession, wie krankheitsbezogene Erklärungsmodelle der spirituellen Obsession und des Mediumismus sich aufeinander beziehen und wie sie in die Praxis umgesetzt werden. Der spirituelle Obsessor als externe Ursache eines seelischen, emotionalen, geistigen und/oder spirituellen Leidens inkorporiert in einem Medium, wird identifiziert und schlussendlich in ritualisierter Weise nicht exorziert, sondern selbst einer Heilung zugeführt. PatientInnen sind von dieser Praxis ausgeschlossen, denn sie sollen ihr Leiden nicht einfach mit externen Ursachen legitimieren, sondern sich spirituell weiterentwickeln und während der Evangelisation ihre Erfahrungen reflektieren. Nichtsdestotrotz wird der Disobsessions-Prozess als therapeutischer Akt verstanden, da PatientInnen des HEM durch die Behandlung ihrer Obsessoren auch ohne eindeutige identifikatorische Zuordnung der Patient-Obsessor-Beziehung (spirituelle) Linderung erfahren. Disobsession stellt damit eine komplementäre Behandlung zur Evangelisation dar. Während sich dort der Geist des Obsessors weiterentwickelt, lernt hier der Geist des Patienten. Zusammen bewirkt dies eine spirituell-energetische Trennung beider Entitäten und damit eine Auflösung der gegenseitigen (krankmachenden) Beeinflussung.

Die Teilnehmer der Disobsessionssitzungen verfolgen unterschiedliche Beweggründe: Für einige ist es ein Akt der Nächstenliebe, für andere ein Weg des spirituellen Fortschritts und der mentalen Hygiene. Für viele Medien ist es eine Möglichkeit, mentale, emotionale und spirituelle Leiden bzw. deren Psychopathologisierung zu umgehen. Regina ist beispielhaft dafür: Sie hört Stimmen, aber wendet sich dem Spiritismus zu, wo ihre Erfahrung nicht psychopathologisch gedeutet, sondern im Gegenteil wohlwollend integriert wird. Sie findet Rückhalt in einem sozialen Milieu, welches ihre Erfahrung als mediumistische Gabe begreift und als Fähigkeit gutheißt, mit spirituellen Obsessoren kommunizieren zu können. Aus psychiatrischer Perspektive ließe sich argumentieren, dass sie gewisse Symptome (auditive Halluzinationen) entwickelt habe, aber dass ihre spirituelle Auseinandersetzung und die Integration entsprechender Erklärungsmodelle der spirituellen Obsession und des Mediumismus sie vor Geisteskrankheit und psychiatrischer Behandlung bewahrt.

Elisângela hat vergleichbare Erfahrungen (visuelle Halluzinationen interpretiert als Hellsehen), aber sie entbehrt der sozialen und spirituellen Unterstützung. Im HEM hilft ihr die Evangelisation, ihre Leidenserfahrung (wie bei Regina) als etwas Konstruktives zu deuten, indem sie in Zukunft Anderen mit ähnlichen Erfahrungen helfen will. Es wird sich natürlich nicht mehr klären lassen, ob sie ihre Erfahrungen im Nachhinein im Sinne des Spiritismus uminterpretiert, um ggf. dem Stigma einer psychiatrischen Diagnose zu entgehen, bzw. diese stattdessen als spirituelle Gabe zu legitimieren sucht. Es soll hier aber auch nicht darum gehen, Ursachen, Auswirkungen und/oder Wahrhaftigkeit spiritueller Erfahrung bzw. Interpretation dieser zu bewerten, sondern persönliche Bedeutungen individueller Narrative bzgl. Gesundheit, Krankheit und Heilung zu verstehen, zu deuten und nachzuvollziehen.

Die persönlichen Narrative über Erfahrungen des Mediumismus und/oder der spirituellen Obsessionen offenbaren ein sich wiederholendes Muster, nämlich das eines graduellen transformativen (Heilungs-) Prozesses. Der Übergang von Krankheit zu Heilung entspricht einer individuellen Dynamik, der Passivität (*patiency*) medizinischer Behandlung zu entfliehen und aktiv (Eigen-) Verantwortung (*agency*) zu entwickeln.[4] Dabei verwischen oftmals die Grenzen von Selbst- und Fürsorge (vgl. Thiesbonenkamp Maag 2014), da der eigene (spirituelle) Heilungsprozess die Unterstützung anderer PatientInnen mit ähnlichen Erfahrungen beinhaltet.

Nach Waldram (2013) stellt dies im Gegensatz zur Restauration eines vorherigen Gesundheitszustands einen transformativen Heilungsprozess dar: PatientInnen entwickeln Praktiken und Verhaltensweisen, die ihr Leiden nicht ablehnen oder bekämpfen, sondern als wichtige Erfahrung in ihr Selbst integrieren und damit der (Psycho-) Pathologisierung und ggf. auch der sozialen Stigmatisierung entgehen. Während Williams Engagement hier vielleicht eher als prophylaktische Praxis verstanden werden kann, können wir bei Regina schon von einer coping-Strategie bzgl. ihrer

---

4 Zur medizinethnologischen Entwicklung und Verwendung der Konzepte agency und patiency vgl. Sieler (2014).

außergewöhnlichen Erfahrungen sprechen. Für Elisângela wiederum stellt der Kardecismus ein Therapiemodell dar, innerhalb dessen sie ihre leidvollen Erfahrungen reinterpretieren kann. Sie findet Wege und Mittel, spirituelle Problematiken zu lösen und sich in Richtung einer Eigenverantwortung zu entwickeln, die eine neue soziale Rolle innerhalb einer neuen Gemeinschaft und damit Heilung von vorherigen psychosozialen Zusammenhängen verspricht.

Innerhalb des HEM werden Konzepte des Mediumismus und der spirituellen Obsession als Erklärungsmodelle für geistige, seelische, emotionale und/oder spirituelle Leidenserfahrungen in den psychiatrischen Diskurs integriert. Sie werden also nicht in Abgrenzung zu psychiatrischen Diagnosekategorien, sondern als komplementärer Ansatz eines Verständnisses menschlichen Leidens verstanden und von verschiedenen affiliierten Gesundheitsprofessionellen unterstützt. Die Fallstudien offenbaren die Dynamik dieser Erklärungsmodelle innerhalb der kardecistischen Gesundheitsversorgung und deren Fokus auf die Eigenverantwortung der PatientInnen. Weit davon entfernt, entsprechende Erfahrungen zu stigmatisieren, wird Trost und Linderung dadurch generiert, dass der persönlichen Erfahrung ein Sinn gegeben und damit die Möglichkeit einer Strategie zur Auseinandersetzung generiert wird.

Wie schon angedeutet, stellt Reginas Fall ein exemplarisches Beispiel auch aus ätiologischer Sicht dar: Wie Elisângela weist sie eine Disposition für affektive Störungen in Bezug auf den Verlust geliebter Menschen und eine Erfahrung außergewöhnlicher sensorischer Phänomene auf (Regina 'hört', Elisângela 'sieht'). Beide stammen aus vergleichbaren sozialen Kontexten (urbane Mittelklasse, Pädagogik) und müssen sich mit nicht zufriedenstellenden familiären Lebenssituationen auseinandersetzen (Elisângela bleibt trotz Bemühungen ohne eigene Familie und Kinder; Regina sieht sich plötzlich mit der Erziehung von fünf Kindern alleine gelassen). Allerdings wird Regina nie zu einer psychiatrischen Patientin. Ihre Erfahrungen werden als

Mediumismus und Einfluss (in diesem Fall wohlwollender) spiritueller Obsessoren interpretiert. Sie erfährt im kardecistischen Kontext soziale Unterstützung und Instruktionen, ihre Erfahrung sinnvoll zu interpretieren und aufzuarbeiten. Sie beginnt, kardecistische Literatur zu lesen und in Studiengruppen zu diskutieren, und integriert aktiv Diskurse und Praktiken als Dispositionen eines neuen kardecistischen Habitus des spiritistischen Studiums, der karitativen Praxis und eines damit einhergehenden spirituellen Fortschritts.[5]

Regina reinterpretiert aktiv ihre Erfahrungen innerhalb einer Gemeinschaft, die diese nicht stigmatisiert, sondern wertschätzt, und dies scheint generell der Hinwendung von Individuen zum Kardecismus zu entsprechen. Die wenigsten wurden in kardecistische Familien geboren oder wandten sich diesem, wie William, nur aus Interesse und Neugier zu. Vielmehr durchlebten viele verstörende Erfahrungen und erfuhren Linderung in spiritistischen Zentren. Nicht jede/r entwickelt dann unbedingt mediale Fähigkeiten, aber die meisten finden Erklärungen für Gesundheitsprobleme, Unglück, negative soziale Erfahrungen und/oder Konflikte. Sie richten ihre Aufmerksamkeit auf die Selbstreflexion und -entwicklung, da sie lernen, sich für die Verbesserung ihrer Erfahrung und Lebenssituation selbst verantwortlich zu fühlen.

Elisângela hatte nicht so viel Glück, da sie schon zweimal als psychiatrische Patientin eingeliefert wurde. Sie entwickelte Schuldgefühle bzgl. des Todes ihrer Freunde und wurde darüber hinaus ob ihrer Erfahrungen sogar von Familienangehörigen für verrückt erklärt. Nichtsdestotrotz liefern die Konzepte des Mediumismus und der spirituellen Obsession Erklärungen, mit denen sie für sich arbeiten kann. Ihr zufolge war es ein zentrales Problem, dass sie diese Erklärungsmodelle als Entschuldigung und/oder Rechtfertigung ihrer Erfahrung und ihres manchmal

---

5 Zur Diskussion bzgl. des Habitusbegriffs als aktiv und/oder passiv erlernte soziale Praxis vgl. Bourdieu (1977) und Giddens (1979).

devianten Verhaltens nutzte. Jetzt begreift sie ihre Hellsichtigkeit als Gabe, die sie mit anderen Menschen teilen will. Regina und William bestärken sie darin, in ihrem Heimatort weiterhin im kardecistischen Kontext aktiv zu bleiben. Sie folgt damit einem Weg, der schon von vielen PatientInnen des HEM beschritten wurde, nämlich nach ihrer Entlassung spiritistische Zentren aufzusuchen. Generell scheint es eher sozial akzeptiert zu sein, über spirituelle Probleme zu reden, als über psychische. Wesentlich wichtiger ist aber, dass PatientInnen beginnen, nicht nur für sich selbst, sondern auch für andere Verantwortung zu übernehmen, Antworten auf ihre Fragen zu finden, Strategien des Lebens mit dem Leiden zu entwickeln, und Trost darin zu finden, die eigene Lebenssituation nachhaltig und selbständig zu gestalten.

Spiritismus in Deutschland

In Brasilien organisieren sich spiritistische Mediziner und Psychiater innerhalb der *Associação Medico-Espírita* (AME, *„Assoziation Spiritistischer Ärzte"*). Mitglieder nehmen weltweit an medizinischen Kongressen teil, um spiritistische Ansätze bzgl. Gesundheit und Heilung zu diskutieren. In Deutschland sind es vor allem die Organisatoren des jährlich stattfindenden *Psycho-Medizin-Kongress* in Bad Honnef, die sich dem Spiritismus zuwenden und regelmäßig brasilianische Redner zu spiritistischen Erklärungsmodellen und Heilpraktiken mit dem Ziel einladen, diese in das deutsche Gesundheitssystem zu integrieren. Im Jahr 2016 z.B. folgten ca. 150 deutsche und brasilianisch-stämmige Hörer über zwei Tage Vorträgen zu Themen wie Reinkarnation, Obsession, Mediumismus und energetische Aspekte der Therapie.

6 Mit Rücksichtnahme auf meine Forschungspartner und zur Vorbeugung evtl. Anfeindungen durch staatliche, religiöse und/oder individuelle Akteure werden in diesem Abschnitt nicht nur einzelne Personen, sondern auch deren Affiliation zu bestimmten lokalen Gruppen anonymisiert. Im Anhang liefere ich einige Links, die der/m interessierten LeserIn bei der Suche nach einer für sie/ihn passenden Institution behilflich sein kann.

Einige Mitglieder verschiedener deutsch-brasilianischer spiritistischer Gruppen widmen sich verstärkt diesen Ideen. Einer dieser mittlerweile überwiegend als allgemeinnützig anerkannten Vereine in einer deutschen Großstadt[6] existiert seit ca. 20 Jahren und setzt sich zum Ziel, eine christlich-spiritistische Praxis durch Brüderlichkeit, Gebet und Studium der spiritistischen Lehre nach Allan Kardec auszuüben und zu verbreiten.

Ungefähr 50 bis 60 Mitglieder nehmen regelmäßig an Vorträgen und Studiengruppen zur kardecistischen Doktrin, an Mediumismus-Übungen und an energetischen Behandlungen in Form der Passe teil. 20% sind Deutsche, während sich der Rest aus brasilianischen MitbürgerInnen zusammensetzt. Jede Person in Not ist willkommen und erfährt spirituelle und psychosoziale Unterstützung und es sind vor allem junge Brasilianerinnen, die sich hier Linderung von einer subjektiv als verstörend empfundenen kulturellen Umwelt versprechen (zu weiblicher brasilianischer Migration in Deutschland vgl. Margolis 2013: 103ff). Dieser Verein ist eine von ca. 15 spiritistischen Gruppen innerhalb der *Deutschen Spiritistischen Vereinigung* (DSV), einer Untergruppe des *Conselho Espírita Internacional* (CEI, „Internationaler Spiritistischer Rat"), der wiederum durch die *Federação Espírita do Brasil* (FEB, „Brasilianische Spiritistische Föderation") dominiert wird. Die DSV verfolgt die Strategie einer Verbreitung solidarischer und brüderlicher Einheit, der Unterstützung und der Koordination spiritistischer Praxis in Deutschland.

Im Jahr 2016 nahm ich an ihrem jährlichen Treffen teil, das sich als wissenschaftliche Tagung mit Keynotes, Vorträgen, Lesungen, Workshops und Büchertischen präsentiert. Das Treffen dient in erster Linie dem Austausch verschiedener brasilianischer Gemeinschaften in Deutschland, und ein viel diskutiertes Thema ist die Bedeutung der deutschen Sprache innerhalb spiritistischer Zentren. Während einige TeilnehmerInnen argumentieren, dass spiritistische Zentren ein Rückzugsort für brasilianische MigrantInnen und deren Aufrechterhaltung ihrer kulturellen Identität sein sollten, sprechen sich andere für einen Raum der

Integration, des Austauschs, und der Aufarbeitung der spiritistischen Lehre für den deutschen Kontext aus.
Der Aspekt der spirituellen Unterstützung und deren Potential für die Etablierung von Heilungskooperationen im Sinne spiritistischer Doktrin und gesetzlich verankerter deutscher Gesundheitsversorgung wird in der Folge auch zu einem kontroversen Thema innerhalb des von mir über mehrere Monate regelmäßig besuchten Vereins. 2017 verlassen einige brasilianische und alle deutschen Mitglieder die Gruppe, um ein neues Projekt zu entwickeln, welches sich gleichzeitig der „Universalisierung" spiritistischer Praktiken und der Etablierung von Heilungskooperationen im Sinne eines holistischen bio-psycho-sozial-spirituellen Ansatzes widmet.
Die zentrale Idee ist, dass der Spiritismus nicht als brasilianische kulturelle Praxis zu verstehen ist, sondern als universell gültige und wissenschaftlich begründete Lebensweise, die für den Zweck der globalen Verbreitung nur zeitweise in Brasilien „konserviert" wurde (vgl. Xavier 1938). Demzufolge müsse der Spiritismus von seinen religiös-kulturellen Implikationen befreit werden, um ihn allen Menschen zugänglich zu machen. Aber auch hier sollte man der persönlichen Erfahrung von betroffenen Individuen Rechnung tragen, um die Bedeutung spiritistischer (Heil-) Praktiken verstehen und einzuordnen zu können.

Fernanda
Fernanda kommt aus São Paulo. Sie ist 32 Jahre alt und studierte Industriedesign in Brasilien. Sie wuchs in einer katholischen Familie auf, verfolgte seit ihrer Jugend aber eine eher atheistische und antireligiöse Haltung. 2009, im Alter von 25 Jahren, kommt sie mit einem Studentenvisum nach Deutschland, belegt aber keine Kurse, sondern versucht in ihrem Beruf Fuß zu fassen. Da aber ihr brasilianischer Abschluss in Deutschland nicht anerkannt wird, absolviert sie ein schlecht bezahltes Praktikum nach dem anderem und fühlt sich schließlich ausgebeutet und heruntergesetzt, was sie verletzt, frustriert und letztendlich in eine schwere Depression gleiten lässt. Ihr zufolge hat sie sich in Deutschland wieder Gott

zugewandt, nachdem sie so sehr litt und eine feste Stütze brauchte. 2013 trifft sie ihren zukünftigen Ehemann Peter, der sie emotional unterstützt und letztendlich auch ihren legalen Status in Deutschland garantiert. Ab 2014 frequentiert sie spiritistische Treffen und nimmt aktiv an brasilianischen und deutschen Studiengruppen teil. Auch überzeugt sie Peter, sie zumindest zu letzteren zu begleiten. Für Fernanda stellt die Teilnahme einen zentralen Faktor dar, wieder zu sich selbst zurück zu finden, nachdem sie nicht mehr wusste, wie sie als begabte junge Frau mit dem marginalisierten Status einer Einwanderin innerhalb der deutschen Gesellschaft überleben sollte – bis hin zu Selbstmordgedanken. Heute ist es ihr wichtig, anderen zu helfen, die vergleichbare Erfahrungen machen. Sie selbst ist davon überzeugt, dass es ihr im spiritistischen Zentrum möglich ist, sich und andere zu „heilen":

„Seit ich hier bin, habe ich eine innere Reform durchlebt. Ich habe an meinem inneren Selbst gearbeitet, hauptsächlich durch Eigenstudium der spiritistischen Doktrin und Vorträge. Ich habe so viel gelernt, und ich glaube, dass es mir sehr geholfen hat. Es hat vieles verändert: Früher war ich arrogant und hatte viele Fehler, die ich hier bearbeiten konnte. Jetzt bin ich bescheidener – und das verdanke ich dem Spiritismus. […] Es war solch eine Linderung an mir selbst zu arbeiten, weil ich erkannte, dass sich die Welt nicht so schnell verändern würde. Also muss ich mich und meinen Blick auf die Welt verändern."

Fernanda ist davon überzeugt, dass die spiritistische Praxis und Gemeinschaft ihr half, ihre Probleme zu bewältigen, indem sie einen Weg fand, damit umzugehen. Beruflich ist sie nun eine unabhängige, selbständige Grafikdesignerin und erlebt die Interaktion zwischen BrasilianerInnen und Deutschen im spiritistischen Zentrum als integrative, bereichernde Herausforderung. Fernandas Beispiel unterstützt meine eingangs eingeführte These, dass kulturelle Aspekte und entsprechende Gruppendynamiken wichtig für Gesundheit und Wohlbefinden sind, dass aber persönliche Erwartungen, individuelle Ressourcen und politischer

Kontext ebenso zentral sind. Dies gilt insbesondere im Kontext transnationaler Gesundheitsfürsorge. Verschiedene Forschungsarbeiten zum Zusammenhang von Migration und (geistiger) Gesundheit unterstreichen die Bedeutung religiös-spiritueller Ressourcen und Therapiepraktiken als zentral für Integrationsprozesse von Immigranten in ein neues kulturelles System, gerade innerhalb eines einwanderungsfeindlichen politischen Kontexts (vgl. Eichler 2008, Huscke 2013, Thiesbonenkamp-Maag 2014). Dies trifft auch für den Spiritismus in Deutschland zu. Interessanterweise lassen sich darüber hinaus aber Bestrebungen einer Integration und Anpassung spiritueller Aspekte in/an den deutschen Kontext beobachten, die sich auch an aktuellen Debatten und politischen Restriktionen innerhalb des nationalen Gesundheitssystems orientieren. Letztendlich wird hier das Ziel eines symmetrischen Verhältnisses zwischen Biomedizin, Psychiatrie, und alternativen bzw. komplementären Therapieansätzen verfolgt.

Heike

Heike ist eine deutsche, unverheiratete und kinderlose 55-jährige Frau, die in einem öffentlichen Transportunternehmen arbeitet. Sie bezeichnet sich selbst als Medium und beschreibt ihren Mediumismus als „innere Stimme", die sie seit dem Alter von sechs Jahren vor gefährlichen Situationen warnt und bei täglichen Entscheidungen hilft. Sie glaubt an ihre Fähigkeit andere spirituelle Ebenen bereisen und mit den Geistern Verstorbener kommunizieren zu können. Sie las viel Literatur zu Mediumismus und New-Age-Spiritualität, bevor sie den spiritistischen Verein kennenlernte, wo sie nach tiefgreifenden Antworten und Informationen suchte. Es habe ihr sehr geholfen mit Menschen zu sprechen, die ihre Erfahrungen teilen, verstehen, und sogar gutheißen, und dass sie ihr Wissen innerhalb der Vorträge und Studiengruppen ausbauen kann. Sie wurde 2012 Mitglied des Vereins, zu einer Zeit, die sie als schmerzhaft beschreibt. Innerhalb weniger Jahre verlor sie ihre Eltern, einen Freund, und eine

Kollegin, was ihr sehr zusetzte. Hinzu kamen andere unglückliche und schwierige Erlebnisse, die in ihrer Summe zu einem Zustand der Isolation und Verzweiflung führten. Nachdem sie Mitglied wird, erfährt sie Aufmerksamkeit und Empathie durch die Gruppe, und insbesondere die Passe tut ihr gut und hilft ihr. Heike ist sich sicher, dass ihr Unglück sie hierhergeführt habe, damit sie ihre Probleme bearbeiten und sich spirituell entwickeln kann. Sie versteht Studium und Diskussion der spiritistischen Doktrin als Regeneration ihres inneren Selbst, was ihr in schwierigen Lebenssituationen oder bei der Arbeit hilft. Sie nimmt an einem Mediuismus-Training und an Disobsessions-Gruppen teil und versichert mir, dass sie genau das immer wollte: Die Möglichkeit zu haben, leidenden Geistern zu helfen, und gleichzeitig negative Energien und Einflüsse zu kanalisieren, die sie im Alltag akkumuliere. Ihr zufolge ist es ein Ruf, und sie ist glücklich, dass sie ihm in dieser Gemeinschaft folgen kann:

„Ich bin hier, um meine Obligationen zu erfüllen, denn meine mediumistischen Fähigkeiten wurden mir nicht umsonst gegeben. Es fühlt sich richtig an, denn es muss Menschen geben, die die Vibration dieses Planeten verstärken. Dafür müssen wir uns mit den spirituellen Wesen auseinandersetzen, und es gibt nicht genug Leute dafür. Aber ich bin mir sicher, dass das richtig und wichtig ist."

Sowohl Fernanda, als auch Heike beziehen sich auf das spiritistische Zentrum als einen Ort des Wohlfühlens in einer Phase schwieriger Lebensumstände, aber ihre Narrative unterscheiden sich stark in Bezug auf ihre persönlichen Erfahrungen. Fernanda leidet unter einer politisch generierten Feindseligkeit und Unzulänglichkeit im Kontext der Integration von MigrantInnen. Sie entwickelt eine klinische Depression, von der sie sich nur aufgrund einer unterstützenden Gruppe erholt, die sich auf brasilianische solidarische Praktiken beruft, obwohl der Spiritismus vorher nie eine Rolle in ihrem Leben spielte.[7] Gleichzeitig ermöglicht ihr die

---

7 Dieses Detail lässt auch Rückschlüsse zu auf so genannten religiösen Extremismus nicht als Angriff, sondern Reaktion auf nationale Praktiken des Umgangs mit Einwanderern.

Teilnahme an den deutschsprachigen Studiengruppen eine schrittweise Integration in den neuen kulturellen Kontext, was ihr sehr wichtig ist. Im Gegensatz dazu beschäftigt Heike das Problem, dass sie ihre spirituellen Erfahrungen nicht mit anderen teilen kann, ohne Gefahr zu laufen, für „verrückt" erklärt zu werden. Sie sucht in erster Linie einen Ort, an dem sie ihre Erfahrungen kommunizieren kann. Beide Narrative spiegeln jedoch ein generelles Muster bzgl. der verschiedenen Zugänge zum Spiritismus in Brasilien und Deutschland wider:

Über einen Kamm geschoren, scheinen brasilianische ImmigrantInnen spiritistische Zentren in Deutschland eher als *places of well-being* (vgl. Ferraro & Barletti 2016) wahrzunehmen, wo sie alltägliche Erfahrungen innerhalb eines „brasilianischen Umfelds" reflektieren, bewerten und bearbeiten können. Im Kontext institutionalisierter struktureller Gewalt, der Einwanderer in Deutschland ausgesetzt sind, erfahren sie Linderung und Integration dadurch, dass sie sich sowohl in einem eher schützenden brasilianischen Umfeld, als auch in einer mehr herausfordernden gemischten deutsch-brasilianischen Gruppe engagieren können. Deutsche und „progressive" brasilianische Mitglieder widmen sich allerdings zunehmend einer Anpassung an die deutsche Umwelt. Gerade Heikes Beispiel liefert in diesem Kontext Einblicke bzgl. des Spiritismus als transnationale und transkulturelle Übertragungen im Kontext von Gesundheit, Krankheit und Heilung.

Zunächst aber spielen in beiden kulturellen Kontexten Leidenserfahrungen eine zentrale Rolle für die langfristige Hinwendung zum Spiritismus. Spiritistische Erklärungsmodelle mögen in Brasilien prominenter sein, sind aber keineswegs an nationale oder kulturelle Grenzen gebunden. Spirituelle Beeinflussung, energetische Behandlung und persönliche Transformation durch religiöse Partizipation sind Aspekte verschiedenster globaler Heilpraktiken, die sich zwar in ihrer lokalen Form unterscheiden, sich aber in ihrer inhaltlichen Ausrichtung überschneiden (vgl. Littlewood 2000). Spiritistische Vorstellungen bzgl. (geistiger) Gesundheitsvorsorge erreichen zwar vor allem im brasilianischen Kontext des 20. Jahrhunderts (psychiatrische) Bedeutung, wurzeln aber letztendlich in mitteleuropäischen Praktiken des 19. Jahrhunderts. Auch wenn sie über 120 Jahre im europäischen wissenschaftlichen Diskurs ignoriert wurden, verschwanden sie nie komplett (Sawicki 2016). Durch die brasilianische Einwanderung und transnational agierende spiritistische Netzwerke, deren Gallionsfigur das über neunzigjährige, unbeirrt weltweit reisende und missionierende Medium Divaldo P. Franco aus Salvador (Bahia / Brasilien) ist, wird diese geistige Ausrichtung zunehmend revitalisiert. Die relativ junge Gruppe 'Weg der Nächstenliebe' (seit 2017) setzt sich in diesem Zusammenhang z.B. dafür ein, unter Berücksichtigung der deutschen Gesetze im Gesundheitswesen die „begleitende spirituelle Hilfe" nach den brasilianisch-spiritistischen Erfahrungen und Grundsätzen in Deutschland zu etablieren. Sie steht in Verbindung mit anderen spiritistischen Akteuren in Deutschland, wie z.B. den Organisatoren des Psycho-Medizin Kongresses in Bad Honnef, die sich der Integration spiritueller Aspekte und der Heilungskooperation spiritistischer, biomedizinischer und psychiatrischer Therapeuten in Deutschland verschreiben.

In diesem Zusammenhang sollte hier vielleicht abschließend auch auf ein weiteres Grundelement spiritistischer Gesundheitsfürsorge hingewiesen werden, nämlich die freiwillige, solidarische und auf Nächstenliebe beruhende Praxis ohne persönliche Bereicherung. Als Forscher und Mensch habe ich spirituelle Heilung und Gesundheitsfürsorge nie als Ware, sondern als Akt der Liebe und spirituellen Entwicklung verstanden und erfahren. Dieses Detail mag eine besondere Herausforderung für den Kontext ganzheitlicher Therapieansätze in Deutschland und Europa darstellen, denn zumindest nach dem brasilianischen Vorbild sollten sich mediumistisch begabte Menschen nicht als hochpreisige Wunderheiler verkaufen, sondern als durch eigene Erfahrungen geschulte, emphatische Begleiter eines Selbstheilungsprozesses Alternativen zu auf Profit, Prestige und Passivität der PatientInnen ausgerichtete therapeutische Praktiken aufzeigen (vgl. Voss 2011).

Die Zukunft wird zeigen, ob und wie sich spiritistische Erklärungsmodelle der spirituellen Obsession und des Mediumismus und die Implementierung brasilianischer Modelle der Heilungskooperation auf das deutsche Gesundheitssystem auswirken werden können.

Zusammenfassung
Geist, Heilung und Geistheilung – Spirituelle Obsession und Mediumismus als Erklärungsmodell und Therapieansatz im Schnittfeld religiös-spiritueller und psychiatrischer Heilpraxis: Spiritismus in Brasilien und Deutschland

Der Beitrag speist sich aus ethnographischem Material, welches im Rahmen des DFG-Projekts 'Diversifizierung von Mental Health – Therapeutische Orte des Brasilianischen Spiritismus' in Brasilien und Deutschland zwischen 2015 und 2018 erhoben wurde. Im Zentrum stehen Fragen nach alternativen und/oder komplementären Heilpraktiken bzgl. well-being und mental health im (brasilianischen) Spiritismus, ihr Verhältnis zu Biomedizin und kosmopolitischer Psychiatrie, daraus resultierende (internationale) Heilungskooperationen und deren Bedeutung und Transformation im Kontext des deutschen Gesundheitssystems.

Detaillierte Beschreibungen unterschiedlicher therapeutischer Orte des (brasilianischen) Spiritismus sowie verschiedene Fallstudien werden dieses heterogene Feld mit Rückgriff auf medizinethnologische Diskurse beleuchten und diskutieren. Insbesondere Aspekte religiös-spiritueller 'transformativer Heilung' im Rahmen des interdisziplinären Forschungs- und Arbeitsfelds der Transkulturellen Psychiatrie werden herangezogen, um die Bedeutung spiritistischer Therapieansätze innerhalb unterschiedlicher kultureller Bedingungen zu erörtern. Weder sollen dabei die 'klassische Schulmedizin', noch die 'Alternativ- und/oder Komplementärmedizin' diskreditiert oder verteidigt werden. Im Fokus stehen Beschreibung, Analyse, Diskussion und Vergleich unterschiedlicher spiritueller Heilpraktiken in unterschiedlichen soziokulturellen Kontexten.

Stichworte
Transkulturelle Psychiatrie – Medizinethnologie – Ethnographie – Religion – Spiritualität – CAM – Medizinischer Pluralismus – Diversifizierung – Heilungskooperation – Migration

Abstract
Spirit, Healing, and Ghosthealing – Spiritual Obsession and Mediumship as Explanatory Model and Therapy Approach at the Intersection of Religious-Spiritual and Psychiatric Healing Practice: Spiritism in Brazil and Germany

This chapter introduces ethnographic data which has been produced within the DFG-funded research project 'Diversification of Mental Health – Therapeutic Spaces of Brazilian Spiritism' in Brazil and Germany between 2015 and 2018. It focuses questions regarding alternative and/or complementary healing practices, well-being, and mental health in (Brazilian) Spiritism, their relationship to biomedicine and cosmopolitan psychiatry, resulting (international) healing cooperation, and their importance and transformation in the context of the German health system. The description of various therapeutic spaces of (Brazilian) Spiritism and related case studies will introduce and discuss this heterogenous field in relation to discourses in medical anthropology and within the interdisciplinary research and working focus of transcultural psychiatry. Aspects of religious-spiritual 'transformative healing' will underline the importance of Spiritist therapy approaches within different cultural environments. This contribution does not aim to criticize, nor to defend 'classical school medicine' or 'alternative and complementary therapies'. It concentrates on description, analysis, discussion and comparison of spiritual healing practices in different socio-cultural contexts.

Keywords
Transcultural Psychiatry – Medical Anthropology – Ethnography – Religion – Spirituality – CAM – Medical Pluralism – Diversity – Healing Cooperation – Migration

Literatur
BASU, H., R. LITTLEWOOD & A. STEINFORTH [eds] (2017): Spirit & Mind: Mental Health at the Intersection of Religion & Psychiatry. Berlin: Lit.
BEZERRA DE MENEZES, A. (1920 [1897]). A Loucura sob Novo Prisma. São Paulo: FEB.
BHABHA, H. (1994): Location of Culture. New York: Routledge.
BOURDIEU, P. (1977): Outline of a Theory of Practice. London: Cambridge University Press.
CSORDAS, T.J. (2017): Psychiatry and the Sweat Lodge: Therapeutic Resources for Native American Adolescents. In: Basu, H. et al [eds]: Spirit & Mind: Mental Health at the Intersection of Religion & Psychiatry. Berlin: Lit. pp. 127-140.
EICHLER, K (2008): Migration, transnationale Lebenswelten und Gesundheit: Eine qualitative Studie über das Gesundheitshandeln von Migrantinnen. Wiesbaden: VS.
FERRARO, E. & BARLETTI, J.P.S. (2016): Placing Wellbeing: Anthropological Perspectives on Wellbeing and Place. Anthropology in Action 23(3): 1-5.
FRANCO, D.P. (1997): Vida: Desafios e Soluções / pelo Espírito Joanna de Ângelis. Salvador: LEAL.
FRANCO, D.P. (1999): Dias Gloriosos / pelo Espírito Joanna de Ângelis. Salvador: LEAL.
FRANCO, D.P. (2002): Elucidações Psicológicas à Luz do Espiritismo / pelo Espírito Joanna de Ângelis (organização de G. C. Sobrinho & P. R. A. Pedrosa). Salvador: LEAL.
FRANCO, D.P. (2009 [2003]): Aspectos Psiquiátricos e Espirituais nos Transtornos Emocionais. (organização de W. Luiz & F. Nogueira). Salvador: LEAL.
FRANCO, D.P. (2010): A Obsessão e o Movimento Espírita. (organização de A.d. Cerqueira Filho). Santo André: EBM.
GIDDENS, A. (1979): Central Problems in Social Theory: Action, Structure and Contradiction in Social Analysis. London: MacMillan.
GREENFIELD, S.M. (2008): Spirits with Scalpels: The Culturalbiology of Religious Healing in Brazil. Walnut Creek, CA: Left Coast.
HESS, D. (1991): Spirits and Scientists: Ideology, Spiritism, and Brazilian Culture. University Park, PA: PSU.
HUSCHKE, S. (2013): Kranksein in der Illegalität: Undokumentierte Lateinamerikaner/-innen in Berlin. Bielefeld: Transcript.
KARDEC, A. (1986 [1861]): The Mediums' Book. Rio de Janeiro: FEB.
KARDEC, A. (1996 [1857]): The Spirits' Book. Rio de Janeiro: FEB.
KARDEC, A. (2008 [1864]): The Gospel according to Spiritism. Brasilia: International Spiritist Council.
KLEINMAN, A. (1988a): Rethinking Psychiatry: From Cultural Category to

Personal Experience. New York: Free Press.
KLEINMAN, A. (1988b): The Illness Narratives: Suffering, Healing, and the Human Condition. New York: Basic Books.
KURZ, H. (2015): 'Depression is not a Disease. It is a Spiritual Problem': Performance and Hybridization of Religion and Science within Brazilian Spiritist Healing Practices. Curare 38(3): 173-191.
KURZ, H. (2017): Diversification of Mental Health: Brazilian Kardecist Psychiatry and the Aesthetics of Healing. Curare 40(3): 195-206.
KURZ, H. (2018a): Trans-Cultural and Transnational Transfer of Therapeutic Practice: Healing Cooperation of Spiritism, Biomedicine, and Psychiatry in Brazil and Germany. Curare 41(1+2): in press.
KURZ, H. (2018b): Affliction and Consolation: Mediumship and Spirit Obsession as Explanatory Models within Brazilian Kardecist Mental Health-Care. In: Nunes, M. & T.P. Marques [eds]: Legitimidades da loucura: sofrimento, luta, criatividade e pertença. Salvador: EDUFBA. pp. 129-154.
LEIBING, A. (1995): Blick auf eine Verrückte Welt: Kultur und Psychiatrie in Brasilien. Münster: LIT.
LITTLEWOOD, R. (2000): Psychiatry's Culture. In: Skultans, V. & J. Cox [eds]: Anthropological Approaches to Psychological Medicine: Crossing Bridges. London: Kingsley: 66-93
LUHRMANN, T. M. & MORGAIN, R. (2012): Prayer as Inner Sense Cultivation Ethos 40 (4): 359-389.
MARGOLIS, M.L. (2013): Goodbye, Brazil: Émigrés from the Land of Soccer and Samba. Madision: University of Wisconsin Press.
MOREIRA, A. (2013): Cura e Autocura: Uma Visão Médico-Espírita. Belo Horizonte: AME.
MOREIRA-ALMEIDA, A. & LETUFO NETO, F. (2005): Spiritist Views of Mental Disorders in Brazil. Transcultural Psychiatry 42(4): 570-595.
NICHTER, M. (1981) Idioms of Distress. Alternatives in the Expression of Psychosocial Distress: A Case Study from South India. Culture, Medicine and Psychiatry 5: 379-408.
NICHTER, M. (2010): Idioms of Distress revisited. Culture, Medicine & Psychiatry 34: 401-416.
RABELO, M. & I. SOUZA (2003): Temporality and Experience: On the Meanings of Nervoso in the Trajectory of Urban Working-Class Women in Northern Brazil. Ethnography 4(3): 333-361.
ROCHA, C. (2017): John of God: The Globalization of Brazilian Faith Healing. Oxford: University Press.
SAWICKI, D. (2016): Leben mit den Toten: Geisterglauben und die Entstehung des Spiritismus in Deutschland 1770-1900. 2. durchgesehene und um ein Nachwort ergänzte Auflage. Paderborn: Schöningh.

SIELER, R. (2014): Patient Agency Revisited: 'Healing the Hidden' in South India. Medical Anthropology Quarterly 28(3): 323-341.
THEISSEN, A.J. (2009): The Location of Madness: Spiritist Psychiatry and the Meaning of Mental Illness in Contemporary Brazil. Ann Arbor: Proquest.
THIESBONENKAMP-MAAG, J. (2014): 'Wie eine Quelle in der Wüste": Fürsorge und Selbstsorge bei der philippinisch-charismatischen Gruppe El Shaddai in Frankfurt. Berlin: Reimer.
VOSS, E. (2011): Mediales Heilen in Deutschland: Eine Ethnographie. Berlin: Reimer.
WALDRAM, J. B. (2013): Transformative and Restorative Processes: Revisiting the Question of Efficacy of Indigenous Healing. Medical Anthropology 32: 191–207.
XAVIER, F.C. (1938): Brasil, Coração do Mundo, Pátria do Evangelho. Brasília: FEB.
XAVIER, F.C. (1944): Nosso Lar. Brasília: FEB.

Film
ASSIS, W.D. (2010): Nosso Lar. Brazil.

Online-Ressourcen (2018-10-15)
AME: http://www.amebrasil.org.br/
CEI: http://cei-spiritistcouncil.com/
CELV: http://celvmarilia.org.br/
DSV: http://www.spiritismus-dsv.de/
FEB: http://www.febnet.org.br/
HEM: http://www.hem.org.br/
PSYCHO-MEDIZIN: http://www.kongress-psychomedizin.com/
WEG DER NÄCHSTENLIEBE: http://www.wegdernächstenliebe.de/

In Kürze online auch mit Artikeln zum Thema Spiritismus, Gesundheit & Medizin:
http://www.kardec.de/

Autor

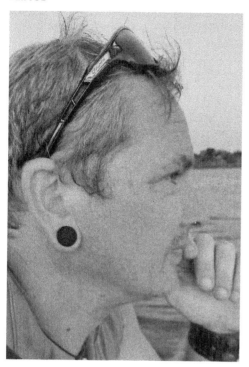

M. A. Helmar Kurz

Medizinethnologe und Wissenschaftlicher Mitarbeiter im DFG-Projekt 'Diversifizierung von Mental Health - Therapeutische Orte des Brasilianischen Spiritismus' am Institut für Ethnologie der WWU Münster. Vorstandsmitglied der 'Arbeitsgemeinschaft Ethnologie & Medizin' (AGEM e.V.) und Redaktionsmitglied der Zeitschrift 'Curare'. Mitglied der 'AG Medical Anthropology' innerhalb der DGSKA, der 'International Society for the Study of Religion, Nature, and Culture' (ISSRNC) und der 'Associação de Brasilianistas na Europa' (ABRE)

DIE HEUTIGE „VISION QUEST" ALS NATURÄSTHETISCHE KONTEMPLATION UND SÄKULARISIERTE RELIGIÖSE NATURERFAHRUNG
The Contemporary 'Vision Quest' as Aesthetic Contemplation and Religious Nature Experience

Robert Josef Kozljanič

1. Einleitung: ästhetische Naturerfahrung und persönliche Religion

Der ästhetische Naturzugang ist – neben dem naturwissenschaftlichen – einer der wichtigsten neuzeitlichen Naturzugänge. Er ist vergleichsweise unreduktionistisch; lässt er doch, anders als der naturwissenschaftliche Zugang, die unwillkürlichen leibseelischen Regungen und vollsinnlichen Anmutungen – und mit ihnen entscheidende, wirklichkeitsvertiefende „subjektive Tatsachen"[1] – prinzipiell zu. Wenngleich sich das Lebens- und Wahrnehmungstempo in den letzten 100 Jahren unglaublich, ja, beinahe „veloziferisch",[2] erhöht hat; wenngleich natürliche und naturnahe Landstriche unter enormen globalen Zivilisationsdruck geraten sind und mehr und mehr technisch „gestellt" und „verstellt",[3] teils einfach zerstört werden: Gleichwohl erfährt und genießt auch der heutige Mensch die Natur in ästhetischer Distanz und Kontemplation – auf kleinräumlich-örtlicher, mittelräumlich-landschaftlicher und großräumlich-klimatischer Ebene. Er genießt, fotografiert und kontempliert – womöglich mehr und schneller denn je – idyllische Orte, schöne Landschaften, beeindruckende Erdzonen (sowie deren von der Tourismusindustrie bereitgestellte Surrogate). Das malerische Auge und der fotografische Blick der meisten Erwachsenen, sie erfassen heute spielerisch-oberflächlich die in Natur- und Kulturlandschaft liegenden ästhetischen Reize, Motive, Stimmungen …

Lassen Sie mich an dieser Stelle gleich eine erste Begriffsbestimmung vornehmen. Wie ich in meiner Monografie „Der Geist eines Ortes – Kulturgeschichte und Phänomenologie des Genius Loci"[4] zeigen konnte, ist es sinnvoll, diese drei naturästhetischen Raumebenen zu unterscheiden. Erstens, *den Ort:* eine eher kleinräumliche Ebene: ein einzelner, klar umrissener, ästhetisch ansprechender Ort mitsamt seinem kleinen Ensemble an Dingen und Lebewesen. Idealtypus wäre hier der idyllische Ort, der „locus amoenus" mit dem klassischen Ensemble aus Fels, Quelle, Baum.

---

1 Zum Begriff „subjektive Tatsache" siehe: Schmitz, Hermann: Was ist Neue Phänomenologie? Rostock 2003, S. 62-64 u. 74f; siehe auch: ders.: Das Reich der Normen, Freiburg 2012, S. 32-34.
2 Der Begriff des „Veloziferischen" stammt von Manfred Osten; vgl. Osten, M.: „Alles veloziferisch" oder Goethes Entdeckung der Langsamkeit, Frankfurt a. M. u. Leipzig 2003.
3 Vgl. hierzu Heideggers Begriff des „Gestells" in: Heidegger, M.: Die Technik und die Kehre, Stuttgart 2007.
4 Kozljanič, R. J.: Der Geist eines Ortes. Kulturgeschichte und Phänomenologie des Genius Loci, 2 Bde., München 2004.

Zweitens, *die Landschaft:* eine eher mittelräumliche, panoramatisch-überschaubare und in Vorder-, Mittel- und Hintergrund gestaffelte Gegend. Idealtypus wäre hier die pittoreske Landschaft der Malerei des 19. Jahrhunderts in ihren beiden Hauptaspekten der „schönen" und „erhabenen" Landschaft. Drittens, *die Erdschaft:* eine großräumliche (vom Boden aus nicht mehr überschaubare) geografisch-klimatische Einheit, gebildet durch prägnante Wüsten, Hochgebirgszüge, Vegetationsgürtel, Meeresbereiche, Großebenen, Küstenzüge oder auch Polarzonen.[5] Idealtypus wären hier „fotogene Geozonen", wie sie in Bildbänden mit dem Titel „Die Erde von oben" oder „Die Erde aus dem All" zu bestaunen sind.[6] Doch Erdschaften/Geozonen sind uns nicht nur technisch vermittelt aus der Flugzeug- oder gar Satellitenperspektive zugänglich, sondern auch ohne solche Hilfsmittel, sinnlich-ästhetisch vom Boden aus über ihr Klima und ihre Himmels- und Wolkenstimmungen; ein Wüstenhimmel wird physiognomisch anders erlebt als ein Hochgebirgshimmel oder ein Tropenhimmel.

---

5 Vgl. Kozljanič, R. J.: Der Geist eines Ortes, a. a. O., Bd. 2: Neuzeit – Gegenwart, S. 314-320; hier auch die Bezugnahme auf die drei Großlandschaftstypen von Christian Norberg-Schulz („Genius Loci – Landschaft, Lebensraum, Baukunst", Stuttgart 1982, S. 42-47): nördlich-romantisch, mediterran-klassisch, wüstenländisch-kosmisch; und die „Klimazonen" Watsuji Tetsuros („Fudo – Wind und Erde, Der Zusammenhang von Klima und Kultur", Darmstadt 21997, v. a. S. 21-104): Monsun- Wüsten- und Wiesenklima; vgl. auch meine zusammenfassenden Überlegungen auf S. 342-344. Generell bin ich der Meinung, dass die Aufzählungen von Norberg-Schulz und Watsuji bei Weitem nicht genügen. Es gäbe hier viel mehr relevante Erdschaften und/oder Geozonen zu unterscheiden.

6 Satellitenfotografie bietet heute auch die Möglichkeit, Geozonen aus dem All zu fotografieren und so der ästhetischen Betrachtung zugänglich zu machen; vgl. etwa: Arthus-Bertrand, Y.: Die Erde vom All, München 2014.

Wie gesagt: der heutige Mensch erfährt und genießt die Natur in ästhetischer Distanz und Kontemplation.[7] Und er erfährt die Natur (oder was von ihr übrig blieb) nach wie vor in ihren schönen und romantischen, erhabenen und bedrohlichen, nicht zuletzt auch ‚göttlichen' oder numinosen Aspekten. Dass sich diese ästhetische Kontemplation i. S. eines „ästhetischen Genusses" auch in Richtung „ästhetische Andacht" verschieben und vertiefen kann, hat Hermann Schmitz schon 1977 gezeigt. Überhaupt ist ihm der geniale Begriff der „ästhetischen Andacht" zu verdanken. Und ebenso die Einsicht, dass es hier Fundierungszusammenhänge gibt: in der aufsteigenden Reihe „religiöse Andacht" – „ästhetische Andacht" – „ästhetischer Genuss".[8] Und obwohl bei der ästhe-

---

7 Ich lehne meinen Begriff der ästhetischen Distanz und Kontemplation eng an den Begriff des „Eros der Ferne" von Ludwig Klages an; vgl. Klages, L.: Vom kosmogonischen Eros, Bonn 91988. Michael Großheim hat – unter Verweis auf Vorarbeiten von Erich Rothacker, der mit dem Begriff der „Anschauungsdistanz" operiert (Rothacker, E.: Philosophische Anthropologie, Bonn 1964, S. 55-61 u. v. a. 167-174) – den „Eros der Ferne" i. S. einer ästhetischen „kontemplativen Distanz" interpretiert; vgl. den instruktiven „§ 1: Ludwig Klages: Die Entdeckung der kontemplativen Distanz" in: Großheim, M.: Ludwig Klages und die Phänomenologie, Berlin 1994, S. 7-22. Michael Hauskeller spricht – ebenfalls von Klages herkommend – von „ästhetischem Erleben"; vgl.: Hauskeller, M.: Atmosphären in Natur und Kunst, in: Gesellschaftliche Perspektiven, hg. v. M. Fechter u. B. Wagner, Frankfurt a. M. 1999, S. 102; vgl. auch: ders.: Natur als Bild, Naturphänomenologie bei Ludwig Klages, in: Phänomenologie der Natur, hg. v. G. Böhme u. G. Schiemann, Frankfurt a. M. 1997, S. 120-132. Zur Unterscheidung von „Ausdruckswahrnehmung", „Bildschauung" und „Bild-Ahnung", die von Klages impliziert, von Rothacker, Großheim und Hauskeller aber nicht weiter vertieft wird, vgl. meine Explikationen im Klages-Kapitel von: Kozljanič, R. J.: Lebensphilosophie – Eine Einführung. Stuttgart 2004. Sehr differenziert – und unter Einbezug der Theorien von Gernot Böhme und Rudolf zur Lippe – hat Jürgen Hasse von einer „Aisthetische[n] Naturästhetik und ihre[r] über ‚Natur' hinausgehende[n] Bedeutung" gesprochen; Hasse, J.: Fundsachen der Sinne. Eine phänomenologische Revision alltäglichen Erlebens, München und Freiburg 2005, S. 227-237.
8 Schmitz, H.: System der Philosophie, Bd. 3, 4, Das Göttliche und der Raum, Bonn 1977, S. 641 u. 645; vgl. auch: Schmitz, H.: Der unerschöpfliche Gegenstand, Bonn 1995, 479-484.

tischen Kontemplation die vormoderne, ‚klassisch-religiöse' Dimension des Ergriffenseins durch „Gefühle mit der Autorität unbedingten Ernstes" noch nicht erreicht scheint, haben die ästhetisch-andächtig vernommenen Gefühle und Naturatmosphären immerhin den Charakter eines „bedingten Ernstes" – und damit eine gewisse „ästhetoid-normative" Verbindlichkeit. So Schmitz 2012 in „Das Reich der Normen".[9]

Die Unterschiede von ästhetisch-andächtiger und ‚klassisch-religiöser' Naturerfahrung lassen sich im Normalfall vergleichsweise klar benennen. Etwas pauschal formuliert: eine Erfahrung hat ihren Schwerpunkt im „bedingten Ernst" des Sinnlich-Schönen, die andere im „unbedingten Ernst" des Übersinnlich-Göttlichen. Betrachten wir aber Extremformen heutiger naturästhetischer Andacht und Kontemplation – etwa die sich mehr und mehr etablierende, inzwischen auch erlebnispädagogisch eingesetzte „Visionssuche" oder „Vision Quest" (der „School of Lost Borders" von Steven Foster und Meredith Little) – dann zeigt sich, dass und wie sich manche Unterschiede verschieben, verändern, teils auch verflüchtigen (können). Hier können nämlich ebenfalls Gefühle und Phänomene mit der „Autorität unbedingten Ernstes" auftauchen. Doch ihre Autorität und ihr Ernst werden weder durch eine ‚klassische' Buch-Religion mitsamt „Hinterwelt" (Nietzsche) noch durch eine religiöse Institution abgesichert. Sie beruhen v. a. auf dem existenziellen, grenzsituativen[10] Angesprochen- und Genötigtwerden des jeweiligen Individuums durch die Natur und in der Natur. Ohne dogmatische oder kirchliche Schienung, ohne

---

9 Schmitz, H.: Das Reich der Normen, a. a. O., S. 188-206; aber auch 149-182.
10 Ich operiere hier mit dem von mir lebensphilosophisch erweiterten „Grenzsituations"-Begriff von Karl Jaspers; vgl.: Kozljanič, R. J.: Grenzerfahrungen bei Jaspers und Klages, in: Hestia – Jahrbuch der Klages-Gesellschaft, 22/2004-2007, S. 149-162; und ders.: Wie Phönix aus der Asche. An Grenzen scheitern und neu werden. Über Krisenkompetenz und unstetige Formen der Erlebnispädagogik, in: erleben & lernen, 1/2014, S. 11-15.

guru-hafte oder priesterliche Manipulation wird hier – ganz individuell, freiheitlich, lebensphasenspezifisch – ein religiösverbindliches Naturerleben möglich, dass es in dieser Art bisher wohl noch nicht gab. Diese neue Art einer ‚Naturreligiosität' könnte für die Zukunft von Interesse sein. Nicht zuletzt deshalb, weil sich hier in aller Deutlichkeit zeigt, wie ästhetisch-religiöse Naturerfahrungen Autoritätsansprüche individuell und freiheitlich legitimieren (aber auch wieder delegitimieren) können. Religiöse Erfahrung wird dadurch aus der institutionellen und theologischen Klammer befreit, gleichsam geerdet, demokratisiert, individualisiert. Sie wird damit auch aus dem Einflussbereich machtelitärer und ideologischer Religionsverwalter befreit.

Ich erinnere in diesem Zusammenhang kurz an eine begriffliche Unterscheidung des pragmatistischen Lebensphilosophen William James. In seinem religionsphilosophischen Hauptwerk („The Varieties of Religious Experience", 1902) heißt es: „Gleich zu Anfang sind wir mit einer großen Unterscheidung konfrontiert, die das Gebiet der Religion in zwei Teile teilt. Auf der einen Seite steht die institutionelle, auf der anderen die persönliche Religion."[11] Die persönliche Religion definiert James knapp und frech so: „Daher soll Religion in dem willkürlichen Sinne, in dem ich sie jetzt aufzufassen bitte, für uns bedeuten: die *Gefühle, Handlungen und Erfahrungen von einzelnen Menschen in ihrer Abgeschiedenheit, die von sich selbst glauben, daß sie in Beziehung zum Göttlichen stehen.*"[12] Dieser Definition schließe ich mich in meinem Vortrag an, befreie sie aber von den letzten Resten christlich-pietistischer und evangelikaler Anhängsel, die sie bei James durchaus noch hat.

Frech ist und bleibt die jamessche Definition deswegen, weil sie mit einem genialen (religionswissenschaftlich aber nicht ganz statt-

---

11 James, W.: Die Vielfalt religiöser Erfahrung, Frankfurt a. M. 1997, S. 61. (Erstausgabe: The Varieties of Religious Experience, New York, London 1902).
12 James, W.: a. a. O., S. 63f.

haften) Kunstgriff einen Großteil des kirchlich-institutionellen, theologisch-scholastischen oder religiös-machtpolitischen Überbaus erst einmal vom Tisch räumt. Und damit in echt lebensphilosophischer Manier dem Platz macht, was dieser Überbau meist klein zu halten sucht: die schubladen- und dogmen-sprengenden, tief-persönlichen Erfahrungen, die Menschen in den Grenzsituationen ihres eigenen Lebens machen (können) und die den Kernbestand jeder persönlichen Religion bilden (können). James setzt noch einen drauf: „Religion ist, was immer sie noch sein mag, die Gesamtreaktion eines Menschen auf das Leben. Warum sollte man daher nicht sagen, daß jede Gesamtreaktion auf das Leben eine Religion ist?"[13] Sicherlich überdehnt er den Begriff der persönlichen Religion hier in Richtung persönlicher Welthaltung und Weltanschauung – und höhlt ihn dadurch auch aus. Gleichwohl wird es gut sein, hier einmal, statt wie sonst nur die Unterschiede, mit James auch die Ähnlichkeiten und Übergänge zu fokussieren; Ähnlichkeiten und Übergänge, die auch in puncto ästhetischer und religiöser Andacht von Bedeutung sind.

Noch aus einem anderen Grund möchte ich James hier als vorbildhaften und vergleichsweise vorurteilsfreien Denker hoch halten: Sein „radikaler Empirismus"[14] ist in einer wohltuenden Art offen, teils auch naiv, meist erstaunlich unreduktionistisch. In einer großen pluralistischen und demokratischen Geste lässt er viele Erfahrungen mitreden; auch die sogenannten „paranormalen" und „spirituellen", die im wissenschaftlich-rationalistischen Diskurs (oft aus irrationalen Gründen)[15] gern ausgegrenzt und ausgeblendet

---

13 James, W.: a. a. O., S. 67.
14 Siehe: James, W.: Essays in Radical Empiricism, New York, London 1912. Ein Teil dieser Essays wurde ins Dt. übers. v. C. Langbehn: James, W.: Pragmatismus und radikaler Empirismus, Frankfurt a. M. 2006.
15 Vgl. Kozljanič, R. J.: Der angepasste Wissenschaftler und das Irrationale. Plädoyer für mehr Mut, Kreativität und Ganzheitlichkeit in den Wissenschaften.

werden. Sehr treffend hat Peter Sloterdijk in seinem Vorwort zu James („Chancen im Ungeheuren. Notiz zum Gestaltwandel des Religiösen in der modernen Welt im Anschluß an einige Motive bei William James") bemerkt: „Gerade die ontologische Unanständigkeit des Paranormalen sprach seinen pluralistischen Sinn sympathisch an. Man könnte sagen, daß James' Empirismus ein amerikanischer Weg in die Phänomenologie gewesen sei. Als freier Bürger wollte James in einer Republik der Erscheinungen leben, die keinem Seienden die Einreise verweigert [...] In dieser phänomenologischen Republik sind die gewöhnlichen Dinge wie die ungewöhnlichen unmittelbar zum Ungeheuren."[16]

2. Die Vision Quest als Lebensschwellen- und Selbstverwirklichungs-‚Ritual'

Um was handelt es sich bei der postmodernen Visionssuche – oder um mich des gängigen Begriffs zu bedienen – der Vision Quest? Um ein zeitgemäßes, tendenziell tiefenpsychologisch ausgerichtetes Lebensschwellen- und Selbstverwirklichungs-‚Ritual'. Dieses ‚Ritual' – oder, neutraler formuliert ‚Verfahren' – wird in einer möglichst naturnahen Landschaft durchgeführt. Vier Tage und Nächte verweilt man oder frau dort: allein, fastend, kontemplierend. Gemäß dem Motto: „Die zivilisatorische Schicht, die uns von der Wildnis trennt, ist nicht dicker als drei Tage."[17]

Dieses Verfahren wurde vom Psychologen Steven Foster († 6. 5. 2003) und seiner Frau Meredith Little entwickelt. 1976 gründeten Foster und Little „Rites of Passage Inc.", 1981 dann die legendäre

---

16 Sloterdijk, P.: Chancen im Ungeheuren. Notiz zum Gestaltwandel des Religiösen in der modernen Welt im Anschluß an einige Motive bei William James. Vorwort zu: James, W.: Die Vielfalt religiöser Erfahrung, Frankfurt a. M. 1997, S. 11-34, hier: 25f.
17 Robert Greenway; zit. auf der Rückseite von: Koch-Weser, S. u. Lüpke, G. v.: Vision Quest. Visionssuche: allein in der Wildnis auf dem Weg zu sich selbst, Kreuzlingen und München 2000.

„School of Lost Borders". In freier Anlehnung an die archaischen Visionssuche-Riten indigener Kulturen entwickelten sie ein standardisiertes neues Visionssuche-Verfahren für die Menschen der westlichen Zivilisation.[18] Drei bis vier Tage Vorbereitung (Einweisung, Sicherheitsregeln, Klärung der persönlichen Fragestellung, Finden des „Kraftplatzes"); vier (bei Jugendlichen drei) Tage und Nächte Visionssuche (allein und fastend in der Wildnis am oder um den eigenen „Kraftplatz", die letzte Nacht wird in einem kleinen Steinkreis durchwacht); drei bis vier Tage Nachbereitung (Rückkehr, Erzählen und Interpretieren des Erlebten, Integration in den Alltag).[19] Die meisten Visionssucheleiter/innen, die heute Visionssuche-Seminare anbieten, stehen direkt oder indirekt in Verbindung mit der „School of Lost Borders" und verwenden das von Foster und Little entwickelte Verfahren. Im deutschsprachigen Raum haben sich die Foster-Little-Schüler/innen im richtungsweisenden „Netzwerk der Visionssuche-Leiter/innen" zusammengetan.[20]

Schon der Titel des Buches von Foster/Little – „Der heilige Berg. Handbuch für den Übergangsritus der Vision Quest" – zeigt, dass die neue Visionssuche wesentlich als „Schwellenritual" gedacht ist. Sie basiert auf tiefenpsychologischen Konzepten (v. a. von C. G. Jung, Joseph Campbell, Paul Rebillot) und psychotherapeutischen Motiven (positive Überwindung und Integration von Traumata und Lebenskrisen).[21] Wie Foster/Little schreiben: „Inwieweit heute der

18 Vgl. Foster, S. u. Little, M.: The Sacred Mountain, A Vision Quest Handbook for Adults, Big Pine 1984. In Deutschland unter dem Titel „Der heilige Berg. Handbuch für den Übergangsritus der Vision Quest" im März 1992 als Manuskript gedruckt; und: dies.: Vision Quest, Sinnsuche und Selbstheilung in der Wildnis, Braunschweig 1991.
19 Vgl. Koch-Weser, S. u. Lüpke, G. v.: a. a. O., S. 52f.; und: Gediga, G.: Visionssuche, in: Das große Buch der ganzheitlichen Therapien, hg. v. R. Dahlke u. J. Molitor, München 2007, S. 496-504, hier S. 502f.
20 Vgl. www.visionssuche.net
21 Vgl. hierzu: Seghezzi, U.: Das Wissen vom Wandel, Triesen (Liechtenstein) 2012, v. a. S. 57-62 u. 96-106.

Mangel an sinnvollen Riten das Wachstum des Individuums beeinträchtigt, läßt sich nicht genau bestimmen. Eine Vielfalt von Symptomen ist allerdings unübersehbar. Panik, Hysterie, Schock, Angst, Unsicherheit, Wut, Langeweile, Drogenmißbrauch, Schuldgefühle, Selbsthaß, Verwirrung, Hilflosigkeit und körperliche Gebrechen aller Art sind Begleiterscheinungen heutiger Krisen. Gewöhnlich lassen sich diese Krisen überwinden. D. h. das Individuum versteht seine Erfahrungen recht und schlecht und wurstelt weiter. [...] Viele Menschen [...] aber [...] bleiben in ihren Krisen stecken und fühlen sich unfähig, den Übergang von der alten Welt (= Vergangenheit) zu den Privilegien und Verantwortlichkeiten der neuen (= Zukunft) zu schaffen. Derart ausgedehnte depressive Phasen sollten nicht mit dem normalen Auf und Ab im Alltag verwechselt werden. Unfähig, Sinn in dem zu finden, was ihnen zustößt, können diese Menschen ihre Krise auch nicht hinter sich lassen, sondern werden im Gegenteil von ihr gefressen. Mit anderen Worten: Sie bleiben im Durchgang stecken und werden von ihm verschluckt." Deshalb sei gerade heute der Übergangsritus der Visionssuche nötig: „Die Vision Quest ist eine Erfahrung, die den Übergang von einer Lebensphase zur nächsten symbolisiert. Der/die Questende bewegt sich von einer Phase des Loslassens, der Trennung, zu einer Phase des Neubeginns." Diese Phasen richten sich „nach der vorgegebenen Dynamik einer Lebenskrise. So verstanden gibt sie dir eine elementare Struktur, mit deren Hilfe du dein Leben verstehen und leben kannst."[22]

Fluchtpunkt dieser neuen lebenskrisen-therapeutischen „Sinnsuche und Selbstheilung in der Wildnis" (so der Untertitel eines anderen Buches von Foster/Little) ist aber immer die Selbstverwirklichung des postmodernen Individuums. Deshalb können z. B. Sylvia Koch-Weser und Geseko von Lüpke in ihrem von Foster/Little

---

22 Steven Foster und Meredith Little: Der heilige Berg. Handbuch für den Übergangsritus der Vision Quest. München 1992, S. 13 u. 16.

inspirierten Buch „Vision Quest. Visionssuche: allein in der Wildnis auf dem Weg zu sich selbst" die Visionssuche einer Reise in die „eigene Innenwelt" vergleichen. „Auf dieser Reise geht es um Selbsterkenntnis." Auf dieser „Abenteuerreise" habe sich der/die Suchende als Held oder als Heldin „im Kampf gegen die Drachen der Außen- und Innenwelt" zu bewähren.[23] Der Soziologe Kurt Weis definiert die Visionssuche als „Selbstfindungsritual".[24] Bei Gebhard Gediga heißt es: „Die Visionssuche bietet einen klar strukturierten rituellen Rahmen, in dem wir wieder Zugang finden können zu unserem innersten Selbst."[25] Und die Visionssucheleiterin Ursula Seghezzi hat die Visionssuche jüngst als „innere Transformationsreise" beschrieben.[26]

Natürlich gibt es einige gravierende Unterschiede zwischen der traditionellen, archaisch-religiösen Visionssuche und der postmodern-profanen. Ich habe die entscheidenden Unterschiede andernorts aufgezeigt und diskutiert.[27] Zusammenfassend kann gesagt werden, dass bei der postmodernen Visionssuche meist ein psychologistisch und individualistisch enggeführtes Selbstverwirklichungskonzept zugrundeliegt – mit unterschwelligem Hang zu einer spirituellen Leistungs- und Erfolgsmoral. Diesem Selbstverwirklichungskonzept werden viele der älteren archaischen Motive untergeordnet, dienstbar gemacht, teils auch geopfert.

23 Koch-Weser, S. u. Lüpke, G. v.: a. a. O., S. 51f.
24 Weis, K.: Rituale, in: Das große Buch der ganzheitlichen Therapien, hg. v. R. Dahlke u. J. Molitor, München 2007, S. 427-434, hier: S. 432.
25 Gediga, G.: a. a. O., S. 496.
26 Seghezzi, U.: a. a. O., 234-328.
27 Kozljanič, R. J.: Vision und Verantwortung. Von der Selbstverwirklichung zur Naturverwirklichung und zurück, in: Into the Wild. Innen wachsen, außen handeln. Prozessbegleitung in und mit der Natur, hg. v. AGJF Sachsen, Norderstedt 2015, S. 17-41.

Auch die generelle Kritik an der „Amerikanisierung des Religiösen", die Sloterdijk dem jamesschen Religions-Konzept gegenüber äußerte, könnte hier angebracht werden: „Wer auf seinem inneren Grundstück nicht schon eine sprudelnde Energiequelle gefunden hat, darf unter keinen Umständen resignieren; er muß in sich selber weitersuchen, bis er an Tiefenkräfte rührt. Dies eben ist der Amerikanismus im Religiösen – die Verbindung von Ölsuchermentalität und Erfolgsfrömmigkeit. [...] Gott ist ein inneres Texas; der Mensch eine Förderanlage für Tiefen-Energien. Amerikanismus im Spirituellen meint Neo-Mediumismus: wer in der Neuen Welt lebt, hat immer die Chance, sich zu einem Kanal zu machen, durch den der Unternehmens-Elan aus dem Geisterreich fließt".[28]

Wie gesagt: Ich habe die eher problematischen Seiten des postmodernen Visionsuche-Verfahrens andernorts thematisiert. Hier möchte ich den Schwerpunkt auf folgende Frage legen: Was ist der entscheidende Naturzugang bei der Vision Quest?

3. Der ästhetische Naturzugang als der Hauptzugang der Vision Quest

Wie sich zeigen wird, hat der ästhetische Naturzugang eine Schlüsselrolle, die aber bislang in der Szene der Visionssucheleiter/innen nicht eigens gewürdigt oder herausgearbeitet wurde. Wie eng der ästhetische Naturzugang und die ästhetische Andacht mit der Vision Quest verwoben sind, möchte ich anhand eines Visionssuche-Berichtes vor Augen führen. Ich benütze hierzu den detaillierten Erfahrungsbericht der damals[29] 44-jährigen Iris.[30] Der Erfahrungsbericht findet sich im Buch „Vision Quest. Visionssuche: allein in der Wildnis auf dem Weg zu sich selbst". Die Autoren dieses Buches, Sylvia Koch-Weser und Geseko von Lüpke, haben diesen umfangreichen Erfahrungsbericht bewusst in

---

28 Sloterdijk, P.: a. a. O., S. 28.
29 Ende der 1990-er Jahre.

ihre Einleitung aufgenommen. Denn der Bericht veranschaulicht das gesamte Visionssuche-Verfahren auf lebendige und eingängige Weise. In tagebuchartigen Skizzen hält Iris die wesentlichen Eindrücke ihrer Visionssuche in der „School of Lost Borders" fest.

Die Quest findet im Eureka-Valley, einem Seitental des Death-Valley im östlichen Kalifornien, statt.[31] Die Wahl des persönlichen Visionssucheplatzes[32] ist von praktischen (d. h. sicherheitsrelevanten), v. a. aber von ästhetischen Kriterien bestimmt. Die Visionssucherin siedelt sich in der Nähe einer Felsennische an: „Ich denke an die Sturmvorhersage: Blitze, Donner, peitschenden Regen würde ich in dieser Steinhöhle überstehen. Ein paar Meter weiter liegt ein überhängender Felsen, nach Osten offen, und darunter findet sich ein teilweise schattiges Sandbett, gerade so groß wie meine Isomatte. Ich lege mich der Länge nach hin. Ein gutes

---

30 Ich konzentriere mich auf die unzähligen ästhetischen Bezüge, vernachlässige dabei aber ein wenig die ins Therapeutische weisenden Erlebnisse und Erinnerungen. Gleichwohl möchte ich nicht versäumen, darauf hinzuweisen, dass die therapeutischen Bezüge – neben den ästhetischen – natürlich eine Schlüsselrolle spielen. Doch kommt ihre Stärke mehr in puncto Selbstheilung und Selbstverwirklichung zum Zuge, wohingegen die ästhetischen Bezüge ihre Stärke in puncto Naturzugang und Naturverwirklichung entfalten. – In ähnlicher Weise wie die therapeutischen Bezüge werden von mir die gruppendynamischen Prozesse vernachlässigt, die für das Visionssucheverfahren aber doch sehr wichtig sind. In der Vorbereitungsphase wie in der Nachbereitungsphase spielen sich entscheidende Prozesse in der Gruppe und durch diese ab. Selbst die viertägige Kernphase des Alleinseins wird im Hintergrund von der Gruppe mitgetragen. Man/frau fühlt sich von der Gruppe sozusagen fern-getragen und fern-geborgen. Auch wandert man einmal pro Tag zu einem eigens errichteten kleinen Steinturm („Steinmann"), um dort für den außer Sicht- und Hörweite weilenden Visionssuche-‚Nachbarn' ein kleines Zeichen, eine Nachricht zu hinterlassen, so dass der/die Andere weiß, dass soweit alles OK ist.
31 Koch-Weser, S. u. Lüpke, G. v.: a. a. O., S. 23-50 („Die längste Nacht der Wüste – Erfahrungsbericht einer Visionssuche").
32 Des „Ortes der Kraft" oder „Kraftortes"; vgl. Foster, S. u. Little, M.: Vision Quest, a. a. O., S. 147-150, 236f.

Gefühl. In Blickrichtung öffnet sich das ganze Eureka-Valley mit seiner von Bergketten eingerahmten Ebene und der flimmernden Sanddüne am Ende. Das ist mein Platz. Im ‚Vorgarten' steht sogar ein kleiner ‚Creosote'-Busch mit winzigen glänzend-immergrünen, fremdartig stark duftenden Blättchen."[33] An diesem bergenden und anheimelnden Platz spannt Iris ihr Sonnen- und Regenschutzsegel ästhetisch-strategisch günstig auf: „Ehrgeizig bastle ich mir die Plane so hin, dass ich darunter liegend einen freien Blick auf die Sanddüne in der Ferne habe."[34]

Die ästhetischen Kriterien springen sofort ins Auge. Sie sind sowohl bei der Wahl des Ortes i. S. eines *locus amoenus,* als auch bei der landschaftlich-panoramatischen Ausrichtung des Platzes beteiligt. Bergend, schön und idyllisch soll der eigene Platz sein, panoramatisch-luftperspektivisch, erhaben-erhebend, in die Weite ziehend (und doch auch gerahmt) der Blick in die Landschaft.

Nicht nur bei der Wahl des Platzes, auch bei den dortigen Erlebnissen und Wanderungen kommen andauernd und wie von selbst ästhetische Anmutungen und Aktionen ins Spiel. Gegen Abend, als die Hitze nachlässt, verlässt Iris ihren schattigen Platz und erkundet die Gegend: „Wenig später liegt vor meinen Füßen mein erster glitzernder Kristall. Die nächsten Stunden bin ich damit beschäftigt, den Blick für diese immer nur für einen Moment und in einem bestimmten Winkel aufblinkenden Juwelen der Wüste zu schärfen."[35] Nicht nur die Welt der Steine, auch die Welt der Tiere wird in einer sinnesoffenen und freien Art zugelassen und bestaunt. Mit einbrechender Dunkelheit, so schreibt die Questerin, „höre ich direkt über mir einen lauten, lang gezogenen, melodischen Ruf eines Vogels. Es folgt ein Flügelschlagen, und, direkt vor dem ‚Eingang'

---

[33] Koch-Weser, S. u. Lüpke, G. v.: a. a. O., S. 29.
[34] Koch-Weser, S. u. Lüpke, G. v.: a. a. O., S. 32; vgl. auf dieser Seite auch das entsprechende Foto.
[35] Koch-Weser, S. u. Lüpke, G. v.: a. a. O., S. 32f.

meines Zuhauses, lässt sich ein Nachtfalke nieder. Atemlos starre ich, wie er geduckt auf einem Stein sitzt und mich anschaut. Dann höre ich erneut ein Flattern und spüre Bewegung über mir. Ein zweiter Vogel versucht offensichtlich auf meiner Plane zu landen und rutscht immer wieder ab. Irgendwann gibt er auf und nach einer Weile fliegt auch der andere los. [...] Die Vögel sind weg und der Mond geht gerade zwischen den beiden Berggipfeln auf. Ein leiser Wind weht und ich beschließe ohne Zögern, meinen Schlafplatz auf eine offen im Mondlicht liegende Felsplatte zu verlegen, von der ich freie Sicht in die Weite dieser Wüstennacht habe. Der Besuch der Vögel hat mich aus dem Grübeln herausgerissen und in ihre Welt eingeladen."[36]

Offensichtlich geht es hier um eine vollsinnliche und unreduktionistische Naturästhetik, die von feineren Genüssen wie Fernsicht, Pflanzenduft und Vogelmelodie bis hinab zu elementaren leiblichen Vorgängen und Eintauchungen reicht; eine gelebte Naturästhetik, die einen Bogen spannen kann zwischen geistig-ästhetischen Genüssen und gleichsam animalisch-leiblichen Vorgängen; – und an der alle Sinne und der ganze Leibkörper beteiligt sind. „Dieses nackte Sein unter dem Himmel hat etwas Tierhaftes. Ich trinke Wasser, und es ist genug. Wenn ich pinkeln muss, wähle ich mir einen Felsen, den ich damit markiere. Ich freue mich an der Körperlichkeit, spüre jede Stelle meines Körpers in der Hitze der Sonne oder mit der Kühle des Windes, dem Frösteln in der Nacht. Das Gewahrsein im Körper tut gut. [...] Ich achte alle Gefühle meines Körpers: seine Schwäche, seine Lust, seine Bewegung, seine Schwere, seine Angst und seine Freude."[37] „Ich gehe herum, rieche, zerreibe Blättchen zwischen meinen Fingern und entdecke beim genauen Hinsehen überall sprießendes Leben. Die Wüste nach dem

---

36 Koch-Weser, S. u. Lüpke, G. v.: a. a. O., S. 33
37 Koch-Weser, S. u. Lüpke, G. v.: a. a. O., S. 37; speziell zum Thema Leib-Lust-Sexualität vgl. den informativen Abschnitt über „Wildnis und Sinnlichkeit" S. 240-247; hier auch weitere Erlebnisberichte.

Regen! Eine große Freude erfüllt mich. Ich könnte es hier gut noch ein paar Tage aushalten. Mich noch tiefer fallen lassen in diesen Zustand: Ich lebe, und das allein hat genug Bedeutung. Alles, was ich tue oder nicht tue, was ich erlebe, fühle, sehe, rieche, jede Begegnung mit Tieren, Pflanzen, Felsen, Sonne und Mond, den Sternen, dem Wind, dem Sand, ist allein für mich bedeutungsvoll. Es reicht vollkommen aus."[38]

Diese persönlich-gelebte Naturästhetik nimmt nicht nur rezeptiv-pathisch entgegen, sondern sie kann jederzeit auch produktiv-kreativ werden: „Als die Hitze gegen Abend nachlässt, versinke ich zwei Stunden ins Malen. Diesmal sind es die Wüstenberge, die ich einfangen will. Ich bin erstaunt über die Ruhe und die Geduld, die ich bei diesem ungewohnten Unterfangen entwickle."[39]

Wie sich zeigte, tauchen die drei naturästhetisch relevanten Ebenen – Ort, Landschaft, Erdschaft – immer wieder auf; und zwar essenziell, nicht nur akzidenziell. Besonders deutlich wurde das in Bezug auf Ort und Landschaft, weniger deutlich hinsichtlich der Erdschaft. Doch auch erdschaftliche und geoklimatische Bezüge spielen stets herein: die Weite der Wüstennacht, die Hitze des Tages, die Kühle der Nacht, Wind und Sand, ...; also Vieles von dem, was wüstenatmosphärisch bedeutsam und charakteristisch ist.

Damit nicht genug. Wie sich, einmal hintergründig, einmal vordergründig, zeigte, spielt hier noch ein anderes ästhetisch relevantes Gefühl mit herein; ein ästhetisch-andächtiges Gefühl, das die drei raumästhetischen Ebenen übergreift, ohne sie zu transzendieren! Ich möchte es ‚pantheistisches Gefühl' oder auch „pantheistisches Grunderlebnis" nennen. Bei Iris hieß es oben einfach: „Eine große Freude erfüllt mich." Andere nennen es, mit

---

38   Koch-Weser, S. u. Lüpke, G. v.: a. a. O., S. 39f.
39   Koch-Weser, S. u. Lüpke, G. v.: a. a. O., S. 38f.

Romain Rollands Worten, „ozeanisches Gefühl".[40] William James hat es – etwas unglücklich, weil zu sehr am Bewusstseins-Begriff und zu wenig am Gefühls-Begriff orientiert – „kosmisches Bewußtsein" genannt.[41] Kurz zuvor sprach er aber von „mystischen Stimmungen" und sagte – in unserem Zuammenhang von besonderem Interesse –: „Bestimmte Naturerscheinungen scheinen eine besondere Fähigkeit zu haben, solche mystischen Stimmungen zu erwecken."[42] Also bestimmte Naturscheinungen. Z. B., wie James anhand eines ästhetisch-andächtigen Erlebnisses der sozialistischen Lebensphilosophin und Feministin Malwida von Meysenbug veranschaulicht, Meeresufer- und Naturküstenstimmungen.[43] (Und auch darauf hat James hingewiesen: dass dieses pantheistisches Erleben für denjenigen, dem es widerfährt, „höchste Autorität" haben kann – für Außenstehende aber ohne Autoritätsanspruch bleibt.[44])

Generell könnte vielleicht gesagt werden, dass es besondere, erdschaftliche Atmosphären sind, an denen sich solch pantheistische Erleben entzünden kann: v. a. beim Schauen in die enorme Weite des Meeres und die Unendlichkeit des Sternenhimmels, aber auch beim Erleben unüberschaubar-riesiger Urwälder, Wüsten, Gebirgsketten.

---

40 ... auf das sich, allerdings ablehnend, Sigmund Freud in „Das Unbehagen in der Kultur" bezogen hat; vgl. hierzu auch Freuds Briefe an Rolland vom 14. u. 20. 7. 1929.
41 James, W.: Die Vielfalt ..., a. a. O., S. 396f.
42 James, W.: Die Vielfalt ..., a. a. O., S. 393.
43 James, W.: Die Vielfalt ..., a. a. O., S. 394. – Ich habe einmal versucht, solche Meeresküstenstimmungen i. S. einer pantheistischen Urszene zu interpretieren und habe mich hierbei auf Heraklits Aphorismen und das heraklitische „apokaliptische Fragment" der Karoline von Günderode berufen, um die, wie ich es nannte, „heraklitische Grunderfahrung" herauszudestillieren; Kozljanič, R. J.: Die lebendige Vernunft – Oder: Heraklits Lobgesang auf die Polarität der Welt, in: Hagia Chora 27/2007, S. 26-31.
44 James, W.: Die Vielfalt ..., a. a. O., S. 418.

Bei Iris ist es die Wüste, die pantheistisches Erleben anklingen lässt. In ihrem Tagebuch hat sie folgende Worte des Tuareg-Nomaden Mano Dayak notiert: „Die Wüste ist für mich außergewöhnlich schön und rein, erschütternd und bezaubernd zugleich. Jedes Mal, wenn ich ihr gegenüberstehe, führt sie mich auf die erregende Reise in mein eigenes Ich, in dem wehmütige Erinnerungen, Befürchtungen und Hoffnungen des Lebens miteinander ringen. Die Wüste ist es, die mich das Zwiegespräch mit der geheimnisvollen Unendlichkeit lehrte." Diese Worte, so Iris, „die ich [...] immer wieder lese, fassen so dicht zusammen, was ich empfinde."[45]

Sehr aufschlussreich ist in diesem Zusammenhang auch der Erlebnisbericht einer anderen Questerin, der 39-jährigen Selma: „Als die Sonne aufging, überkam mich eine große Ruhe, und doch war es mehr als nur Ruhe. Es war Freude, Entzücken, Schönheit, Liebe. Das Gras zu meinen Füßen war wie verzaubert, die Vögel, die ihr Frühstück suchten, über alle Maßen schön. Das Universum war großartig geworden. Das Göttliche schien überall. Ohne Anstrengung und Kampf war plötzlich der Geist über mich gekommen. Da gab es keine Trennung mehr. Ich war Teil des Göttlichen, ich war das Göttliche. Und meine Wahrnehmung war ganz anders als sonst. Sie war weit und alles umschließend, traumähnlich, und trotzdem konnte ich mich mit erstaunlicher Klarheit jeder Einzelheit meiner Umgebung widmen. Ich hörte auf zu beten, weil ich selber Gebet war. Ich redete laut mit dem Geist und dem Göttlichen, als wären wir alte Freunde. Ich lachte, wir lachten. Und irgendwann fiel mir auf, dass die Sonne schon hoch am Himmel stand. Ich muss rund sechs Stunden in diesem Zustand gewesen sein."[46]

---

45 Koch-Weser, S. u. Lüpke, G. v.: a. a. O., S. 39.
46 Koch-Weser, S. u. Lüpke, G. v.: a. a. O., S. 231.

4. Die Vertiefung der ästhetischen Kontemplation in Richtung religiöser Naturerfahrung

Ich habe in meinem Buch „Freundschaft mit der Natur – Naturphilosophische Praxis und Tiefenökologie" fünf verschiedene abendländische Naturzugänge unterschieden. Die beiden neuzeitlichen und profanen sind der „naturwissenschaftlich-reduktionistische Naturzugang" und der „ästhetisch-metaphorische Naturzugang". Älter ist der „sinnbildlich-allegorische Naturzugang" des mittelalterlichen Christentums, noch älter der „olympisch-mythisch-atmosphärische Naturzugang" der römischen und griechischen Antike. Der älteste Naturzugang ist der „archaisch-mythisch-daimonische Naturzugang", er reicht von der Antike zurück bis zum animistischen Schamanentum steinzeitlicher Jäger-und-Sammlerinnen-Kulturen.[47]

---

47 Kozljanič, R. J.: Freundschaft mit der Natur. Naturphilosophische Praxis und Tiefenökologie, Klein Jasedow 2008, S. 15-30. Einen überaus wichtigen, von der Jungsteinzeit mindestens bis zur späten Bronzezeit reichenden Naturzugang – nennen wir ihn vorläufig den „matriarchal-mythisch-dreifaltigen Naturzugang" (vgl. hierzu z. B. Derungs, K.: Landschaften der Göttin, Bern 2000; v. a. aber: Göttner-Abendroth, H.: Matriarchale Landschaftsmythologie, Stuttgart 2014) – habe ich dort nicht eigens herausgearbeitet; dies zum einen deshalb, weil ich dachte, ihn im „archaisch-mythisch-daimonischen Naturzugang" irgendwie mitzugreifen (es gibt tatsächlich in der Gestalt der „Herrin der Tiere" gewisse Traditionszusammenhänge); zum anderen, weil ich der Meinung bin, dass das Trinitätsmodell hierbei eine Fehlinterpretation ist und einer sowohl grundlegenden wie wohlmeinenden Kritik und Überarbeitung bedürfte. Wie auch immer: der matriarchal-alteuropäische Naturzugang ist wichtig und harrt weiterer Aufarbeitung. Dass ich die nötigen Arbeiten nicht schon längst in Angriff genommen habe, erscheint merkwürdig. Ich hoffe das Versäumte bald nachholen zu können. Eine Vorarbeit (aber auch nur eine Vorarbeit) stellt mein Beitrag zum Bethen-Kult dar; vgl. Kozljanič, R. J.: Geschichten der Bethen – Vom heutigen Bethen-Kult über den christlichen Drei-Jungfrauen-Kult zum mythischen Matronen-Kult und zurück, in: Hagia Chora 36/2011, S. 46-51.

Es ist nun interessant zu beobachten, dass und wie diese älteren Naturzugänge im Rahmen der postmodernen Visionssuche – situativ, eigendynamisch, wegweisend, fordernd – wieder auftauchen (können). Und wie sie, wenn sie auftauchen, Reste altreligiöser Bedeutungskomplexe mitsamt dem Charakter „unbedingten Ernstes" mit sich führen. Dass sie sich bemerkbar machen können, ist m. E. kein Zufall. Es liegt daran, dass der ästhetische Naturzugang hier eine Schlüsselrolle spielen darf und, ebenso wichtig, dass er bei der Visionssuche seinen Ankerpunkt nicht im ästhetischen Genuss, sondern in der ästhetischen Andacht hat. Die ästhetische Andacht aber, das hat Hermann Schmitz gezeigt, hat eine Nähe zur religiösen Andacht.[48] Damit öffnet sich der ästhetische Zugang historischen und psychischen Tiefen und kann Anschluss an ältere Zeiten und Schichten erhalten. Oder anders formuliert: Gerade weil die von der Visionssucherin intuitiv praktizierte Naturästhetik nach unten hin – zu tieferen Gefühlen, elementareren Leibesvorgängen, quasi-religiösen Anmutungen und religiösen Archetypen – offen ist und durchlässig wird, kann sich die ästhetische Andacht hie und da in Richtung religiöser Andacht verschieben. Diese Verschiebungen sind sicherlich auch mitbedingt durch den Ausnahme- und Grenzerlebenscharakter, den jede Visionssuche durch Fasten, Alleinsein und Schlafentzug mit sich bringt.[49]

48 Siehe: Schmitz, H.: System der Philosophie, Bd. 3, 4, a. a. O., S. 641: „Ästhetische und religiöse Andacht sind nah verwandt. [...] Rein religiöse Andacht [...] ist unmittelbare Ergriffenheit vom gegenwärtigen Göttlichen; ihr fehlt die ästhetische Distanz, die vermittelnde Leistung ästhetischer Andacht, die dem personal emanzipierten Menschen [...] mittelbare Ergriffenheit von einer mächtigen Atmosphäre gewährt und auferlegt, ohne ihn der Naivität unmittelbarer und rückhaltloser Preisgabe an diese Atmosphäre auszuliefern. Ästhetische Andacht ist mit solcher Naivität aber auch nicht unverträglich [...] Die unmittelbare Ergriffenheit von göttlichen Atmosphären [in der religiösen Andacht] und die mittelbare in der distanzierenden Anteilnahme ästhetischer Andacht können [...] in labiler Synthese auf einander abgestimmt sein."
49 Kruder Reduktionismus wäre es m. E., sie pauschal als bloße Deprivationseffekte und halluzinatorische Sinnestäuschungen abzutun.

Betrachten wir nochmals den Erfahrungsbericht der Visionssucherin Iris. In ihm finden sich nicht nur viele ästhetische Anklänge und Bezüge, sondern auch Momente, in denen sich, wie von selbst, der sinnbildlich-allegorische Naturzugang ergibt. Freilich nicht in der mittelalterlich-christlichen Art und Weise: Also nicht so, dass die Natur und all ihre Gestalten durch die Brille des christlichen Schöpfungs- und Heilsglaubens sinnbildlich gesehen und allegorisch gedeutet werden.[50] Sondern anders: In einer profansinnbildlichen Art wird hier die Natur in ihren Gestalten auf die eigene Biografie bezogen, auf die schönen wie auch auf die unschönen Seiten und Zeiten des eigenen Lebenslaufes. Die Natur wird in Sinnbildern der eigenen Seele und des eigenen Lebens gedeutet – und das eigene Leben wird in natürlichen Sinnbildern ausgelegt.[51]

---

50 Die christliche Naturdeutung ist wesentlich eine allegorische: Der natürliche Gegenstand steht immer schon für ein Anderes als er selbst, er verweist auf ein überweltliches und transzendentes Göttliches. Christliche Naturdeutung ist deshalb allegorisch, sie ist Allegorese. Für die Allegorese entscheidend ist nicht die naturwissenschaftlich-weltliche oder ästhetisch-weltliche Bedeutung eines natürlichen Gegenstandes, sondern die allegorisch-hinweisende. Diese Bedeutung weist auf die von Gott in die Natur eingeschriebenen Bedeutungen hin. Damit wird die Natur zu einem allegorisch zu entziffernden Buch. Nicht umsonst wurde im Mittelalter der Topos vom „Buch der Natur" so wichtig. Die Natur ist, neben der Bibel, die zweite Quelle göttlicher Offenbarungen. Wie die Bibel, muß sie nicht nur im wörtlichen, sondern auch im allegorischen Sinne ausgelegt werden. In der Natur begegnet der Mensch den allegorisch zu deutenden Zeichen Gottes. Zur Tradition der Allegorese vgl.: Grassi, E.: Die Macht der Phantasie, Frankfurt a.M. 1992, S. 133ff. Es ist wichtig, darauf hinzuweisen, daß sich die Allegorese nicht im rein „Allegorischen" (d. h. „ein Bild steht für einen Begriff") erschöpft, sondern jederzeit eine sinnbildlich-symbolische Tiefe entfalten kann (d. h. „ein Bild steht für etwas, das sich begrifflich-logisch gar nicht mehr ausdrücken lässt"). Vgl. zum Topos des „Buchs der Natur": Curtius, E. R.: Europäische Literatur und lateinisches Mittelalter, Bern 1954, S. 323-329. Ausführlicher: Rothacker, E.: Das „Buch der Natur", Materialien und Grundsätzliches zur Metapherngeschichte, Bonn 1979.
51 Denn auch der heutige nachchristliche Mensch kann die Natur allegorisch deuten. Freilich ist seine Art, die Natur allegorisch zu lesen, weniger christlich-

Besonders anschaulich wird das in der Verwendung der vielen Kristalle, die Iris auf ihren Wanderungen gefunden hat. Mit Zahnbürste und Wasser beginnt sie die verkrusteten und erdigen Kristalle zu reinigen. „Ich finde heraus, dass die schönsten Kristalle unter einer dicken Schicht von Flechten, Erde und sonstigen Ablagerungen verborgen sind. Es kommen klare und transparente, mal weiß, mal rosa schillernde kristalline Formen zum Vorschein. Jeder einzelne Kristall ist eine kleine Kostbarkeit und unverwechselbar in seiner Gestalt. Es sind viele. Für jedes Jahr meines Lebens möchte ich einen von ihnen in meinen Steinkreis legen, in dem ich die letzte Nacht hier sitzend [und wachend] verbringen werde. Die Kleinsten und Strahlendsten suche ich für meine Kindheit aus. Bedeutungsvolle Ereignisse in der Zeit meiner Pubertät oder den Studienjahren bekommen ausgesuchte Stücke, ebenso meine Heirat, die Geburten meiner Kinder ... besondere Entwicklungen, an die ich mich erinnere, schmerzhafte Veränderungen, wichtige Begegnungen. Es ist eine lange, heilsame Wanderung durch mein Leben; befreit von Krusten und Dreck kann ich einen neuen, ungetrübten Blick auf meine Schönheit, meine Gaben und meine Lebensenergie werfen."[52]

---

theozentrisch oder eschatologisch, als vielmehr anthropozentrisch und individualistisch. Er ist weniger an den sinnbildlichen Bezügen der Welt zu Gott, als vielmehr an den allegorischen Bezügen der Welt zu sich und seiner „Selbstverwirklichung" interessiert. Der Fluss etwa ist ihm nicht Heilfluss, d. h. Sinnbild der christlichen Heilsgeschichte, sondern Sinnbild seines eigenen Lebensflusses, der eigenen profanen Biographie. Der Fels in der Brandung ist ihm nicht Sinnbild der Kirche im Wechselbad der Geschichte, sondern Symbol seiner eigenen Ausdauer und Beharrlichkeit in stürmischen Zeiten seines Lebens. Die Unendlichkeit des Meereshorizontes oder des Nachthimmels sind ihm nicht Sinnbilder des christlichen Paradieses, sondern Symbole seines eigenen offenen Welt- und Naturhorizontes. – Auch Foster/Little weisen unter der Überschrift „Die allegorische Landschaft" kurz auf die Rolle der sinnbildlich-allegorischen Deutung hin: Foster, S. u. Little, M.: Vision Quest, a. a. O., S. 100-102.
52 Koch-Weser, S. u. Lüpke, G. v.: a. a. O., S. 35.

Die Kristalle werden für Iris zu Sinnbildern ihres bisherigen Lebens. Die verkrusteten versinnbildlichen ihr, dass es sich lohnt, auch in ihrem bisherigen Leben so manche Krusten abzukratzen. Die kleinsten und strahlendsten Kristalle bedeuten ihr die unverstellt-funkelnden und leuchtäugigen Momente ihrer frühen Kindheit. Größere und charaktervolle Stücke stehen für besondere existenzielle Ereignisse ihres Erwachsenendasein usw. In der Reinigung und Auswahl der Kristalle als Sinnbilder ihres bisherigen Lebens, in der Verwendung der Kristalle als stützende und begleitende Symbole in ihrer letzten Wach- und Wandlungsnacht, verwandelt Iris die Kristalle allegorisch in etwas anderes als sie bis dahin waren: Sie werden zu kristallenen, funkelnden Momenten ihres persönlichen Lebens. Sie werden zur Allegorie eines kristallklaren, ungetrübten und in-sich-ruhenden Blickes auf das eigene Leben. Zugleich färbt etwas von der Luzidität der Kristalle auf sie ab. Das zeigt auch die Erfahrung ihrer Wachnacht: „ich sehe mich, wie ich bin: Wie ich jetzt im Moment an dieser Stelle meines Lebens bin. Ich sitze in meinem Steinkreis, umrundet von den Kristallen meiner Lebensjahre und nehme mich an, wie ich bin. Große Ruhe umfängt mich, eine geduldige, liebevolle Ruhe."[53] Eine Ruhe, in der auch, wie sich oben zeigte, pantheistisch-religiöse Gefühle mitschwingen.

Was nun den „olympisch-mythisch-atmosphärischen Naturzugang" betrifft, sind Iris' Tagebuchaufzeichnungen nicht so ergiebig, geben aber doch Hinweise. Die atmosphärisch ergreifende göttliche Naturmacht, die die Griechen Selene, die Römer Luna nannten, wird auch von Iris gespürt. Allerdings kommt es bei ihr nicht zu solch einer atmosphärischen Verdichtung und visionären Verbildlichung, wie wir sie aus antiken Hymnen an die Mondgöttin kennen. Gleichwohl gibt es eine Stelle, an der sie in ein inneres Gespräch mit dem aufgehenden Vollmond tritt und ein Gebet an

---

53 Koch-Weser, S. u. Lüpke, G. v.: a. a. O., S. 40.

ihn richtet. An dieser Stelle ist Selene/Luna nicht mehr fern. Ich zitiere: „Staunend schaue ich dem langsamen Aufsteigen zu. All meine Fragen, Sehnsüchte und Ängste breite ich vor ihm aus und bitte um Beistand. Dieser gleiche Mond wird mich zu Hause mit seinem milchig weißen Licht in die Arme nehmen."[54]

Deutlicher ist folgendes aphroditische Erlebnis einer 36-jährigen Questerin namens Bärbel: „Auf einmal ein atemberaubender Anblick: die feurige, ekstatische Göttin, ganz in Gold gekleidet, die Arme hoch erhoben, den Kopf in den Nacken geworfen. Das Gesicht schaut zur Seite. Sie lacht, freut sich unglaublich. Über und über ist sie mit Sternen geschmückt, sodass sie von innen und außen glüht, leuchtet, sprüht. Sie liebt ihren Körper, sich selbst, die Liebe, die Männer, das Leben. Ihr Anblick ist überwältigend schön. Die Göttin der Liebe."[55]

Was nun den archaisch-mythisch-daimonischen Naturzugang betrifft: auch er ist in Iris' Bericht nur andeutungsweise vertreten. Als Hintergrundinformation: Daimonen sind in der Antike gottähnliche Wesen, göttliche Geister. Nymphen, Fluss- oder Berggötter, Höhlen- und Waldgeister, aber auch Haus-, Dorf- und Ahnengeister: das ist das uralte archaisch-daimonische Erbe, das die sogenannten „niederen Mythologie" der Griechen und Römer überlebt hat. Iris begegnet in ihrer Visionssuche keinem dieser daimonischen Wesen. Nur an einer Stelle, als sie in der Wachnacht an ihre beiden verstorbenen Großmütter denkt – von der einen hat sie eine blaue Wollstola als Andenken umhängen – scheint ein leises Gefühl von Ahnenpräsenz mitzuschwingen.[56]

Es gibt allerdings eine Stelle in dem Vision-Quest-Buch von Foster und Little, die zeigt, dass es auf Visionssuchen immer wieder zu

---

54 Koch-Weser, S. u. Lüpke, G. v.: a. a. O., S. 39.
55 Koch-Weser, S. u. Lüpke, G. v.: a. a. O., S. 233f.
56 Siehe: Koch-Weser, S. u. Lüpke, G. v.: a. a. O., S. 41.

Ahnen- und Naturgeister-Erlebnissen kommen kann. Ich zitiere ein paar solcher von Foster/Little nacherzählter Erlebnisse: „Eine Heranwachsende saß allein am Feuer und feierte das Ende ihrer Kindheit. Plötzlich drehte sie sich zur Seite und sah eine alte Indianerin ihr gegenüber sitzen. ‚Wer bist du?' fragte die junge Frau. ‚Ich bin deine Großmutter', antwortete die alte Frau. Eine Frau, die im Eureka-Tal fastete, fühlte sich von einem Cañon angezogen, an dessen Eingang ein riesiger Felsblock lag. Sie beschloß, ihn zu ihrem Kraftort zu machen. In der Nacht begann der Felsblock sich zu bewegen, seine Gestalt zu verändern und stöhnende Geräusche von sich zu geben. Irgendwie überstand sie die Nacht. Am nächsten Morgen jedoch unterbrach sie ihr Fasten und erklärte, daß sie nicht bereit sei, es mit so einer Kraft aufzunehmen. Ein Mann, der in einem Cañon in den Inyo-Bergen fastete, fühlte, daß sich ihm während eines Gewitters irgend etwas von hinten näherte. Es packte ihn um die Taille und schnürte ihm den Atem ab. [...] Eine Frau, die auf Visionssuche in den White Mountains unterwegs war, wurde von einem Schlaffieber befallen. Irgendwann wachte sie auf und schaute zum Himmel. Ein großer goldener Vogel schwebte über ihr. Sie rieb sich die Augen und sagte sich: ‚Ich muß im Fieberwahn sein.' Aber was sie auch tat, der Vogel war immer noch da. Er schwebte auf geheimnisvolle Weise über ihr und flog schließlich irgendwann nach Osten davon. Das sind nur ein paar Beispiele für die Arten von Begegnungen, die die Initianden während ihrer Reise über die Schwelle erleben können."[57]

Könnte man/frau, was die Erlebnisse von Iris betrifft, mit Hermann Schmitz noch von „bedingtem Ernst" und einer „ästhetoid-normativen" Verbindlichkeit sprechen,[58] so gelingt das in Bezug auf die von Foster/Little nacherzählten Erlebnisse nicht mehr. Hier hat sich der ästhetische Naturzugang der Vision Quest tatsächlich bis in religiös-verbindliche Schichten hinein vertieft und verwandelt.

---

57 Foster, S. u. Little, M.: Vision Quest, a. a. O., S. 90.
58 Schmitz, H.: Das Reich der Normen, Freiburg 2012, S. 188-206.

Hier tauchen – wohlgemerkt stets im Rahmen einer „persönlichen Religion" (James) – Erlebnisse mit dem Charakter „unbedingten Ernstes" auf, Erlebnisse, die mit einer teils beachtlichen Autorität aufgeladen sein können; einer Autorität, die diese Erlebnisse aber nicht von Gnaden kirchlicher, politischer oder wissenschaftlicher Institutionen haben, sondern einer Autorität, die sich aus dem Grenzerlebnis selbst ergeben darf; einem Grenzerlebnis, das sich inmitten einer naturnahen Landschaft ereignet und in dem es zwei Hauptakteure gibt: Mensch und Erde.

Zusammenfassung
Die heutige „Vision Quest" als naturästhetische Kontemplation und säkularisierte religiöse Naturerfahrung
Der ästhetische Naturzugang ist, neben dem naturwissenschaftlichen, einer der wichtigsten neuzeitlichen Naturzugänge. Er ist vergleichsweise unreduktionistisch, lässt er doch, anders als der naturwissenschaftliche Zugang, die unwillkürlichen leibseelischen Regungen und Anmutungen – und mit ihnen entscheidende „subjektive Tatsachen" (Hermann Schmitz) – prinzipiell zu. Wenngleich natürliche Landschaften unter enormen globalen Zivilisationsdruck geraten sind, teils auch technisch zerstört wurden – nach wie vor gibt es sie. Und nach wie vor erfährt und genießt auch der heutige Mensch die Natur in ästhetischer Kontemplation: in ihren schönen und romantischen, erhabenen und bedrohlichen, nicht zuletzt auch ‚göttlichen' Aspekten. Dass sich diese ästhetische Kontemplation im Sinne eines „ästhetischen Genusses" auch in Richtung „ästhetische Andacht" vertiefen kann, hat Hermann Schmitz schon 1977 gezeigt. Die Unterschiede von ästhetisch-andächtiger und ‚klassisch-religiöser' Naturerfahrung lassen sich im Normalfall vergleichsweise klar aufzeigen. Betrachten wir aber Extremformen heutiger naturästhetischer Andacht und Kontemplation – etwa die etablierte „Vision Quest" (der „School of lost borders" von Steven Foster und Meredith Little) – dann wird deutlich, dass und wie sich manche Unterschiede verschieben, verändern, teils auch verflüchtigen können. Hier tauchen dann

ebenfalls Gefühle und Phänomene mit der „Autorität unbedingten Ernstes" auf. Doch ihre Autorität und ihr Ernst werden weder durch eine ‚klassische' Religion noch durch eine religiöse Institution abgesichert. Sie beruhen vor allem auf dem existenziellen Angesprochen- und Genötigtwerden des jeweiligen Individuums durch die Natur. Ohne dogmatische oder kirchliche Schienung, ohne guru-hafte oder priesterliche Manipulation wird hier – ganz individuell, freiheitlich, lebensphasenspezifisch – ein religiös-verbindliches Naturerleben möglich, dass es in dieser Art bisher wohl noch nicht gab.

Stichworte
ästhetische Wahrnehmung, religiöse Naturerfahrung, Naturgefühl, Vision Quest, schöne und numinose Atmosphären, Stimmungslandschaften, naturidyllische Orte, Genius Loci, Kontemplation

Abstract
The Contemporary 'Vision Quest' as Aesthetic Contemplation and Religious Nature Experience
When we perceive landscape and nature in a picturesque and contemplative way, we perceive a lot of aesthetic and quasi-aesthetic qualities: qualities of beauty, sublimeness – and numinousness. Even today in our secularized world most of us still perceive – rudimentary, subliminal or conscious – some of these numinous and religious qualities. In 1981 Steven Foster and Meredith Little invented a new kind of 'vision quest' – inspired by the old and archaic rites of passage. This 'vision quest' was developed as a new and (post)modern rite of passage for us city-raised and overcivilized westeners. But, until today, nobody ever considered that the main vision-quest-approach to nature is an aesthetic one. An approach which is mediated by sensing, feeling and felt atmospheres. I will illustrate this by impressive field reports of some questers. Again and again these reports are referring to aesthetic qualities and (semi)religious experiences. I will analyse and decipher these experiences – showing some of the main philosophical implications.

Keywords
aesthetic perception, religious nature experience, aesthetic feeling, vision quest, fine and numinous atmospheres, picturesque landscapes, bucolic places, genius loci, contemplation

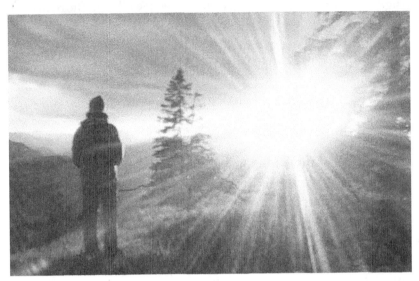

Vision Quest am Untersberg. Foto R.J.K.

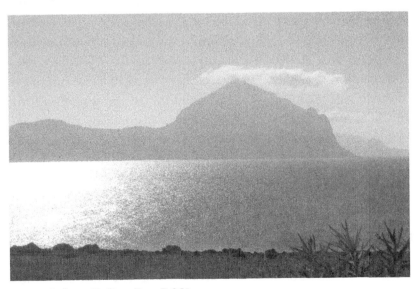

Monte Cofano, Sizilien. Foto R.J.K.

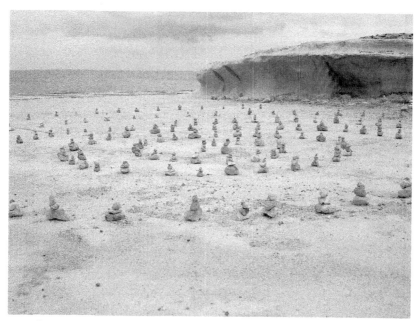

Wandlungsritual auf Gozo. Foto R.J.K.

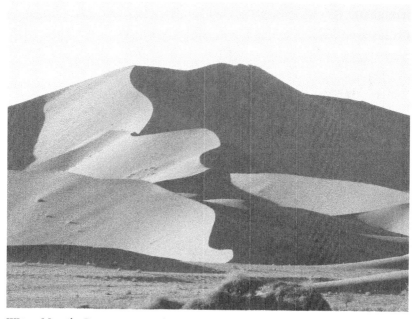

Wüste Namib. Foto Horst Kozljanic

Autor

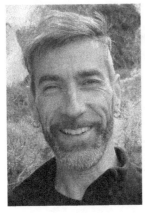

Robert Josef Kozljanič
Studium der Philosophie, Psychologie, Ethnologie, Volkskunde, Germanistik an der Ludwig-Maximilians-Universität München. Magisterarbeit: „Kunst und Mythos". 1999: Forschungsaufenthalt bei den Lakota. 2000-2003: Promotion in Philosophie an der TU Darmstadt bei Prof. Dr. Gernot Böhme Thema: „Der Geist eines Ortes" (veröffentlicht: München 2004). R. J. Kozljanič ist Dozent, Kursleiter & Autor. Er leitet den Albunea Verlag München und ist Hauptherausgeber des „Jahrbuchs für Lebensphilosophie". Schwerpunkte: Lebensphilosophie & Phänomenologie, Kulturhermeneutik & Kulturgeschichte, Lebenswelt- & Raumphilosophie, Tiefenökologie & Naturpädagogik. Veröffentlichungen (u.a.): „Antike Heil-Ort-Rituale" (München 2004); „Lebensphilosophie – Eine Einführung" (Stuttgart 2004). „Genius Loci and the Numen of a Place" (in: The Archaic, hg. v. P. Bishop, London u. New York 2012, S. 69-92). „Pädagogik und Philosophie des Grenzerlebens" („erleben & lernen", 1/2014, mit K. Daschner).

JENSEITS DER MEDITATION ⌘
AUSSERHALB VON ZEIT
INNERHALB VON RAUM

Beyond Meditation – Outside of Time Inside Space

Alexandra Attenberger

Russel Williams, spiritueller Lehrer und Dr. Joe Dispenza, Neurowissenschaftler, zwei leuchtende Sterne am weiten Himmel des 21. Jahrhunderts, teilen ihr Wissen mit der westlichen Welt.
Dies ist ein Vergleich zwischen Wissenschaft und Spiritualität, wo sich die beiden treffen und wo sie sich trennen. Beide berichten von der Leere, von der Meditation, vom Wissen und des Erfahrens dessen, von einem anderen Leben im Gefühl versus ein Leben im Denken.
Sie berichten von einem Leben außerhalb von Zeit, als ob ein Ort ohne Zeit Vergangenheit, Gegenwart und Zukunft verschlingt. Und Leere bleibt übrig, eine Leere die alle Mysterien in sich birgt, seit Jahrtausenden Sagen umwoben und wiederentdeckt in den Wissenschaften des 21. Jahrhunderts.

Russel ist einer der bemerkenswertesten, erleuchteten, spirituellen Lehrer unserer Zeit. Nach einem frühen Leben in extremer Not und

im Alter von 11 Jahren die Schule verlassend und kurz danach zum Weisen werdend, erlebte er im Alter von 29 Jahren ein spirituelles Erwachen.
Seit Ende der 50ger Jahre ist er ein spiritueller Lehrer, *um bis in das hohe Alter von 94 zu unterrichten*. Russel hat die Öffentlichkeit bis vor kurzem gemieden und hat noch nie Schriften oder Transkripte seiner Reden veröffentlicht, kleine Studiengruppen bevorzugt und im Stillen arbeiten.[1] Sein einziges Buch „Not I, not other than I" – veröffentlicht 2014, auf Wunsch von Steve Taylor, bekannter spiritueller Autor und langjähriger Student Russels, – bringt einen tiefsinnigen Text, der sicherlich zur klassischen spirituellen Literatur gehören wird.[2]

Dr. Joe (DC) studierte Biochemie, hat einen Bachelor der Wissenschaften mit Schwerpunkt in Neurowissenschaft und einen Dr. der Chiropraktik. Dr. Joes postgraduale Weiterbildung besteht aus der Neurologie, Neurowissenschaft, Gehirnfunktion und Chemie, zelluläre Biologie, Gedächtnisbildung, Altern und Langlebigkeit.
In den letzten 12 Jahren hat er in mehr als 24 Ländern auf sechs Kontinenten Vorlesungen gehalten. Seine einfache, jedoch überzeugende Lehre kreiert eine Brücke zwischen wahrem menschlichen Potential und den neuesten wissenschaftlichen Theorien der Neuroplastizität. Seine Arbeit basiert auf seiner totalen Überzeugung, dass in jeder Person auf diesem Planeten ein latentes Potential von Großartigkeit und unlimitierten Fähigkeiten steckt.
Er ist Autor von mehreren wissenschaftlichen Artikeln und Büchern. In seinem ersten Buch, „Evolve your brain" spricht er von der ‚Biologie des Wandels', in anderen Worten, wenn wir wirklich unseren Geist ändern, zeigt sich eine physische Evidenz des Wandels im Gehirn. *Dies sind nur einige seiner Errungenschaften*. Wenn er

---

1, 2 Auszüge Einführung zu RWs Buch, „Not I, not other than I", 2° Edition in Russisch, von Antony Perry. Kursiv von mir, da RW Anfang 2018 verstorben ist.

nicht reist und schreibt, ist Dr. Joe mit Patienten in seiner Klinik beschäftigt.[3]

Das Leere in der Spiritualität und das Leere in der Wissenschaft

Dr. Joe und die Leere im Atom, in Zahlen ausgedrückt: 99,99999% Energie und 0,00001% Materie ... oder ... Materie ist mehr „kein Ding" (Energie) als „Etwas" (Teilchen). Und ... (das Atom) ist ein „kein Ding", aber alle Dinge potenziell.[4] Folge, ... wenn ein Atom 99,99999% Energie (oder leerer Raum) ist und 0,00001% physikalische Substanz, **dann bin ich in Realität mehr Nichts als etwas.**[5]
Und er fährt fort ... dass alle physische Realität in erster Linie Energie ist, die in einem weiten Netz existiert, welches über Raum und Zeit hinaus verbunden ist.
Mit 29 (1950) erlebt Russel diese Leere, dieses Nichts sein, diese Energie die in einem weiten Netz existiert „Eines Morgens wachte ich auf, und sah zu den Pferden hinüber, den Dampf beobachtend, der aus ihren Nüstern stieg, so wie es passiert an einem kalten Morgen. Das nächste das ich wusste, ich beobachtete das Pferd nicht nur von Außen. Ich war das Pferd. Ich sah in das Pferd hinein. Ich war Es. Ich konnte durch seine Augen und seinen Geist sehen. Ich war seiner wahren Natur bewusst. Mir war bewusst, dass alle Dinge eins sind. Es war ein tiefer Sinn von Frieden in mir.[6]
Meine eigene Natur war genauso wie ihre, in einer anderen Form, mit einem Bewusstsein, welches uns alle verbindet. Sie (die Tiere) waren nur in Form und Struktur *(0,00001% Materie)* getrennt. Es war die selbe Essenz, die selbe Leere, in ihnen allen - in uns allen.[7]

3 Auszüge Über den Autoren aus Dr. Joes Buch, „Breaking the habit of being yourself", Kursiv von mir.
4 Dr. Js„Breaking the habit of being yourself" p. 10/11 Figs. 1B und 1C
5 Dr. Js„Breaking the habit of being yourself" Intro xx, 3
6 RW„Not I, not other than I". p. 76, 4.
7 RW„Not I, not other than I". p. 77, 1, Kursiv von mir.

So ist dies das Quanten Selbst von Dr. Joe? Die selbe Leere, die selbe Energie (im Vergleich zu den 0,00001% materieller Struktur oder Teilchen) in allem?

Wie alles andere im Universum, sind wir, auf eine bestimmte Art und Weise, verbunden mit einem Meer von Information in einer Dimension, jenseits von Raum und Zeit. Wir brauchen nichts berühren oder sogar in unmittelbarer Nähe zu irgendwelchen materiellen Elementen im Quantenfeld sein, um diese zu beeinflussen oder von ihnen beeinflusst zu werden. Der physische Körper ist ein organisiertes Schema von Energie und Information, welches einheitlich mit allem im Quanten Feld verbunden ist.

Du, wie wir alle, sendest ein bestimmtes Energieschema oder Signatur. Fakt ist, alle Materie strahlt immer bestimmte Schemata von Energie aus. Und diese Energie trägt Information. Der schillernde Zustand deines Geistes, ob bewusst oder unbewusst, ändert diese Signatur von Moment zu Moment, *weil du mehr als nur dein Körper bist; du bist ein Bewusstsein, einen Körper nutzend und ein Gehirn (**0,00001% Teilchen**) um unterschiedliche Ebenen von Bewusstsein (**9,99999% Energie**) auszudrücken.*[8]

Russel Kapitel 3 ... Die Natur des Bewusstseins ..... Leere

...und wenn man dort für eine Zeit lang weilt, dann fängt man an herauszufinden, dass die Leere nie leer war, weil diese alles Potential in sich trägt für alles was sein könnte.[9]

Nun, was ist *dann* die Natur des Bewusstseins?

Es ist der unmanifestierte Raum und dies ist der Grund, warum es in allem ist und alles kennen kann. Es ist das, was manche Leute Gott nennen. Religionen sagen, dass Gott die Welt erschaffen hat, aber ich stimme von ganzem Herzen nicht zu. Wir benutzen das Wort Gott für wahres Bewusstsein, das universelle Bewusstsein. Nenne es Gott, wenn du möchtest, jedoch Gott ist kein Wesen. Er

---

8 Dr. Joes „Breaking the habit of being yourself" p. 16, 2/3 Kursiv von mir.
9 RW „Not I, not other than I". p. 22, 1.

ist kein übermenschliches Wesen. Er ist einfach nur Bewusstsein.[10] Bewusstsein ist weit mehr als es zu sein scheint, so in Wirklichkeit bin ich ein Teil von dir. Es ist das, was wir in diesem Moment teilen. Wir teilen diese Erfahrung. Wie können du oder ich von einander getrennt sein, anders als körperlich? *(99,99999% Energie und 0,00001% Teichen oder Materie)*[11]

Eine andere Weise wie wir Menschen und das Quantenfeld miteinander verbunden sind, ist durch das Konzept von Quantenverschränkung (..), meint Dr. Joe. Im Wesentlichen, wenn einmal zwei Teile anfänglich auf irgendeine Weise miteinander verbunden werden, sind sie immer miteinander verbunden über Raum und Zeit hinweg. Als Resultat, alles was dem einen angetan wird, wird dem anderen auch angetan, auch wenn diese räumlich voneinander getrennt sind. Dies bedeutet, da wir auch aus Teilchen bestehen, das wir indirekt miteinander verbunden sind, über Raum und Zeit hinaus.[12]

Gehirnwellen, Epigenetik und Meditation

Krishnamurti Retreat Centre (KRC), Uttarkashi, India, Frühling 2001. Ich sitze in meinem Bungalow auf meinem Bett im halben Lotus. Eigentlich bin ich hier um zu studieren und zu meditieren für drei Monate, im Himalaya. Stattdessen sitze ich mitten am Tag auf meinem Bett und mein Bungalow wird umrundet von einem Inder, dem ich Rede und Antwort stehen muss. Und ich habe Angst, fürchterliche Angst.

Die Geschichte fängt mit dem großen Landhaus neben dem KRC an. Im Innenhof des Hauses, in dem sich einige überdachte Ställe

---

10 RW „Not I, not other than I". p. 26, 3. Kursiv von mir.
11 RW „Not I, not other than I". p. 27, 1. Kursiv von mir.
12 Dr. Joe „Breaking the habit of being yourself" p. 16, 4.

befinden, liegt ein riesiger Berghund, angekettet und traurig. Die Inder lieben Europäer und ich liebe große Hunde. Ich bleibe stehen und schaue neugierig in den Hof hinein, wissend, wenn ich nur lange genug hier stehe, werde ich bald zum Tee im Hof selbst sitzen. Mein erster Besuch in diesem Haus ist voller Geschichten und viel zu viel Zeit verbringe ich mit dieser Familie, wo ich doch meditieren und studieren soll. Und der riesige Berg-Hund blickt auf, als ich vor ihm stehen bleibe, bei meinem ersten Gang über den Hof, erhebt sich und springt hoch, seine Vorderpfoten auf meine Schultern legend. Sein riesiger Kopf überragt meinen bei weitem.

Die Inder rufen erschreckt auf, schließlich haben die meisten Leute Angst vor diesem Hund. Ich erinnere mich nicht, ob der Hund schwer war oder wie er gerochen hat. Nur an dieses Gefühl purer Freude, meine Hände über seinen Rücken streichend, durch sein dickes, weiches Fell. Ich fühle ein Lachen in meinem Gesicht, unvergesslich eingraviert in meinem Inneren.

Nach einiger Zeit gehöre ich fast zur Familie und ich darf mit dem Hund durch die Felder ziehen. Er darf nicht von der Leine, weil er ans andere Ende des Tals flieht, um in den Wiesen zu liegen und zum Streunen in die Wälder geht. Und dort lauert der berühmte Indische Königstiger, der ohne Furcht gegen die Berg-Hunde kämpft, mögen diese genau so groß sein wie er. Und der Tiger tötet, doch würde der Berg-Hund nicht lieber in Freiheit sterben, als sicher in einem Hof leben? Der indische Hofbesitzer denkt an den hohen materiellen Wert des Hundes und ich an weite Täler, schneegekrönte Bergkuppen und tiefe, dunkle Wälder mit dem atemberaubend gefährlichen Königstiger, lauernd....

Ich habe einen Plan und die Europäerin nutzt ihre Herkunft und darf den kräftigen riesen Hund an einer schweren Eisenkette durch das Umland führen.
Um die Hügel herum, auf der anderen Seite der weiten Felder, treffe ich vier Frauen in bunten Saris und wir verständigen uns mit

Blicken und sie beobachten mich neugierig. Ich halte die Eisenkette in meinen Händen und wir lächeln uns gegenseitig ein paar mal an. Den Hund habe ich schon hinter dem ersten Hügel freigelassen, der ohne auch nur einen Blick hinter sich zu werfen, in großen Sprüngen im Wald verschwindet. Und jetzt war ich gerade dabei die schwere Kette verschwinden zu lassen. Eisen im Wert von 200 Rupies.

200 Rupies und ein Inder, der sie zurück haben will, kreisen um meinen Bungalow. Krishnamurti ist klar, keine Lehrer, keine Gurus, der Lehrer ist in dir. Im halben Lotus sitze ich über eine Stunde lang und fixiere mich auf mein Inneres. Angst zwingt mich dazu, oder so scheint es zu sein. Aus diesem Inneren, ohne Vorwarnung zeigt sich etwas, golden wie die aufgehende Sonne und kommt mir entgegen. Unvorhergesehen, so uralt, mein „Ich" kann dies nicht begreifen und Panik, so viel größer als die Angst vor einem Inder, der seine Kette will, explodiert in mir. Und alles ist vorbei. Das goldene kleine Licht aus der Unendlichkeit, mächtig tief aus meinem Inneren, verschwindet unbarmherzig, blitzschnell, ein Veto gegen die Angst, jegliche Angst die jemals in mir existiert hat, oder existieren wird.

Der Inder erzählt mir einige Tage später, dass er die Kette gefunden hat. Ich höre die indischen Frauen über das Tal hinweg rufen, nach dem großen Hund, der in einer Wiese vor dem tiefen Wald faulenzt. Ich sehe den Hund nicht wieder und jedes mal wenn ich die Augen schließe, scheint mein Gehirn voller Gewitter zu sein, mit weißen und roten Blitzen. Der Dorf Guru meint ich brauche vor nichts Angst zu haben und dreht mir seinen Rücken zu, leicht gelangweilt von einer unwissenden Europäerin. Von unterschiedlichen elektrisch messbaren Gehirnwellen hat er noch nie etwas gehört.

Dr. Joe und die Wellen der Zukunft ... Forschung hat einen weiten Umfang von Gehirnfrequenzen im Menschen entdeckt, von sehr niedriger Aktivität im Tiefschlaf (*Delta Wellen*); zu einem dämmrigen Zustand zwischen Tiefschlaf und Wachsamkeit (*Theta*); zu einem kreativen, imaginativen Zustand (Alpha); zu höheren Frequenzen, beobachtet während bewusstem Denken (*Beta Wellen*); zu den höchsten aufgezeichneten Frequenzen (*Gamma Wellen*), beobachtet in exaltierten Zuständen von Bewusstsein.[13]

...ist Realität nichts als elektromagnetische Kräfte, auf sich selbst einwirkend oder in Antwort zueinander? Ist der belebende Geist in uns einfach eine Funktion der Biologie und Zufälligkeit? Ich hatte (*Dr Joe*) Konversationen mit Leuten die diese Ansicht befürworten. Schlussendlich führt die Diskussion zu einem Dialog der ungefähr so aussieht:

Woher kommt die Energie, die unser Herz schlagen lässt?
Das ist Teil des autonomen Nervensystems.
Wo befindet sich dieses System?
Im Gehirn. Das limbische System im Gehirn ist Teil des autonomen Nervensystems.
Und, innerhalb des Gehirns, gibt es dort spezifisches Gewebe, welches dafür verantwortlich ist, dass das Herz schlägt?
Ja.
Aus was besteht dieses Gewebe?
Aus Zellen.
Und aus was bestehen diese?
Aus Molekülen.
Und aus was bestehen diese Moleküle?
Aus Atomen.
Und aus was bestehen diese Atome?
Aus subatomaren Teilchen.
Und aus was sind diese subatomaren Teilchen in erster Linie zusammengesetzt?
Aus Energie.[14]

13 Dr. Joe „Breaking the habit of being yourself" p. 184, 4.
14 Dr. Joe „Breaking the habit of being yourself" p. 27, 1.

Und hier kommt Epigenetik (buchstäblich „oberhalb der Genetik") ins Spiel. Dr. Joe erklärt dies so: „Einfach nur durch das Verändern unserer Gedanken, Gefühle, emotionalen Reaktion und Verhaltensweisen (alles Energie oder elektromagnetische Wellen), senden wir unseren Zellen neue Signale, und diese drücken sich in neuen Proteinen aus, ohne den genetischen Blueprint zu verändern. So während die DNA Kodierung die selbe bleibt, sobald eine Zelle über einen neuen Weg von einer neuen Information aktiviert wird, kann die Zelle tausende Variationen von diesem selben Gen kreieren. (Beeinflusst der gekonnte Yogi so seinen Herzschlag?) So können wir unseren Genen signalisieren **unsere Zukunft neu zu schreiben.**"[15]

Russel erzählt, „Dieser neue Zustand war merkwürdig, aber man gewöhnte sich daran, so das dieser Zustand nichts anderes als sich selbst war. Es war sehr schwierig zu erklären. Ich hatte nie erwartet irgendetwas dieser Art zu erfahren. Ich dachte darüber nach es anderen zu erzählen, jedoch wurde mir bewusst, dass ich es nicht konnte. Sie würden denken, ich wäre verrückt.
Aber es blieb bei mir. Ich fühlte als ob ich nicht mehr ich selbst war, und ich fing an mich zu wundern, ob ich wirklich existierte, weil es eine so andere Art von Existenz war. Ich hatte den selben Körper, tat immer noch die selbe Arbeit *(Pferde pflegen)*, aber mit einer komplett anderen Natur des Bewusstseins. Es war ein neues Leben **ohne Zukunft**.
Ich fühlte ein Gefühl des Eins seins mit Allem. Es gab nichts das nicht von der selben Natur war. Jetzt verstehe ich den biblischen Aspekt: am Anfang war das Nichts - kein Ding, nur Leere. Aus dieser Leere begannen die Dinge sich zu materialisieren. Das ist warum Raum die wichtigste Qualität im ganzen Universum ist."[16]

---

15 Dr. Joe „Breaking the habit of being yourself" p. 78, 4.
16 RW „Not I, not other than I". p. 94, 1,2 ,3. Kursiv von mir.

Russel und Dr. Joe nutzen Meditation, um diese neuen epigenetischen Veränderungen hervorzurufen. Und doch trennen sich hier ihre Wege.

Meditation um innerhalb der 99,99999% Energie oder Leere zu leben sieht Russel wie folgt: „Praktiken, wie die Meditation oder Chanting können uns von der konditionierten Welt (*Gefühle, Emotionen, Gedanken die wir kennen*) zeitweise wegholen, was uns eine Chance gibt den Unterschied zwischen dem Konditionierten und Unkonditionierten zu erkennen. Und was wir zum Beispiel in tiefer Meditation finden, ist eine Leere über alle Maßen und Dimensionen hinaus. Bewusstsein dehnt sich weit über den Körper hinaus aus - in Fakt, es ist nicht einmal das Bewusstsein des Körpers, nur diese weite grenzenlose Leere."[17]

Dr. Joe, „Breaking the habit of being yourself", Kapitel acht Meditation, das Mystische demystifizieren und die Wellen der Zukunft

Es gibt sehr viele Arten von Meditations-Techniken, aber in diesem Buch ist es mein Wunsch den wünschenswertesten Nutzen der Meditation hervorzurufen - es möglich machend in das operative System des Unterbewusstsein hinein zu blicken, so das du dich ganz einfach von deinem Selbst weg bewegen kannst, um deine Gedanken, Glaubenssätze, Handlungen, und Emotionen, zu beobachten...und dann, sobald du dort bist, deinen Körper und Geist im Unterbewussten zu einem neuen Geist zu programmieren. Wenn du dich von dem unbewussten Kreieren von Gedanken, Glaubenssätzen, Handlungen, und Emotionen weg bewegst und die Kontrolle übernimmst durch die bewusste Anwendung deines Willens, kannst du die Ketten deines alten Selbst brechen, um ein neues Selbst zu werden.[18]

---

17 RW „Not I, not other than I". p. 104, 4. Kursiv von mir.
18 Dr. Joe „Breaking the habit of being yourself" p. 176, 3.

Ein Teil der Leere zu werden oder Teile aus der Leere hervorzurufen. Beides möglich in der Quantenphysik.

Spirituelle Entwicklung und Wissenschaft

Guam, 8ter August 1993, ca. 18:30h. Das Licht im Haus ist immer noch hell. Ich brauche noch kein elektrisches Licht, alles ist still und ein silbern, grauer Abendschimmer füllt das Schlafzimmer aus. Mein neuestes Krishnamurti Buch liegt vor mir auf einem, kühlen, sauberen Boden und ich liege auf dem Bauch auf dem Futon. Ich bin alleine im Haus, kein Laut durchdringt die Luft, kein Vogel singt, kein Hund bellt und ich bin vertieft in den Moment mit meinem neuen Buch.
Eine leichte Welle scheint unter mir zu fließen. Ich schaue auf, hab ich es mir eingebildet? Ich lese weiter und alles fühlt sich gut an, die Stille im Haus und draußen, das sanfte silberne Licht...und wieder fährt eine Welle durch den Boden, diesmal spüre ich es direkt unter mir auf dem Futon. Ein kleines Lächeln schleicht sich auf mein Gesicht, Erdbeben, ein kleines Erbeben ... die Erde bebt. Ich bleibe liegen, denn ich habe schon einige hinter mir, mein erstes mit 13 in einem kleinen Dorf bei Mount Ätna. Am dunklen Nachthimmel von Sizilien spuckt ein mächtiger Vulkan feuerrote glühende Lava aus, donnernd und grollend... Momente der Ehrfurcht und der Angst, lange zurück gelassen.

Es ist als ob ich ein Grollen höre oder eher fühle. Ich schaue auf, man soll bei einem Erbeben im Türrahmen stehen, ich muss fast laut lachen...ja genau...der Türrahmen hat seinen Platz verloren und biegt sich gefährlich aus seiner Form hinaus. Auf Guam sind die Häuser so gebaut, dass sie eine hohe Beben-Skala aushalten können, ohne zu brechen. Das silberne, sanfte Licht scheint greller zu werden. Nicht nur biegt sich der Türrahmen an seine Grenze, der Boden unter mir ist nicht mehr flach...Zeit verschwindet in sekundenschnelle im Moment. Der Flur, der in das Wohnzimmer führt ist jetzt nur noch drei Schritte lang, und auf einmal stehe ich draußen, der Himmel grell und weit über mir. Die Erde bebt nicht, sie schwingt in weiten Wellen und ich breite meine Arme aus, lege meinen Kopf in den Nacken und wieder nach unten. Zelda, die Schäferhündin, springt im Kreis um mich herum, will sie mich beschützen? Zu meiner linken beobachte ich eine Reihe von Philippinos, unsere Nachbarn, sie halten sich gegenseitig an den Hüften, hintereinander stehend, ein komisches Bild, macht man das bei einem Erbeben?

60 Sekunden, 8,1 auf der Richterskala und ein Gefühl, grell, schneidend, ohne Zeit ... nur Raum. Über mir, unter mir, überall, keinen Anhaltspunkt mehr. 60 Meter, tief im Berg unter dem Meer grollt es. Die Schwingungen werden abgefangen und die Spitze, die kleine Insel Guam, wird hin und her geworfen ohne zu brechen.

Und doch breche ich. Der Himmel wird dunkel und ich sitze alleine im Haus. Es gibt keinen Strom mehr und Mobil Telefone gibt es noch nicht. Die Stille hat sich verändert, sie ist nicht mehr still. Sie ist bedrohlich und ab und an hebt und senkt sich der Boden, als ob Guam tiefe Atemzüge nehmen würde.
Ich kann mich nicht erinnern warum kein Auto da ist, normal haben wir zwei. Es scheinen Stunden zu vergehen, warum kommt meine Freundin nicht um mich zu holen, was ist passiert? Und Wut baut sich in mir auf, weit größer als 8,1 auf einer Richterskala. Meine Kindheit bricht auf in meinem erwachsenen Körper, vom Zurückgelassen werden und nicht gewollt sein und wieder hat lineare Zeit keine Bedeutung.

In die tiefe Dunkelheit hinein drängt sich das ebenmäßige Summen eines großen Autos und langsam kriechen zwei Scheinwerfer um die Ecke, in die Einfahrt hinein. Die Kieselsteine unter der schweren Limousine knistern so laut, als ob es nichts anderes in der tiefen Dunkelheit geben würde, ein weißes, großes Auto, sanft schimmernd, seine Scheinwerfer und eine Fahrertür, die in Zeitlupe aufschwingt.

Das ernste Gesicht einer sehr schönen Frau blickt mir entgegen und mein eigenes Gesicht bricht in verzerrter Wut, in kalten Worten aus, warum kommst du erst jetzt? Ich bin deine beste Freundin, deine Vertraute, der Liebling deiner Kinder. Die Dunkelheit wird licht und grell und eine grausame Kälte, ohne Angst macht sich in meinem Inneren breit, so unzähmbar, wie ein riesiges Monster, weitaus größer als meine eigene schlanke Statur.

Wir beschließen nicht im Haus zu bleiben, packen ein paar Sachen zusammen und fahren zur Wohnung des Lebenspartners meiner Freundin. Er wohnt in Tumon, das Highrise-Hotel Quartier von Guam, wo Generatoren im Ausnahmezustand jederzeit aktiv werden.

Die schwere Limousine gleitet in die dunkle Nacht hinein, die Straßen schlängeln sich durch die abgelegen Teile der Insel und meine Freundin erzählt mir von breiten Straßen, die ihre Spur verlieren und sich hin und her bewegen während die Erde unter einer Skala von 8,1 bebt. Es scheint als ob wir auf einmal durch dicht bewohnte Straßen gleiten und unsere Schweinwerfer lassen uns durch eine stromlose Landschaft gleiten. Wir fahren zu schnell und das dumpfe Geräusch von Reifen über Geschwindigkeits-Bremsern, unterbricht meine grelle, beißende Wut.

„Doing, doing", diese Worte rutschen aus mir heraus, den dumpfen, schweren Ton imitierend und ein fast unbremsbarer Lachkrampf überrollt uns, füllt den Innenraum des Autos und wir werden langsamer. Wir rollen oder fühlt es sich an wie schweben, auf den weiten Straßen, die uns der Skyline der Hotels näher bringen. Wir biegen in die große Kurve bergab und vor uns öffnet sich ein Blick in eine tiefe Nacht hinein, die Skyline und das weite Meer, das sich im unendlichen Sternenhimmel ausbreitet. Mein Blick wird weit, Staunen füllt mein Inneres und in einem Moment bin ich, als Selbst, welches hysterisch und blitzweiß wütend ist, nicht mehr da. Alles wird eins, ich bin eins mit den Sternen, die am dunklen

Himmel schweben, ich existiere und ich existiere nicht...alles und nichts, eins, zwei, drei Sekunden ..... wow, wow, fühlst du es, fühlst du es?
Erstaunt blickt meine Freundin zu mir herüber, ihre Stimme klingt so normal, so banal; was, was fragt sie. Und der Moment ist vorbei, Gedanken dringen wieder in meinen Kopf hinein. Ich bin wieder ich, wütend, hysterisch und ohne das was jegliche Wissenschaft erklären kann, die Erfahrung des Eins - Seins, magisch, mystisch und ohne Zeit. Dort wo die Form des Körpers eine schmale, lichte Linie ist, zwischen einem Selbst oder das was davon übrig ist. Oder 0, 00001% Teilchen und 99,99999% Leere.

Nur ich habe diese drei Sekunden erfahren, hinter dem dicken Glas der Windschutzscheibe, im Innenraum einer weißen, geräumigen Limousine, mit cremefarbenen Ledersitzen, die leise summend über breite Asphalt Straßen, in einen weiten, glitzernden Sternenhimmel zu gleiten scheint.

Russel, Kapitel 11, Spirituelle Entwicklung ..."Es ist sehr schwierig überhaupt über diese (*Erfahrungen*) zu sprechen, einen Faktor ausgenommen: unterdessen, durch die körperlichen Gefilde hindurch, durch Zustände von Himmel und Hölle, gibt es einen Zustand der Dualität. Indessen in den himmlischen Gefilden wird die Transparenz so klar, dass Dualität in totaler Einheit verschwindet. Es behält trotzdem eine **bewusste** Identität - eher als eine **eigene** Identität - aber mit der Realisation, dass diese nie geboren wurde.
Nun, dies ist eine seltsame Sache zu sagen, ist es nicht so? Du und ich sind hier mit einem körperlichen Aspekt, annehmend, dass wir geboren wurden. Aber Bewusstsein wurde nie in diesen Körper hinein geboren; es wurde verbunden mit ihm. Es wurde nie in einen Körper hinein geboren, deswegen kann es auch den Körper verlassen."[19]

19 RW„Not I, not other than I". p. 103, 1. Kursiv von mir.

Was meint Dr. Joe zu diesem Bewusstsein, über unser persönliches Selbst hinaus?

„Wenn ich über alle Bücher über die Kreation eines Lebens das wir uns wünschen, nachdenke, wird mir bewusst, dass immer noch viele von uns nach wissenschaftlichen Ansätzen suchen, die ihre Fundamente in begründeten wissenschaftlichen Erkenntnissen haben - Methoden die wirklich funktionieren. Jedoch gibt es bereits neue Forschungen über Körper, Geist und Bewusstsein - und einen Quantensprung in unserem Verständnis über Physik - erweiternde Möglichkeiten suggerierend, wie wir uns nähern können, an das was wir im Inneren als unser echtes Potential wissen.[20]

Über lineare Zeit hinweg und das „Nichts" tun

Du hast dich über die Zeit und Raum hinaus bewegt, sagt Dr. Joe und bist rein geworden, immaterielles Bewusstsein. Nachdem du nicht mehr mit einem Körper verbunden bist, nicht länger fokussiert auf Andere, Orte oder Dinge in deiner äußeren Welt; und über lineare Zeit hinweg, trittst du über die Schwelle in das Quantenfeld hinein.[21]

Russel, Kapitel 13 „Becoming still"

Was auch immer es ist das du möchtest, übe es jetzt. Wenn du Frieden möchtest, fange an friedlich zu sein, jetzt. Suche nicht morgen danach; es wird nicht hier sein. Es ist jetzt hier. Wenn du glücklich sein möchtest, beginne glücklich zu sein, jetzt. Wenn du merkst das deine Gedanken sich zu Dingen hingezogen fühlen, die Unwohlsein hervorrufen, lass sie nicht dorthin wandern. Bleibe ruhig und du wirst sehen das du glücklich bist, zufrieden, ohne irgend etwas zu brauchen. Stell dir vor, dass du am Ende des Tages

---

20 Dr. Joe „Breaking the habit of being yourself" Intro. xv, 1.
21 Dr. Joe „Breaking the habit of being yourself". p.110. 3.

in einem warmen Bad entspannst, deine Gedanken entspannen sich, dein Körper entspannt sich und du bist zufrieden. Warum kannst du das nicht tun, wenn du nicht in der Badewanne bist? Höre auf etwas zu tun - das ist alles was du tun musst. (er lacht). Die Schwierigkeit ist, wir haben uns, über viele Leben hinweg, dieses miteingeschlossen, dazu programmiert - beschäftigt zu sein, anstatt inaktiv. Aber du musst nichts tun. Du kannst auf Dinge reagieren, du must nicht irgend etwas suchen, was du tun kannst. Wir müssen uns um-trainieren. Aber zur gleichen Zeit, ist es nicht so, als ob du nichts tust. Du bist aufmerksam - das ist etwas tun.[22]

Enzklösterle, Schwarzwald, erste Juni Woche 2018. Meine Ausweise sind beide abgelaufen und ich kann Deutschland nicht verlassen. Ich steige aus dem Bus, der einzige Fahrgast, in einen grellen Mittag hinein. Es ist heiß, die Straße die sich vor mir den Berg hochwindet ist leer und so sauber, ich frage mich, ob hier schon jemals jemand war.
Schwarzwald, tiefes, hübsches, menschenleeres Schwarzwald Dorf. Ein perfekter Ort um „Nichts" zu üben, um niemand zu sein, oder besser gesagt, um es zumindest zu versuchen.
Ich habe mal wieder einen Plan. Er dauert fünf Tage und alles geht, alles was im Moment passiert. Alle zwei Stunden Russels 10-minütige Meditation und sonst eben Nichts oder Alles.
Der Blick von meinem Balkon ist unfassbar märchenhaft, in eine stille, schillernde Welt hinein. Zwei Stockwerke nach unten und ich schwimme im Pool, so perfekt temperiert, dass die Finger auf jeden Fall so schrumpelig werden können wie in einer Badewanne nach zwei Stunden. Und auch hier ist niemand.
Es fühlt sich schwierig an, einfach nur das zu tun was ich möchte. Ich möchte aus der Zeit raus, in Alles hinein. In den unendlichen Raum, der sich in alle Richtung ausdehnt und ich mittendrin. Wenn man „inaktiv" googled zeigt sich wie sich eine Kultur über das Inaktivsein fühlt, untätig, unwirksam, indifferent...

22   RW „Not I, not other than I". p. 120/122, 4/1.

Tag eins, 07:00 morgens. Ich möchte schwimmen, am besten alleine, in dem weichen, warmen Wasser, das einen zu umarmen scheint. In dem Moment als ich auf den Flur trete sehe ich eine kleine zierliche Frau, am Ende vom Flur, fast um die Ecke die Treppen hinunter. Auch sie ist eng eingewickelt in ein großes Handtuch. Meine Gedanken meinen, Mist, und so geht mein Alleine - Erlebnis dahin.

Die Frau dreht sich nach mir um, sie scheint etwas über 60 zu sein und ein breites Lachen zeigt sich auf ihrem hellen Gesicht. Mein Gefühl bleibt ruhig, meine Gedanken wehren sich noch dagegen dass alles gut ist, so wie es ist.

Von Tag eins bis Tag fünf schwimmen wir um 07:00 morgens zusammen. Ich übe mich im Nichts Tun, im Nichts Sein und es scheint, dass in diesem Nichts weder etwas unnötig noch unwirksam oder indifferent ist.

Die Erzählungen dieser Frau sind tragisch, herzerwärmend und einzigartig. Und ich habe das Glück mit ihr jeden Morgen eine halbe Stunde zu verbringen.

Diese Geschichte gehört nicht hier her und auch die anderen die sich jeden Tag, fünf Tage lang entfalten nicht. Ich kann nur versichern, in diesem Dorf, am Ende der Welt, sind die Geschichten unvergesslich und das Nichts tun das Beste, was ich jemals bewusst gemacht habe, jenseits der Meditation, im Moment leben.

Wissen und Erfahren

Russel drückt sich klar aus, „allgemein gesagt, was wir mit Worten sagen ist nicht ganz wahr. Wahrheit liegt in Erfahrung, nicht in irgendwelchen Gedanken oder Ideen über Erfahrung. Es ist wie wenn du deinen Daumen mit einem Hammer triffst, währen du einen Nagel in die Wand schlägst - dann weißt du was Schmerz ist. Aber du könntest diesen Schmerz jemand anderen nicht erklären, es sei denn sie haben die selbe Erfahrung. Du musst es erfahren um es zu wissen.[23]

Auch Dr. Joe hat eine klare Meinung über Wissen und Erfahrung, zumindest zu dem Zeitpunkt als er das Buch „Breaking the Habit of Being Yourself", schrieb. „Wissen ohne Erfahrung ist lediglich Philosophie; Erfahrung ohne Wissen ist Ignoranz".[24]

Er beginnt mit der Wissenschaft vom Ich, vom Atom, dessen Bedeutung im Körper und in der Zeit. Er fährt fort Gehirnwellen zu entschlüsseln und wie sich diese biochemisch auf den Körper auswirken, und erklärt wie ein neues Ich entstehen kann; durch ein klares vorgegebenes Wissen, welches in Folge, durch eine geleitete Meditation zum neuen Ich führt.

Russel hingegen, der keine wissenschaftliche Ausbildung genossen hat, erfährt eine neue Art des Bewusstseins ohne formal geleitete Meditation und beschreibt was die Wissenschaft im 21 Jahrhundert beobachten kann.

Über das Ich im Fühlen und Denken

Kapitel 1, RW „Im Gefühl leben"

Es (*kein-Ich Bewusstsein*) ist keine Identität - **nicht wer ich bin, sondern was ich bin** - ein sehr feiner Unterschied. Der physische Körper, emotionale und gedankliche Prozesse müssen sich diesem beugen und müssen sich ändern - mit nichts zu fürchten, fängst du an dich wohler und zuhause zu fühlen. Du findest ein Eins-Sein in dir - Kopf und Herz kommen zusammen als Eins. Beide fangen an ineinander zu verschmelzen, und es gibt Einheit, im Gegensatz zum Getrenntsein und fragmentiert sein.
Der Intellekt funktioniert nicht für sich alleine stehend - er wird durch Gefühle konditioniert. Wenn du deine eigenen intellektuellen

---

23 RW „Not I, not other than I". p. 104, 3.
24 Dr. Js „Breaking the habit of being yourself". p.129. 2.

Prozesse anschaust, findest du bis zu einem gewissen Grad, dass diese sehr klinisch und gefühlsleer sind. Diese sind nicht persönlich, sondern sachlich in sich selbst.

Aber wenn sich das Herz öffnet, dringen Gefühle in den Intellekt ein. Die Prozesse können nicht mehr klinisch sauber funktionieren. Es entsteht eine Affinität zwischen ihnen und den Gegenständen der Gedanken und somit keine Trennung mehr. Alle Gedanken sind getrennt von dem Denker, aber hier findest du, dass der Denker eins mit seinen Gedanken ist.

Es gibt weniger abstraktes Denken und ein bisschen mehr Realisation, welche nicht mehr so viel Verstehen benötigt, weil es zu mehr Wissen in Bezug auf Zugehörigkeit zur Welt der Gefühle kommt, welche immer mit Dingen verbunden ist, während der Intellekt immer getrennt ist.

Der Intellekt kann nicht in den Gefühlsbereich vom Eins - Sein eindringen, aber das Gefühl des Eins-Sein kann in die Lücken des Intellekts hinein fließen, ihm zum ersten mal Frieden bringen. Wenn überhaupt, wird der Prozess von repetitiver und ungewollter mentaler Aktivität eliminiert. Es (*kein-Ich Bewusstsein*) denkt nur wenn es notwendig ist. **Wenn es nicht denkt gibt es Räume, gefüllt mit Wahrnehmung und Erfahrung. Momente von wahrer Zufriedenheit.**[25]

Kapitel 1, Dr. Joe, „dein Quanten Selbst"

In Quanten-Physik Parlance, „Nur wenn ein Beobachter seine Aufmerksamkeit auf irgendeinen Ort von irgend einem Elektron richtet, zeigt sich das Elektron. In anderen Worten, ein Teilchen kann nicht in Realität - das ist gewöhnliche Zeit und Raum, wie wir diese kennen - manifestieren, bis wir dieses beobachten."[26]

---

25 RW„Not I, not other than I". p. 7/8, 5,1-4. Kursiv von mir.
26 Dr. Js„Breaking the habit of being yourself". p.14. 1.Fußzeile 1, ...see Goswami, Ph.D., Bohr, Heisenberg, Pauli, Bohm, etc.

Wie oft hast du probiert irgend etwas zu kreieren, in deinem Geist denkend, dass das Endresultat möglich wäre, aber in deinem Herzen fühlend, dass es nicht möglich ist? Was war das Resultat von diesem inkohärenten/ phasenverschobenen Signalen (Gehirnwellen), die du gesendet hast? Warum ist es so, dass sich nichts manifestiert hat? Wie du gerade gesehen hast in der Herz-Mathe Studie (Dr. R. McCraty, Ph. D.), **Quantum-Kreieren funktioniert nur wenn deine Gedanken und deine Gefühle aufeinander abgestimmt sind.** [27]

Dr. Joe bewegt sich über das Beobachten hinaus und kreiert auf einem Sub-Atomaren Level.[28] Russel hört auf zu kreieren und wird Eins mit dem Beobachteten.

Der Zeit voraus und Loslassen

Der subatomare Level und Dr. Joe

Inzwischen hoffe ich, dass du anfängst die Idee zu akzeptieren, dass der subjektive Geist einen Effekt auf die objektive Welt hat. Du könntest sogar erpicht sein anzuerkennen, dass ein Beobachter auf die subatomare Welt einwirken und ein bestimmtes Ereignis beeinflussen kann, bei nur einem Elektron in ein Teilchen kollabieren zu lassen, durch eine Welle von Energie (*Gehirnwellen*). An diesem Punkt könntest du auch an das wissenschaftliche Experiment in Quantenmechanik glauben, das ich präsentiert habe, welches beweist, dass das Bewusstsein unmittelbar die winzige Welt der Atome kontrolliert, weil diese Elemente grundsätzlich aus Bewusstsein und Energie bestehen. Das ist Quanten Physik in Aktion, richtig?[29]

---

27 Dr. Joe „Breaking the habit of being yourself". p.23. 1,2.
28 Anmerkung von Nuklear Physikerin Ljuba Petrovna Perry
29 Dr. Joe „Breaking the habit of being yourself". p.39. 1. Kursiv von mir.

Und....

Neurowissenschaft hat bewiesen, dass wir unsere Gehirne verändern können - folglich unser Verhalten, unsere Einstellungen und Glaubensformen - einfach nur durch anders Denken (in anderen Worten, ohne irgend etwas in unserer Umgebung zu verändern). Durch *mentales einstudieren* (eine Aktion wiederholt in der Vorstellung zu üben), können sich die Schaltkreise im Gehirn neu organisieren, um unsere Ziele zu reflektieren. Wir können unsere Gedanken so real machen, so dass das Gehirn das Ereignis erlebt als ob dieses schon in Realität existiert. **Wir können es (*das Gehirn*) verändern, so dass wir der tatsächlichen Erfahrung voraus sind.**[30]

Russel und die Qualität des Raums

In einem gewissen Sinn, ist es eine räumliche Dimension. Wenn du Raum als leer betrachtest, wie kannst du dir diesen vorstellen? Kannst du ihn denken? Du kannst es nicht - aber du kannst ihn kennen. Dein Geist kann diese Qualität annehmen und diese werden, auch wenn nur flüchtig. Dies ist direktes Wissen, innerhalb eines Moments.

Alles was notwendig ist, ist die Fähigkeit das gehen zu lassen was nicht erwünscht ist, und das Andere zu werden. Das ist dein permanenter Zustand.(*99,99999% leerer Raum*) Der, der festhält ist der unbeständige Zustand, weil er sich ständig ändert. Wenn es scheinbar Probleme und Schwierigkeiten gibt, lass sie gehen. Wenn sie wehtun, warum an ihnen festhalten?

Wenn du in eine Handvoll Nesseln greifst und sie stechen dich, willst du es noch einmal tun? Lass es gehen, lass es gehen. Es ist keine Frage sie weg zu forcieren - lass sie einfach gehen und sie

---

[30] Dr. Joe „Breaking the habit of being yourself". p.49/50. 6/1. Kursiv von mir.

werden den Geist/Verstand verlassen. Und dann wirst du sofort eine andere Haltung entwickeln.
Obwohl es nicht leicht ist, nicht wahr? Die Tendenz ist zu denken, „Oh, ich muss das tun, nur für den Fall." Die Tendenz ist es zu versuchen die Dinge in Ordnung zu bringen. Aber es gibt nichts das in Ordnung gebracht werden muss. Es ist einfach nur das gehen lassen, was falsch ist. Da war nie etwas das in Ordnung gebracht werden muss. Es dreht sich darum, das zu beseitigen was die Richtigkeit überdeckt. Das ist der Witz: Es war immer da. Du erzeugt es nicht; **es wartet nur darauf entdeckt zu werden**.[31]

Eintauchen

Im Reich des Unvorhersehbaren zu leben, ist es in allem Potential auf einmal zu sein, *meint Dr. Joe*. Kannst du dich in diesem leeren Raum hinein entspannen? Wenn ja, dann befindest du dich am Nexus von einer großartigen, kreativen Kraft, das „Ich bin".
Um eine biologisch, energetische, körperliche, emotionale, chemische, neurologische und genetische Veränderung unseres Selbst hervorzubringen, und aufzuhören in der unbewussten Affirmation, dass Konkurrenz, Streben, Erfolg, Ruhm, körperliche Schönheit, Sexualität, Besitz und Macht, das Allessein und Ultimative im Leben sind, ist es wenn wir die Ketten zum Mondänen brechen. Ich befürchte, dass dieses sogenannte Rezept für ultimativen Erfolg im Leben uns im Außen nach Antworten und wahrem Glück hat suchen lassen, während die wahren Antworten und wahre Freude schon immer in uns waren.[32]

Und ... wenn wir präsent bleiben, wenn wir „im Moment" sind, können wir uns aus Zeit und (*linearem*) Raum hinaus bewegen, und wir können jedes dieser Potenziale zu einer Realität machen.

---

31 RW „Not I, not other than I". p. 152/153, 4,5/1.
32 Dr. Joe „Breaking the habit of being yourself". p.300. 1/2. Kursiv von mir.

Indessen, wenn wir in der Vergangenheit verstrickt sind, existiert keines dieser Potentiale.[33]

Russel lässt die Vergangenheit so zurück, „Sage ich wirklich, dass du deine ganze Aufmerksamkeit - mit einer liebevollen Betrachtungsweise - einem Stück Porzellan geben sollst? Ja. Als ob es eine lebende Kreatur wäre. Im Moment des Tuns, reflektiert das Objekt deine Liebe zu dir zurück aufgrund seiner Spiegelung. Probiere es und sehe für dich selbst - dies wird ein wundervolles Karma produzieren. Wann immer du mit diesen Aufgaben beschäftigt bist, sei es Geschirrwaschen oder deine Socken oder Strümpfe, was auch immer, tue dies mit deiner ganzen Aufmerksamkeit, nur für diese Momente; sanft, vorsichtig, als ob du es mit einer lebenden Kreatur zu tun hast. Beobachte wie du dich fühlst und du wirst sehen, dass es sich lohnt. Viele überflüssige Gedanken verschwinden, Dinge die dich sonst beunruhigen würden, so das du einen zufriedenen Geist hast, welchen du zu deiner nächsten Aktivität mitnimmst. Du fängst zufrieden die neue Aufgabe an, frei von Aufregung, und die Dinge klarer sehend, so dass du mit der Situation besser umgehen kannst. Du musst nichts besonderes tun, einfach nur die Dinge die du sonst tust, aber mit deiner ganzen Aufmerksamkeit.[34]

Freiburg, Sommer 1989. Das Haus ist noch dunkel, es ist früh am morgen. Ich sitze am antiken, sehr antiken Schreibtisch meines Ziehvaters. Hinter mir eine Wand aus Büchern, die Bibliothek des Hauses. Internet, Google und Co. befinden sich noch in der Zukunft.
Im Halbdunkel fahren meine Hände über das knisternde Zeitungspapier. Alles ist so still und doch fühle ich eine Nervosität, als ob etwas nicht stimmt, als ob vieles nicht stimmt. Ich suche nach einem

---

33 Dr. Joe „Breaking the habit of being yourself". p.85. 1.
34 RW„Not I, not other than I". p. 87, 2.

kleinen Appartement und habe auch schon eines mitten in der Stadt gesichtet. Ich könnte einziehen, sofort und doch sträubt sich alles in mir. Auch jetzt sitze ich über der „Verschiedenes" und nicht „Zu Mieten" Sparte, und ich finde eine Annonce die ungefähr so geht: Suche Au-Pair für Guam, männl. weibl., Alter nicht wichtig, Tel: 0041........

Der Drehstuhl schwingt zur Bibliothek hinter mir, ich hole den schweren Atlas aus seinem Regal und suche Guam. Wer hat schon jemals dieses Wort, diesen Namen gehört? Seite 410, G23. Meine Finger fahren die Linien entlang und enden in einem Quadrat mitten im Nichts, außer blau und Mini-Zeichen. Nichts als Meer und Mini-Zeichen. Ich nehme den Hörer in die Hand und wähle die Schweizer Nummer. Mein Leben in Europa endet hier, und ein anderes Leben beginnt.

Diese Geschichte fängt in mir an, ich bin die Geschichte, das Potential und ein glücklicher Moment des „nicht dem gedachten Plan folgend" lässt mich eintauchen. In ein Potential, welches in mir schlummert, von dem ich fast keine Ahnung habe, fast keine. Sechs Monate zuvor erzähle ich meinem Freund, dass ich das Gefühl habe nicht mehr lange in Europa zu sein, ein Gefühl das mich stört, das mich traurig fühlen lässt, wenn ich zu lange darüber nachdenke. Er lacht mich aus, er legt seinen hübschen Kopf in den Nacken und lacht mich aus. Mein Gefühl bleibt.

Dr. Joe basiert sein System auf den neuesten wissenschaftlichen Erkenntnissen des 21 Jahrhunderts. Klar, geradlinig wird ein neues, gewünschtes Selbst kreiert...ein Stück aus einem unendlichen Potential. Und es ist möglich im subatomaren Level zu kreieren. Voraussetzung ist es, zu lernen lineare Zeit zu durchbrechen, weder in der Vergangenheit oder in der Zukunft zu denken, sondern in den Moment regelrecht einzubrechen, wie ein Dieb in der Nacht. Dr. Joe spricht davon, in die 99,99999% Energie einzutauchen, biochemisch die körperliche Struktur zu beeinflussen und vom Ego-Selbst ein Selbstloses Selbst (positive Intentionen, eine selbstlose

Emotion[35]) zu erschaffen.

Er spricht von der Seele und Universeller Intelligenz und/oder Bewusstsein[36], und hier muss die Wissenschaft spekulieren, denn beide sind nicht mit Sicherheit zu erfassen oder zu registrieren. Klar ist in der Quantenphysik, die Leere kann beobachtet werden und je nachdem wer beobachtet, je nachdem, wird sich das Beobachtete zeigen. (der Beobachter ist das Beobachtete[37]).

Auch Russel lässt die Zeit hinter sich und findet ein Bewusstsein außerhalb seiner Reichweite. Und anders als Dr. Joe, hört er auf zu kreieren und Jemand zu sein. Er spricht vom Loslassen und von einem Bewusstsein von dem wir alle ein Teil sind. Er taucht in die 99,99999% Leere ein, ohne etwas hervorzurufen, sondern ein Teil davon zu werden.

Das Universum

In der ersten Hälfte des 20. JH entdeckt Einstein, dass die Zeit relativ ist und einer seiner mathematischen Formeln zufolge, scheint das Universum sich immer schneller auszubreiten. Heute im 21. JH brauchen wir keine mathematische Formel mehr, wir können die Relativität der Zeit und dieses sich Ausbreiten selbst beobachten.[38]

Dr. Joe und Russel lassen uns in den Moment ohne Zeit eintauchen. Der eine nimmt die Wissenschaft in seine Hand, der andere lässt jegliche Hand los. Das Universum scheint einem geheimnisvollen, mysteriösem „Grand Plan" zu folgen, unbeeinflusst von unserem winzigen Felsen[39], der Erde, und breitet seinen Raum ins scheinend Unendliche aus.

---

35   Dr. Joe „Breaking the habit of being yourself". p.171. 1.
36   Dr. Joe „Breaking the habit of being yourself".
37   zB. David Bohm, Quantenphysiker und Philosoph.
38   „Alles und Nichts, die erstaunliche Wissenschaft des leeren Raumes" Film präsentiert von Prof. Jim Al - Khalili für BBC

Wir können wählen welche Wege wir gehen möchten, zumindest in unserem Inneren, tief in unserem Inneren. Es ist schwierig, unglaublich schwierig in den „Grand Plan" von Allem einzutauchen, ein Teil davon, ein Tropfen im weiten Ozean aller Welten bekannt und unbekannt, zu werden.

Das 21. JH bringt uns einen Einblick, wie anscheinend nie zuvor, in die Welten der Materie und Energie hinein. Wissenschaftler beobachten unsere Welt als Beobachter. Spirituelle Lehrer beobachten sich selbst, als Teil der zu beobachtenden Welt. Das Ergebnis „scheint" das Gleiche zu sein.
Und doch, wenn der Beobachter sich selbst miteinbezieht, scheint ihm die Unendlichkeit so viel näher; Freiheit findend, die unabhängig von jeglichem äußeren Umstand zu sein scheint, im Rad ohne Zeit, im unendlichen Raum, der sich unaufhaltsam ausbreitet und, ob einer es will oder nicht, alles mit sich nimmt.

Die Leere der Wissenschaft, noch jung im Verhältnis, und die Leere der Spiritualität, uralt und in allen Mythologien der alten Welten vertreten, der Hindus, der Griechen, der Ägypter, um nur einige zu nennen; treffen sich im 21. JH und alleine diese Tatsache macht diese Zeit einzigartig in unserer relativ jungen Europäischen Geschichte.

Dies ist eine Hymne an die Wissenschaft und an die Spiritualität, an das 21. JH und die Freiheit das zu werden, was wir uns wünschen, in dem 99,99999% leeren Raum, oder in dem 0,00001% Raum voller Teilchen, ein anderes Bewusstsein...

für Sorea
Übersetzung aus dem Englischen ins Deutsche und Hervorhebungen von mir.

---

39 „Alles und Nichts, die erstaunliche Wissenschaft des leeren Raumes" Film präsentiert von Prof. Jim Al - Khalili für BBC

Zusammenfassung
Jenseits der Meditation –
Außerhalb von Zeit Innerhalb von Raum

Von dem Bewusstsein wo Vergangenheit, Gegenwart und Zukunft verschwinden, von diesem Bewusstsein jenseits der Meditation wird hier gesprochen. Unzählige Gelehrte seit jeher haben ihre Gedanken hierzu geäußert. Es soll Heilung bringen und Einblicke in die mysteriösen Welten des wahren Seins. Russel Williams ehemaliger Präsident der Buddhistischen Gesellschaft von Manchester und Dr. Joe Dispenza, amerikanischer Neuro-Wissenschaftler, berichten beide von diesem anderen Bewusstsein. Beide zeigen Wege dorthin. Russel berichtet anhand seiner persönlichen Erfahrungen und Dr. Joe belegt seine Lehren mit den wissenschaftlichen Errungenschaften des 21. JH. Beide geben praktische Leifäden um die Meditation zu erweitern in eine Art des Seins, außerhalb der Maschinerie von Gedanken, in ein anderes Bewusstsein hinein. Hier wird ein interessanter Vergleich zwischen uraltem Wissen und den neuesten, wissenschaftlichen Erkenntnissen unserer Zeit dargestellt.

Stichworte

Zeit, Raum, Meditation, Epigenetik, Physik, Energie, Spiritualität, Wissenschaft, Neuroplastizität, Leere

Abstract
Beyond Meditation – Outside of Time Inside Space

Consciousness where the past, present and future vanish, a consciousness beyond meditation, is spoken of here. Countless Sages since the beginning of time have expressed their thoughts on this subject. It foretells of healing and insights into the mysterious worlds of true being. Russel Williams, late President of the Buddhist Society of Manchester and American neuroscientist Dr. Joe Dispenza, both talk about this different level of consciousness. Both show ways to get there. Russel shares his personal experiences and Dr. Joe relates his teachings to the scientific achievements of the 21 century. Both give us practical guidelines to expand meditation into

a way of being, outside the machinery of thought into a different kind of consciousness.
This is an interesting comparison between age-old knowledge and the latest, scientific discoveries of our times, based on personal experience beyond meditation, outside time and inside space.

Keywords
Time, Space, Meditation, Epigenetics, Physics, Energy, Spirituality, Science, Neuroplasticity, Emptiness

Autorin

Alexandra Attenberger

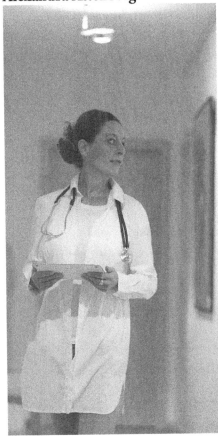

Seit 2011 staatlich anerkannte Heilpraktikerin. Zertifizierungen in der psychosomatischen und fortgeschrittenen psychologischen Kinesiologie, Trauma-Therapie, EMDR und Kinesiologie. Zertifizierung zur Injektionstechnik mit Hyaluron und Neural Therapie, Einführung in die Ayurvedische Medizin. Praktikum bei Dr. W. Weishaupt, Präsident des VFT, Deutschland. Meditation Training in Guam, Australien, Bali, Singapur, Kuala Lumpur, UK, Indien, Nepal, Spanien und Triebel-Deutschland. Seit 2016 tätig als Dozentin, Rednerin, Meditation-Trainerin und Autorin.

TOPDOWN – STRESS BEGINNT IM KOPF
Topdown - Stress starts in the Mind

Bernadette Werneke

Einleitung
Viele Menschen nehmen Stress inzwischen als unumgängliche Tatsache hin. Man hat nun mal Stress in diesen Zeiten wie heute. Dieses Phänomen scheint eine Volkskrankheit geworden zu sein. Stress hat keinen guten Ruf. Jedoch ist das berechtigt? Ein Leben ohne Stress ist unrealistisch.
Und ein gewisses Maß an Stress ist gesund und auch wichtig. Entscheidend ist der Umgang mit Stress, um immer wieder Zeit und Raum für sich selbst zu gewinnen. Das Leben im Einklang mit sich selbst und auch der Welt um uns herum ist kein Status, der einmal erreicht und nie wieder verloren wird. Es ist ein Prozess wie das ganze Leben, ein ständiger Wandel, Veränderung.
Mittlerweile hat auch die Wissenschaft erkannt, dass das Individuum Mensch auch individuelle Stress-Maßnahmen braucht. Also "das Richtige" für alle gibt es nicht.

Der wohl wichtigste Faktor im Umgang mit Stress sind unsere Gedanken. Lassen Sie sich nicht vom Handy, Geräuschen und Menschen ablenken, sondern lassen Sie Gedanken ziehen und Dringliches für einige Zeit vergessen. Lesen Sie einfach nur diese Zeilen. Darin besteht das Geheimnis, genau dort zu sein, wo man sich gerade befindet. Und nichts anderes ist zu tun.

Im Folgenden werden ein paar einfache praktische Möglichkeiten aus alten Traditionen aufgezeigt, um mit Stress und Unruhe umzugehen. Einige sind sehr leicht in unseren Alltag integrierbar.
Für alle Übungen kennen die Traditionen klassische Zeichen des Erfolges. Das Wichtigste ist wohl, dass positive Veränderungen im Leben stattfinden. Was schwach war, wird stärker. Negatives, was vorher unser Leben beherrschte, beginnt sich Schritt für Schritt aufzulösen. Achten Sie auf diese Veränderungen. Sie zeigen Ihnen an, bis zu welchem Grad Sie die Übungen erfolgreich in Ihr Leben eingebaut haben.

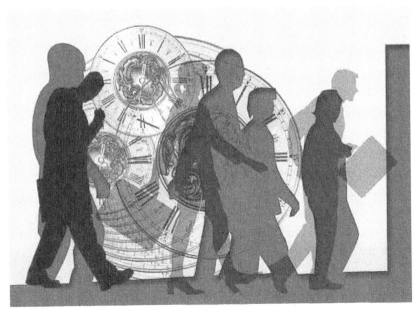

Was ist Stress und woher er kommt
Während oftmals das Augenmerk vornehmlich auf das Körperliche gerichtet ist, wird auch in der Wissenschaft wie schon in alten Traditionen immer mehr der geistige Aspekt entdeckt.
Aus buddhistischer Sicht ist Stress mit dem Geist, mit dem Bewusstsein und den geistigen Mustern verbunden. Vor allem der Geist braucht Ruhe und Entspannung und das wirkt sich auf den Körper aus.
Stress an sich ist etwas Positives. Jedoch wenn er dauerhaft besteht, kann diese erhöhte körperliche oder seelische Anspannung oder Belastung, die bestimmte Reaktionen hervorruft, zu Schädigungen der Gesundheit führen. Bei Stress fühlen wir uns gereizt, genervt, nervös oder es ist uns zu viel. Auf der körperlichen Ebene hat man keine Kraft und Energie mehr. Auf der geistigen Ebene ist es ähnlich. Man kann nicht klar denken und fühlt sich überfordert.
Stress kann uns überall begegnen. Stress „passiert" uns auf der Arbeit, zu Hause, in der Familie, in Freundschaften oder im Supermarkt. Situationen werden von Menschen unterschiedlich wahrgenommen und bewertet. Was für den einen stressig ist, ist für den anderen nicht der Rede wert. Die Ursachen sind vielfältig, nicht immer klar benennbar und individuell.
Äußere stressauslösende Umstände sind beispielsweise dauerhafter Lärm, belastendes Wetter, Belastungen aus der Umwelt, Stau, Zeitdruck, Wartezeiten, Arbeitslosigkeit, Schulden, Reizüberflutung.
Innere Stressauslöser gründen oftmals tief in unserer Erziehung und persönlichen Entwicklung. Viele Reaktionen und Verhaltensmuster begleiten uns seit unserer Kindheit ein Leben lang: hohe Erwartungen und Ansprüche, perfekt sein und alles richtig machen, unerfüllte Vorstellungen oder Wünsche, nicht Nein sagen oder geringes Selbstwertgefühl.
Auch in unseren Beziehungen und im Umgang mit Menschen können uns stressauslösende Umstände wie Streit, Konflikte, Trennung und Tod begegnen.
Oft schaut es erst mal so aus als wären die Ursachen im Außen zu

lokalisieren z.B. „das Projekt stresst mich" oder „mein Chef stresst". Doch es sind nur äußere mitwirkende Umstände und keine Ursachen für Stress. Die Ursache für Stress ist der eigene Geist. Es sind oftmals sehr viele mitwirkende Umstände vorhanden. Die eigentliche Ursache ist die eigene Reaktion, nämlich wie man mit der Situation umgeht. Dahinter stehen unsere Muster und wie man gelernt hat zu reagieren.

Die Hauptursache für den Stress ist also der Geist. Oder man könnte auch sagen eine Erfahrung, die der Geist macht. Körper und Geist haben eine starke Verbindung. In der TTM (Traditionelle tibetische Medizin) wird diese Verbindung so versinnbildlicht: Der Geist ist ein Reiter, der auf einem Pferd reitet. Und dieses Pferd ist unsere sogenannte rLung-Energie, Lebensenergie, Chi oder im Sanskrit Prana genannt.

Bei Aufregung und Stress bewegt sich die rLung-Energie zu schnell und es können viele Gedanken entstehen. Der Geist ist aufgewühlt. Das hat mit dieser Ebene der subtilen Energien im Körper und dem Energiefluss zu tun und kann sich in gewissen Symptomen der körperlichen Ebene äußern z.B. Kopfschmerzen, Druck im Kopf oder in den Schultern, schlechte Verdauung.

Auch die westlichen Wissenschaften stimmen überein, dass bei starkem Stress der Körper stark in Mitleidenschaft gezogen wird. Es können sogar Zellen beschädigt werden oder auch absterben. Wenn man sehr lange in einem Zustand von Stress lebt, können Krebserkrankungen entstehen.

Die Verbindung Körper und Geist geht natürlich in beide Richtungen. In manchen Situationen ist der Körper vielleicht sehr kraftlos durch eine lange Krankheit und dadurch entsteht eine Niedergeschlagenheit.

Oder man kann nicht schlafen, weil man zu viel nachdenkt, und das wirkt sich schlecht auf den Körper aus. Wegen dieser starken Verbindung zwischen Körper und Geist empfiehlt es sich auf körperlicher und geistiger Ebene zu arbeiten.

Tägliche Übungen im Umgang mit Stress

„Wenn du das trübe Wasser zur Ruhe kommen lässt, wird es klar. Wenn du deinen aufgeregten Geist zur Ruhe kommen lässt, wird deine Verhaltensweise gleichsam klar." -Buddha-

Atmen und Konzentration

Psychologen raten erst mal tief durchzuatmen, wenn man das Gefühl hat, es ist „zu viel". In Stresssituationen atmen wir unbewusst flacher, so bekommt unser Gehirn weniger Sauerstoff. Die Folge sind oft Verspannungen und Kopfschmerzen. Deshalb ist es wichtig, mit dem richtigen Atmen anzufangen. Atmen Sie tief ein, halten einen Moment inne und atmen ein bisschen länger durch den etwas geöffneten Mund aus. Das Ausatmen darf durchaus auch hörbar sein.
Konzentrieren Sie sich ganz auf Ihren Atem ohne ihn zu beeinflussen. Ein Atemzug ist vielleicht länger und tiefer, ein anderer kürzer. Folgen Sie Ihrem Atem und seinem Rhythmus wie ganz von selbst. Lassen Sie Ihren Atem zur Ruhe kommen. Nehmen Sie Ihr Herz wahr wie es klopft und fühlen Sie Ihren eigenen Rhythmus. Lassen Sie sich Zeit. Falls Ihr Geist zu reisen beginnt, holen Sie ihn sanft zur Atmung zurück. Wiederholen Sie diese Atempraxis öfters und spüren Sie wie die Anspannung aus Ihrem Körper weicht.
Beim Dasitzen und Atmen kommen ganz automatisch Gedanken und Gefühle auf. Der Trick besteht darin, alles kommen zu lassen, es genau anzusehen und dann wieder ziehen zu lassen. Offen sein und annehmen, was kommt, anstatt sich darüber zu ärgern, was nicht gut gelaufen ist.
Ziel ist authentisch und wahrhaftig zu werden und die ganzen Schichten von Selbstdarstellung, Masken und Imagepflege aufzulösen. Wer dies täglich praktiziert, erreicht schneller und einfacher diesen entspannten gelassenen Zustand, den er auch besser in seinen Alltag integrieren kann.

Achtsamkeit und Meditation
Ein wichtiger Aspekt bei der Stressverminderung ist die Achtsamkeit. Die Erfahrung hat gezeigt, Achtsamkeit ist ein sehr wirksames Mittel, um Stress abzubauen. Achtsamkeit fördert körperliches und geistiges Wohlbefinden. Wenn Sie Stress bemerken, beobachten Sie, wie Sie damit umgehen. Tauschen Sie die alten Wege der Stressreaktion aus. Dabei hilft z. B. Sport, Yoga, Meditation, Massage, Tee oder Wasser trinken, einen Spaziergang machen oder mit jemandem reden, den Sie mögen.
Achtsam leben heißt auch, mit sich selbst im Einklang zu sein, zu spüren und die eigenen Bedürfnisse zu erkennen. Wenn Sie Ihre Emotionen beachten, können Sie daraus lernen. Das Wahrnehmen von inneren Spannungen und Gefühlsregungen wird durch die Achtsamkeit geschult. Achtsamkeit ist eine gesunde Form, auf sich selbst zu achten und hat mit Selbstfürsorge und Selbstverantwortung zu tun. Wenn ich auf mich selbst achte, kann ich auch auf andere wirklich achten.
Stress kann als erstes auf körperlicher Ebene geheilt werden. Das hilft dem Geist dann auch. Jedoch umgekehrt ist der Einfluss stärker. Wenn der Geist von angespannten Mustern frei wird und entspannt ist, wird der Körper sich viel tiefer und schneller entspannen. Das ist eine stabilere Entspannung, deswegen empfiehlt die buddhistische Tradition die Meditation. An der Wurzel des Stresses zu arbeiten bedeutet seinen Geist und vor allem seine Muster zu verändern.
Hier geht es vor allem um den Aspekt der Stabilität, auch Verweilen genannt. Die Stabilität des Geistes in der Meditation zu stärken bedeutet, die Kraft des Geistes ganz ruhig auf einem Meditationsobjekt z.B. dem Atem oder einer Blume zu verweilen. Lange auf einem Objekt verweilen zu können schärft die Konzentration. Meditation ist ein Gefährt, das uns zu einem ruhigen Ort in unserem Innern führt, und kann uns aus einem unbewussten Zustand in einen wacheren Zustand führen.
Im Vedischen wird die rLung-Energie als Vayu, die Strömungen, die sich formen, bezeichnet. Diese Strömungen sind es worüber

Buddha sagte, sie seien der Grund für die Meditation. Die Strömungen, die auftauchen, wenn wir loslassen, ziehen uns tiefer. Sie sind magnetisch.

Tägliches Meditieren bedeutet Zeit in Ruhe mit sich selbst zu verbringen. So wird wahrgenommen, welche Gefühle und Gedanken gerade da sind. Wer das regelmäßig praktiziert, der merkt schneller, wenn eine Emotion aufkommt. Man kann besser einschätzen, woher z.b. der Ärger stammt und was wirklich dahinter steckt. So passiert es seltener, dass sich aufgestaute Gefühle plötzlich Luft machen.

Konzentrative Meditation
Bei der konzentrativen Meditation oder Atemmeditation ist das Ziel, auf ein Objekt so lange wie möglich ohne Unterbrechung zu verweilen. Sobald Ablenkung auftritt, d.h. man folgt einem Gedanken zu sehr oder da tritt ein Gefühl auf, lässt man dies los und geht zurück zum Atem. Das ist alles. Wenn man das verwirklicht hat, dann kann man sagen, es gibt nichts mehr, was einen stressen könnte. Was für uns gewöhnlich als Stress wahrgenommen wird, existiert nicht mehr.
Beim Stressabbau durch Meditation ist es wichtig, kontinuierlich jeden Tag zu praktizieren und nicht nur bei starken Stressgefühlen. Es entsteht erst gar kein Stress, denn man hat die Kraft mit den Situationen so umzugehen, dass sie keinen Stress auslösen. Falls doch Stress entsteht, kann der Geist schneller als gewöhnlich beruhigt werden.
Stress ist sehr stark mit Ablenkung verbunden, d.h. man folgt den Gedanken vermehrt. Aus buddhistischer Sicht halten wir am „Objekt unserer Begierde" fest und es entsteht z.B. das Gefühl, man muss wieder rauchen oder man muss wieder anfangen zu trinken, um sich wieder entspannen zu können. Das funktioniert vielleicht bis zu einem gewissen Grad.
Meditiert man bei Sonnenaufgang morgens auch nur 10 Minuten, hat der Tag eine andere Qualität und man ist aufmerksamer.

Schlaf
Ganz wichtig sind auch gute Schlafrhythmen, ausreichend Schlaf und die Reduzierung der geistigen Aktivitäten. Dadurch wird der Geist offener und auch entspannter.
Kann man in starken Stresszuständen zwischen geruhsamen Schlaf und Meditation wählen, empfiehlt es sich den Schlaf zu wählen. Schlaf hat viel Kraft und entspannt. Bei hohem Stressaufkommen wird in der TTM empfohlen, den Schlaf zeitlich nicht zu reduzieren. Wenn man im Alltag Arbeit leistet, braucht man viel Schlaf. Sehr gut zum Einschlafen ist die konzentrative Meditation am Abend oder wann immer man das Gefühl hat, gestresst zu sein.

Rosinen schmecken
Bekannt in verschiedenen Traditionen ist die Praxis, die „Rosinen im Leben schmecken" genannt wird. Die Rosine kann durch jedes andere Nahrungsmittel ersetzt werden. Es werden Wahrnehmung und damit Konzentration geschult. So lernt man scheinbar Bekanntes wie eine Rosine wieder neu zu entdecken, intensiv wahrzunehmen und unsere Sinne für Feinheiten im Leben zu öffnen.
Suchen Sie sich einen ruhigen Ort, schließen die Augen und kommen zur Ruhe. Nehmen Sie eine Rosine in ihre Hand und schauen sich diese genau an, als ob Sie sie noch nie gesehen hätten. Wie ist die Größe, die Struktur der Oberfläche, die Form, die Farbe? Wie riecht sie? Welche Gefühle und Gedanken entstehen? Wie fühlt sie sich an?
Dann legen Sie sich die kleine Rosine auf die Zunge. Nicht zerbeißen. Fühlen Sie nun ihre Form und Struktur. Schmecken Sie schon etwas? Lassen Sie sich nun die Rosine im Munde zergehen. Welche Geschmäcker entstehen? Erst nach einigen Minuten zerkauen Sie die Rosine und beobachten was passiert. Behalten Sie die Rosine so lange wie möglich im Mund. Spüren Sie nach dem Schlucken nach.

Gehmeditation

In der Gehmeditation gehen wir nicht, um irgendwo anzukommen. Wir gehen um zu gehen und alles loszulassen. Die Schritte werden mit dem Atem verbunden. Man kann Gehmeditation zu jeder Zeit und überall machen z.b. im Büro, auf den Weg zur Toilette oder zum Bus.

In einem Zimmer gehen wir ganz langsam. Der Rhythmus ist immer so, einen Schritt gehen und einatmen. Einen Schritt gehen und ausatmen. Atmen und Gehen ist eine Einheit. Sie schauen sich selbst beim Atmen und Gehen zu. Atmen Sie ganz natürlich und gehen Sie mit dem Atemrhythmus ganz bewusst. Alles andere lassen Sie los. Gedanken, die kommen, lassen Sie ziehen wie Wolken am Himmel. Sie hängen ihnen nicht nach.

Die Gehmeditation in der Natur fördert auch noch das Gefühl der Verbundenheit mit der Natur und von innerem Frieden. Unser Körper reagiert auf unsere Umgebung. Diese inneren Reaktionen laufen oft unbewusst ab. Mit Übung und Ausdauer können wir die Energien der Natur verinnerlichen und sie bewusst zur Heilung und Regeneration einsetzen.[1]

Die Spazierstrecke sollte eher eben und nicht zu anstrengend sein. Beginnen Sie zunächst langsam: einen Schritt gehen und einatmen. Einen Schritt gehen und ausatmen. Dann ändern Sie den Rhythmus, indem Sie jede Atemphase mit 2 Schritten verbinden: zwei Schritte gehen und einatmen. Zwei Schritte gehen und ausatmen. Sie können die Schrittzahl dann auf 3 oder 4 Schritte pro Atemphase verlängern. Bleiben Sie immer verbunden mit Ihrem Atem und Ihren Schritten. Am Ende des Spaziergangs bleiben Sie eine Weile stehen und nehmen die Natur um sich herum wahr und lächeln ihr zu. Spüren Sie die vitale Energie der Natur und verschmelzen mit ihr. So verbinden wir die äußere mit der inneren Energie und sorgen dafür, dass dieser Unterschied sich auflöst. Ansonsten konzentrieren wir uns lediglich auf äußere Eigenschaften und entfernen uns dabei von uns selbst.

---

1 Tenzin Wangyal Rinpoche, Die heilende Kraft des Buddhismus, S.89

Tiefenentspannung
Viele Menschen sind viel zu sehr von äußeren Einflüssen bestimmt. Sie wollen diesem oder jenem Bild entsprechen und versäumen, zu hören was sie im tiefsten Innern empfinden und was ihnen ihr Körper signalisiert. Tiefenentspannung ist eine Übung, um zu sich zu finden.
Mit geschlossen Augen lenken Sie Ihre Aufmerksamkeit nach Innen. Nach und nach reisen Sie durch den ganzen Körper, vom Kopf bis zu den Füßen. Jedem Körperteil und jedem Organ schenken Sie Ihre Aufmerksamkeit. Sie entwickeln Freude Ihrem Körper gegenüber. Ihren Organen danken Sie, dass sie funktionieren und gesund sind. Dabei bleibt das Gewahrsein ganz fokussiert auf etwas gerichtet ohne zu bewerten, zu analysieren oder etwas ändern zu müssen. Es wird nur wahrgenommen was gerade ist.
Es kann sein, dass wir während dieser Übung einfach einschlafen. Das macht gar nichts. Dann einfach schlafen.

Betrachtung des Himmels

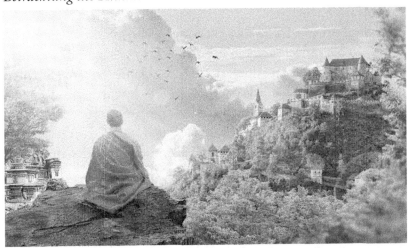

Suchen Sie sich einen Ort, wo Sie einen ungehinderten Blick in den Himmel haben. Schauen Sie in diesen leeren Raum, der so blau ist wie der Medizin Buddha. Vielleicht können Sie ihn im Himmel ja sehen.

Entspannen Sie Ihren Körper. Ihr Atem geht frei und leicht. Atmen Sie den klaren, weiten Himmel ein. Beim Ausatmen lösen Sie sich in den Himmel hinein auf. Der reine, offene Raum durchdringt Ihren Körper und Ihren Geist. Verschmelzen Sie Ihr Bewusstsein mit dem grenzenlosen Raum und werden Sie eins mit Ihm. Mit dem Raum zu verschmelzen heißt Eins werden mit dem Grund des seins.

Mit dieser Praxis wird unser Geist geöffnet. Unser Bewusstsein dehnt sich aus und hat mehr Raum. Ärger, Furcht, Begehren und Sorgen vergehen. Spannungen lösen sich auf. Gedanken vergehen im Nichts und all unsere Identitäten verfliegen je stärker Sie mit dem Raum verschmelzen, je klarer und offener wir Ihr Bewusstsein und nichts berührt Sie wirklich mehr. Lassen Sie tägliche Probleme und alles Negative los, um Platz für positive Erlebnisse zu schaffen.[2] Unser Geist ist wie ein großer Kochtopf. Ein Kochtopf ist nicht nur für Reis, Gemüse oder Nudeln da, sondern er nimmt alles an. Egal was man da hineingibt, ob gute Dinge oder schlechte Dinge, er gibt allem einfach Raum. So soll auch unser Geist sein.

Manchmal gibt es gute Umstände, manchmal schlechte Umstände. Was immer kommt, was immer erscheint, wir sollten dem Raum geben, es annehmen und akzeptieren und nicht sofort auf die Reize reagieren. So annehmen wie es ist und dann nach Lösungen suchen. Dadurch wird der Geist weit und offen. Man kann alles akzeptieren und allem Raum geben. Der Himmel hat keine Grenzen und genauso hat unser Bewusstsein keine Grenzen, keine Einschränkungen.

Oft wird der Geist auch mit einem weiten Ozean verglichen. An der Oberfläche gibt es Wellen oder Turbolenzen, wo auch die Boote wackeln. Aber sobald man in die Tiefe blickt, die den größten Teil des Ozeans auch ausmacht, ist es dort sehr friedlich. Wir wollen so werden wie die Tiefen des Ozeans, die ganz ruhig sind. Ganz egal was an der Oberfläche passiert. Gute Dinge und schlechte Dinge

---

2 Tenzin Wangyal Rinpoche, Die Heilende Kraft des Buddhismus, S. 99

mögen erscheinen, wir sollten versuchen tief in unserem Geist friedlich, offen und entspannt zu bleiben.

rLung-Energie
Auch in der TTM wird die Verbindung zwischen Geist und Körper beschrieben. Als Zwischenglied kann man sich die rLung-Energie vorstellen. Es ist die sogenannte Windenergie, eine subtile Energie, Lebensenergie, und gilt in der TTM als etwas Körperliches.
Bei Stress können rLung-Störungen entstehen, d.h. diese Energieströme bewegen sich entweder nicht mehr, zu hektisch oder fließen an falschen Stellen. Viele Symptome zeigen sich generell im oberen Körperbereich, am Kopf und den 5 Sinnesorganen, z.B. schwächer oder verschwommen sehen, Tinnitus, Kopfschmerzen. Dauert dieser Zustand länger an, so werden die Schultern steif und verhärten sich.
Damit der Geist richtig funktionieren kann, braucht man eine ungestörte rLung-Energie. In alten buddhistischen Schriften der Medizin steht geschrieben, wenn die rLung-Energie wieder neu entsteht, entsteht auch das Leben wieder neu. Wenn diese ganz subtile rLung-Energie verschwindet, verschwindet auch das Bewusstsein von dieser Inkarnation. Diese subtile rLung-Energie reist durch die verschiedenen Wiedergeburten hindurch mit dem Bewusstsein mit.
In den alten Handbüchern gibt es sehr viele Metaphern, um die Verbindung zwischen Geist, Körper und der rLung-Energie zu verdeutlichen, z.B. dass wir auf einer Reise sind seit wir geboren wurden. Jeden Tag und jeden Moment bewegen wir uns weiter auf dieser Reise. Und wer erfährt diese Reise? Das ist unser Bewusstsein, unser Geist. Man kann sich vorstellen, das Bewusstsein ist der Reiter und die rLung-Energie ist das Pferd.
Wenn die rLung-Energie nicht gezähmt und wild ist, dann ist es so wie bei einem Pferd. Man kann vielleicht kurze Zeit darauf reiten und wird dann abgeworfen. Wenn das Pferd zu schwach ist, kann man natürlich nicht auf dem Pferd reiten. Wenn die rLung-Energie zu schwach ist, kann man nicht wirklich seine Lebensreise antreten.

rLung-Energie oder Chi wird in drei Arten unterteilt: Sheng, Sha und Shi.

Das einzig wirklich freundliche Chi ist ist Sheng. Es bringt Leben für die Erde und für uns selber. Ein Mensch mit Shen Chi ist sehr offen, sehr gesund und kann dieses Chi in sich kultivieren z.B. mit Tai-Chi, Chi Gong oder Meditation.

Sha ist ein angreifendes gefährliches Chi. Eine Person, die viel Sha in sich trägt, ist sehr aktiv, rennt vielleicht von einem Ort zum anderen, hält nicht an und ist sehr nervös. Sie ist oft wütend, zornig oder aggressiv. Ihre Handlungen sind dadurch sehr zerstörerisch. Das ist ein attackierendes Chi.

Shi ist stagnierend, giftig, sogar tötend. Eine Person mit viel Shi bringt immer Entschuldigungen auf, um nicht arbeiten zu müssen und sitzt gerne herum. Alles ist ihr egal. Sie ist langsam und faul. Alles an ihr stagniert.

Akupressur und Kräuterstempel (Zathi Dukpa)
Seit mehr als 5000 Jahren wird Akupressur angewandt, um Körper und Geist zu entspannen, den Blutkreislauf zu fördern, Stress, Muskelschmerz, Kopfschmerzen, Rückenschmerzen und Schlafprobleme zu mindern und den allgemeinen Energielevel anzukurbeln. Diese alte Heilkunst kann Emotionen, Spannungen sowie die körperliche Verfassung beeinflussen.

Die Akupressurpunkte bei Stress können wir gut bei uns selbst ertasten, da sie in Mulden zwischen Knochen, Muskeln und Sehnen liegen. Ein Fingern wird auf diese Punkte gelegt und mit sanftem Druck gekreist oder gedrückt. Dabei kann man durchaus leichten Schmerz verspüren, wehtun darf es aber nicht.

Zathi Dukpa werden in der TTM die Kräuterstempel mit wärmenden Gewürzen genannt. Sie werden in Sesamöl erwärmt und für etwas drei Atemzüge leicht auf den rLung-Energiepunkt gedrückt.

Die 18 rLung-Punkte am Körper helfen rLung-Störungen auszugleichen und eine bessere Verbindung zwischen Körper und Geist, zwischen dem Fluss der Gefühle im Körper und der

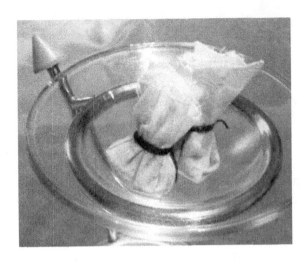

Wahrnehmung dieser Gefühle herzustellen.
Auch bei Schlafproblemen ist es sehr gut zumindest die rLung-Energiepunkte am Kopf zu massieren. Schlafprobleme bedeuten, dass die Sinneskräfte sich nicht beruhigen.
Bei Stress und innerer Unruhe hilft schnell der rLung-Punkt am Handgelenk (etwa zwei Daumen breit unterhalb der Handflächenunterkante) schnell für Gelassenheit. Drücken Sie ihn sachte mit dem Daumen der anderen Hand, atmen Sie dabei tief ein und wieder aus. Wiederholen Sie den Vorgang so lange bis Druck und Anspannung von Ihnen abfallen.
Fehlt die Zeit Zathi Dukpa anzuwenden, kann man die rLung-Punkte auch nur leicht drücken. Diese Massage ist leicht tagsüber, unterwegs oder im Büro anwenden.
Durch die Anwendung der Zathi Dukpa vor der Meditation besteht die Möglichkeit, dass gewisse Dinge, die man selbst im eigenen Körper und im eigenen Geist nicht sieht, geöffnet werden.

Vier beeinflussende Umstände

Vier Umstände wirken sich auf die rLung-Energie aus. Sie können Quelle der Krankheit, aber auch Quelle der Heilung sein.

Zeit

Zeit ist keine Linie und vergeht nicht. Die natürlichen Zeitzyklen verlaufen spiralförmig. Zeit ist eine Wiederholung von Kreisläufen, die an ihren Enden jeweils in die nächsthöhere Dimension übergehen. Unsere Ahnen erkannten, dass alles lebt, wächst und sich wandelt im Jahreskreis.

Für gewöhnlich teilen wir die Zeit in die 4 Jahreszeiten Frühling, Sommer, Herbst und Winter ein. Auch ein Tag kann von der Energie her in 4 Zeiten eingeteilt werden. Morgens, abends, tags und nachts haben jeweils andere Qualitäten und Energien.

In der TTM sagt man, dass es gewisse Zeiten gibt, in denen sich die verschiedenen Energien erhöhen können. Z.B. im Sommer kann die rLung-Energie ansteigen, wenn es kühlende Winde gibt. Oder am Anfang einer Jahreszeit wie Frühling verändern sich die äußeren Elemente und dadurch kann die rLung-Energie aus dem Gleichgewicht geraten.

Ort

Wir verbringen in unsrem modernen technologiegetriebenen Tagesablauf immer mehr Zeit unseres Lebens im Haus. Dies weicht enorm vom Lebensstil unserer Vorfahren ab. Sie lebten in der Natur und mit der Natur, gingen barfuß auf der Erde und schliefen nachts unter den Sternen. In unserer heutigen Welt ist die Natur häufig außerhalb unseres Lebensbereiches.

Gesundheitsprobleme sind auch mit darauf zurückzuführen, weil wir Menschen zu viel Zeit „im Haus" verbringen. Studien[3] zeigen,

---

3 Would You Be Happier Living in a Greener Urban Area? A Fixed-Effects Analysis of Panel Data, Mathew P. White, Ian Alcock, Benedict W. Wheeler, Michael H. Depled; First Published April 23, 2013; http://journals.sagepub.com/doi/10.1177/0956797612464659

dass sogar die Nähe einer Grünanlage zu positiven Effekten der Gesundheit führt. Dort wohnende Menschen klagen weniger über psychischen Stress. Wer Bäume und Wiesen vor seinem Fenster sehen kann, erholt sich im Krankenhaus schneller, erbringt in der Schule bessere Leistungen und ist sogar weniger gewalttätig.

Verstehen wir die Natur der Erde, so verstehen wir unseren eigenen Körper. Eine alte Weisheit sagt: Gott schläft im Stein, er träumt in der Blume, er atmet im Tier, und er erwacht im Menschen. Alle Elemente, die unseren Körper ausmachen, machen auch die Erde aus. Die gleiche rLung-Energie, die durch die Erde fließt, fließt auch durch uns. Wir teilen das und haben Einfluss darauf. Selbst unsere Aufmerksamkeit auf einem der Elemente beeinflusst dieses. Gedanken z.B. können die Kristallstruktur von Wasser verändern. Masaru Emoto vertritt die Auffassung, dass Wasser die Einflüsse von Gedanken und Gefühlen aufnehmen und speichern kann.

Die Natur ist reich an natürlichen Klängen. Diese ursprünglichen Laute sind beruhigend, verhelfen unserem Geist und Körper zu mehr Gesundheit und einem ausbalancierten Zustand. Um der Natur zuzuhören, wird kein gewolltes Bemühen verlangt. Im Büro- oder Stadtleben wird oft ein hohes Maß an selektiver Aufmerksamkeit gefordert. Die Natur erlaubt dem Gehirn die Aktivität herunterzufahren, unser Gehirn kann sich regenerieren und wir fühlen uns glücklich und zufrieden.

Geografische Orte und Gegenden können Eigenschaften der rLung-Energie wie trocken, rau, windig aufweisen. Menschen, die in diesem Klima leben oder in Bergen, wo es immer windig ist, haben für gewöhnlich auch eine erhöhte rLung-Energie. Das ist nicht immer störend. In Tibet, einem hochgelegenen windigen Land, ist es normal, dass die Menschen ein erhöhtes rLung haben. Sie haben sich angepasst.

In unseren waldreichen Gegenden können sich durch „einatmen der Waldatmophäre", in der Achtsamkeitslehre auch „Waldbaden" genannt, nachhaltige heilsame Wirkungen auf Körper und Geist gerade im Hinblick auf Stressbewältigung und Regeneration entfalten. In Japan wird "shinrin yoku" (Waldbaden) als Konzept

der Naturtherapie und zur Erholung gefördert.
Der Aufenthalt im Wald wirkt stressreduzierend und stimmungsaufhellend durch die sogenannten Phytonzide. Diese sind flüchtige organische Verbindungen, die Pflanzen ausströmen, um Insekten, Bakterien oder Pilze abzuwehren. Beim Einatmen der Phytonzide lösen sie beim Menschen ein Gefühl der Ruhe aus, senken den Blutdruck und die Aktivitäten des präfrontalen Kortex. Zudem wird das Stresshormon Cortisol verringert und die Herzfrequenzvariabilität verbessert, die dafür verantwortlich ist wie gut das Herz mit Stress umgeht.
Weiterhin wurde festgestellt, dass Phytonzide einen positiven *Einfluss auf die Anzahl und Aktivität der natürlichen Killerzellen* haben. Der Zustand der erhöhten Killerzellen-Aktivität hält nachweislich mindestens sieben Tage nach einem Besuch im Wald an.[4]

Ernährung
Bei Stress ist es wichtig sich gut zu ernähren. Denn sobald der Körper gesund und gestärkt ist, ist auch unser Geist in einem gewissen Grad gesund und gestärkt.
In der TTM gibt es 6 verschiedene Geschmacksrichtungen, die sich direkt auf unser Wohlbefinden und das Zusammenspiel von Körper und Seele auswirken. Verschiedene Geschmäcker können unterschiedliche Zustände hervorrufen sowohl emotional als auch körperlich.

- *Süßes* wirkt kraftspendend, beruhigend und macht uns zufrieden.
- *Sauer* gibt uns einen Kick, schärft die Sinne, regt die Verdauung an, macht hungrig.
- *Salzig* wirkt beruhigend, verbessert den Geschmack, reinigt Dick- und Dünndarm.
- *Scharf* weckt unsere Sinne, regt den Stoffwechsel an, gut für die

---

4 https://www.japandigest.de/reisen/natur/shinrin-yoku/

Verdauung, Energie fließt wieder.
- *Bitter* befreit von alten Emotionen, wirkt reinigend auf Körper und Psyche.
- *Herb* wirkt zusammenziehend, kühlt erhitzte Gemüter herunter, spendet neue Energie.

Die 3 Geschmacksrichtungen süß, sauer, salzig nimmt man eigentlich jeden Tag zu sich und haben eine spezielle Kraft die rLung-Energie auszugleichen. Die anderen 3 Geschmacksrichtungen vergisst man oft.
Ausgeglichenes Essen kann auf jeden Fall helfen emotionales und körperliches Ungleichgewicht auszubalancieren. Vielleicht ist es uns unklar, welche Geschmacksrichtung genau richtig für uns ist, deswegen empfiehlt man in der TTM, alle 6 Geschmacksrichtungen in der Ernährung zu verwenden.
In klassischen Schriften werden 4 Nahrungsmittel erwähnt, die die rLung-Energie beruhigen: Fleisch, Butter, Getreidewein (generell Alkohol) und Melasse.
Getränke wie Fleischbrühen, Gemüsesuppen, Milch, Säfte, Alkohol, Wein, leichte Tees und warmes Wasser helfen auszugleichen.
Wenn man lange Zeit nur gewisse Lebensmittel isst, z.B. keine Milchprodukte, kein Fleisch, vielleicht nur Gemüse, dann bekommt der Körper dadurch eine andere Qualität. Man sagt, er wird rauher und leichter. Das sind Qualitäten, die die rLung-Energie auch hat. Durch die Ernährungsweise kann sich die rLung-Energie im Körper erhöhen und unausgeglichen werden.

Lebensweise
Seit alten Zeiten gibt es Yogis, die in den Bergen leben, um sich dort nur der Meditation zu widmen. Sie ruhen sich sozusagen den ganzen Tag aus. Diese Yogis arbeiten vertieft mit den Energien und versuchen, den inneren Energiefluss und den Energiefluss der Natur in Harmonie zu bringen. Dazu gibt es spezielle Meditationen, um die rLung-Energiebahnen auszugleichen, zu verstärken oder abzuschwächen.

Diese Yogis haben ein feines Körpergefühl und intuitive Sinne entwickelt. Sie verstehen was passiert sowohl auf der äußeren Ebene als auch auf der inneren Ebene. Sie wissen, was mit dem subtilen Körper bei Voll- und Neumond oder bei einer Sonnen- oder Mondfinsternis geschieht.

Diese Yogis haben kein gutes Essen und leben meist in Höhlen oder Löchern. Trotzdem können sie gut überleben und haben einen starken Körper. Durch Visualisation nehmen sie von ihrer Umgebung Energien auf, um sich selbst zu stärken. Sie haben ein ganz tiefes Wissen, nicht nur was der Körper an Nahrung und an Zuwendung braucht, sondern vor allem auch im Bewusstsein, wie man sich nur auf dieser Ebene erhalten kann, wenn es auf der körperlichen Ebene mangelt.

Wichtig ist auch Spaß zu haben. Wenn man Spaß miteinander hat, lacht man mehr. Von Herzen lachen öffnet gewisse Energiebahnen. Natürliches Lachen kann tief entspannen, vielleicht weint man sogar vor lauter Lachen. Lachen ist die beste Medizin.

Fazit

Sie wissen nun wie es geht. Wichtig ist, diese Dinge im Alltag umzusetzen, wenn Sie Stress effektiv abbauen wollen. Viele Menschen lesen sich Tipps zwar durch, setzen sie dann aber nicht täglich um und wundern sich dann, warum sie immer noch so gestresst sind. Diese Methoden haben schon vielen Menschen geholfen, Stress einfach und effektiv abzubauen. Suchen Sie sich eine Methode aus und fangen Sie an.

Fotos lizenzfrei auf pixabay: Leute im Stress, meditierender Mönch
Eigenes Foto: Kräuterstempel

Zusammenfassung

Wir alle haben Stress - mehr oder weniger. Viele Methoden sind bei Stress hilfreich, dringen aber nicht an die Wurzel des Problems. Deshalb sollte das Ziel sein, Stress erst gar nicht aufkommen zu lassen, anstatt Stress nur erträglicher zu machen.
Stress ist unsere Antwort auf die Anforderungen unseres Lebens. Wenn wir achtsam in kleinen Schritten täglich unser Leben ändern, ein paar Muster ablegen, ein paar neue Gewohnheiten annehmen, dann können wir viele Stressauslöser beseitigen.
Wir können lernen, mit dem Stress umzugehen und so wieder Zeit und Raum für uns selbst gewinnen. Das Leben im Einklang mit sich selbst und auch der Welt um uns herum ist kein Status, der einmal erreicht und nie wieder verloren wird. Es ist ein Prozess wie das ganze Leben, ein ständiger Wandel.

Stichworte

Stress, Meditation, Achtsamkeit, Bewusstsein, Geist, Atem, Ernährung, Muster, Veränderung, Entspannung, Einklang, Naturverbundenheit, Lebensweise

Abstract
Topdown - Stress starts in the Mind

We all have stress - more or less. Many methods are helpful in stress, but they do not penetrate the root of the problem. That is why the goal should be to avoid stress, rather than making stress more bearable through stress relaxation.
Stress is our answer to the demands of our lives. If we mindfully change our lives every day in small steps, drop some patterns, adopt some new habits, then we can eliminate many stressors.
We can learn to deal with the stress and thus creating time and space for ourselves, earned by ourselves. Living in harmony with oneself and the world around us is not a status that is achieved once and never again lost. It is a process like our whole life, a constant change.

Keywords

stress, meditation, mindfulness, awareness, mind, breath, nutrition, pattern, change, stress relaxation, unity, love of nature, lifestyle

Autorin

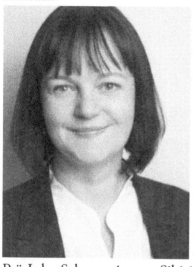

Bernadette Werneke ist Gesundheitspraktikerin (BfG) in München mit Schwerpunkt „Beruf und Familie im Einklang", Leben mit Stress und Bewusstseinsschulung. In Outdoor-Coachings, Seminaren und Workshops weist sie Menschen den Weg zu sich selbst und in ihre volle Kraft.
Ausbildungen und Erfahrungen in Hypnose und Hypnosetherapie, Dialogische Aktive Imagination, Selbsthypnose, Holistic Pulsing, Prä-Inka-Schamanismus, Sibirischer Schamanismus, Alchemie, Meditationslehrerin
www.work-life-unity.de

RAUS AUS DER STRESSSPIRALE
Entschleunigung und innere Gelassenheit
für Körper, Geist und Seele

Stepping out of the Stress-Spiral - Deceleration and Inner Serenity for Body, Mind and Soul

Milena A. Raspotnig

Einführung
Wir alle leben in einem Zeitalter der Beschleunigung. Unser Leben fühlt sich von Jahr zu Jahr schneller an. Die Arbeit sowie das Privatleben sind ständig erfüllt mit Aktivität und einer Vielzahl an Eindrücken. Die rasante Entwicklung der Technologie und der Medien in den letzten Jahren verstärkt diesen dauerhaften Input zusätzlich. Was einerseits eine bereichernde Entwicklung ist, stellt andererseits unser gesamtes System vor eine immense Herausforderung, denn innere und äußere Ruhe sind damit zur Seltenheit geworden.
Nicht nur durch die permanente Flut an Informationen, sondern auch durch weitere Einflüsse, wie zum Beispiel unsere veränderte Ernährung und der Verlust von natürlichen Rhythmen, ist unser instinkthaftes Kampf-oder-Flucht-System dauerhaft eingeschaltet. Wie schaffen wir es, trotz dieser Flut an Informationen, Eindrücken,

Anforderungen sowie denaturierten Nahrungsmitteln, unser Kampf-oder-Flucht-System auszuschalten und ausreichend auf allen Ebenen - körperlich, psychisch und seelisch - zur Ruhe und in die Entspannung zu kommen?
Wenn wir keine Antwort auf diese Frage finden und uns kein gesunder Ausgleich gelingt, dann läuft unser System permanent auf Hochtouren, um über kurz oder lang in einem Erschöpfungszustand zu enden. Dies ist in unserem Alltag inzwischen gängige Praxis und nicht ohne Grund ist Burnout derzeit eine der häufigsten Diagnosen in meiner Praxis.
Es ist Zeit für uns, wieder achtsam das Gleichgewicht zwischen Aktivität und Ruhephasen zu finden, denn nur damit können wir erfolgreich langfristig gesund sein und bleiben. Die Lösung hierfür ist, genau wie unser Leben, komplex und muss auf allen drei Ebenen – Körper, Geist und Seele – angepackt werden. Die folgenden Lösungsansätze, vor allem auf der körperlichen Ebene, greifen zum einen auf hochaktuelle wissenschaftliche medizinische Erkenntnisse zu, zum anderen auf der Seelenebene, indem wir uns wieder auf

traditionelle indigene Heilmethoden und Weisheiten zurück besinnen. Verweben wir dieses moderne und traditionelle Wissen miteinander, so wird es möglich, das körpereigene Kampf-oder-Flucht-System, wenn es nicht gebraucht wird, erfolgreich auszuschalten und mit kraftvoller innerer Balance zu leben.

Entspannung auf körperlicher Ebene

Entspannung durch Ernährung
Auf der körperlichen Ebene wird die Stressbelastung unseres Körpers stark durch unsere Ernährung beeinflusst, denn unsere Ernährung bestimmt welcher Teil des autonomen Nervensystems zum Zug kommt. Unser Körper hat für den Umgang mit Stress zwei Systeme zur Verfügung: Den Sympathikus und den Parasympathikus. Dem sympathischen Nervensystem obliegt es, in herausfordernden Stresssituationen schnell Energie und Kraft für Kampf oder Flucht bereitzustellen. Das parasympathische Nervensystem ist hingegen für die Entspannung zuständig.
Für unsere Gesundheit ist ein Gleichgewicht zwischen der Aktivierungsrate des Sympathikus und des Parasympathikus wichtig. Ist eines der beiden Systeme, vor allem der Sympathikus, überaktiviert, leidet der gesamte Körper darunter. Um harmonische innere Ruhe und Stressreduktion zu erlangen, muss der Sympathikus entspannen können und der Parasympathikus eine Chance auf ausreichende Aktivierung haben. Der Körper darf nicht andauernd in einer sympathisch aktivierten Stresssituation sein, denn das setzt dem Herz-Kreislauf-System zu, führt zu chronischen Entzündungen im gesamten Körper und stresst die Energiekraftwerke in unseren Zellen, die Mitochondrien.
Dieses autonome Nervensystem geht entwicklungsgeschichtlich weit zurück auf jene Zeiten, wo für den Menschen noch die Reaktion „Kampf oder Flucht" zum Überleben notwendig war. In Situationen, in denen wir kämpfen oder flüchten müssen, ist es lebenswichtig, dass der Körper schnell Energie bereitstellt. Dazu schaltet er dann jeweils über das sympathische Nervensystem die

Zuckerverarbeitung ein, denn der Zucker stellt dem Körper ganz schnell Energie zum Kämpfen oder Flüchten bereit. Ist hingegen die Gefahr vorbei und das System wieder in einer entspannten Situation, dann schaltet der Körper vom sympathischen System zum Parasympathikus und, da nun keine schnelle Energie mehr benötigt wird, in den entspannten Fettverarbeitungsmodus um (Villoldo, 2016). Diese Mechanismen funktionieren heute noch genauso wie damals, auch wenn unsere Lebensweise viel seltener den Kampf- oder Fluchtmodus erforderlich macht.

Für den Körper selbst ist es immer einfacher, Zucker anstatt Fett zu verarbeiten. Daher wird der Körper, wenn mehr Zucker als Fett im Organismus zur Verfügung steht, immer auf die Zuckerverarbeitung umschalten. Ist er aber im Zuckerverarbeitungsmodus, ist er gemäß dem beschriebenen aus Urzeiten stammenden Überlebensinstinkt auch im Kampf-oder-Flucht-Modus mit einem aktivierten Sympathikus. Enthält also unsere Ernährung übermäßig viel Zucker und Kohlenhydrate, so befindet sich unser Körper permanent im Stressmodus und kommt nicht in den entspannten parasympathischen Fettverarbeitungsmodus, den er dringend zum Regenerieren aller Zellen benötigt.

Das heißt, es gibt zwei Wege, wie der Sympathikus aktiviert wird: zum einen wird er durch bedrohliche Situationen aktiviert, zum anderen wird er durch Zucker in der Nahrung eingeschaltet. Hierbei ist zu beachten, dass auch einfache Kohlenhydrate, wie zum Beispiel Nudeln oder Reis, zu Zucker verstoffwechselt werden und diese daher genauso wie Zucker den Sympathikus aktivieren. Nachdem wir kaum mehr eine Mahlzeit zu uns nehmen, die keinen Zucker oder einfache Kohlenhydrate enthält, gibt es für unser sympathisches Nervensystem kaum mehr Zeiten, in denen es abschalten kann. Dadurch kommt auch das parasympathische Nervensystem kaum mehr dazu, für Entspannung zu sorgen.
Damit ist es essentiell, Zucker und einfache Kohlenhydrate in unserer Ernährung nachhaltig zu reduzieren. Industrieller Zucker

sollte ohnehin komplett gemieden werden, da dieser neben Stress auch zu einer Vernebelung des Gehirns führt, bei seiner Verdauung die Vitamin- (z.B. Vitamin B6) und Mineralstoffvorräte des Körpers geradezu plündert und mit eine Ursache für die meisten unserer Zivilisationskrankheiten ist.

Das Umschalten auf Fettverarbeitung und somit eine parasympathische Entspannung beginnt, wenn dem Körper 18 Stunden lang kein Zucker und keine einfachen Kohlenhydrate zugeführt werden. Insofern ist es am gesündesten, sich eine sechsstündige Phase pro Tag auszusuchen, bevorzugt um die Mittagszeit, in der Kohlenhydrate und gesunde Zucker wie Obst, Honig und Ahornsirup gegessen werden können. Die restlichen 18 Stunden des Tages, von denen etwa 8 Stunden ohnehin in der Nacht liegen, sollten idealerweise nur komplexe Kohlenhydrate (vor allem Gemüse), Eiweiß und Fett konsumiert werden. Laut Villoldo ist die optimale Nahrungsverteilung 40 % Fett, 40 % komplexe Kohlenhydrate und 20 % Protein/Eiweiß. (Villoldo, 2016) Mit solch einem intermittierenden „Zucker-Fasten" kann erfolgreich der Sympathikus zur Ruhe kommen und in dieser Zeit der Parasympathikus für Entspannung sorgen.

Ausschlaggebend ist hierbei der sogenannte glykämische (oder Glyx)-Index, der für jedes Nahrungsmittel in Zahlen angibt, wie stark es den Blutzuckerspiegel zum Ansteigen bringt. Je geringer die Wirkung auf den Blutzucker ausfällt, desto weniger gerät der Körper in den Stressmodus. In der angesprochenen 18-Stunden-Phase wäre es somit gut, wenn Nahrungsmittel mit möglichst niedrigem glykämischem Index verzehrt würden, also Fette, komplexe Kohlenhydrate und Eiweiße. Sämtliche Kohlenhydrate, selbst die vermeintlich „gesunden", haben einen sehr hohen Glyx-Index. Eine Studie der Universität Toronto 1981 belegt, dass etwa der glykämische Index einer Scheibe Vollkornbrot mit 72 deutlich höher liegt als jener von Tafelzucker mit 59. Dies bedeutet natürlich keineswegs, dass Tafelzucker gesünder wäre als Vollkornbrot, denn

Zucker führt dem Körper so gut wie keine Nährstoffe zu. Diese Studie belegt allerdings klar, dass das, was wir üblicherweise als gesund betrachten, nämlich Vollkorn, in Bezug auf den Blutzucker nicht empfehlenswert ist und langfristig in eine Übersäuerung und permanent aktivierten Sympathikus führt (Davis, 2013).
Für einen aktiv entspannten Parasympathikus empfiehlt es sich, täglich frisch und bunt zu essen: Ausreichend lebendiges Essen, das die Bezeichnung „Lebensmittel" verdient wie z.b. buntes Gemüse aus biologischem Anbau. Die Ärztin Dr. Terry Wahls empfiehlt in ihrem TED Talk, in dem sie schildert, wie sie ihre Multiple Sklerose-Erkrankung erfolgreich durch Ernährung heilen konnte, dass man täglich 9 Tassen buntes, frisches, lebendiges Gemüse essen soll. Damit ist man ausreichend mit sämtlichen Mikronährstoffen versorgt. (https://www.youtube.com/watch?v=KLjgBLwH3Wc)

Als besonders gesund hat sich Gemüse aus der Familie der Kreuzblütler erwiesen, also sämtliche Kohlarten wie auch Brokkoli und Blumenkohl. Diese Gemüsesorten werden leichter verträglich, wenn sie kurz in Wasser blanchiert werden. Dieses Kochwasser wird weggeschüttet, um das Gemüse mit frischem Wasser weiter zu kochen oder, noch besser, zu dünsten. Dadurch verliert es seine blähenden Eigenschaften weitgehend. Des Weiteren versorgen fermentierte Gemüsesorten wie z.B. Sauerkraut und eingelegtes Gemüse den Körper mit wichtigen Enzymen und Probiotika.

Zu der gemüsereichen Kost fügt man idealerweise noch gesunde Fette und Proteine hinzu, je nach Geschmack in Form von Fisch, Fleisch oder Eiern aus artgerechter biologischer Haltung. Auch hier muss jeder für sich entscheiden, ob er tierische Produkte essen möchte oder nicht. Nicht alle Körpersysteme sind darauf ausgerichtet, Fleisch zu essen, aber auch nicht alle kommen gut mit vegetarischer oder veganer Nahrung zurecht. Manchen Menschen tut veganes oder vegetarisches Essen sehr gut, andere hingegen, vor allem, wenn die Stoffwechselstörung HPU vorliegt oder man energetisch viel arbeitet, brauchen tierisches Eiweiß, um auf Dauer geerdet, gesund und bei Kräften zu bleiben. Hier ist es wichtig, auf die artgerechte Haltung und würdige, angstfreie Schlachtung zu achten.

In den sechs Stunden, in denen man Kohlenhydrate isst, ist es empfehlenswert, glutenfreie Kohlenhydrate zu bevorzugen. Glutenfreie Ernährung ist in den letzten Jahren ein wichtiger Grundbaustein einer gesunden Ernährungsweise geworden. Nicht etwa, weil das Getreide als solches für uns so schädlich wäre, sondern weil in den letzten Jahrzehnten das Getreide, das wir heute essen, immer weiter verändert wurde. So wurde, um das Backen mit Backmaschinen zu erleichtern, der Glutengehalt in den modernen Getreidesorten extrem hochgezüchtet. Daher ist im heutigen Weizen der Eiweißgehalt zu Gunsten eines sehr erhöhten Kohlenhydratgehalts stark reduziert worden. Weizen besteht heute zu gut 50 % aus dem Klebereiweiß Gluten, während es vor fünfzig Jahren maximal 5 % waren. (Davis, 2013) Die meisten Menschen können auf Grund fehlender Enzyme Gluten nicht vollständig verwerten, sodass bei diesem hohen Anteil an Gluten unverdaute Proteinverbindungen im Darm verbleiben und zu chronischen Entzündungen führen. Laut Dr. William Davis in seinem Buch „Weizenwampe - Warum Weizen dick und krank macht" (2013), besteht das moderne Weizenmehl durchschnittlich zu 70 % aus Kohlenhydraten und nur noch zu je 10 bis 15 % aus pflanzlichem Eiweiß und unverdaulichen Fasern. Im Vergleich dazu enthält zum Beispiel das alte Getreide Emmer mindestens 28 % Eiweiß, wodurch es für den Körper viel leichter zu verdauen ist.

In den letzten Jahrzehnten sind nicht nur Weizen, sondern nahezu alle Getreidesorten, die im industriellen Nahrungsmittelbereich verwendet werden, genetisch verändert und angepasst worden, um der Fabrikverarbeitung zu entsprechen. Viele unter uns können sich wahrscheinlich an das hochgewachsene Getreide ihrer Jugendzeit erinnern, das bei Stürmen schnell umknickte. Heutzutage wird das Getreide mit Hilfe von Wachstumshormonen im Wachstum eingeschränkt, wird somit nicht mehr so hoch wie früher und ist weniger anfällig für Sturmschäden. Die auf diese Weise größere Ernte ist allerdings nur eine Veränderung von vielen, die sich auf die Zusammensetzung und Verträglichkeit des Getreides auswirken. Alle diese Eingriffe erklären die immer weiter zunehmende Unverträglichkeit von Getreide und machen die heutzutage industriell verarbeiteten Getreidearten für eine gesunde, vollwertige Ernährung nicht mehr uneingeschränkt empfehlenswert. Der denaturierte Zustand und stark erhöhte Kohlenhydrat- und Glutengehalt machen daher leider Getreide für eine stressreduzierende Ernährung selbst in den sechs Stunden der kohlenhydrathaltigen Nahrung nicht empfehlenswert und sollte daher gemieden werden.

Auch die Energie, mit der das Essen zubereitet wird, spielt eine wichtige Rolle. Vor allem die ayurvedische Küche betont, dass die Energie des Kochs die Qualität des Essens stark beeinflusst: Wird mit Liebe, Entspannung und Freude gekocht, so schmeckt und nährt das Essen ganz anders, als wenn es mit Stress und in Eile zubereitet wird. Bei unseren Seminaren achten wir daher immer neben gluten- und zuckerfreiem Essen aus biologischem Anbau, auch auf die Qualität und Energie des Kochs, der für die Teilnehmer das Essen zubereitet. Denn nicht zuletzt von der Verfassung und Liebe des Kochs hängt auch ab, wie es den Teilnehmern geht und wie das Seminar läuft. Es geht hier also auf allen Ebenen um Entspannung, Respekt, Dankbarkeit, Liebe und Freude gegenüber unserem Essen.

Viele wohlschmeckende und sehr gut nachkochbare Rezepte für die oben beschriebene Ernährungsweise finden sich im Internet und in Kochbüchern unter den Begriffen: „Ketogene Diät, Logikost", „Paleo", „Clean Eating" oder auch "Glyx-Diät".
Es geht bei diesem Ernährungsansatz nicht darum, unsere Lieblingsspeisen oder gar unsere Lebensqualität aufzugeben. Ganz im Gegenteil, es geht darum, ein Bewusstsein dafür aufzubauen, welches Essen für uns qualitativ hochwertig ist, das uns auf allen

Ebenen nährt und zu natürlicher Ausgeglichenheit sowie Entspannung führt. Nachdem unser Geschmackssinn immer mehr von diversen chemischen Einflüssen überlagert wird, gilt es nun, zurück zum eigenen Instinkt zu finden, zu einem Geschmackssinn, der erkennt, wann Nahrung lebendig und gesund ist, wann sie uns dauerhaft stresst und wann sie uns wirklich nährt. Dadurch machen wir unser Essen wieder zu einer bunten, lebendigen und reichhaltigen Nährstoffquelle anstatt zu einer unendlich haltbaren, nährstoffarmen Masse. Hierzu schildert Villoldo in seinem Buch folgendes passendes Bild: In vergangenen Zeiten thronten die Pharaonen hoch oben in ihren Tempeln und genossen frisches lebendiges buntes Gemüse, leckeres Obst, frischen Fisch und kraftvolles Fleisch. Ihre Sklaven hingegen, die unten die Pyramiden bauten, wurden mit günstigem, haltbarem und wenig lebendigen Getreide ernährt bzw. gemästet. (Villoldo, 2016) Nachdem unsere Lebensweise im Laufe der Evolution sesshafter und viel weniger körperlich anstrengend geworden ist, ist es für uns viel sinnvoller, uns an der strahlend frischen Farbvielfalt unserer lebendigen Nahrung zu erfreuen, anstatt uns von schnell verfügbaren, billigen, stressverursachenden Kohlenhydraten zu ernähren. Damals hatten die Menschen keine Wahl und mussten sich von den leeren Kohlenhydraten ernähren. Heute jedoch haben durchaus die meisten von uns die Möglichkeit, sich vielfältig mit gesunder, frischer, lebendiger Biokost zu ernähren, diese in vollen Zügen zu genießen und sich dadurch königlich gesund und ausgeglichen zu fühlen.

Entspannung durch Abklärung und Behandlung von HPU
Zusätzlich zur Ernährung sind für ein entspanntes Nervensystem auch weitere Aspekte zentral, wie zum Beispiel das Abklären der Stoffwechselstörung HPU. Hämopyrrollaktamurie, kurz HPU genannt, ist eine vererbbare Stoffwechselstörung, die relativ häufig vorkommt. Es wird geschätzt, dass 10% Prozent aller Frauen und 1% aller Männer davon betroffen sind. In meiner Praxis jedoch erlebe ich, dass ca. 70-80 % meiner Patienten von HPU betroffen

sind, was verständlich ist, da die Häufigkeit des Auftretens von HPU bei Patienten mit chronischen Erkrankungen und Patienten, die Psychotherapie in Anspruch nehmen, bei mindestens 50% liegt. Die Stoffwechselstörung HPU bewirkt, dass sich die biochemische Struktur des Häms im Hämoglobin spiegelverkehrt schließt, was auf Dauer zu einem massiven Mineralstoff und Vitamin-Mangel auf Zellebene führt (nicht selten sind die Nährstoffe im Blut ausreichend vorhanden, sie gelangen aber nicht mehr in die Zellen). Gleichzeitig existiert im Körper auch ein eklatanter Mangel an funktionsfähigem Häm, wodurch wichtige Stoffwechselabläufe wie Sauerstofftransport, Entgiftung und Energiegewinnung nur mangelhaft oder gar nicht funktionieren. Langfristig werden dadurch Gelenke, Organe, Muskeln, Nerven und Mitochondrien geschädigt. Dadurch ist der Organismus permanent im Stressmodus, da er sich ständig in einem Mangelzustand befindet.

HPU verursacht eine breite Palette von Symptomen auf körperlicher und psychischer Ebene, die sich genau durch den Mangel- und Stress-Zustand erklären lassen. Besonders häufige körperliche Symptome sind unter anderem Magen-Darm Probleme, Allergien, Haut- und Schleimhautprobleme, Herz-Kreislauferkrankungen, Blutdruckprobleme, Infektanfälligkeit, Menstruationsbeschwerden, Störungen der Fruchtbarkeit sowie Muskel- und Gelenkbeschwerden. Psychische Beschwerden sind ebenso vielfältig: Von depressiven Verstimmungen, Schlafstörungen, Ängsten, schneller Erschöpfbarkeit, mangelnder Stressresistenz, Konzentrationsstörungen, ADHS, Asperger-Symptomen, Hypersensibilität und allgemeiner Labilität, chronic fatigue Symptomen bis hin zu Burnout-Symptomen.

HPU-Betroffene sind also häufig Patienten mit einer eigentümlichen Sammlung von behandlungsresistenten Symptomen. Sie gehen verzweifelt von Arzt zu Arzt, ohne wirklich Frieden und Gesundheit zu finden. Sehr oft landen sie in der psychosomatischen Ecke mit Diagnosen wie akute Stressreaktion und Burnout, da viele Therapeuten HPU weder kennen noch diagnostizieren und daher keine körperliche Erklärung für die Symptomatik finden. Dies erklärt auch, warum viele der Patienten in meiner psychotherapeutischen und naturheilkundlichen Praxis HPU-positiv sind. Oft ist es eine große Erleichterung für sie herauszufinden, dass sie sich ihre Symptome nicht etwa einbilden, sondern dass es dafür tatsächlich eine physische, gut behandelbare Ursache und Erklärung gibt.

Die Stoffwechselstörung HPU lässt sich problemlos mit einem Urintest überprüfen und gut behandeln, wenn auch nicht vollkommen beheben – d.h. die Neigung vor allem in Stresssituationen mit erhöhtem Mineralstoff- und Vitaminverlust zu reagieren, bleibt ein Leben lang bestehen. Das Wunderbare an dem Wissen um HPU ist, dass man mit natürlichen Mitteln das System ganz einfach stabilisieren kann, so dass zwar die HPU-typische (und ja eigentlich auch positive) sensible Persönlichkeit bleibt, aber durch das Auffüllen der fehlenden Nährstoffe und durch Ernährungsumstellung wie oben beschrieben, wieder Ruhe, Entspannung, Klarheit, Kraft, Stabilität und Energie in das System kommt. Weitere Informationen finden sich in meinem Buch, „Die 10 Gebote der Gesundheit" (Raspotnig/Koller, 2017).

Entspannung durch ausreichend gesunden Schlaf
Ein weiterer wichtiger Aspekt, um aus der Stressspirale auszusteigen, ist für ausreichenden, gesunden, entspannten Nachtschlaf zu sorgen. Daher sollte für ein passendes Bett, ein nackenstützendes Kissen, Ruhe sowie Dunkelheit und frische, kühle Luft im Schlafzimmer gesorgt werden. Das Schlafzimmer sollte des Weiteren frei von Elektrogeräten und Magnetfeldern sein.
Ausreichende Bewegung tagsüber, Stressreduzierung und Alkoholabstinenz helfen zudem, den Schlaf zu verbessern. Darüberhinaus ist ein sogenanntes „Spätstück" für das Durchschlafen sehr wichtig, also Abends vor dem Schlafen gehen noch etwas kleines Fetthaltiges essen oder eine Kapsel Omega3-Fettsäuren einnehmen, damit das Gehirn ausreichend fetthaltige Nahrung für die Schlafenszeit hat.

Um eine gute Nachtruhe ohne Stress zu erzielen, sollte man mindestens eine Stunde vor dem Zubettgehen mit allen Aktivitäten herunterfahren. Keine weitere Lichteinwirkung von technischen Geräten und ein zur Ruhe führendes Abendritual bereiten den Körper darauf vor, das schlaffördernde Melatonin zu produzieren. Hilfreich für die nötige Entspannung vor dem Schlaf ist auch ein Fußbad oder noch besser ein Vollbad in warmem, nicht zu heißem Wasser mit einer Handvoll Meersalz, das die tagsüber aufgenommenen Energien aus dem System reinigt, vermischt mit entspannenden ätherischen Ölen wie zum Beispiel Lavendel oder Melisse. Auch Baldrianpräparate oder das Heilmittel Solunat Nummer 4 können helfen, ein überreiztes System zu entspannen.

Unsere Körper sind ursprünglich entsprechend der Rhythmen der Natur auf 12 Stunden Schlaf ausgerichtet, im Sommer weniger, im Winter mehr. In der Nacht regenerieren sich wichtige Organe wie z.B. die Leber, die schnell unter Stress leidet. Auch das autonome Nervensystem kann sich in der Nacht nur mit ausreichend Schlaf erholen und entspannen. Unser heutiges Schlafpensum von sechs bis sieben Stunden reicht für diese Regeneration nicht aus und so vergrößert sich auf Grund des Schlafmangels das Stresspensum im Körper immer mehr. Schlafstörungen sind die Folge und deshalb in unserer Gesellschaft keine Seltenheit mehr und typisch für die Stressspirale.

Sorgen wir jedoch für eine gesunde Ernährung sowie Entspannung am Abend und ausreichend gesunden Schlaf so schaltet der Parasympathikus ein und der Organismus entspannt und ruht erfolgreich in der Nacht. Diese Nachtruhe wirkt sich dann auch stresslindernd auf den Tag aus. Die Kombination von gesunder Nahrung, Abklärung und bei Bedarf Behandlung von HPU sowie Entspannung in der Nacht sind zentrale körperliche Aspekte, um erfolgreich aus der Stressspirale auszusteigen.

Entspannung auf geistiger Ebene

Um auf der psychischen Ebene von unserem Alltagstempo nicht ständig mitgerissen zu werden, ist es notwendig, einen gesunden Umgang mit den eigenen Gefühlen zu finden. Gefühle können uns, wenn wir sie nicht kraftvoll zu nutzen wissen, stressen und umherschleudern wie eine Welle. Weiß man hingegen seine eigenen Emotionen als die Urkräfte zu nutzen, die sie sind, so kann man entspannt auf ihnen wie auf einer Welle surfen und das erreichen, was einem wichtig ist: Entspannung, Balance und Durchsetzungskraft.

Es gibt fünf verschiedene grundlegende Gefühle: Wut, Trauer, Angst, Freude und Scham. Diese Gefühle sind reine Kräfte, die als solche weder positiv noch negativ zu bewerten sind. Sie sind ganz neutrale Naturgewalten, die in Abhängigkeit davon, wie sie eingesetzt werden, in ihrer Auswirkung positiv oder negativ sein können.

Jedes dieser Gefühle birgt in sich eine ureigene Kraft, solange es ein reines und nicht gemischtes Gefühl ist. Wenn man diese Urkräfte kennt, kann man sie hervorragend für sich nutzen. Es ist besonders wichtig zu wissen, dass diese Kräfte tatsächlich physisch im Körper vorhanden sind und sie daher nicht rein kognitiv über den Kopf abgebaut werden können. Es braucht tatsächlich einen körperlichen Einsatz, wenn man ein Gefühl abbauen will. Gefühle „weg zu rationalisieren" ist nicht möglich, sondern führt vielmehr zu einer Unterdrückung und einem Stau im Körper. Diese Unterdrückung verursacht auf Dauer entweder einen ständig gestressten Kampf-oder-Flucht Impuls, man fühlt sich ständig bedroht und verletzt, oder sie führt zu einer gestressten inneren Lähmung und langfristig zu einem Burnoutsyndrom, das einer Depression ähnelt.

Wir müssen also zuerst die Vorstellung aufgeben, wir könnten mit den richtigen Gedanken unsere Gefühle schon wieder ins rechte Lot bringen. Dies ist zwar ein Teilaspekt, der aber ohne physische und emotionale Aktionen wie Schreien, Weinen oder Lachen nicht zu einer nachhaltigen Lösung führt. Tapfer die Gefühle weg zu denken oder weg zu reden funktioniert nicht. Die effektive Vorgangsweise um Gefühle und Stress abzubauen bedarf einer tatsächlich physischen Aktion wie z.B. lautes Schreien oder Weinen. Dies ist jedoch sozial nicht anerkannt, ja sogar derart mit Scham behaftet, dass wir sie nicht einmal mehr praktizieren, wenn wir allein sind. Anstatt in Ruhe alleine für sich zu weinen oder wütend zu sein, schlucken wir heute unsere Gefühle eher tapfer herunter und kurbeln damit erfolgreich die Stressspirale an.

Hier können wir durchaus wieder viel von indigenen Völkern lernen, die noch einen ganz natürlichen Umgang mit ihren Gefühlen pflegen: Sie dürfen noch Ihre Gefühle kraftvoll ausdrücken, anstatt sie leise herunterzuschlucken. Niemals werde ich das Erlebnis vergessen, als ich vor vielen Jahren bei einem der ersten Kongresse für Ganzheitsmedizin war und Indigene aus Brasilien zum ersten Mal ihr Dorf verließen, um dem Kongress beizuwohnen. Sie kamen, um zu berichten, dass im Streit um den Regenwald, ihr Sohn von Soldaten ermordet worden war. Während des Berichts fingen sie lauthals an zu Weinen und weinten intensiv fast 20 Minuten lang. Damals hatte ich selber noch kein Emotionentraining besucht und kannte meine eigene Trauer noch nicht. Die kraftvolle Trauer der Indigenen war daher für mich schwer auszuhalten, berührte mich zutiefst und stresste mich. Heute, nachdem ich über viele Jahre selber von indigenen Kulturen den gesunden natürlichen Umgang mit Emotionen wieder erlernen durfte, erkenne und ehre ich den Ausdruck von Gefühlen sehr. Denn ich weiß inzwischen wie heilsam dieser Ausdruck ist, welche Kraft solch ein Ausdruck der Person schenkt und wie wunderbar gemeinsame Trauer verbinden kann. Seitdem auch ich meine Gefühle kenne und sie kraftvoll zu nutzen weiß, stresst mich der Ausdruck von Gefühlen anderer nicht mehr. Dadurch bleibe ich in meiner Kraft und Balance, und kann die Energie der anderen im Ausdruck ihrer Emotionen schätzen und ehren.

Auch für uns ist es daher wertvoll, wieder einen natürlichen Umgang mit unseren Emotionen zu finden. Wie hier im Folgenden aufgezeigt wird, gibt es für uns durchaus gesunde und gesellschaftsverträgliche Möglichkeiten, um die physischen Kräfte der Gefühle zuzulassen, sie auszudrücken und abzubauen,. Dieses gesunde aktive Abbauen und Nutzen von Gefühlen reduziert den Stresspegel, der sich aufbaut, wenn man den Umgang mit den eigenen Gefühlen nicht gelernt hat, die Gefühle nicht nutzt oder sie gar unterdrückt.

Wut

Sehen wir uns als erstes einen gesunden Umgang mit Emotionen am Beispiel der Wut an. Das Grundgefühl der Wut trägt in sich die Kraft, die Dinge zu verändern. Mit einer gerichteten Wutkraft kann ich klar und deutlich sagen: „Das will ich, das hingegen will ich nicht." Diese Kraft eignet sich hervorragend für Dinge, die mich stören und die ich ändern möchte. Die Wut sagt mir: „ Das ist falsch!" und trägt so in sich die Kraft zur Veränderung. Sie ist eine hervorragende Energie, um Dinge zu bewegen und zu verändern. Wir brauchen die Wutkraft im Leben für jeden Schritt, den wir vorwärts machen. Ohne Wutkraft stagnieren wir und haben im Extremfall nicht einmal die Kraft, morgens aufzustehen. Hier ist allerdings nicht die zerstörerische Wutkraft gemeint, die um sich schlägt und alles wahllos zerstört. Hier ist die gezielte Wutkraft gemeint, die klar gerichtet sagt „Das will ich, das will ich nicht!".
Um Zugang zu dieser gerichteten Wutkraft zu bekommen, muss die aufgestaute, um sich schlagende Wut mit Hilfe von Wutübungen abgebaut werden. Bei diesen Wutübungen schreit und schlägt man aktiv um sich – am besten mit Hilfe eines Boxsacks oder mit der Unterstützung von anderen Personen, die einen dabei halten und unterstützen. In meinen Paartherapiesitzungen unterrichte ich zum Beispiel die Partner, wie sie sich gegenseitig mit gemeinsamen Wutübungen unterstützen können. Dies führt häufig viel schneller zu zielführenden Lösungen und Verständnis füreinander als stundenlange Diskussionen.

In einer Situation, die einen ärgert, schreit man natürlich nicht einfach wütend den anderen Menschen an. Solch ein cholerischer Ausbruch ist keine Wutübung und kein konstruktives Einsetzen der Wut. So etwas passiert nur, wenn zu viel alte aufgestaute Wut vorhanden ist. Habe ich diese unterdrückte Wut hingegen abgebaut, dann kann ich klar und kraftvoll sagen, was ich brauche. Zum Beispiel: Reizt mich im Alltag ein Kollege bis aufs Äußerste, ist es wenig sinnvoll, meine ungebändigte, intensive Wut auf den Kollegen niedergehen zu lassen. In solchen Fällen empfiehlt es sich, die Situation zu unterbrechen und sich kurz in einen Raum, wo man alleine ist, zurück zu ziehen (zum Beispiel die Toilette), um bewusst eine Wutübung zu machen. Dort drückt man z.B. mit aller Kraft gegen die Wand, bis die destruktive Wut abgebaut und in eine Kraft umgewandelt ist, die es mir ermöglicht, dem Kollegen zu sagen: „Das will ich nicht, das akzeptiere ich nicht. Ich verlange einen respektvollen Umgang mit mir." Diese konstruktive Durchsetzungskraft, aus einem potentiell destruktiven Wutgefühl geboren, stellt eine gute Anwendung des mächtigen Antriebs dar, den die Wut vermittelt: Ich bekomme die Kraft und Energie mich konstruktiv durchzusetzen. Wird die Wut so abgebaut und kanalisiert, dann ist es eine nährende Urkraft, die uns Energie schenkt und die Situation klar löst. Dies senkt ganz automatisch auch den psychischen Stresspegel und schenkt nährende Kraft.

Trauer

Ein weiteres Grundgefühl, die Trauer, trägt in sich die Kraft, loszulassen. Sie teilt mir mit: „Das ist traurig." Und sie birgt in sich die transformierende Fähigkeit, Dinge, die nicht mehr zu ändern sind, loszulassen. Nur wenn ich mir erlaube in einer tiefen Trauer auch körperlich die Tränen zu weinen, die geweint werden müssen, werde ich erleben, dass danach ein tiefer innerer Friede in mir aufsteigt, und ich das, um was ich geweint habe, losgelassen habe. Die Trauer hilft also im Umgang mit Dingen, die ich nicht mehr ändern kann, z.B. wenn jemand gestorben ist. Ausgelebte und ausgedrückte Trauer belastet und stresst den Körper nicht, ganz im

Gegenteil sie führt zu der Kraft von dem loszulassen, was losgelassen werden soll und verbindet liebevoll Menschen in gemeinsamer Trauer.

Angst
Die Angst wiederum ist jenes Gefühl, das mir sagt: „Das ist schrecklich!" Setzt man dieses Gefühl richtig ein, so schenkt es einem die Fähigkeit, das Unmögliche möglich zu machen. Richtig verwendet, schenkt einem die Angst eine zugleich emotionale und physische Kraft, Dinge zu tun, zu denen man ohne Angst nie imstande gewesen wäre. Sie hat solch eine Dynamik, dass nahezu magische Kräfte aus der Tiefe hervorgeholt und damit Dinge erreicht werden können, die ohne Angst nicht möglich gewesen wären. Erlaubt man sich die Angst zu spüren und wie eine Welle zu durchlaufen, so baut sich im Organismus kein Stress auf, sondern man wird auch von dieser Urkraft genährt und kann dadurch Dinge erreichen, die man ohne Angst so nie hätte erreichen können.

Freude
Die Freude trägt die Kraft in sich, anziehend zu sein. Dieses Gefühl eignet sich besonders gut für Situationen, in denen ich andere Menschen erreichen möchte. Denn es gibt nichts, was so anziehend wirkt und so kraftvoll Stress abbauen kann, wie jemand, der sich zutiefst freut und aus vollstem Herzen lachen kann.

Negativ verwendete Gefühle
Diese vier Gefühle können aber ebenso in die falsche Richtung genutzt werden. So kann man, wie oben beschrieben, die Wut in zerstörerischer Weise nutzen, indem man cholerisch um sich schlägt. Man kann die Trauer negativ verwenden, indem man weint, um Aufmerksamkeit oder Mitleid zu erregen. Und man kann die Angst äußerst machtvoll negativ einsetzen, um andere Menschen zu blockieren und zu manipulieren. So blockieren etwa überängstliche Mütter ihre Kinder. Umgekehrt können aber auch überängstliche Kinder die gesamte Familie dominieren und lahmlegen. Selbst die so positiv besetzte Freude kann im Sinne von Schadenfreude negativ

zum Ausdruck kommen. Solch ein negatives Einsetzen von Gefühlen findet nicht selten unbewusst statt und feuert für alle Beteiligten die Stressspirale an.

Scham
Zusätzlich zu diesen vier Grundgefühlen gibt es noch eine Sonderform dieser Gefühle, nämlich die Scham. Bei der Scham richten sich die Gefühle der Wut, Angst und Trauer gegen einen selbst, d.h. die Scham trifft die Aussagen: „Ich bin falsch, ich bin traurig, ich bin schrecklich. Mit mir stimmt etwas nicht. "Hier ist es immer wichtig, dieses Gefühl von „mit mir stimmt etwas nicht" in den Zustand „Ich bin richtig, ich genüge" umzuwandeln.

Die Scham legt sich wie ein Nebel um uns herum und verursacht intensivsten Stress. Sie nimmt uns die Balance und kann uns ganz subtil blockieren, ja lähmen, denn sie agiert zumeist auf einer unbewussten Ebene, da sie in der kindlichen Entwicklung schon sehr früh installiert wird. So sind wir uns dieses Gefühls zumeist überhaupt nicht bewusst. Es gibt z.B. immer wieder Menschen, die aufgrund ihrer Hemmungen kaum vor Gruppen sprechen können. Es kostet sie sehr viel Kraft zu lernen, mit Situationen, wo sie im Lichte der Öffentlichkeit stehen, umzugehen. Ein wichtiger Schritt auf dem Weg zur Bewältigung dieser Problematik besteht darin, sich bewusst zu machen, dass es die Scham ist, die zu dieser Blockade führt. Sie veranlasst uns, uns in solchen Situationen so unwohl zu fühlen, dass wir sie in Folge zur Gänze meiden. Die Scham ist es auch, die uns einflüstert:
„Du bist nicht gut genug, du schaffst das nie, alle werden dich auslachen." Hier unterscheidet sich die Scham von den anderen Emotionen, denn hier ist es tatsächlich notwendig und unsere Aufgabe, die innere Stimme kraftvoll zu stoppen und unsere Gedanken zu verändern. Wenn uns das gelingt, dann kann durch den verinnerlichten Satz „Ich bin richtig! Ich bin gut, wie ich bin!" die Scham tatsächlich verändert werden. Wenn wir nun auch noch körperlich den Mut aufbringen, jene Dinge zu tun, die uns zuvor

Scham eingeflößt haben, werden wir überrascht feststellen, dass die Umwelt sehr positiv auf uns reagiert und es gar keinen realen Grund für die Scham mehr gibt. Uns kann bewusst werden, dass der gesamte Stress und alle schamhaften Gedanken nur in unserem Kopf stattgefunden haben. Wenn wir das erkennen, dann fällt der Nebel der Scham ab und wir können uns an Unternehmungen heranwagen, von denen wir zuvor nicht zu träumen gewagt hätten. Dieser Mut und der damit einhergehende Erfolg hat dann die Kraft uns zu nähren, was erfolgreich unseren Stress abbaut.

Gefühle vs. Emotionen
Gefühle sind nicht dasselbe wie Emotionen. Gefühle sind die oben beschriebenen neutralen Urkräfte, die wie eine kurze Welle durch uns hindurchlaufen und als Informationsträger fungieren. Wenn wir die Gefühle durchlaufen lassen und mit der Information arbeiten, die sie uns übermitteln, schenken sie uns Kraft und lösen sich anschließend auf.

Lassen wir die Gefühle jedoch nicht zu, dann unterdrücken wir sie. Diese Gefühle sammeln sich wie in einem Druckkochtopf an und verwandeln sich in unterdrückte, aufgestaute Emotionen und verursachen einen starken Stresszustand. Werden diese unterdrückten gesammelten Emotionen später durch irgendwelche Situationen wieder berührt, dann lösen sie eine viel zu starke Reaktion aus, die das gesamte System der Person über lange Zeiträume hinweg belastet und beschäftigt: Man ist in einem gestressten Kampf-oder-Flucht-Zustand und denkt noch stunden- oder tagelang an das, was passiert ist, anstatt es schnell wieder loslassen zu können.

Ob es sich um ein Gefühl oder eine unterdrückte Emotion handelt, erkennt man daher folgendermaßen: Dauert die Regung nur ein paar Minuten lang an und bekommt man Informationen dadurch, dann handelt es sich um ein Gefühl, das mir etwas sagen möchte; werde ich die Regung jedoch nicht mehr los, ärgere ich mich beispielsweise noch Stunden oder gar Tage später über etwas, dann habe ich es mit einer unterdrückten, aufgestauten Emotion zu tun.

Das wiederum bedeutet für mich, dass ich diese Emotion noch abbauen muss, um erfolgreich aus der Stressspirale auszusteigen.

Stressreduktion und Kraft durch gelebte Gefühle
Nicht nur dass sich unser Stress reduziert wenn wir unsere Gefühle kennen und zulassen, sondern noch viel mehr wird durch einen erfahrenen Umgang mit unseren Gefühlen bewirkt: Je besser wir unsere Gefühle kennen, umso besser können wir auch mit den Gefühlen anderer Menschen umgehen. Wenn ich meine Gefühle nicht kenne und lebe, dann sind für mich auch die Gefühle anderer Menschen sehr belastend und stressig (so wie ich es oben über die Brasilianischen Indigenen berichtet habe). Solange ich z.B. meine Wutkraft nicht kenne und mich nicht traue, sie zu leben, kann mich ein Gegenüber, das eine starke Wutkraft hat, ganz schnell ausheblen. Wenn ich meine Trauer nicht bearbeitet habe und daher auch nicht kenne, komme ich mit der Trauer der Menschen in meinem Umfeld nicht gut zurecht. Die Angst ist wiederum ein Gefühl, das sehr ansteckend wirken kann. Kennen wir unsere eigene Angst durch und durch, dann lassen wir uns nicht mehr von den Ängsten und dem Stress anderer beeinflussen, ja sogar mitreißen. D.h. wenn ich meine eigenen Gefühle kenne und mit ihnen kraftvoll umgehen kann, dann schenkt mir das auch die Fähigkeit empathisch und ermächtigend mit den Gefühlen anderer umzugehen.

Es gibt noch zwei weitere Gründe, warum es so wichtig ist, seine Gefühle zu kennen. Zum einen ist dieses Wissen dafür notwendig, dass wir das richtige Gefühl auf die jeweilige Situation anwenden. So sollten wir z.B. die Wut nur für Dinge einsetzen, die wir verändern können, die Trauer hingegen nur für solche Situationen, die wir nicht verändern können. Ist beispielsweise mein Konto leer, blockiere ich mich selbst in meinen Handlungsmöglichkeiten, wenn ich mich meiner Traurigkeit hingebe und einfach loslasse. Hier ist eine gesunde Portion Wutkraft, um die Situation zu verändern, wesentlich hilfreicher. Ist hingegen jemand gestorben, macht es überhaupt keinen Sinn, wütend zu sein, da ich die Situation nicht verändern kann. Wut wäre eine Reaktion, die in solch einer Situation nur immensen Stress auslösen würde anstatt zu heilen. Hier ist es einzig sinnvoll, in die Trauer zu gehen, um dann loslassen zu können.

Zum anderen ist eine gute Kenntnis der eigenen Gefühle wichtig, um zu verhindern, dass wir Gefühle vermischen. Denn vermischte Gefühle verursachen längerfristig Depressionen, innere Lähmung und gestresste Burnout-Symptome. Empfindet man Depression, Lähmung oder Burnout, ist es wichtig, genau hinzuspüren, welche Gefühle man vielleicht gerade unterdrückt oder vermischt; dann kann man jedes Gefühl einzeln zulassen und bearbeiten. Nur so kann man die Kraft der Gefühle nutzen, anstatt von ihnen blockiert und gestresst zu werden.

Dieses kraftvolle Nutzen der Gefühle führt zu langfristiger Gesundheit, nicht nur auf psychischer, sondern auch auf seelischer und körperlicher Ebene. Des weiteren vermittelt es uns die Möglichkeit, die gesunde Kraft der Gefühle zu nutzen und keine unterdrückten, krankmachenden Emotionen in uns aufzustauen. Durch den Abbau unterdrückter Emotionen kommen wir in unsere eigene Kraft, lösen den inneren Stress und unser ganzes System wird lebendig: Alle Zellen vibrieren vor Leben und Gesundheit. Dadurch stärken wir nicht nur unseren Geist, sondern auch unseren Körper und unsere Seele.

All das hier Geschilderte kann man in professionell geführten Emotionenseminaren (z.B. in unserer Praxis – www.raspotnig.com) erlernen und üben, um langfristig emotionale Balance und stressfreie Gesundheit zu erlangen.

Entspannung auf seelischer Ebene

Neben der körperlichen und geistigen Ebene ist es für eine nachhaltige und tiefgreifende innere entspannte Haltung auch wichtig, heilsam mit der eigenen Seele umzugehen. Vor allem dieser Bereich muss für dauerhafte Gesundheit ausreichend beachtet und gepflegt werden, was in unserer heutigen, betont rationalen und beschleunigten Zeit jedoch häufig versäumt wird.

Entspannung durch Traumaheilung

Ein zentraler Aspekt, der unsere Fähigkeit zur Entspannung beeinflusst ist der Einfluss von früheren bewusst und unbewusst gespeicherten Traumata. Diese Traumata sind nicht verarbeitete Erlebnisse aus der Vergangenheit, die entweder uns selber passiert sind oder aber unseren Eltern, Großeltern oder Ahnen. Die indigenen Völker lehren, dass wir von sieben Generationen beeinflusst werden und ebenfalls wieder sieben Generationen beeinflussen. D.h. die nicht geheilten Traumata von den sieben uns vorangegangenen Generationen haben heute einen Einfluss auf uns. Aber auch die Traumata der Gesellschaft in der wir leben, vor allem Kriegserfahrungen und Verfolgungserlebnisse, prägen und beeinflussen uns alle noch immens.

Die Q'ero Shamanen, die Nachfahren der Inkas in Peru, lehren, dass solche Traumata massive Spuren in unserem Energiefeld hinterlassen.

Zum einen werden diese Spuren jedes Mal, wenn wir einer ähnlichen Situation begegnen, aktiviert und führen daher meist unbewusst zu bestimmten Reaktionen, die wir nicht hätten, wenn diese traumatischen Abdrücke im Energiefeld nicht wären. So kann es zum Beispiel passieren, dass ein Kollege etwas sagt und dieser Kommentar berührt das unbewusste Trauma. Wird dieses Trauma berührt, dann werden wir dadurch getriggert und wir reagieren darauf viel heftiger als wenn solch eine Familiengeschichte nicht vorliegen würde.

Zum anderen verursachen solche traumatischen Abdrücke in unserem Energiefeld, dass wir uns zu bestimmten Personen und Situationen unbewusst hingezogen fühlen. Durch diesen unbewussten Einfluss erschaffen und gestalten wir uns immer wieder, ohne zu verstehen warum, traumatische oder unangenehme Situationen, die dem ursprünglichen Trauma sehr ähnlich sind. Wir werden quasi durch unsere Spuren in unserem Energiefeld wiederholt dazu bewegt, Muster nachzuspielen oder Situationen zu verursachen, die wir so gar nicht wollen, die wir aber nur verändern können, wenn diese Abdrücke aus unserem Feld beseitigt sind.

Wir alle haben demnach energetische Einflüsse in unserem Feld, die von unserer nahen und weiter entfernten Vergangenheit stammen, die unseren Zustand und auch unseren Stresspegel beeinflussen. Diese traumatischen Abdrücke in unserem Energiefeld lassen sich nicht durch Gespräche oder Medikamente beseitigen. Hierfür kennen die unterschiedlichen indigenen Traditionen effiziente energetische Ansätze zur Beseitigung solcher Abdrücke aus dem Energiefeld.

In unserer Praxis bieten wir mehrere dieser traditionellen Heilmethoden an, unter anderem eine dreistündige Sitzung in der wir zu zweit die Abdrücke aus dem Energiefeld des Patienten ziehen und alle Energien, die dem Patienten nicht mehr dienen, in die Anderswelt tragen. Die heilsame Veränderung bei den Patienten

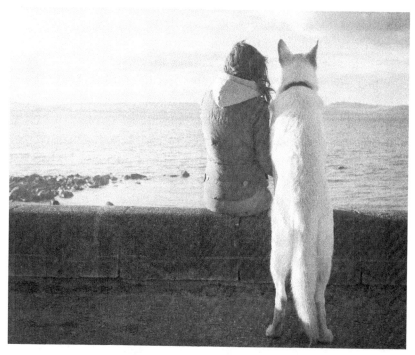

nach solch einer Behandlung ist jedes Mal beeindruckend. Häufig hören alte Verhaltensmuster, die der Patient mit anderen therapeutischen Ansätzen nicht in den Griff bekommen hat, ganz von alleine auf, hartnäckige Krankheiten heilen aus und der Patient kommt nicht selten zum ersten Mal in eine tiefe Entspannung und findet dadurch inneren Frieden. Hiermit wird auf der Seelenebene die Stressspirale und das Kampf-oder-Flucht-System erfolgreich beruhigt oder sogar meistens ganz ausgeschaltet. Das Beseitigen von alten traumatischen Spuren aus dem Energiefeld sollte also immer ein Teil einer Behandlung sein, wenn man langfristig gesund und entspannt seinen Weg gehen möchte.

Entspannung durch den eigenen Seelenweg
Nachdem die traumatischen Abdrücke im Energiefeld gelöscht sind, ist der nächste Schritt, um langfristig einen entspannten authentischen Lebensweg zu gehen, der, dass man sich seines Seelenwegs, seiner Berufung, seiner Leidenschaft bewusst wird und anfängt, diesem Ruf zu folgen.
Jeder, der sich dafür öffnet, kann ganz tief in seinem Innersten spüren, dass er in diesem Leben bestimmte Aufgaben zu erfüllen hat, es einen Grund dafür gibt, dass er auf dieser Welt ist. So gibt es manche Menschen, die einen tiefen Drang und eine Leidenschaft für große seelische Aufgaben spüren. Es gibt Menschen, die tiefe Erfüllung in bestimmten Arbeiten finden, sei es medizinisch zu heilen, politisch in unserer Gesellschaft zu wirken, musikalisch oder schauspielerisch Karriere zu machen, Tiere oder die Umwelt zu schützen oder anderen erfüllenden Betätigungen nachzugehen. Diese Menschen erblühen und sind gesund, wenn sie ihrer Leidenschaft folgen und sind zutiefst gestresst, wenn sie diese Möglichkeit nicht haben.
Und so ist es für unser aller Gesundheit wichtig, auf die Seele zu hören und ihren tiefen Sinn, ihre Leidenschaft zu entdecken. Allerdings sind hier nicht unbedingt bei allen Menschen solch weltbewegende Aufgaben wie oben beschrieben gemeint. Es gibt auch viele Menschen, für die ganz alltägliche Aufgaben in ihrem

Leben der Seele einen Sinn geben. So gibt es Menschen, deren Seelenaufgabe darin besteht, ihre Kinder groß zu ziehen, eine Familie zu versorgen, Korn anzubauen, als Busfahrer zu arbeiten oder alte Menschen zu betreuen. Es kommt nicht so sehr auf die Art der Tätigkeit an, sondern viel mehr auf die Haltung und Leidenschaft, mit der sie ausgeführt wird. Ein Busfahrer kann mit seiner humorvollen Art und seiner Umsicht Menschen sicher und mit Spaß ans Ziel bringen. Ein Bauer kann seine Landwirtschaft mit tiefer Freude an der Natur und mit freundlicher Hand für seine Mitarbeiter führen. Es ist an uns, jede Tätigkeit mit dem uns entsprechenden seelisch-geistigen Inhalt zu füllen. Egal, ob wir nun als Politiker weitreichende Entscheidungen zu fällen haben oder als Chirurg große Verantwortung für das Leben unserer Patienten tragen, als Mutter die Kinder liebevoll, aber konsequent erziehen oder als Bäcker gutes, gesundes Brot mit althergebrachtem Wissen backen, jede Seele sehnt sich nach bestimmten Dingen, die ihrem Auftrag auf dieser Welt entsprechen.

Tätigkeiten, die unserem Seelenplan entsprechen, schenken tiefe Freude, Zufriedenheit und innere Balance. Herauszufinden, welche Tätigkeiten das nun sind, erfordert ein wenig Detektivarbeit. Manch einem mag es ein Fingerzeig der Seele sein, sich an Lieblingsbeschäftigungen in der Kindheit zurückzuerinnern, an frühe Berufswünsche. Gerade Kinder drücken nämlich vor ihrer gesellschaftlichen Prägung noch ganz unverblümt aus, was ihre Seele braucht und wünscht. Beschäftigungen, über die man Raum und Zeit vergisst, entsprechen oft solchen Seelenaufträgen. Oft handelt es sich um Fähigkeiten, die einem so selbstverständlich sind, dass man sie gar nicht so schätzt. Bis jemand kommt und uns sagt: „Du machst aber tolle Fotos!" Oder: „Du hast eine Geduld, wenn du was erklärst, versteht es jeder." Einen Hinweis auf unseren Seelenauftrag geben auch jene Dinge, nach denen wir uns sehnen, ohne die unser Tag nicht vollständig ist. Tanzen, Singen und oft auch andere kreative Tätigkeiten, die gesellschaftlich gar nicht besonders angesehen sind, zählen oft zu unserem "Seelenfutter". Nicht alles, was die Seele nährt, muss gleich zum Beruf werden, sollte aber im Sinne einer guten Pflege unserer Seele fester Bestandteil unseres Lebens sein.

Natürlich gibt es im Erwachsenenleben Zugkräfte, wie etwa die finanziellen Umstände, die es herausfordernd machen, hinzuspüren, was wir wirklich tun wollen, wozu wir eigentlich da sind. Hört man aber gar nicht auf die Seelenstimme, so kann es ganz schnell zum Burnout-Syndrom kommen. Wie sagt der alte Spruch so schön: Hast du keine Zeit für deine (Seelen-) Gesundheit, so wirst du viel Zeit für deine Krankheiten haben müssen.

Damit wir uns unserer Seelenbedürfnisse bewusst werden können, sind vor allem ausreichende Möglichkeiten zur Kontemplation in Stille nötig. Dafür sind Unternehmungen wie in den indigenen Traditionen eine Visionssuche oder die zur Zeit nicht von ungefähr so beliebten einsamen Wanderungen, etwa auf dem Jakobsweg, besonders hilfreich. Im Alltag kann man auch weniger aufwendige Momente der Stille und Einsamkeit, am besten in der Natur, einplanen und nutzen.

All diese Vorschläge, um wieder ein Gefühl für den Sinn unseres Lebens zu bekommen, haben gemeinsam, dass sie zu Stille, Ruhe, Einkehr und Präsenz aufrufen. Wir sind heute sehr damit beschäftigt, in der Vergangenheit nach Ursachen für Gegenwärtiges zu suchen und zukünftige Handlungen zu planen. Was wir völlig vergessen bzw. mittlerweile verlernt haben, ist die Fähigkeit, ganz einfach im Hier und Jetzt zu sein. Die Seele können wir aber nur pflegen, wenn wir genug Zeit haben, um unterschiedliche Zustände des Seins zu leben. So gilt es, ganz bewusst Zustände wie den der Liebe, der Dankbarkeit, der Gewissheit und des Vertrauens zu üben und zu praktizieren. Zur Erreichung solcher Zustände sind meditative Übungen sehr hilfreich. Meditation kann ebenso ein Zustand des stillen Sitzens und Fokussierens sein wie eine Tätigkeit, in die man tief eintaucht, wie z.B. Handarbeiten, Malen, Singen etc. Nun gibt es aber auch Menschen, denen es nicht unbedingt entspricht, im Sitzen zur Ruhe zu kommen. Für diese empfehlen sich diverse Achtsamkeitsübungen, also über bewusstes Fokussieren auf das Hier und Jetzt in das Sein zu kommen, d.h. unsere volle Hingabe und Aufmerksamkeit auf die jeweilige Handlung zu richten. Man kann zum Beispiel das Abendessen für die Familie mit Hingabe kochen und dabei achtsam bei der Handlung des Kochens bleiben, anstatt mit den Gedanken ständig abzuschweifen, und auf eine freudige positive und präsente Energie während des Kochens achten. So sind wir mit unserer Aufmerksamkeit ganz in der Gegenwart, anstatt während des Kochens schon die Zukunft zu planen oder über die Vergangenheit zu grübeln.

Beide Zustände, die Meditation und die achtsame Handlung, haben gemeinsam, dass wir innerlich zur Ruhe kommen und voll im Hier und Jetzt verankert sind. Dann wird es auch wieder möglich, die Stimme der Seele wahrzunehmen, zu hören und zu spüren, was die Seele aktuell für Wünsche und Bedürfnisse hat.

Wie die indigenen Traditionen uns lehren, bekommen wir, wenn wir uns die Mühe machen, nach dem Weg unserer Seele zu forschen, ein tiefes Vertrauen, innere Gelassenheit und Balance. Denn erst wenn wir beginnen können, an der Seelenebene erfolgreich zu arbeiten, bildet sich ein tiefes Urvertrauen in die Schöpfung und damit auch in uns selbst als integralen Teil dieser Schöpfung. Erst dann können wir aus der Stressspirale aussteigen und alle Erlebnisse, ob sie nun Freude und Leichtigkeit bringen oder Traurigkeit und Zorn, mit Vertrauen, Liebe und Demut annehmen und bewältigen.

Schlussfolgerung

Unsere Zeit ist eine schnelle Zeit mit viel Wellengang. Um in dieser Zeit nicht von inneren und äußeren Stressspiralen umhergeworfen zu werden ist es notwendig, auf körperlicher, geistiger und seelischer Ebene für Gleichgewicht, Ruhe und Balance zu sorgen.
Dies ist besonders wichtig für die Zeiten, in denen wir uns gerade befinden: Im Juli 2018 hatte ich die Ehre, für Dr. Alberto Villoldo

und vier schamanische Älteste der Q'ero Nation aus Peru zu übersetzen. Die Q'eros sind die direkten Nachfahren der Inkas, und sie lebten jahrhundertelang verborgen und abgeschieden von jeder Zivilisation hoch oben in den Anden in Peru. Erst seit kurzem begeben sie sich - ganz selten - an die Öffentlichkeit mit ihrem mächtigen traditionellen Wissen. Bei ihrem Besuch in München teilten die Q'ero Schamanen mit uns eine Prophezeiung über die Erde, die Welt und Europa/Deutschland.

Sie sagten:
Die Zeit, als unsere Gebete und Verhaltensänderungen einen Einfluss auf die Heilung der Erde haben konnten ist vorbei, und die Erde hat einen Prozess begonnen, um sich selber zu heilen. Alles, was wir jetzt machen, wird diesen Prozess nicht mehr beeinflussen oder aufhalten können, der Prozess ist bereits voll im Gange.
Pachamama, Mutter Erde, hat mit diesem Prozess kein Problem, denn sie ist eine Meisterin der Selbstheilung. Allerdings werden wir Menschen mit dem was sie tut, um sich selbst zu heilen, ein Problem haben.
Im Augenblick hat sie einen Prozess der Wärme begonnen – dies ist vergleichbar mit einem Organismus, der Fieber und Schüttelfrost entwickelt, um sich selbst zu heilen. Wir werden also in nächster Zeit viele Stürme, Beben und Hitzewellen erleben.
Deutschland ist ein Land, das mit diesem Prozess relativ wenig Probleme haben wird, denn Deutschland liegt in einer gemäßigten Zone. Wir werden durch die Stürme nicht besonders stark berührt werden – und die Stürme werden vor allem als Windstürme kommen, die von Norden nach Süden und Süden nach Norden wehen. Allerdings werden die Länder um Deutschland herum sehr wohl stark beeinträchtigt werden, und die Probleme der Länder um uns herum werden dann einen belastenden Einfluss auf Deutschland haben. Deutschland wird sich daher vielen sozialen Herausforderungen stellen müssen.
Insgesamt sind die Bewohner Deutschlands in diesem Prozess nicht so gefährdet wie andere Völker, da sie sehr zentriert, geerdet und gut organisiert sind. Die Herausforderung wird hierbei sein, dass das Volk

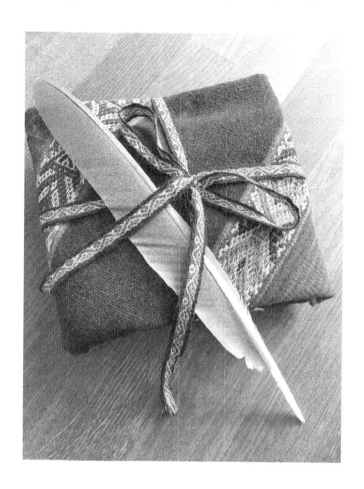

in schwierigen Zeiten nicht zu strukturiert, steif und rigoros wird, denn während Deutschland auf sozialer und struktureller Ebene sehr stark ist, liegt ihre Schwäche im spirituellen Bereich. Es gibt derzeit viel spirituelles Chaos in Deutschland ... und um mit den kommenden Herausforderungen gut zurecht zu kommen, ohne fanatisch zu werden, ist es unerlässlich, dass die deutsche Gesellschaft sich spirituell weiterentwickelt und verbindende spirituelle Gemeinsamkeiten findet. Der Heilungsprozess, dieses Fieber der Erde, wird in den nächsten zwei Jahren stattfinden.

Der einzige Weg in dieser Zeit irgendwo sicher zu sein, ist dass man in sich zentriert und ausgeglichen ist. Wenn man gesund, im

Gleichgewicht, in sich selbst geerdet ist, dann werden einem die Stürme und die Hitze nicht so viel anhaben, die Stürme werden dann an einem vorbeiziehen.

Die Veränderung und der Prozess kann nicht mehr gestoppt werden, allerdings kann jede Person für sich wählen, dass sie nicht vom Sturm umher geweht wird, indem man ein gesundes, ausgeglichenes, leuchtendes energetisches Feld um sich aufbaut.

Das heißt, während der Sturm in nächster Zeit um uns herum tobt, haben wir die Wahl, ob wir uns in das Auge des Sturms stellen, wo es ganz ruhig ist, oder ob wir außerhalb der Mitte stehen, wo der Wind wild weht. Wir haben die Wahl im Auge des Sturms zu stehen, indem wir ein Gefühl für unsere innere Mitte entwickeln, kraftvoll diese Balance halten und somit aus der weltlich verursachten Stressspirale aussteigen. Also, lasst uns unseren inneren Frieden finden und bewahren, lasst uns miteinander eine starke persönliche Spiritualität teilen, die uns kraftvoll in Liebe, Authentizität, Integrität und Mut verbindet, so dass wir gemeinsam im Auge des Sturms stehen können.

Zusammenfassung

Unser Leben hat sich in den letzten Jahren massiv beschleunigt. Stressreaktionen gehören zum Alltag und Burnout-Symptome sind keine Seltenheit mehr. Häufig haben wir das Gefühl, eine Welle der Anforderungen schwappt über uns hinweg, und wir sehen keine Möglichkeit, diese Stressfaktoren nachhaltig zu beeinflussen oder aus unserem Leben zu eliminieren. Oft geht uns dadurch die Verbindung zu unseren natürlichen Rhythmen verloren und wir haben keine Kontrolle mehr über das Tempo unseres Lebens. Das muss nicht so sein. Dieses Kapitel zeigt, wie wir auf allen drei Ebenen - Körper, Geist und Seele - zur inneren Ruhe zurückfinden, um mit unseren weltlichen Anforderungen gelassener umzugehen und dadurch langfristig aus der Stressspirale auszusteigen. Auf körperlicher Ebene helfen hierbei moderne Erkenntnisse aus den

Ernährungswissenschaften, um unseren ständig aktivierten Kampf- oder-Flucht-Stressmodus auszuschalten. Auf geistiger Ebene zeigen uns psychologische Methoden, wie wir wieder einen gesunden Umgang mit unseren Emotionen und Bedürfnissen finden. Und auf seelischer Ebene können wir viel aus den traditionellen und spirituellen Lehren der Inka Q'ero Schamanen über ihre Naturgesetze lernen, um wieder den Ruf der eigenen Seele zu hören und damit kraftvoll den eigenen (Seelen-)Weg zu gehen.

Verbindet man diese modernen und traditionellen Erkenntnisse miteinander, so ist es möglich, aus dem permanenten Kampf-oder-Flucht-Modus auszusteigen und die volle Verantwortung für das eigene Leben und die eigene Realität zu übernehmen. Anstatt ausgebrannt zu sein, findet man ganzheitlich wieder zur inneren Gelassenheit zurück.

Stichworte

Stress, Entschleunigung, Ernährung, Sympathikus, Parasympathikus, Kampf-oder-Flucht-Reaktion, Burnoutprävention, Naturgesetze, Emotionen, Q'ero-Schamanen, Inkas, Eigenverantwortlichkeit, Seelenweg

Abstract

Stepping out of the Stress-Spiral - Deceleration and Inner Serenity for Body, Mind and Soul

In our modern world, it seems that our life has been speeding up immensely. Stress-reactions and burnout symptoms have become part of our daily life. Frequently, we have the impression, that a wave of demands sweeps over us, and we see no possibility to have a lasting impact on reducing these stress factors. Due to this, we often lose the connection to our natural rhythms and no longer have control over the speed of our life. Our life, however, does not need to be this way. This chapter reveals, how we can find our inner peace again, manage our worldly challenges calmly and stop the stress spiral on all three levels, body, mind and spirit. On the physical level, the latest discoveries in nutritional science can help us to turn off our constantly activated fight-or-flight response. On the mental level, psychological approaches can teach us how to reclaim a conscious, healthy approach to our emotions and needs. And on the spiritual level, we can learn a lot from the traditional and spiritual teachings of the inkan Q'ero Curanderos about their laws of nature, so that it is once again possible to hear the call of our own soul, and thereby, to walk our own (spiritual-) path in a powerful way.

By combining these modern and traditional insights, it becomes possible to let go of the permanently activated fight-or-flight reaction, and instead, assume full responsibility for your own life and your own reality. Rather than being burnt out, you can find your way back to a wholesome inner calm and strength.

Keywords
Stress, Deceleration, Nutrition, Sympathetic nervous system, Parasympathetic nervous system, fight-or-flight-mode, Burnout-prevention, Laws of nature, Emotions, Q'ero-Curanderos, Inkas, Personal responsibility, spiritual path

Literatur
Davis, William: Weizenwampe: Warum Weizen dick und krank macht. Goldmann Verlag, 2013, 1. Auflage.
Raspotnig, Milena Angela & Koller, Gudrun-Maria: Die 10 Gebote der Gesundheit. Jaan Verlag, 2017, 1. Auflage.
Villoldo, Alberto: One Spirit Medizin, Die Praxis schamanischer Heilung. Arkana Verlag, 2016, 1. Auflage.
Wahls, Terry: https://www.youtube.com/watch?v=KLjgBLwH3Wc

Autorin

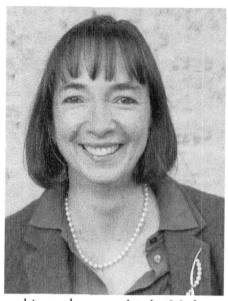

Dr. phil. Milena A. Raspotnig studierte Psychologie an der Georgetown University in Washington, D.C., der LMU München und der KU Eichstätt, wo sie anschließend promovierte und lehrte. Seit 1996 arbeitet sie in eigener Praxis in München als Diplom-Psychologin, Heilpraktikerin, Therapeutin und Empowerment-Coach. Ihre Schwerpunkte sind Psychotherapie, klassische Homöopathie, anthroposophische Medizin, Kinder und Frauenheilkunde sowie energetisches Arbeiten. Neben der Praxistätigkeit unterrichtet sie selbstständig organisierte Kurse und für Natura Naturans.

Durch ihre tschechischen Wurzeln ist sie schon immer mit altem traditionellen Brauchtum verbunden. Dieses Wissen hat sie über die Jahre vertieft ausgebildet durch Fortbildungen bei Natura Naturans und jahrelangen Ausbildungen bei verschiedenen indigenen Schamanen aus der ganzen Welt (für die sie auch übersetzt hat). Sie war über viele Jahre hinweg die persönliche Assistentin einer Schamanin und wurde nach langjähriger Meisterausbildung in eine Maya Curandero Linie aufgenommen. Dieses traditionelle energetische Wissen kombiniert sie nun seit Jahren erfolgreich mit modernen wissenschaftlichen Methoden in ihrer psychotherapeutischen und naturheilkundlichen Arbeit in ihrer Praxis und in ihren Seminaren. Mehr Informationen hierzu finden Sie unter www.raspotnig.com und in Ihrem Buch, „Die 10 Gebote der Gesundheit".

DIE ATEMFORM: EINE PERSÖNLICHE OFFENBARUNG
The Breathing Form: a Personal Revelation

Marco Gerhards

Die individuelle Gesundheit ist die erste Vorgabe der Natur
Der erste Atemzug ist mit nichts im Leben zu vergleichen. Er entbindet das mit der Mutter gekoppelte Leben in die ureigene Persönlichkeit. Der erste Atemzug schenkt dem Lebewesen den Lebensrhythmus, die biologische Vollständigkeit und: die erste Erfahrung auf der Erde.
Weitere Erfahrungen werden hinzu kommen. Einschneidende, traumatisierende, hellsichtige, lustvolle und schmerzhafte, die allesamt das Wesen prägen, konditionieren und maßgeblich

gestalten werden; der Atem aber ist die Ursache all dieser Erfahrungen und die erste wirkliche individuelle Kraft. Der Atem ist: menschliches Leben!
Auch in den Wissenschaften, vorrangig in der Physiologie, wird der Atem als etwas ganz Besonderes angesehen; wenn auch nicht derart blumig beschrieben. Es ist der Sauerstoff, der die notwendige Nahrung an die Zellsubstanzen liefert und der die lebenswichtige Aufnahme und Ausscheidung des Betriebssystems garantiert.
Das Besondere dieses Lebensrhythmus – egal ob man ihn emotional, spirituell oder akademisch beschreibt - ist seine Einfachheit. Denn dieser Rhythmus kennt nur zwei Pole. Das Einatmen und das Ausatmen; das Nehmen und Geben, dieses simple und doch essentielle Hin und Her der Atemwelle. Gucken wir genauer, ist dieses Hin und Her, das Ein und Aus des Atemflusses, niemals gleichmäßig, sondern immer individuell – dabei bevorzugt in die ein oder andere Richtung, nämlich entweder in die Zugwirkung der Einatmung oder in die Druckkraft der Ausatmung. Lebensbedingte Qualitäten wie das sanfte, anschwellende, stürmische, ruckartige oder hechelnde Atmen kommen und gehen, und passen sich dabei an die aktuellen Begebenheiten an; der Lebensatem selbst indes pulsiert jederzeit eindeutig.

Polaritäten

Polaritäten sind natürlich. Polaritäten sind Sonne und Mond, Tag und Nacht, Yang und Yin. Polaritäten bestimmen den Rhythmus, ohne den keine Schwingung, kein Fluss und kein Leben entstehen kann. Männlich und Weiblich erzeugen das Neue gemeinsam, ihre Gegensätzlichkeit erschafft in dem Moment der Verbindung eine Einzigartigkeit. Ohne Aktivität keine Passivität, ohne Expansion keine Kontraktion, ohne Spannung keine Entspannung.
Der Atemrhythmus ist wie alle anderen Rhythmen dadurch gekennzeichnet, dass auf einen bestimmten Impuls der entsprechende Gegenimpuls erfolgt. Dabei ist ein Teil stets

dominant, während der andere zurückhaltend antwortet. Der aktiven Dehnung des Brustkorbs, eingeleitet durch die äußeren Zwischenrippenmuskeln, folgt automatisch eine passive Lösung derselben. Der passiven Dehnung im Bauchraum folgt automatisch eine aktive Verengung der Flankenmuskulatur beim Ausatmen. *Es ist das Kennzeichen der Polarität, dass sie sich ausgleicht, aber nicht, dass sie gleich ist.* Man erkennt das an den Jahreszeiten, die mal mehr, mal weniger Stunden Sonnenlicht haben und im Gegenzug weniger oder mehr Dunkelheit. Nur an den beiden Tagundnachtgleichen sind Hell und Dunkel ausgeglichen. Auf den Atem übertragen, lässt sich sagen: im durchschnittlichen Mittel sind alle atmenden Wesen und ihre Ein- und Ausatmung gleich lang; die einzelnen Individuen nähern sich aber einer bevorzugten Präferenz an.

Diese Wahl, das Geburtsrecht der eigenen Atemform, ist im Körper jederzeit erfahrbar - das Prinzip kann man sogar bei jeder anderen Bewegung begreifen. Wer einen Arm bewusst nach vorne und hinten neben dem Körper pendeln lässt, wird bemerken, dass die dafür notwendige Muskelenergie nur in eine Richtung - entweder vor oder! zurück - aktiv eingesetzt wird. Die Gegenrichtung - in Form einer Rückkopplung - nimmt hingegen deutlich weniger Energie in Anspruch. Tierische Bewegungen sind so arrangiert, dass sie automatisch so kräfteschonend wie möglich ausgeführt werden. Das gilt für die Muskulatur der Armbewegungen genau so wie für die Atem- und Atemhilfsmuskeln. Auch sie bewegen sich in einem kräfteschonenden Rhythmus - und das normalerweise komplett eigenständig.

Man kann diese naturgegebenen Rhythmen aber auch stören. Wenn man nämlich statt dem normalen Armpendeln bewusst beide Richtungen, das Vor und Zurück, mit aktivem Krafteinsatz gestaltet, fühlt es sich in der Regel unsachgemäß und unnötig anstrengend an. Genau so ist es, wenn man bewusst aktiv ein und sogleich auch aktiv ausatmet. Dann kommt man dem pathologischen Mechanismus der Hyperventilation sehr nahe, denn man erzeugt das gleiche biochemische Milieu. Unnötiger Krafteinsatz ist also keine gute Idee. Ganz im Gegenteil: Ökonomie ist das vorgesehene Grundprinzip der funktionellen Biologie. Das gilt im vegetativen Nervensystem automatisch; dort aber, wo der Mensch eingreifen kann – im willkürlichen Nervensystem – sind die Interventionen in der Moderne meist dadurch gekennzeichnet, dass die Rhythmen im Gegensatz zu allen anderen Lebewesen unökonomisch und unsachgemäß, also selbst schädigend ablaufen können. Eine schlechte Haltung oder verkrampftes Bewegen nennt dies der Volksmund, wohl wissend, dass dies selbstverantwortlich geschieht. Als Heilmittel sind Achtsamkeit der Bewegung und biomechanische Klarheit zu empfehlen – als entscheidendes Regulativ dient der Atemfluss. Doch auch den kann man stören. Was umso unnötiger erscheint, da er im Gegensatz zu Arm oder Bein von selber laufen würde. Und darüber hinaus ein hervorragender Messfühler für alle Regungen, Empfindungen und Wunder der Wahrnehmung sein will.

Wer still dem ihm innewohnenden Odem lauschen kann, wird das Zusammenspiel beider Kräfte begreifen. Er erkennt das Miteinander von Aktivität und Passivität, von Anspannung und Entspannung, das dazu vorgesehen ist, dem animalischen Leben gerecht zu werden. Im Gegensatz zur Medizin geht die hier vorliegende Beschreibung der Atemformen davon aus, dass dabei meist eine Richtung führend ist - entweder die Ein- oder die Ausatmung. Einen Mischtyp oder eine dritte Atmung kennt die Natur nicht. Es bedarf immer einer Führung und eines sich Gehenlassens, ansonsten erschöpfen sich Nervensystem und Muskulatur.

Diese Führungsqualität im Atemfluss ist bis zur Geburt nicht nötig, da der Embryo von der Mutter ausreichend mit Nährstoffen versorgt wird. Ab dem ersten vollständigen Atemzug wird der Atemrhythmus aktiviert und das Wechselspiel von Aktiv und Passiv, von Führen und Gehenlassen, wird zum Teil des menschlichen Daseins. Wer sich von dieser ureigenen Qualität überzeugen will, nutze jene Momente, in denen das Vegetativum führend ist; in denen der Mensch ungestört Mensch sein darf. Der Schlaf ist hierbei die erste Wahrnehmungsoption und zeigt: eine Atemphase dominiert. Man sieht die formgebenden Muskelaktivitäten des

Atmenden; noch viel mehr hört man die dominante Form als Echo des Lebens, als Stempel der Einzigartigkeit. Als Kennzeichen gilt: die aktive Einatmung wird von einem Schlürfen oder Einsaugen – einem Ziehen – begleitet; die aktive Ausatmung von einem Schnaufen oder Schnauben, Pusten oder Schieben – von Druck. Der eine gibt sich der Expansion hin, der andere der Kontraktion.

Meditation, Medizin, Musik

Dass ausgerechnet der Atem bei der Erlangung meditativer Zustände eine herausragende Rolle spielt, ist naheliegend. Spirituelle Fähigkeiten, Kontemplationen, transzendente Zustände, oder wie auch immer man es nennen möchte, sind – auch wenn sich manche Wissenschaftler dagegen sträuben mögen – ein Grundbedürfnis menschlichen Seins. Anthropologisch können sie, wie andere Notwendigkeiten auch, in einer Bedürfnispyramide hierarchisiert sein. Egal ob man dabei an einen medizinisch-psychologischen Ansatz wie den von Maslow denkt, an energetisch-biologische Erkenntnisse wie sie die Chakrenlehre repräsentiert, oder seinem gesunden Menschenverstand folgt: es gibt offensichtlich niedere, primäre Bedürfnisse wie Trinken, Essen, Schlafen, Wärme und physische wie psychische Sicherheit; darauf aufbauend gibt es spezielle Aspekte des Sozial- und Berufslebens; ganz am Ende der Hierarchie finden sich die spirituellen Aspekte wieder. Sie sind erst dann in Betracht zu ziehen, wenn alle anderen, niederen Notwendigkeiten erfüllt sind. Oder wie es Bertold Brecht gewohnt deftig auszudrücken pflegte: Erst kommt das Fressen, dann die Moral.

Es ist eine natürliche Vorgabe, die Bedürfnisse der Reihe nach zu befriedigen. Wenn Menschen sich den höheren, spirituellen Zielen zuwenden, ohne manch niederes Bedürfnis erfüllt zu haben, antwortet die Natur und widerspricht dem Sinnsuchenden, indem sie die niederen Funktionen als unbefriedigt, krank oder schmerzhaft zurückwirft.

Auf den Atem übertragen bedeutet dies: wer nicht in seiner

niederen, primären Form atmet, und ihn stattdessen für andere, höhere Zwecke nutzen will, stört die Bedürfnispyramide. Mentale Einschränkungen sind dabei in den meisten Fällen die Störquellen. „Du musst in den Bauch atmen, um dies und jenes zu erreichen", „Deine Ausatmung sollte länger als Deine Einatmung sein" oder „Tue dies und jenes bei der Atmung" sind derlei Hindernisse. Denn der natürliche Atem wird nicht gestört, er wird nicht gemaßregelt, mechanisiert, mathematisiert oder vereinnahmt. Er darf sein und fließen – und allein dies ist die größte Kunst in einer manipulativen Gesellschaft.

Die erste medizinische Regel lautet demnach: atme in Deiner Form ohne sie zu stören; und wenn der Atem Dir Hilfe leisten kann – und das wird er –, beobachte ihn bewusst. Nimm den Atem wahr, lass ihn kommen und gehen in seinem Rhythmus. Dies ist Medizin mit Sinnhaftigkeit, mit biologischer Wirklichkeit und, ja, auch mit spiritueller Chance; aber erst, wenn die anderen Bedürfnisse erfüllt sind, vor allen Dingen die dem Atem folgenden körperlichen, denn der Atem nimmt und gibt Volumen, er schafft sowohl im Einatmen wie auch im Ausatmen einen gänzlich anderen Raum und somit unterschiedliche biomechanische und physiologische Voraussetzungen. Welche Muskeln, Nerven und Säfte formen sich im Atemfluss bei dem einen, welche bei dem anderen? Diese Fragen gilt es zu klären. Bis dahin ist nur folgendes ersichtlich: was dem einen dient, ist dem anderen schädlich. Denn Expansion und Kontraktion – Zug und Druck -, sind Gegensätze. Die Weite im Brustkorb ist für den einen Segen und für den anderen Gift.

Wie sieht es um die therapeutischen Möglichkeiten in der Medizin aus; welche Mittel kennt der akademische Therapeut, um die Gegensätze individuell, also lebensbejahend und konform, zu unterstützen? Tatsächlich kennt man in der modernen Medizin seit langem verschiedene Atemformen. Sie werden in den Lehrbüchern häufig als »Atemtypen« bezeichnet und entsprechend ihrer anatomischen Lage häufig als costale und abdominale Atmung (auch als Brust- oder Bauchatmung) klassifiziert. Das gilt ebenso für die Veterinärmedizin, wo man den costalen und abdominalen

Typus eines Tieres kennt. Auch wenn diese Formen bekannt sind, wird davon ausgegangen, dass sich die unterschiedlichen Atemrhythmen im Mittel ausgleichen und verstärkte Abweichungen in der Regel pathologischer Natur sind. Das Alter mit eingeschränkter Thoraxbeweglichkeit oder eine Schwangerschaft mit verstärkter Costalatmung sind kausal erklärbare Beispiele, alle anderen Phänomene können nur mit einer persönlichen – bis hierhin nicht zu erklärenden - Neigung begriffen werden.

Relativ häufig lässt sich beobachten, dass die Bauchatmung als vermeintlich gesündere Atemform gefördert wird, weshalb die Brustatmung bisweilen als paradoxe oder pseudoparadoxe Atmung bezeichnet wird. Die zugrunde liegende Argumentation verweist auf Säuglinge und kleine Kinder, die bevorzugt in den Bauch atmen und zugleich in ihrer vegetativen Organisation ein Sinnbild biologischer Ökonomie darstellen. Letzteres ist zutreffend, ersteres eine biologische Ungenauigkeit. Bei Säuglingen und Kleinkindern stehen die Rippen noch verstärkt in der Horizontalen, weshalb der äußere Eindruck einer bevorzugten Bauchatmung entsteht. Wer vom ersten Tag eines Menschen hinsieht und hinhört, wird unabhängig von der Bewegung des Bauches den eindeutigen Zug oder Druck im Atemrhythmus wahrnehmen können. Ein interessantes Untersuchungsthema wäre, ob die häufig vorgebrachte Auffassung »Bauchatmung ist besser als Brustatmung« auch von Kulturen, die nicht von Stress geprägt sind, geteilt wird.

Dennoch muss man nicht lange suchen, um zu erkennen, dass es trotz dieser tendenziellen Bevorzugung der Bauchatmung, keine einheitliche Diktion, Formel oder Regel gibt. Sondern nur eine willkürliche, persönliche Anschauung, wie folgende Zitate aus Lehrbüchern, biologischen Aufsätzen oder Lexikondefinitionen zeigen: „Abgesehen von einer willkürlichen Ausatmung (Expiration), ist bei Säugern die Einatmung (Inspiration) ein aktiver Vorgang, die Expiration dagegen weitgehend passiv.« In einem anderen Aufsatz heißt es: »Die aktive Erweiterung des Brustraums, die zu der für eine leichte Atmung notwendigen Druckdifferenz zwischen dem Lungenraum und der Umgebung führt, kann von der Lunge selbst nicht geleistet werden, da sie nicht über die entsprechende Muskulatur verfügt. Während das Einatmen also ein aktiver Vorgang ist, verläuft das Ausatmen unter normalen Umständen passiv, durch Entspannung des Zwerchfells bzw. der Zwischenrippenmuskeln, durch die Rückstellkraft der Brust- und Bauchwand sowie durch das Zusammenziehen des elastischen Lungengewebes in die Ausgangslage.« Diese Zitate unterstützen das Prinzip der aktiven Einatmung - so wie die folgenden das der betonten Ausatmung: »Die Atmung des Gesunden ist regelmäßig und gleichmäßig tief, von den willkürlich beeinflussten oder leistungsbedingten Unregelmäßigkeiten abgesehen. Das Zeitverhältnis zwischen Einatmung und Ausatmung entspricht etwa 1 : 2, das heißt die Ausatmung dauert etwa doppel so lange wie die Einatmung.« »Die Bauchatmung (Abdominalatmung) oder auch Zwerchfellatmung (Diaphragmalatmung) ist eine normale, ruhige Atmungsform. Dadurch, dass nur ein geringer Anteil der Atemmuskulatur aktiv ist, wird weniger Energie verbraucht als bei der Brustatmung.«

Wir sehen, auch hier gibt es ihn: den klar getakteten Rhythmus, bei dem eine Phase führt und eine folgt. Nur wird er nicht individuell verstanden oder (was ebenso wichtig wäre) als notwendige persönliche Erfahrung des Autors begriffen, sondern als vermeintlich totalitäre Wirklichkeit. Dabei ist der Atem alles andere als totalitär, sondern einzigartig. Und als solcher will er auch erfahren werden.

Würde man die Prinzipien der Atemformen in die schulische Medizin integrieren, wären die Konsequenzen für die Praxis unermesslich. Sie erscheinen aber gerade dort auch am schwierigsten umzusetzen. Die Grundlagen der modernen Medizin und ihrem Körperverständnis fußen auf einem biochemischen und lokal überprüfbaren Mechanismus sowie einer dort ansetzenden Pathologie, sobald das Gleichgewicht des Körpers aus den Fugen gerät. Krankheit ist in dieser Hinsicht ein mechanisches Narrativ und kein Mensch kann demzufolge krank werden, weil er traurig oder wütend ist. Man hat in späterer Zeit die psychosomatische

Medizin als Hilfskonstrukt erfunden, die derlei Möglichkeiten in Betracht zieht; allerdings nur unter Berücksichtigung der Tatsache, dass die Symptome mit den normalen Mechanismen nicht erklärbar sind. In jüngster Zeit versucht man verstärkt mit Hilfe von Gehirnfunktionen bislang ungeklärten Phänomenen eine mikroskopische Basis zu bieten, um dem biochemischen Diktat ansatzweise gerecht zu werden.

Die Notwendigkeit, die strikte biochemische Ursache zu bestimmen, hat weniger mit den theoretischen Grundlagen, die Rudolf Virchow und seine Kollegen in der Mitte des 19. Jahrhunderts aufgestellt haben, zu tun, als mit den praktischen Erfolgen der Bakteriologen gegen Ende des selben Jahrhunderts, die darauf zurückgegriffen haben. Das Wissen des Menschen um die Vorgänge in seinem Körper ist durch die Arbeiten Robert Kochs oder Louis Pasteurs elementar beeinflusst worden. Jene Bakteriologen wurden seinerzeit als Retter der Menschheit bezeichnet. Und das war nicht übertrieben oder metaphorisch gemeint, sondern entsprach den damaligen körperlichen Tatsachen, von denen auch die Menschen des 21. Jahrhunderts noch profitieren. Viren oder Bakterien wurden damals nicht nur entdeckt und bildlich fest gehalten, sondern mit Hilfe von entsprechenden Antikörpern auch bekämpft.

Diese Methodik hat nicht nur viele Menschenleben gerettet, sondern zugleich auch die Objektivität der modernen Medizin begründet. Diese beinhaltet das biochemische Gleichgewicht eines biologischen Milieus für jeden einzelnen seiner Art in einer grundsätzlich gleichen Art und Weise. Alle messbaren Parameter orientieren sich dabei an den in den Lehrbüchern vorgestellten Werten und Bedingungen und nicht an einer einzigartigen Persönlichkeit. Unter diesen Voraussetzungen kann man nicht damit argumentieren, dass der eine besser in den Bauch, der andere vorzugsweise in die Brust atmen sollte, dass der eine anspannt, und der andere dehnt.

In der Musik, der heilenden Meditation des Klangs, spielt der Atem ebenfalls ein herausragende Rolle. Denn er ist nicht nur anatomischer Taktgeber, sondern auch Stütze des emotionalen Stimmbildes, der dem Raum den seelischen Wiederklang offenbart. Auch hier gibt es, ähnlich wie in der schulmedizinischen Sicht, in Lehrbüchern zwei grundsätzlich diametrale Auffassungen. Stellvertretend seien hier die beiden Musiker Arnold Jacobs und Louis Maggio zitiert, die neben ihrer bedeutenden künstlerischen Persönlichkeit auch als Pädagogen arbeiteten und als Inspirationsquell zahlreichen Schülern dienten. Arnold Jacobs Trick, um dem Blasinstrument die richtige Stimme zu verleihen, hört sich so an: »Es ist nicht klug, immer die volle Luftmenge aufzunehmen.« Louis Maggio hingegen positioniert sich genau anders herum: »Es ist notwendig, die maximale mögliche Luftmenge in kürzester Zeit einzuatmen.« Der eine argumentiert, da er nicht anders kann und weil sein eigener Körper nicht anders funktioniert, aus Sicht eines dominanten Ausatmers; der andere aus Sicht des dominanten Einatmers.

Auch ohne eine professionelle Musikerkarriere lässt sich das Bedürfnis beider Künstler leicht nachvollziehen. Die folgenden Gedichtspassagen spricht man am Besten laut mit. Sie sind ihrerseits Quell dichterischer Grandiosität und folgen andererseits zwei antiken Versmaßen (Jambus und Trochäus), die ihre Betonung entweder an den Anfang oder das Ende eines Schlages setzen.

1)

Schwester von dem ersten Licht,
Bild der Zärtlichkeit und Trauer!
Nebel schwimmt mit Silberschauer
Um dein reizendes Gesicht;
Deines leisen Fußes Lauf
Weckt aus tagverschloßnen Höhlen
Traurig abgeschiedne Seelen,
Mich und nächtge Vögel auf.
(Goethe – An Luna)

2)
> *Wie herrlich leuchtet*
> *Mir die Natur!*
> *Wie glänzt die Sonne!*
> *Wie lacht die Flur!*
> *Es dringen Blüten*
> *Aus jedem Zweig*
> *Und tausend Stimmen*
> *Aus dem Gesträuch.*
> *Und Freud und Wonne*
> *Aus jeder Brust.*
> *O Erd', o Sonne!*
> *O Glück, o Lust,*
> (Goethe – Mailied)

Warum fällt uns die Rezitation bei dem einen leichter und bei dem anderen schwerer, wie reagiert der Atem auf diesen Stimmklang? Was passiert, wenn sich die Aufmerksamkeit vom Was des Inhaltes zum Wie des Ausdrucks verschiebt? Es gibt einen Ort, an dem wir uns in der stimmlichen Präsentation, der artikulierten Klarheit und sprachlichen Wirksamkeit zu Hause fühlen.

Biophysik

Menschen, die sich unvoreingenommen mit dem Körper beschäftigen wollen, erkennen die beim Zeitpunkt der Geburt formgebende Atemdominanz an und begreifen die daraus folgenden Haltungsmuster und Bewegungsformen beider Typen. Sie führen entweder zu aktiv dehnenden oder aktiv verengenden Impulsen, die ihrerseits die Mechanik und Physiologie des Atmenden maßgeblich bestimmen. Leider passt sich die Atemdynamik aber auch den Bedürfnissen modernen Lebens an, das heißt: bei einer unsachgemäßen Benutzung des Körpers, werden auch unphysiologische Hinweise oder Verhaltensformen integriert, die in der Ausprägung stark variieren können, sich aber immer gegen die der eigenen Atemform dienlichen Bewegungsoptionen richten. Sie sind in der

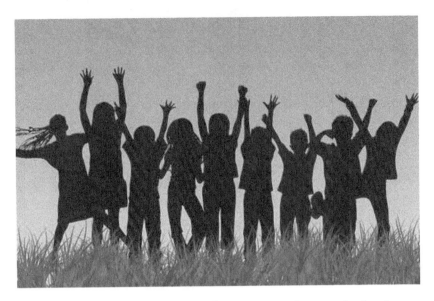

Armstrecken: Alle wollen dabei sein. Aber warum strecken manche ihre Arme vollständig, und andere nicht?

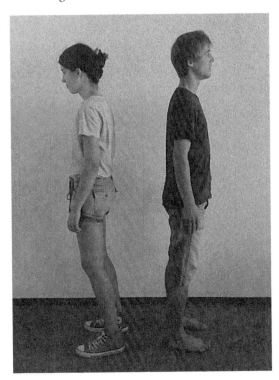

Stehen: Unterschiedliche Gewichtsverteilung, Blickrichtung und Gelenkstreckung - die Unterschiede sind marginal, aber bedeutend.

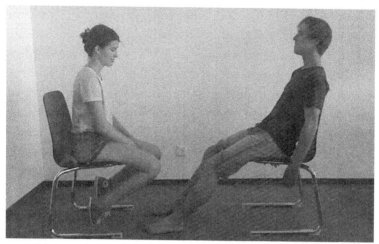

Sitzen: Müheloses, lang anhaltendes Sitzen geht nur mit der Position, für die der eigene Körper geschaffen ist.

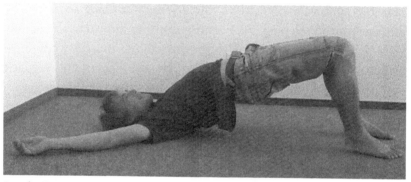

Brücke Einatmer: Brustkorb heben, Becken stabilisieren - so geht ein Einatmer in eine Brücke

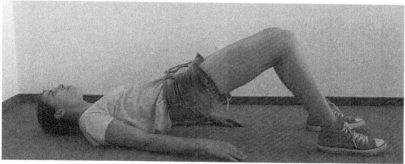

Brücke Ausatmer: Becken heben, Brustkorb stabilisieren - so geht ein Ausatmer in eine Brücke.

Regel mental errichtet und emotional geprägt, wie bestimmte „Weisheiten" zeigen. Das militärische Kommando „Brust raus" - wenn es denn ökonomisch ausgeführt werden würde – oder der bewegungspädagogische Auftrag „Nacken lang" sind ganz offensichtlich nur für jeweils die Hälfte aller Atmenden sinnvoll.
Doch trotz fälschlich verstandener Einflüsse: die ureigene Körperorganisation, die formgerechte Biophysik ist immer bestrebt, sich in die persönlich wohltuende und adäquate Richtung zu bewegen. Entweder in die Aufrichtung, den äußeren Raum, den Zug nach außen und die Öffnung des Rumpfes oder in die Verdichtung im Zentrum, die Gewichtsabgabe an den Boden, den Druck und die Verengung des Bauchraums. Dies sind die möglichen ureigenen Wege, die man mit ein wenig Achtsamkeit in jeder Situation im eigenen Leibe wahrnehmen kann.
Das Sitzen ist eine Position, die Menschen stark beeinflussen können und die sich als Beobachtungsoption anbietet. Die Schule wäre der ideale Ort der Bewusstseinsmachung und Entwicklungsförderung, fördert sie selbst doch in einem alles überragenden Maße das Sitzen. Allerdings nicht, um sitzen zu lernen; sondern um es als Werkzeug zu gebrauchen. Die menschliche Bewusstheit steuert demnach auf ein Ziel zu, das nicht das Sitzen selbst ist, sondern das, was man im Sitzen zu bewerkstelligen hat. Je anspruchsvoller und fordernder diese Aufgabe ist, um so mehr folgt der Körper – widerwillig in Form von Spannungen – den mentalen Vorgaben. Er sitzt nicht mehr, sondern lernt oder arbeitet. So sind die meisten Ratschläge, die man hört, auf das optimale Ausführen der Arbeit ausgerichtet und weniger auf die optimale Sitzposition, die bei den beiden Atemformen unterschiedlich und zugleich gegensätzlich ausfallen müssen.
Wer sich vor einen Computer setzt oder sich vorstellen kann, vor einem zu sitzen, frage sich: wo steht der Bildschirm und wie blickt man auf diesen? Zentraler Wahrnehmungspunkt soll hierbei das Gelenk sein, das den obersten Halswirbel mit dem Schädel verbindet. Die möglichen Bewegungsoptionen in diesem Gelenk sind entweder eine Vorwärts- (Inklination) oder Rückwärts-

bewegung (Reklination). An dieser Stelle kann man mit den beiden Möglichkeiten spielen und sich den Blickwinkel entsprechend der eigenen Vorlieben einstellen, der zu dem Computerbildschirm führt. Wer welchen Winkel wählt, nämlich entweder einen leicht nach vorne gebeugten oder leicht nach hinten gestreckten, hängt nicht vom Zufall ab, sondern von den Grundlagen seiner persönlichen Anatomie, die wiederum der Form des Atems jederzeit folgen möchte.

Gleiches gilt für Körperbewegungen im Raum, die man entweder vom Becken oder vom Brustkorb her steuern möchte, um so der ein oder anderen Form Rechnung zu tragen. Eine Rechnung, die nicht von unserem Verstand bezahlt werden muss, sondern automatisch von der Körperintelligenz erledigt wird, wie man an Kleinkindern, die noch nicht manipuliert oder mental umgepolt wurden, leicht erkennen kann. Bittet man Kinder, auf die Frage wer ein Eis möchte, den Arm zu heben, fällt die Antwort in der Regel eindeutig aus. Alle wollen ein Eis. Aber: warum strecken die einen Kinder ihren Arm vollständig in die Luft, nutzen die Spannung in den Fingergelenken und im Ellenbogen, um so hoch wie möglich zu schießen, während bei den anderen höchstens das Handgelenk unter Spannung steht, während Ellenbogen und Finger leicht gebeugt bleiben? Hier haben wir es nicht mit einem besonders gierigen Wesen zu tun (das komplett den Arm streckt) und einem zurückhaltenden (das ihn nur ansatzweise streckt), sondern mit den logischen, anatomischen Folgen zweier Atemrhythmen.

Dieses grundlegende Gefühl für Bewegungen ist kein mental aufgesetzter Zwang, sondern eine innere Betriebsamkeit, ein leibeigener Motor, der automatisch in die ein oder andere Richtung führen wird. Ein Taktgeber, der wie selbstverständlich Weite oder Verdichtung symbolisiert, und der es ermöglicht, in der eigenen Form zu bleiben, in ihr aufzutanken, in ihr wortwörtlich aufzuatmen. Diese Form ist nicht übergestülpt, sondern biomechanisch und neurobiologisch verankert. Sie ist konstitutionell vorgegeben, so wie die Größe des eigenen Fußes, der entschieden an den Gewichtsverteilungen im Körper beteiligt ist, und der danach ausgerichtet ist, den Leib in seiner Mitte zu halten - nicht nur in der Mitte seiner physikalischen Voraussetzungen, sondern auch seiner persönlichen, seiner von der Natur ausgerufenen Mitte.

Das Geburtsrecht
Die Atemform ist eine Reaktion auf die Bedingungen der Umwelt. Auf Bedingungen, die das auf die Welt gekommene Lebewesen auffordern, sich ihnen anzupassen. Diese Bedingungen sind die Kräfte des mit der Geburt einsetzenden Gasaustausches, die entweder zur verstärkten Einatmung oder zur verstärkten Ausatmung auffordern. So ähnlich wie in einem bestimmtem Moment die Lichtverhältnisse die Augen dazu auffordern, sich an Dunkelheit oder Sonnenlicht anzupassen, gibt es auch Konstellationen, die den Atem auffordern, sich zu entscheiden, ob er der aktiven Expansion oder der aktiven Verengung folgt. Eine dritte Wahl hat er nicht, denn in der irdischen Natur kann keine dritte Atmung möglich sein.

Die Furcht, sich zu entscheiden, kennt nur der Mensch. Kein Tier wollte diese Polarität in Frage stellen. Es ist sich seiner notwendigen Umweltanpassung bewusst und lebt entsprechend den Vorgaben. Der moderne Mensch hingegen glaubt, dass nicht die Natur seine Entscheidungen fällt, sondern er selbst. Wie könnte ich ein Wesen sein, dessen Atemform bei der Geburt meinen Typ prägt? Wenn man sich, wie die meisten, nicht an die eigene Geburt erinnern kann, so kann man sich dennoch vorstellen, wie es für ein Lebewesen sein muss, geboren zu werden. Einen Organismus, der unverbraucht und begierig in die Welt dringt und der mit einem Male ganz anderen, bedrohlicheren Umweltbedingungen ausgesetzt ist als im schützenden Mutterleib. Was für einen Effekt wird es haben, wenn man mitten in einer kalten Winternacht geboren wird? Wenn die Natur in den ersten Tagen des eigenen Lebens kein Mal die Frostgrenze überspringt, wenn es dauerhaft friert und die Eiskristalle die Haut reizen? Man kann sich vorstellen, dass die ersten biologischen Anpassungen, die in einem Körper passieren, ganz anders sein müssen, als wenn man im Hochsommer bei dreißig Grad geboren wird.

Warum sollte es einem Lebewesen egal sein, weil es vermeintlich noch kein Bewusstsein hat, ob die Tage bei der Geburt gerade länger oder kürzer werden? Dass es unerheblich ist, ob auf die Wassermoleküle der Erde gerade eine verstärkte oder abgeschwächte Anziehung wirkt? Wird man einfach nur geboren, ganz ohne Reaktion, weil man noch nicht sehen, sprechen oder gar denken kann? Sind Menschen formbare Klumpen genetischen Materials, die erst später durch Erfahrung und Erziehung zu dem werden, der sie sind? Bewegt uns der Augenblick unseres größten Geschenkes, der Geburt, nicht? Oder anders herum gefragt: Was muss das für ein großer Moment gewesen sein, als wir ins Leben drangen?

Atemkultur

Im indischen Kulturkreis war in früheren Zeiten das Wissen von den beiden Atemformen so selbstverständlich, dass auf Erklärungen oder Katalogisierungen nahezu völlig verzichtet wurde. Aus Sicht der Gelehrten war die Bedeutung um die typologische Atmung so fest verankert, dass es keiner weiteren Hinweise bedurfte. Immerhin finden sich in den klassischen Yogaschriften noch Relikte dieses Wissens, wo wir Hinweise auf zwei verschiedene Atemformen finden, die dort als Sonnen- und Mondatmung bezeichnet werden, als Prana und Apana. Der klassische Name für den Yogapfad, der den Körper und mit ihm die Atmung anspricht, lautet Hatha-Yoga. Hatha setzt sich aus den beiden Sanskritbegriffen Ha (Sonne) und Tha (Mond) zusammen und deutet in seiner Verschmelzung darauf hin, dass hier beide Formen der Atmung ineinander verwoben sind. Dies ist ein Hinweis auf einen besonderen Schritt: den in die Transzendenz, die Überwindung dieser biologischen Dualität. Ein naheliegender Auftrag, der dem Wesen des Yoga zugrunde liegt, und den man nomen est omen in so einer bedeutenden Asana wie der Totenstellung erkennen kann. Die Frage an den modernen Menschen wird aber zunächst lauten: ist man bereit, die Dualität zu überwinden, oder wäre es nicht naheliegender erst einmal wieder in den eigenen Körper zurückzufinden? Denn momentan hat man den Eindruck, dass Menschen ihre große Anpassungsfähigkeit missbrauchen. Sie verformen sich durch Nachahmung von Vorbildern, seelische Verletzungen, Krankheiten oder das Freizeitverhalten: all das kann den Nährboden bereiten für ein Bewegungsverhalten, welches gegen die natürlichen Prinzipien der Atemvorgabe spricht. Wer gelernt hat, dass es grundsätzlich besser ist, in den Bauch zu atmen, auf dem Rücken zu schlafen oder das Gewicht im Stehen nach vorne zu verlagern, orientiert sich an den Mahnungen anderer und nicht an seinem Körper.

Dass die qualitativen Auswirkungen der Biologie in der Moderne keine Rolle spielen, bedeutet nicht, dass man nicht mit ihren messbaren Auswirkungen arbeiten kann. Das gilt besonders für die Atemformen. Aufgrund seiner physiologischen Bedingungen erlaubt es der atmende Körper, dass man sich ihm naturwissenschaftlich annähert. Inwieweit die Integration dieses Wissens gelingt, hängt aber nicht nur von der persönlichen Erkenntnis ab, sondern auch von den gesellschaftlichen Voraussetzungen, die einer typologischen Konstitution einen eher geringen Spielraum lassen.

Vielleicht kann man dadurch verstehen, warum die Neuerungen in verschiedenen Lebensbereichen selten für alle Menschen befriedigend sind. Egal ob es um Fortschritte in Pädagogik oder Medizin, Hinweise für Ernährung oder Sport oder die Ergonomie von Kleidung und Werkzeug geht: die eine Hälfte der Kunden wird besser darauf ansprechen als die andere. Das Prinzip der Polarität wirkt an dieser Stelle – unbewusst – von Atemform zu Atemform, vom Entwickler zum Kunden, die die gleichen physiologischen Voraussetzungen in sich tragen. Und doch wäre es fahrlässig, Produkte in zwei unterschiedlichen, gleichwohl normierten Varianten anzubieten. Man kann mit Biomechanik und Stoffwechsel beide Formen messen, analysieren und mit ihnen rechnen; aber das Ergebnis bleibt stets individuell und ist von keinem Atemzug auf den nächsten reproduzierbar. Der Atem ist *jederzeit einzigartig - und jederzeit eindeutig.* Die Atemform ist der Antrieb einer individuellen Persönlichkeit, eines sich ständig wandelnden und spürenden Körpers. Selbst die typologische Beschreibung, wie sie hier auszugsweise vorgenommen worden ist, ist nur das Kennzeichen einer Annäherung an die Qualität der persönlichen Form, die im Inneren des Lebewesens vonstatten geht und die letzten Endes unbeschreiblich bleibt.

Es gibt diesen Ort, an dem die Natur noch Wunder und Macht ist. An dem nicht alles um einen herum erklärbar, berechenbar oder messbar ist, sondern kraftvoll, mächtig und beeindruckend. Es ist eine Welt, in der Menschen nach Energie jagen oder sammeln, und in der die Kräfte des Universums einen auffordern zu handeln. Eine Welt, in der nicht der Mensch diese, sondern die Welt ihn manipuliert. Die Mechanismen und Glaubenssätze der modernen Welt haben diese Erfahrungsmöglichkeit verändert, denn die Erfolge einer linearen, analytischen Weltbeschreibung sind immens. Die physiologischen und sozialen Massenversicherungen gegen Hunger, Schlafmangel, Wärme, Kälte und Isolation sind so einschneidend gewesen, dass sie dazu geführt haben, die Weltsicht hinter diesen Erfolgen als einzig mögliche anzusehen. Sie erhöhen messbar die Lebenserwartung, und sorgen zugleich für einen spürbaren Verlust des eigenen Instinktes. Man vertraut Maschinen, die funktionieren, Fabriken, die produzieren, Wissenschaftlern, die als Autoritäten angesehen, und Glaubenssätzen, die als Wahrheit verstanden werden. Das wichtigste Prinzip dabei ist das vermeintlich höchste Gut: die Vernunft. Es ist keine natürliche Veranlagung, sondern die Folge einer kulturellen Entwicklung, dass der Zwang, alles mit der Vernunft begründen zu müssen, vorherrscht. Dass Menschen auch instinktive, hilflose, animalische Wesen sind, stimmt nicht mit den Vernunftsprinzipien überein. Diese empfehlen das planmäßige Training eines überstrapazierten Körpers, Regeln für die Atemarbeit und Vorgaben, um die Sexualität erfüllender und effektiver gestalten zu können. Je mehr gesundheitsfördernde Praktiken auf dem Markt sind, um so deutlicher wird die körperliche Entfremdung. Je mehr Angebote es gibt, die Körper und Geist zugleich fördern wollen, um so deutlicher wird die Trennung von Körper und Geist.

Moderne Menschen wissen, wie der Atemvorgang funktioniert, welche chemischen Bedingungen dafür notwendig sind und wie viel Liter Luft pro Minute von den Lungen aufgenommen wird. *Sie wissen fast alles über das Leben – aber nur noch wenig von Lebendigkeit.* Lebendigkeit ist das Wesen eines ursprünglichen, einheitlichen Selbst, wie es auch heute noch kleine Kinder ausdrücken. Dieses ursprüngliche Selbst ruht auf intuitiver Kraft, auf der gebärenden und unberechenbaren Seele des Weltraums. Sie wird nicht von der Vernunft angeführt oder gemaßregelt, sondern unterstützt, so dass man die elementaren Bestandteile des Lebens zu unterscheiden, nicht aber zu trennen weiß.

Kann man behaupten, die Wirkweise der Atmung wirklich begriffen zu haben? Man kann nur sagen, dass Kräfte wirken. Das genaue, reproduzierbare Wie-das-Funktioniert ist weit außerhalb der Sphäre menschlicher Erkenntnis. Was erfahren werden kann, sind Einheiten von Lebenszyklen, und Rhythmen, die der eigenen Atemform bedingungslos folgen wollen. Es gibt zahlreiche vernünftige und gewinnbringende Möglichkeiten sie im Rahmen von Pädagogik, Medizin oder Sport einzusetzen.

Die primären anatomischen und physiologischen Auswirkungen der Atemformen sind rational nachvollziehbar und in der Praxis leicht zu bestätigen. Es ist demnach nicht die fehlende praktische Erfahrung, die es verhindert, dass Menschen ihre Atemform und Selbstverwirklichung erleben können, sondern die theoretische Beschreibung der Welt. Gleichwohl werden die Rhythmen weiter fließen - als Gegensätze, die sich ergänzen und die gelebt werden wollen. Verbunden werden sie durch das, was atmet. Im Indogermanischen, wo das Wort Atem seinen Ursprung hat, bedeutet Atman die Seele – das ungeteilte Selbst.

Zusammenfassung
Die Atemform: eine persönliche Offenbarung

Jeder Mensch atmet, doch der Mensch kennt zwei Atemformen: die aktive Ein- und passive Ausatmung oder die passive Ein- und aktive Ausatmung. Die eigene Atemform bestimmt nicht nur Körperhaltung und Bewegungsrhythmus, sie beeinflusst auch den Stoffwechsel maßgeblich. So geben die Atemformen Hinweise, wie sich ein Mensch individuell bestmöglich bewegen und verhalten sollte. Obwohl die praktischen Folgen für die Anwender offensichtlich sind, hat sich das Wissen um die eigene Atemform bislang nicht in der breiten Öffentlichkeit durchsetzen können. Der Anthropologe Marco Gerhards hat eine umfangreiche Erweiterung des bisherigen Wissens vorgelegt und erstmalig eine wissenschaftliche Erklärung für das Phänomen der individuellen Atmung beschrieben. Eine Analyse, die nicht nur für die Anwender, sondern auch für viele Naturwissenschaften ein Augenöffner sein kann. Auch wer bislang noch nie etwas von Atemformen gehört hat, wird durch den methodisch einfachen Zugang in das Thema eingeladen. So kann man erfahren und verstehen, warum man das eine gut und das andere vielleicht nicht so gut kann. Warum dem einen der Hinweis des Yogalehrers gar nicht bekommt oder warum die Bauchatmung nur für den einen Teil der atmenden Menschen von größter Bedeutung ist. Aufgrund der existentiellen Bedeutung der Atmung dringt man in alle Bereiche - körperliche, seelische und spirituelle - des Lebens ein. Für Menschen, die bereit sind, sich den Kräften des Kosmos zu öffnen, ein unverzichtbarer Begleiter auf dem Weg zur individuellen Freiheit.

Stichworte

Atem, Atemform, Individualität, Körper, Bewegung, Persönlichkeit, Anthropologie, Polarität, Rhythmus, Geburt, Ökonomie

Abstract
The Breathing Form: a Personal Revelation

Everyone breathes, but humans know two forms of breathing: active inhalation and passive exhalation or passive inhalation and active exhalation. One's own form of breathing not only determines posture and rhythm of movement, it also has a decisive influence on metabolism. The breathing forms provide information on how a person should move and behave in the best possible way. Although the practical consequences for the user are obvious, the knowledge of one's own breathing form has not yet been able to assert itself in the general public. The anthropologist Marco Gerhards has presented an extensive expansion of previous knowledge and for the first time described a scientific explanation for the phenomenon of individual breathing. An analysis that can be an eye-opener not only for users, but also for many natural sciences. Even those who have never heard of breathing forms before will be invited into the topic through the methodically simple approach. In this way one can experience and understand why one can do one thing well and the other perhaps not so well. Why the yoga teacher's advice is not helpful for everyone or why abdominal breathing is only of greatest importance for one half of the breathing people. Due to the existential importance of breathing, it penetrates all areas of life - physical, mental and spiritual. For people who are willing to open themselves to the forces of the cosmos, this is an indispensable companion on the path to individual freedom.

Keywords

breath, breathing form, individuality, body, movement, personality, anthropology, polarity, rhythm, birth, economy

Autor

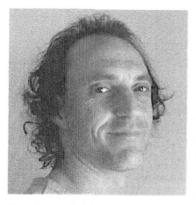

Marco Gerhards
1973 geboren, ist seit zwanzig Jahren in der Bewegungspädagogik und Körpertherapie zu Hause. Grundlage für sein Arbeiten ist die Ausbildung zum staatlich anerkannten Sport- und Gymnastiklehrer sowie ein anschließendes Studium der Anthropologie, Geschichte und Medizingeschichte. Sonderausbildungen zum Gesundheitspädagogen und Entspannungstrainer runden sein berufliches Profil ab. Die Verbindung von praktischer Körpererfahrung und theoretischem Wissen sind für seine Arbeit von besonderer Bedeutung.

Sein Steckenpferd ist die Bewegungsökonomie, die leichten, sinnvollen und von der Natur vorgegebenen Bewegungen. Einfachheit und volles Bewusstsein sind das Ziel, die ersten Bewegungsvorbilder sind kleine Kinder und Tiere, mithin jedes Bewegen, was aus sich heraus gestaltet wird und nicht von außen vorgegeben werden muss. Jahrelange redaktionelle Arbeit bei News Age und dem Amrita-Verlag; Autor von „Phantastisches Südamerika" (Auf der Suche nach den Wurzeln indigener Medizin), „Die Studio-Bewegung" (Handbuch für Trainierende) und „Die Atemformen beim Menschen".

Literatur

Eckart, Wolfgang Uwe; Jütte, Robert: Medizingeschichte, Eine Einführung, 2007.
Eliade, Mircea: Yoga – Unsterblichkeit und Freiheit, 1977.
Gerhards, Marco: Die Atemformen beim Menschen, Neue Erde Verlag, 2015.
Grof, Stanislav: Auf der Schwerlle zum Leben, Die Geburt: Tor zur Transpersonalität und Spiritualität, 1989.
Hagena, Charlotte; Hagena, Christian: Konstitution und Bipolarität, Erfahrungen mit einer neuen Typenlehre, 1996.
Jacobs, Dore: Bewegungsbildung – Menschenbildung, 1978.
Sedláčková, Ianna: Vorstudien zu einer Dissertation über menschliche Atemmuster, unveröffentlicht, online unter: http://www.oegfmm.at/lib/exe/fetch.php/atemmuster-sedlackova-praesentation-15-05-2012.pdf
Sonnenschmidt, Rosina: Das Praxisbuch der solaren und lunaren Atemenenergetik, 2001.
Seidler-Winkler, Brigitte: Im Atemholen sind zweierlei Gnaden, 2004.
Trökes, Anna; Seyd, Margarete: Yoga und Atemtypen: Fachbuch für eine individuelle Yogapraxis für Lehrende und Lernende, 2008.

DER HERZKREIS -
Ein ganzheitlicher Ansatz in der Psychokardiologie

The HerzKreis - A Holistic Approach in Psychocardiology

Michael D.F. Schmidt

Einleitung

Pascal der Begründer der „Logique du Coeur" hat schon das Herz als jenes Organ identifiziert, dass für unsere vernetzte ganzheitliche Natur in Abgrenzung zu der analytischen Logik unseres Verstandes steht.[1] Das Herz schafft Einheit und Verbindung. Der Verstand kreiert ein partitioniertes Individuum, abgegrenzt durch ein Egobewusstein in einer „Welt der zehntausend Dinge"[2]

---

1 Blaise Pascal, Pensees 1670, Gedanke über die Religion und einige andere Gegenstände, Berlin 1840
2 Shia Fu Feng, Jane English 1984,Tao Te Ching Die zehntausend Dinge als symbolischer Ausdruck für den partitionierten separiert erscheinenden Zustand der Welt, der den Zwei (Tai Chi) und dem Einen (Wu Chi), also dem Einheitsbewusstsein mystifizierend gegenübertritt.

Die heilsame Kraft des Herzens lässt sich von der religiösen Rückbindung an den Ursprung nicht separieren und so verkörpert das Herz auch die ganzheitliche Sicht auf Heilungsprozesse. Es erscheint als leib-seelischer Ort, der mehr als seine Organfunktion, die in sich schon selbst als zentrale Lebensfunktion imponiert, das Ganze, die Fülle des Lebens als Erfahrung repräsentiert.

Auf meinem Heilungsweg und persönlichen Forschungsweg begegnete ich folgerichtig und konsequent der Intelligenz des Herzens. Das Herz als Organ hat mich schon sehr früh in meiner Medizinerausbildung tief berührt: – als ich bei meiner ersten Assistenz (Prof.Büscherl,Berlin) bei einer Bypass-Operation ein lebendiges fibrillierendes, zitterndes Herz im Brustkorb eines Menschen in den Händen halten durfte. Dies blieb ein magischer Moment, der mich sofort trotz all meiner Zweifel an der Schulmedizin tief berührte und ein innerer Ort der Stille und Verbundenheit während all der Jahre der Tätigkeit als Arzt war.

Eine weitere Quelle für die Erkenntnis der heilsamen Bedeutung der Herzenergie ist meine durchgängige Erfahrung in über 30 Jahre der Behandlung psychosomatisch kranker Menschen, dass die Hauptursache von Krankheit an Körper und Seele die durch Erziehung und traumatisierende Erfahrung bedingte Trennung von unserem wirklichen Selbst ist. Und gerade in der Arbeit mit psychisch verletzen und traumatisierten Menschen zeigte sich die besondere Bedeutung des Herzens als einem pulsierenden Seismographen für die emotionale Auseinandersetzung mit der Welt. Marsilio Ficino, Philosoph aus dem 15. Jhd., empfahl, jeder soll sich dem Geheimnis seiner eigenen Natur so zuwenden wie die Sonnenblume der Sonne, also wieder einen natürlichen Zugang zum eigenen Selbst entwickeln. Die Sònne ist das Selbstsymbol in diesem Aphorismus. Sie steht für die Quelle des Lichts, für den göttlichen Vater oder den indianischen Grand Father Sun, in der indischen Vedanta für das wahre Selbst. Unser symbolisches Herz ist dieser von Ficino angesprochenen Sonne stetig zugewandt und in einer intuitiven pulsierenden Verbindung und materialisiertes pulsierendes Symbol unserer Ganzheit und Einheit mit der Quelle. Das Herz steht für das Urvertrauen, dass wir uns eingebunden und rückgebunden fühlen dürfen in der Liebe, wie die Blume eingebunden ist in die Hinwendung zur strahlenden Quelle – dem Licht.

Der hier vorgestellte übende Weg zur Wahrnehmung der eigenen Herzintelligenz - der Herzkreis – will einen Zugang zur Kraft des eigenen Herzens, insbesondere für herzbetroffene Menschen, ohne Angst und Retraumatisierung ermöglichen. Sowohl herzbetroffen erkrankte Menschen, wie auch die, bei denen der Schmerz der Seele im Vordergrund steht und Angst und depressive Verzweiflung die Bühne der Krankheit bilden, benötigen neben dem im Einzelfall einen spezifizierenden psychotherapeutischen Zugang zum Herzen als eine intuitive Quelle positivierter Körperwahrnehmung. Dies war unsere Grundmotivation bei dem Kreationsprozess des HerzKreises, einem Zugang zu intuitiver herzbezogener Körperwahrnehmung und inneren Einstimmung auf die Intelligenz des Herzens.

In einem gemeinsamen magischen Prozess mit meinem Freund, Herzensbruder und ärztlichen Kollegen Dr. Alvis Gaußmann ist der HerzKreis entstanden. Der HerzKreis hat sich als ein Bewegungsmodul angewandter Psychosomatik seit nun mehr 14 Jahren in der Praxis mit Menschen, Herzbetroffenen und seelisch Belasteten sehr bewährt. Ein empirischer Evidenznachweis durch eine wissenschaftliche Studie steht noch aus. Die Ausbildung von etwa hundert HerzKreistrainerinnen und das Feedback auf dem Wirkungsfeld hat mich ermutigt Ihnen hier in diesem ganzheitsmedizinischen Kontext den HerzKreis vorzustellen. An dieser Stelle danke der Organisation des Weltkongresses für die Zusage hier einen Beitrag im Kontext der Ganzheitsmedizin leisten zu dürfen.

Turbulente Zeiten: Partition und Ganzheit

Hans-Peter Dürr der Quantenphysiker fordert ein ganzheitliches Weltbild als unmittelbare Konsequenz aus den Erkenntnissen der Quantenphysik:

„Wirklichkeit ist für die moderne Physik keine Realität, sondern Potenzialität. Wirklichkeit ist das, was wirkt und sich daher dauernd verändert. Sie ist die Möglichkeit, die sich energetisch und materiell irgendwo und überall manifestieren kann, etwas noch nicht Entschiedenes, Schwebendes. Potenzialität ist räumlich nicht lokalisiert. Sie ist gleichsam über die ganze Welt ausgebreitet. Es gibt nur diese einzige Gestalt, und die ist die Welt der potenziellen Wirklichkeit. Sie ist das Eine und Ganz. Und dieses Ganze kann man weder zerstückeln noch aufteilen. Die Welt zeigt sich somit als etwas Nicht-Teilbares und Ganzheitliches" (Teilhaben an einer unteilbaren Welt).[3]

Dass unsere gesellschaftliche Wirklichkeit in der globalisierten Informationsgesellschaft von so viel Trennung, Krieg und Verletzung bestimmt ist, wie zu dieser Zeit, beweist einmal mehr wie sehr wir in Bezug auf unsere Möglichkeiten eine gesunde Welt zu kreieren gekränkt und verletzt und von möglichen Quellen von Heilung und Ganzwerden getrennt sind. Intuitiv können heute viele Menschen spüren, dass eine zunehmende Spaltung zwischen unseren materiellen informationstechnologischen Möglichkeiten und unserem menschlichen Wachstumspotential besteht. Der zunehmenden Globalisierung und Kapitalisierung unserer menschlichen Lebenswelt treten plötzlich gegensätzliche Entwicklungen gegenüber: von Nationalismus, z.T. feudalistisch anmutende Gruppenbildung, faschistisch ausgestaltete Aushöhlung internationaler Steuerungsinstitutionen wie der UNO, zunehmende Militarisierung, Blockbildungen, Spaltung zwischen politischen Führungen und den Völkern, Krise der Demokratien in Europa und den USA, irrationaler Raubbau mit unseren natürlichen Ressourcen. Eine krisenhaft anmutende Spaltung beginnt sich in

---

3 Hüther, Spannbauer, Connectedness2004,21

der globalen Weltordnung durchzusetzen: zwischen arm und reich, zwischen denjenigen, die Zugang zu Arbeit haben und jenen, die nur noch zuschauen können ohne Zugang zur Ausbildung des eigenen kreativen Potentials. Wir werden wohl irgendwann durch all diese Entwicklungen auf neuer Stufe dann lernen, was Hans-Peter Dürr auf quantenphysikalischer Ebene über die potenzielle Wirklichkeit sagte, dass wir auf der Bewusstseinsebene alle miteinander verbunden sind und es nur unsere Egokonstruktionen sind, die die Angst aufrechterhalten, dass es alles in allem nicht für alle reicht. Erst wenn wir uns von dem unteilbaren Ganzen, der Göttlichen Quelle, nicht mehr getrennt fühlen, sondern eingebunden und jeder mit jedem verwandt, dann werden wir auf der Ebene von materiellen Ressourcen, unseren Denkformen, Mustern unserer Wirklichkeitsdefintionen und unserem inneren Potential eine natürliche Einheit erleben.[4, 5]

Das Herz als Symbol und Organ repräsentiert auf der materiellen Ebene unserer körperlichen Organisation als Mensch unser Einheitserleben weit mehr als unser Gehirn als Sitz unserer neuronalen Netzwerke. Nicht nur die Epidemiologie der Herz-Kreislauferkrankungen, die über einen langen Zeitraum den ersten Platz der Krankheitsursachen einnahmen, sondern auch die Entwicklung seelischer Belastungen wie Angststörungen, Suchterkrankungen, Depressionen, Symptomkomplexen wie Tinnitus und Burnout und nicht zuletzt der erheblichen Traumabelastung der Menschheit, zeigt diese gesamte Phänomenologie wie weit wir als Gattung von einem natürlichen Einheitserleben entfernt sind. Wir leiden an einer bedeutenden Dissoziation zu unserer inneren authentischen Bedürfniswelt, wie an einem Egobewusstsein, das uns von unseren empathischen Möglichkeiten des globalen und gesellschaftlichen Mit-Seins und Mit-fühlens und Ein-fühlens abspaltet.

---

4 Wilber Ken: Integrale Psychologie Freiamt 2006 Stufenmodell der Bewusstseinsentwicklung D1-D8
5 Hüther et al. Connectedness

Die transkulturelle Bedeutung des Herzens

In den meisten Kulturen der Menschheit steht das Herz für das Wesen des Menschen, den Sitz der Seele, das Haus Gottes...und in allen Kulturen steht es für die Mitte. Die Mitte zwischen Himmel und Erde. Der Kopf steht dem Himmel näher, der Bauch der Erde und das Herz in der Mitte verbindet alle drei zu einer Einheit. Diese Bedeutung des Herzens findet sich in unserem heutigen Verständnis von Kopf, Herz und Bauch ebenso wieder wie in der hawaiianischen Kunde vom höheren, mittleren und niederem Selbst oder in der traditionellen chinesischen Medizin als mittleres von drei Energiezentren, oder in der Anthroposophie des dreigegliederten Menschen.

In der vedischen Chakrenlehre ist das Herz das mittlere von sieben Zentren entlang unserer Mittellinie. Es transformiert die eher materielle Energie der drei unteren Zentren in die feinstofflich geistige der drei oberen. Es wird Anahata, das Ungebrochene, genannt, weil es sich nicht in Dualität aufspalten lässt und immer ganz ist. Im Sufismus, einer islamischen Tradition, ist es der Pfad des Herzens, der zu Gott führt. Nur das Herz ist fähig zu erkennen und hat die Kraft ihm zu begegnen. Der Pfad des Herzens ist die Entwicklung von Gottvertrauen und ein beständiges Preisen der Existenz. In der ägyptischen Mythologie liegt im Herzen die Ganzheit der Person. Es erscheint zu Lebzeiten des Menschen als eine Art Zeuge, wie sehr man die Essenz des Lebens verkörpert hat und wie wahrhaftig dies geschehen ist. Nach dem Tod wird es gewogen und es wird dabei darauf ankommen, wie viel Ma´at es besitzt, d.h. wie sehr der Mensch im Einklang mit dem Leben und seinen Gesetzen gelebt hat. Dazu wird eine Figur der Göttin Ma`at in die andere Waagschale geworfen.

In der Mythologie der Azteken wurde das Herz als die regierende Mitte der menschlichen Existenz angesehen und als Symbol der Sonne im Kosmos betrachtet, deshalb das Herz dem Himmelsgott *Huitzilopochtli* zugehörig. Durch Herzopferrituale auf den

Pyramiden wurde dieser genährt, damit er das Firmament aufrechterhält. Das Herzopfer war der Höhepunkt der aztekischen Religionsausübung. Wesentlich dabei war, dass das aus dem Körper entfernte Herz der Sonne entgegengehalten wurde, solange es noch schlug, sodass seine lebendige Kraft der Sonne geweiht wurde und so an sie zurückgegeben werden konnte.

Die Bedeutung des Herzens in unserer eigenen Kultur ist vornehmlich vom christlichen Glauben geprägt. Es ist in der Religionsgeschichte öfter ganz in den Vordergrund gestellt worden, v.a. in den mystisch-christlichen Traditionen des Mittelalters, die heute noch in der Ostkirche im Herzensgebet gepflegt werden, eine immerwährende Einladung und Bindung an Jesus Christus durch das Herz.

In der mitteleuropäischen Tradition ist es die Herz Jesu Bewegung, welche das Herz Christi als Essenz seiner Liebe betont. In bildlichen Darstellungen sehen wir, wie Jesus seine Brust öffnet und auf sein Herz weist. Manchmal ist es von einem Dornenkranz als Zeichen seines Leidens umschlossen und erinnert an verengte schmerzende Herzkranzgefäße, mal umranken Rosen das Herz als Zeichen der Transformation des Leidens und der Wiederauferstehung. Manchmal ist es auch mit einer Flamme dargestellt als Symbol des Geistes und der Reinheit. Es gibt auch Darstellungen mit einer Wunde und einem Blutstropfen. Dies ist das Herzblut die Essenz des Leibes Christi.

Die Organsprache des Herzens

Wenn es in unserem menschlichen Körper ein Organ gibt, das diese Ganzheit und dieses Einheitserleben verkörpert, so ist dies das Herz. Das Herz ist sicherlich das Organ, das in unserer Kommunikation am häufigsten benannt wird und dessen seelische und geistige Bedeutung, die aller anderen Organe übertrifft. In der taoistischen Tradition des Qi Gung gilt als Übungsregel: Übe mit Vorstellungskraft und Herz: ohne Herz ist die Übung nicht lebendig, sie schwingt nicht. Und in unserer Sprache spiegelt sich diese

Schwingungsfähigkeit des Herzens auf verschiedenen Ebenen wieder.

Wenn etwas von ganzem Herzen getan wird, dann ist es rundum stimmig; wird es *halbherzig* getan, dann bleiben Widersprüche, Reste, Ungereimtheiten und wird etwas herzlos getan, dann verliert es seinen Wert, bleibt ein unbeseeltes Ding. Ist das Herz an unserem Handeln beteiligt, so haucht es dem Kontakt zu anderen Menschen Leben ein, eine Art humane Essenz.

Über allem ist das Herz das Symbol für die Liebe, den Kontakt, die Verschmelzung und die Resonanz. Offenheit, Güte und Mitgefühl. Das Herz selbst ist das universelle Symbol der Liebe. Wer ein Herz als Botschaft malt, der weiß um seine Liebe, seine Zuneigung, sein Mitgefühl. Wenn zwei Namen in einem Herz stehen, dann sind sie vereint in Liebe, Sie sind eins, sie haben sich *ins Herz geschlossen*, sind *ein Herz und eine Seele*. An erster Stelle wird das Herz mit der Liebe identifiziert, das Herzsymbol begleitet uns im Alltag, es findet sich unter den drei häufigsten Emojis, auf allen Marktplätzen dieser Welt…wir wollen es gerne schenken.

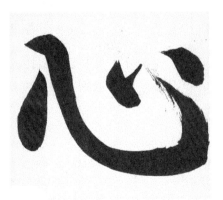

Das Herz gilt als Körperinsel der Wahrheit, die Hand auf dem Herzen bezeugt die Verbundenheit mit unserer ursprünglichen Integrität. Unsere Herzenergie ist gerade in der post-truth-world, in der jede Information Wahrheitsgehalt beansprucht oder durch die Internetwelt Follower generiert, ohne, dass eine aufgeklärte

Nachprüfbarkeit besteht.[6]

Byung Chul HAN, der sich philosophisch und sozialkritisch mit der gegenwärtigen Transparenzgesellschaft durch Internet und soziale Medien auseinandersetzt, schreibt zur Dynamik des Wahrheitsverlustes:

„Mehr Information oder eine Kumulation von Information stellt noch keine Wahrheit her. Ihr fehlt die Richtung, nämlich der Sinn. Gerade aufgrund der fehlenden Negativität des Wahren kommt es zur Wucherung und Vermassung des Positiven. Die Hyperinformation und Hyperkommunikation zeugen gerade vom Mangel an Wahrheit, ja vom Mangel an Sinn. Mehr Information, mehr Kommunikation beseitigt nicht die grundsätzliche Unschärfe des Ganzen. Sie verschärft sie vielmehr." (17)[7]

Die Nicht – Akzeptanz von Negativität und Fixierung auf die positive Oberfläche (Sur-face) auf der gesellschaftlichen, kulturellen und persönlichen Ebene der Beziehungen führt zwangsläufig beim Einzelnen zu einer emotionalen Stressreaktion. Der Anpassungsdruck und die hohen Erwartungen an das eigene Selbst steigen und eigene Zweifel, Selbstwertthemen und Verlustängste werden abgewehrt. Was hat das mit dem Herz zu tun?

Die Quelle des Mutes (Courage) liegt in unserer intuitiven tiefen Selbst-Sicherheit, den Willen unserer weitreichendsten Werteorientierung in der Welt vertreten zu können. Mut reicht über unsere Ego-Konstruktion hinaus bis über den körperlichen Tod. Nur das Herz kann den Schmerz nehmen, den die Leidenschaft mit sich bringt. Und nur wenn wir uns etwas ganz zu Herzen nehmen und spüren, fühlen, zulassen und annehmen werden wir ganz, indem wir ganz betroffen sein dürfen.

---

6 Wilber, Ken Trump and the post truth world. 2017: Wilber geht hier auf die aktuelle Phänomenologie des Bewustseinswandels und den Verlust universeller Wahrheitskonzepte durch die Postmoderne ein und das Phänomen Trump und sein Begriff auf der Bewusstseinsebenen Skala von Wilber D1-D6

7 Han Byung Chul, Transparenzgesellschaft, 2016

Pulsation und Herzfrequenz
Die Pulsation dieses wundervollen Organs Herz, das in der Lage ist in seiner Pumpfunktion einen Tanklastwagen pro Tag zu befördern, vermittelt ständig zwischen Leere und Fülle, zwischen positiven Millivolt Ausschlag und negativer Hyperpolarisation, zwischen Anspannung und Entspannung und verbindet zwei Kreisläufe. Es ist in der Lage seine Fördermenge, seine Vorspannung, seinen Puls neuronal zu stimulieren. Gleichzeitig ist es mit jeder Zelle, die durch das Herz fließt und durch seine neuronale Verbindung zum Gehirn mit dem Ganzen verbunden. Alle Gefühle Gedanken, Urteile, Erfahrungen von Erregungen oder schönen oder schwierigen Erlebnissen beeinflussen schließlich auch unsere Herzfunktion, ebenso wie unsere Ängste, Befürchtungen, Hoffnungen und Zukunftserwartungen. Das Herz vermittelt also Organfunktionskreis ebenso wie unsere psychische Regulation.

Herzfrequenz ist die Anzahl der Herzschläge pro Minute, auch Puls genannt. Je größer der zeitliche Abstand zwischen zwei Herzschlägen, umso niedriger der Puls und umgekehrt. Herzfrequenzvariabilität besagt, dass die Herzfrequenz nicht konstant ist. Der Normwert von 72 pro Minute ist nur ein statistischer Durchschnittswert bei Erwachsenen in Ruhe. Kinder haben einen Puls von 120 bis 150 Herzschlägen pro Minute, bei älteren Menschen liegt er um 80 pro Minute. Kardiologische Forschungen haben ergeben, dass eine verminderte Herzfrequenzvariabilität (HFV) auf eine gesteigerte Gefährdung nach Herzinfarkt hinweist.

Fazit: Herzinfarktpatienten mit geringer HFV sterben eher an Reinfarkten oder Komplikationen als Herzinfarktpatienten mit höherer HFV. Daneben wird diskutiert, ob die geringere HFV auch überhaupt das Risiko eines Herzinfarktes erhöht.[8] Die Herzfrequenz ändert sich nicht nur mit dem Alter, sie ändert sich eigentlich jeden

---

8 Soyka K. Herzinfarkt vermeiden 2002; diese Diskussion ist wesentlich durch die Unterschiedlichkeit der Forschungsansätze bestimmt, Evidenzbasiert oder qualitative Pilotstudien

Moment. Denn das Herz passt sich den unterschiedlichsten Situationen und Arbeitsanforderungen an. So wissen wir aus eigener Erfahrung, dass der Puls bei körperlicher und seelischer Belastung ansteigt, wir spüren dann das Herz vermehrt klopfen. Es erhöht damit seine Förderleistung.
Die Feinabstimmung der Herzfrequenz wird über das vegetative Nervensystem gesteuert. Insgesamt lässt sich sagen, dass der Sympathikus die Frequenz steigert und der Parasympathikus die Frequenz verringert. Der Puls ist so das Ergebnis eines ständigen Zusammenspiels von erregenden und beruhigenden Impulsen. Deshalb variiert die Herzfrequenz beständig. Die Herzfrequenzvariabilität HFV ist ein Maß für diese Schwankungen der Herzfrequenz von Schlag zu Schlag. Sie misst letztlich die Reaktions- und Anpassungsfähigkeit des Herzens auf körperliche und seelische Reize.

Herzfrequenzvariabilität
Dabei stellt sich die Frage, ob das Herz durch schädigende Einflüsse die Fähigkeit der Feinabstimmung verliert, z.B. durch chronische Stressmuster oder beständige Adrenalinausschüttung bei negativen Emotionen als eine Art Verschleiß durch Überbeanspruchung.
Herzfrequenzvariabilität: = Die Unterschiedlichkeit der Abstände zwischen zwei Herzschlägen (von S-Zacke zu S-Zacke) ist abhängig von

- Atem und intrathorakalem Druck
- Sauerstoff, CO_2
- Präsystolischem Füllungsdruck
- Arbeitsanforderung
- Körperlichem und emotionalem Stress.[9]

---

9 Vgl. hier Graphik: Childre/Martin,Rozman/McCraty Heart Intelligence 2016, Aufstellung aus Gaußmann/Schmidt 2004

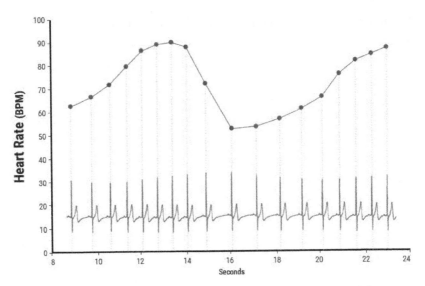

Bemerkenswert ist der beständige Einfluss der Atmung auf die HFV. Beim Einatmen steigt die Herzfrequenz leicht an, beim Ausatmen nimmt sie ab. Hierbei spielt der Druck im Brustraum eine Rolle. Durch Füllung der Lungen beim Einatmen nimmt der Druck im Brustraum und auf das Herz zu, beim Ausatmen nimmt er wieder ab. Es ist anzunehmen, dass auch bestimmte chronifizierte Atemmuster als Folge seelischer Belastungen das Herz dauerhaft unter Druck setzen und so seine HFV einschränken. Bei chronischer Inspirationshaltung, wie sie auch bei Angstpatienten zu finden ist, erhöht sich der sog. „Totraum" des Atemvolumens. Dies ist jene Luftmenge, die auch bei der Ausatmung noch im Körper verbleibt. Das Austauschvolumen wird dadurch geringer und mit ihr die HFV. Deshalb ist das Training einer tiefen Atmung von wesentlicher Bedeutung für eine hohe HFV. Ist die HFV harmonisch und durch den Parasympathikus rhythmisch ausgeglichen, so sprechen wir von Herzkohärenz.

Die HFV als ein Maß für den funktionellen Status des physiologischen Kontrollsystems ist seit den 60er Jahren bekannt, als man entdeckte, dass intrauteriner Stress des Feten mit einer Varianz der Herzschläge verbunden ist. Heute kann die HFV als ein Prädiktor für Gesundheits- und Krankheitsentwicklung insbesondere bei

Koronarpatienten gelten. Dies gilt bei einigen Autoren auch als Prädiktor für Mortalität unterschiedlichen Ursprungs.[10]
Was die HFV als Indikator für unsere psychophysische Regulation zeigt, ist, dass positive Emotionen zur einer kohärenten HFV führen, negative Emotionen und Stress zu einer inkohärenten, wenig anpassungsfähigen Herzaktion.[11]
Pearsell beschreibt diesen Zustand der Herzkohärenz als eine kardioenergetische Haltung, die sich als demütig, vernetzt, bescheiden, locker und umgänglich charakterisieren lässt.[12] Dieser Haltung entspricht eine Einstellung unseres vegetativen Nervensystems, die wir als parasympathisch bezeichnen und, die als Rückwirkung auf unser Herz, eine gesundheitsfördernde und positiv emotionsregulierende Funktion ausübt. In dem hier vorgestellten Ansatz des „HerzKreises" erreichen wir über Bewegung, Atmung und innere Einstellungsbildung einen solchen parasympathischen Zustand.

Das elektrische und elektromagnetische Feld des Herzens
Im Laufe der Entwicklung ist das Herz-Kreislauf-System das erste funktionsfähige System des Embryos, das bereits ab der 3. Entwicklungswoche seine Arbeitstätigkeit aufnimmt. Die embryonale Herztätigkeit kann man während der Schwangerschaft bereits ab der 6. Schwangerschaftswoche durch Ultraschall nachweisen. Zwischen der dritten und vierten Woche der Schwangerschaft beginnt das Herz zu schlagen. Dann ist der Embryo etwa fünf Millimeter groß und das Herz ist wie ein Schlauch angelegt, der das Blut hin und her pumpen kann. Aus Mesodermzellen im vorderen Teil des Embryos entsteht die

---

10 Vgl. Dekker, J.M., et al. Heart rate variability from short electrocardiographic recordings predicts mortality from all causes in middle aged and elderly men. The Zutphen Study, Am. J. of Epidemiology, 1997, 145 (10); S. 899-908; Tsuji, H., et al., Reduced heart rate variability and mortality risk in an elderly cohort. The Framingham Heart Study. Circulation, 1994. 90(2): p. 878-883.
11 Doc Childre 2003
12 Pearsell, Heilung aus dem Herzen 1999/Doc Childre, Von Chaos zur Kohärenz 2000

kardiogene Platte (3. Woche) mit der Folge von Wachstums- und Differenzierungsprozessen zu Kardiomyozyten und folgenden Umbauvorgängen zur Bildung des Herzens. Die mesodermalen Zellen stellen die Entwicklungsbasis des Myokards dar, welches für das frühe Kontraktionsvermögen des Herzens verantwortlich ist. Die Ausbildung des Gefäßsystems und die Blutbildung sind so vor der Neuralfaltenbildung und der Neuralrinne abgeschlossen. Die Hirnentwicklung beginnt in der 3. Schwangerschaftswoche und ist erst nach der Pubertät abgeschlossen. Diese Erkenntnis wird von den Forschern des HeartMath Institute in Bolder als Grundlage gesehen, dass unsere Herzaktivität unsere Gehirnaktivität in besonderer Weise steuert und eine kohärente Herzaktion unsere neuronale Verarbeitungskapazität entscheidend beeinflusst. (Kohärenz)

Das elektrische Feld des Herzens, das wir im EKG messen, ist etwa 60-mal stärker als das elektrische Feld des Gehirns. Das elektrische Reizfeld des Herzens lässt sich in allen menschlichen Zellen nachweisen. Gleichzeitig ist das Herz die stärkste elektromagnetische Reizquelle (20-80 Picotesla) in unserem Organismus und etwa 100 mal stärker als das Feld des Gehirns (10 Femtotesla).[13] Das vom Herzen erzeugte elektromagnetische Feld wird von anderen Menschen wahrgenommen, was Hirnstrommessungen belegen.[14] Hier eine Illustration, wie wir uns vorstellen können, wie sich die elektromagnetischen Felder des Herzens bei zwei Personen überlagern.

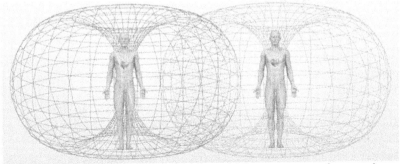

Image courtesy of the HeartMath® Institute – www.heartmath.org

Die neuronale Kraft des Herzens - Neurokardiologie

Das Herz scheint buchstäblich ein zweites Gehirn zu sein. Forschungen haben gezeigt, dass das Herz ein hoch komplexes Nervensystem mit etwa 40.000 Neuronen besitzt, die ein eigenständiges und vom Gehirn und unserem autonomen Nervensystem unabhängig agierendes Netzwerk bilden.

Dieses neuronale Netzwerk des Herzens steht in einer hoch komplexen neuronalen Kommunikationsverbindung mit dem Gehirn. Die ersten Forschungen der Neuroradiologe konnten zeigen, dass das Herz axonale neuronale Zellverbindungen aufweist, ein Netzwerk von komplexen Ganglien, Neurotransmittern Proteinen und Unterstützerzellen, die denen des Gehirns ähnlich sind. Das Nervensystem im Herzen, erlaubt es dem Herzen unabhängig vom Gehirn und den bestehenden Verbindungen, zu lernen und sich zu regulieren.

Über unterschiedliche aufsteigende Nerven sendet das Herz fortwährend Informationen an das Kopf-Gehirn und beeinflusst dadurch unsere Wahrnehmungen und mentalen Vorgänge. Die Nervenbahnen aus dem Herzen erreichen das Kopf-Gehirn an der Medulla, laufen dann weiter bis in die höheren Zentren im Gehirn und haben offenbar großen Einfluss auf die Amygdala, ein wichtiges Zentrum für Instinkte, Emotionen und Angst. Das Herz kommuniziert mit dem Gehirn auf vier verschiedenen Ebenen, dies hat das Heartmath Institute in Bolder herausgefunden:

13 Mit dem optischen Magnetometer maßen die PTB-Experten das Magnetfeld des menschlichen Herzens. In Zukunft könnten somit biomagnetische Messungen des Herzens - in Ergänzung oder als Alternative zum EKG - deutlich einfacher und preiswerter werden. (Der "magnetisch stillste Raum der Welt" ist ein Kasten von Mehrfamilienhaus-Größe und steht auf dem Gelände der Physikalisch-Technischen Bundesanstalt (PTB), Institut Berlin.
14 Graphiken aus The Science of the Heart, an overview of the HeartMath Institute; https://www.heartmath.org/research/science-of-the-heart/coherence/

- über das Nervensystem
- über biochemische Transmitter und Hormone
- über die Pulswelle und HFV
- über das elektromagnetische Feld

Viele Experimente haben demonstriert, dass die aufsteigenden (afferenten) Signale, die das Herz ständig zum Gehirn sendet, die höheren Gehirnfunktionen, die mit Wahrnehmung, Kognition und der Verarbeitung von Emotionen befasst sind, maßgeblich beeinflusst.[15] Gleichzeitig haben die absteigenden (efferenten) Verbindungen des autonomen Nervensystems einen steuernden und regulierenden Einfluss auf unser Herz, sodass unsere emotionale Einstellung ständig auf unsere Herzaktion zurückwirkt.

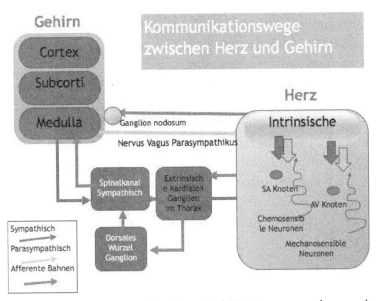

Image courtesy of the HeartMath® Institute – www.heartmath.org

Im intrinsischen Nervensystem des Herzens werden über chemosensible und mechano-sensible Neuronen sympathische und extrinsische kardiale Ganglien im Thorax und Rückenmark angesteuert (afferenter Weg). Corticale und subcortikale Zentren

15 Rollin McCraty, Ph.D. "Image courtesy of the HeartMath® Institute – www.heartmath.org. Übersetzt und modifiziert von Michael Schmidt.

im Gehirn vermitteln schließlich über das parasympathische System (N. Vagus) und die sympathischen Ganglien die Hirn-Herz-Innervation. Die Vermittlung der emotionalen und mentalen Einstellung auf das Herz erfolgt durch das zweizügige autonome Nervensystem, den Sympathikus, der für die Erregung zuständig ist, und den Parasympathikus, der für die Ruhestellung von Organfunktionen zuständig ist. Dabei wird das Erregungsleitungssystem des Herzens, insbesondere der Sinusknoten im rechten Vorhof, der aus Kardiomyozyten besteht und den Herzrhythmus steuert, vom autonomen Nervensystem beeinflusst. Diese neurophysiologische und neurohumorale Kommunikation zwischen Herz und Hirn bildet die Basis, dass unsere Herzaktion unsere Gehirnfunktion und unsere emotionale Einstellung unsere Herzfunktion beeinflusst.[16]

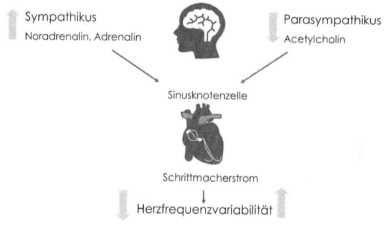

Kohärenz

Die unterschiedlichen Konzepte und Messergebnisse unter dem Begriff Kohärenz sind zentraler Fokus in verschiedenen Wissenschaftsfeldern wie Quantenphysik, Kosmologie, Physiologie, Medizin und Gesundheitsforschung, sowie Gehirn- und Bewusstseinsforschung.

16 Werdan, Schmidt, Heinroth, Ebelt, Höke, Buerke, Müller-Werdan: in Hottenrott/Hoos/Esperer: Herzfrequenzvariabilität, Risikodiagnostik, Stressanalyse, Belastungssteuerung, 2009

"The most common dictionary definition is the quality of being logically integrated, consistent and intelligible, as in a coherent statement. [159] A related meaning is the logical, orderly and aesthetically consistent relationship among parts. [159] Coherence always implies correlations, connectedness, consistency and efficient energy utilization. Thus, coherence refers to wholeness and global order, where the whole is greater than the sum of its individual parts."[17]

Die verschiedenen Definitionen gelten im weitesten Sinne als anwendbar auf physiologische, emotionale und gesellschaftliche Prozesse. In der Physik bedeutet Kohärenz die Synchronisation schwingender Systeme, die phasen- oder frequenzverknüpft sein können, wie Photonen in einem Laser. Solche Kohärenz besteht auch im organischen Körper, wenn zwei oder mehrere oszillierende Systeme miteinander schwingen, wie Herzrhythmus und Atmung.

Für unseren Zusammenhang ist genau die letztere Kohärenz zwischen Atem, Bewegung und HFV von Bedeutung. Diese wollen wir in dem HerzKreis Konzept in einer leichten, emotional lösenden und ent-

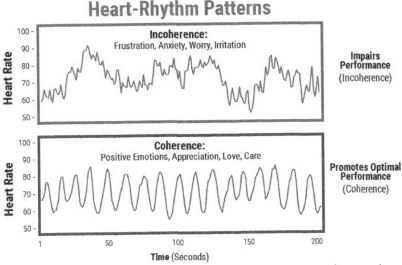

Image courtesy of the HeartMath® Institute – www.heartmath.org

17 The Science of the Heart, an overview of the HeartMath Institute; https://www.heartmath.org/research/science-of-the-heart/coherence/ Fig.4.2.

400   HERZKREIS - MICHAEL D.F. SCHMIDT

spannenden Weise erreichen. Diese Ansteuerung einer harmonischen Herzfrequenzvariabilität einerseits und einer entspannten parasympathisch energetischen und emotional offenen seelischen Haltung ist das Ziel des HerzKreises.

Der Herzkohärenz kommt nun in Bezug auf eine gesunde, offene und entspannte Haltung zu sich selbst und anderen eine besondere Bedeutung zu, da ein herzkohärenter Mensch eine entsprechende Resonanz in seinem Wirkungs,- Arbeits,- oder Umfeld auslöst. Die Charismaforschung und wie die oben kurz erwähnte neurophysiologische Forschung zum elektromagnetischen Feld des Herzens belegt die psychosoziale und energetische Resonanz im mitmenschlichen und sozialen Kontext. Gemäß dem Gesetz der Resonanz erzeugt das Herz eine gleichschwingende Energie, bis hin zu nichtlokalen Wirkungen. Mit den Hirnfunktionen entsteht, wie erwähnt, ein synchronisierter Zustand, wenn das Herz kohärente Schwingungen und „Infoenergie" (Pearsell) aussendet.

Die psychotherapeutische Praxis zeigt: nur eine achtsame und annehmende Haltung gegenüber der eigenen Negativität, den eigenen nicht angepassten Gedanken oder negativen Gefühlen gegenüber, kann den Druck der beschleunigten sozialen Oberfläche innerlich und äußerlich ausgleichen. Es braucht Raum für Achtsamkeit und Innehalten, Raum gegenüber den Gefühlen von Wut, Hass, Entfremdung, Angst und Verzweiflung und nicht Verdrängung und Abwehr. Diesen Raum verkörpert unser Herz auf der Ebene der Organintelligenz.[18, 19] Wir sehen, unserem Herzen wohnt eine Intelligenz inne, die Pulsation des Lebendigen, die im Herz verkörpert ist.

---

18 Vgl.Perasell 1999
19 Gaußmann/Schmidt 2004

Psychokardiologie

Die Psychokardiologie als Spezialgebiet der Medizin untersucht und behandelt den Zusammenhang zwischen Herzerkrankungen und seelischem Befinden. Einerseits können also Herzkrankheiten psychische Begleiterkrankungen wie Depressionen, Ängste oder Traumafolgestörungen auslösen, andererseits zeigen die Befunde, dass Depressionen und Angsterkrankungen das Risiko von Herz-

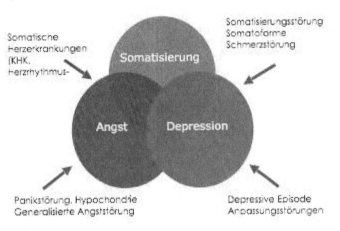

erkrankungen erhöhen können. Die psychosomatische Forschung belegt eindeutig, dass Depressionsschwere, Angstniveau und Projektion des Seelischen in den Körper (Somatisierung) sowohl für die Entstehung, den Verlauf, wie auch für die Bewältigung von Herzerkrankungen von Bedeutung sind. Depression ist mit eingeschränkter HRV bei Infarktpatienten verbunden, eine erhöhte sympathikotone Auslenkung bei Angst- und Depressionspatienten. Folgende Befunde sind anerkannte Befunde der Psychokardiologie:[20]

- Depression bei kardiovaskulären Erkrankungen hat eine durchschnittliche Prävalenz zwischen 17 und 27%
- Nach Langzeitstudien erhöht Depression das Risiko einer späteren koronaren Herzerkrankung

---

20 Albus C.: 2005, Whang et al. 2009; Lesperance 2002, Hermann-Lingen 2002

- Antidepressiva (Fluoxetin, Citalopram) tragen zur Reduktion der Gesamtmortalität bei
- Wenn in der Behandlung körperlicher Erkrankungen die begleitende Depression übersehen wird, verschlechtert dies unnötig die Prognose der körperlichen Erkrankung, z.B. kardiale Mortalität
- Jeder Zehnte gerät nach dem Herzinfarkt in eine Depression.
- 20% der Koronarpatienten zeigen auffällige Angstwerte
- Ein ständig erhöhtes Angstniveau ist häufig mit einer Angina pectoris verbunden!

Der HerzKreis

Mit dem HerzKreis haben wir einen Zyklus von 12 Bewegungen entdecken können, der nach unseren Erfahrungen sowohl eine positive Wirkung auf die Stimmung, die Resilienz bei Herzkranken und das Angstniveau hat. Die Praxis des HerzKreises erzeugt ein salutogenetisch wesentliches Grundgefühl von Stimmigkeit und Kohärenz in der übenden Person. Der HerzKreis ist in emotional stressenden Situationen direkt anwendbar, ohne eine angsterzeugende Konzentration auf die Herzwahrnehmung zu erzeugen. Es werden drei Ebenen der kognitiven, energetischen und intuitiven Körperintelligenz angesprochen:

Auf der vitalen energetischen Ebene: das Einstimmen ins Spüren, ein Hintergrundgefühl von Erdung (Grounding), eine erhöhte Körperwahrnehmung von Synchronisation von Atem und Bewegung.

Auf der emotionalen Ebene: ein Grundgefühl von Vertrauen, Einfühlen in den eigenen Herzraum, Flowerfahrung durch Bewegungsablauf und Achtsamkeit, Beziehungsaufbau zur Herzintelligenz und der Hinwendung zur Integrität des Herzraumes als innerem Ort der Wahrhaftigkeit.

Auf der mental-kognitiven Ebene: das Hineinbewegen in eine grundlegend selbstfördernde Perspektive, in die innere Realität von Realitätssteuerung in Verbindung mit den eigenen Grundbedürfnissen.

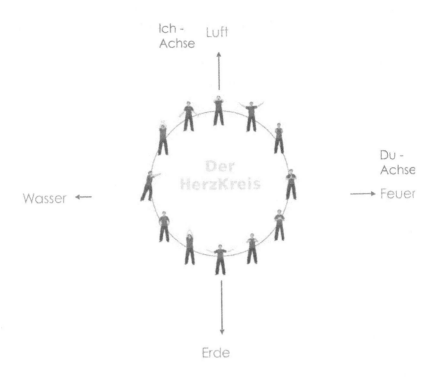

Der HerzKreis stellt in seinen 12 Ausdrucksbewegungen einen Bewegungszyklus durch die vier Elemente dar, die für den jeweils energetischen Schwerpunkt der einzelnen Übung stehen. Gleichzeitig geschieht die Übung auf zwei Achsen der energetischen Regulation: einer Achse zwischen Himmel und Erde, der Selbstachse, und einer Achse zwischen Geburt und Transformation, der Du-Achse.

Jede der HerzKreisübungen verkörpert also einen emotionalen Aspekt unserer Herzintelligenz, der auf der Ebene der Selbstwirksamkeit, wie auf der Ebene der zwischenmenschlichen Realitätsteuerung heilsam wirken kann.

Die energetische Bewegung auf der vegetativen, emotionalen und mentalen Ebene pulsiert beim HerzKreis durch Fülle, Leere und Wandlung wie eine Sinuskurve der Erregung. So hat jede der Übungen eine sympathikotone, neutrale oder parasympathische Wirkungsebene. Dabei bewegen wir uns im HerzKreis durch die

Übungen von einem Zustand oberer Fülle, wie die Traditionelle Chinesische Medizin es bezeichnen würde, in einen Zustand der oberen Leere und unteren Fülle, was einem kohärenten parasympathischen Zustand in der Herzaktion entspricht. In der untenstehenden Tabelle sind die sympathikotonen und parasympathischen Wirkungen auf die innere herzkohärente Einstellung dargestellt. So ist es durch die Praxis der HerzKreisübungen möglich, sich aus einem aufgeregten sympathikotonen Zustand in eine parasympathische Haltung hineinzubewegen, die dann im Alltag mit einiger Übung zu einer entstressten herzgesunden Einstellung führen kann.

	Sympathikotonus Fülle	Neutrale Zone Wandlung	Parasympathikus Leere
vital	Hitze, Druck Anspannung Herzfrequenzsteigerung Obere Fülle	Umschalten in Entspannung	Kühle Leichtigkeit Locker sein Downshifting
emotional	Voll sein von (nichtausgedrückten) Gefühlen Overload	Ausbruch- und Releaseerfahrung	Sanftmut Gelassenheit
mental	Weite und Fülle des Denkens	Der innere Beobachter	Stille

Der Bewegungsablauf des HerzKreises beginnt mit einem innigen Kontakt zum unteren Zentrum im Bauch und wird fließend, von der ersten bis zur 12. Ausdrucksbewegung, Atem und Bewegung synchronisierend, durchgeführt. Jede Bewegung steuert so eine emotionale Haltung an, die eine Kohärenzerfahrung auf einer tiefen Ebene ermöglicht. Jeder einzelnen der 12 Ausdrucksbewegungen ist eine energetische Übungseinstellung, wie eine Übungsbotschaft für den Alltag zugeordnet. Für den Praktizierenden empfiehlt es sich mit Anleitung eines/r HerzKreistrainer/in zu üben und zunächst

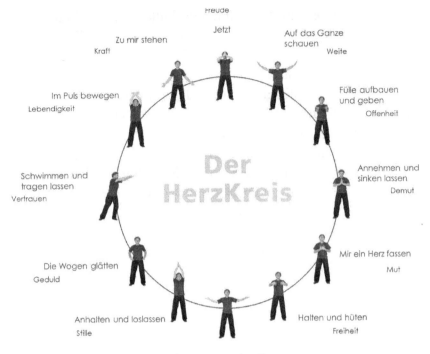

ein Gefühl für Bewegungsablauf und Atemintegration zu bekommen. Jede einzelne Bewegung kann dann mit dem Übungsthema energetisch zu einer Integration von Atem, Bewegung und Ausdruck führen.

In der Darstellung der Übungen (s.u.) können wir die Energiebotschaft jeder Übung und die dazugehörende emotionale Einstellung sehen.

Der Ablauf der Übungen bildet einen in sich geschlossenen Kreis von Ausdrucksbewegungen, deren bewegungsphysiologischer Aufbau mit der emotional – mentalen Einstellungsbildung einhergeht. Die Basisemotionen, die der Herzintelligenz zuzuordnen sind, werden beim Durchlaufen des Übungszyklus entspannend angesprochen. Mobilisierung von Lebensenergie und gleichzeitige Ruheeinstellung werden in dem Bewegungszyklus harmonisch erfahrbar. Das Durchlaufen des Übungssets braucht etwa 7 – 9 Minuten und ist so gut in den Alltag integrierbar. Der HerzKreis ist auch mit unterschiedlichen Bewegungsvorkenntnissen leicht erlernbar, wenn eine Einführung und Anleitung durch zertifizierte HerzKreis TrainerInnen erfolgen kann. Auch mit Anleitung durch eine DVD ist der HerzKreis gut durchführbar. Das Erlernen in der Gruppe ermöglicht eine intensive Erfahrung von Resonanz durch die Synchronisierung von Atem und Bewegungsablauf. Diese Synchronizitätserfahrung ist damit besonders für Teams und Teambildung im therapeutischen Kontext interessant.[21] Meine tiefenpsychologische, psychotherapeutische Gruppenbehandlung beginne ich beispielsweise mit einem Durchlauf durch den HerzKreis, den ich anleite, was für den weiteren Prozess der Gruppenbehandlung sowohl aufwärmende wie einstimmende und fokussierende Wirkung hat. Die Gruppenkohäsion wächst durch die gemeinsame Einstimmung deutlich schneller.

Zusammenfassung

Wenn wir von unserem Herz sprechen, meinen wir den über die physiologische Organfunktion weit hinausreichenden leibseelischen Ort unserer intuitiven Intelligenz und Selbstheilungskompetenz. Die Organsprache des Herzens verweist uns auf eine ganzheitliche, d.h. vital – emotional – mental – spirituelle Heilungskompetenz. Sowohl die neueren Erkenntnisse der Neurokardiologie und der Psychokardiologie, wie der Grundlagenerkenntnisse zur Herzfreuquenz, bestätigen eine ganzheitlich psychosomatische Sicht und die Bedeutung unseres Herzens in der emotionalen und psychischen Verarbeitung von Lebensereignissen und – anforderungen. Hier wird ein Bewegungskonzept ange-

---

21 McCraty, R. Der neueste Stand in der Forschung zur Herzfrequenzvariabilität und sozialen Kohärenz: Techniken, Technologien und Implikationen zur Verbesserung der Gruppendynamik und -Resultate. In diesem Forschungsbericht zeigen sich deutliche Ergebnisse ab, wie Herzkohärenz soziale empathische Prozesse beeinflusst.

wandter Psychosomatik – der HerzKreis – vorgestellt. Der HerzKreis bildet ein Übungsset von 12 Ausdrucksbewegungen, die auf vitaler, emotionaler und mental/spiritueller Ebene einen Zustand herstellen, der die intuitive Kompetenz unserer Herzintelligenz für Selbstheilungsprozesse mobilisiert. Der HerzKreis wird hier als Bewegungsablauf zur inneren Einstellungsbildung dargestellt.

Stichworte
Psychokardiologie, Parasympathischer Zustand, Herzfrequenzvariabilität, Herz-Kohärenz, Herzintelligenz, HerzKreis Training, Nicht-lokale Wirkungen, Herz-Hirn Synchronisation, Depression und Herzerkrankungen, Energetische Ausdrucksbewegungen

Abstract
The HerzKreis - A Holistic Approach in Psychocardiology
If we're talking about the Heart, we're looking on a psychosomatic field in our body – mind unitiy of intuitive intelligence and self healing competence. The language of our heart is the language of healing. The state of knowledge of the neurocardiology and the psychocardiology shows the outstanding meaning of the Heart as a psychosomatic function of coping emotional strain and life events. The Heart Awareness Training is presented as an approach of expressive movements, which is a training of the intuitive intelligence of the heart on a vital, emotional, mental and spirituel level. In this paper the Heart Awareness Training is described as an approach to heart intelligence and a special psychosomatic practise of emotional wellbeing.

Keywords
Heart Awareness Training, Non Local Effects, Heart - Brain Synchronisation, Depression and Heart Disorders, Energetic Expressive Movements

Autor

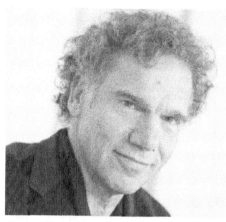

Dr. med. Dipl. Päd. Michael D.F. Schmidt 1952 in Saarbrücken geboren, lebt in Kassel. Er ist Facharzt für Psychosomatische Medizin, Psychiatrie und psychotherapeutische Medizin und Erwachsenenpädagoge in eigener Praxis tätig. Unterrichtet seit 1985 Quan Dao Kung Fu und verbindet seit den 80er Jahren körpertherapeutische und energetische Zugänge mit seiner psychotherapeutischen Arbeit. Er leitet die Gesundheitsakademie Bad Wilhelmshöhe Kassel und den Quan Dao e.V. und bildet Quan Dao LehrerInnen aus. Er ist Autor im Bereich der Psychosomatik und Kampfkunst.

Literatur

Albus C.et al.: Psychosoziale Faktoren bei koronarer Herzkrankheit – wissenschaftliche Evidenz und Empfehlungen für die klinische Praxis. Gesundheitswesen 2005,67,1-8

Dekker, J.M., et al.: Heart rate variability from short electrocardiographic recordings predicts mortality from all causes in middle aged and elderly men. The Zutphen Study, Am. J. of Epidemiology, 1997, 145 (10); S. 899-908;

Doc Childre: Die Herzintelligenz entdecken, Freiburg 2003

Doc Childre, Howard Martin, Rozman Deborah, McCraty Rollin: Heart Intelligence, Waterfront Press 2016

Doc Childre, Vom Chaos zur Kohärenz, VAK Kirchzarten/Freiburg 2000

Gaußmann Alvis, Schmidt Michael.: Der HerzKreis, Kassel 2004

Gia - Fu Feng, Jane English: Lao Tse Tao The King, München 1983

Han Byung Chul: Transparenzgesellschaft, 2016

Hermann-Lingen, C, Buss, U.: Angst und Depression im Verlauf der koronaren Herzkrankheit.in: Jordan, J., Bardé.B, ZeiherAM, (Hrsg.) Staus Konferenz Psychokardiologie, Bd.5, VAS Frankfurt/Main. 2002

Hottenrott, Kuno: Training with the heart rate monitor, Oxford 2007
Hüther, G., Spannbauer Ch. (Hrsg.) et al.: Connectedness-Warum wir ein neues Weltbild brauchen, Bern 2012
Lespérance, F. et al: Effects of citalopram and interpersonal psychotherapy on depression in patients with coronary artery disease: the Canadian cardiac Randomized evaluation of antidepressant and psychotherapy efficacy (CREATE) trial: JAMA (2007), 297, 367-379
Pascal, Blaise: Pensées 1670: Gedanken über die Religion und einge andere Gegenstände, Berlin 1840
Pearsell, Paul: Heilung aus dem Herzen, München 1999
Rollin McCraty, Ph.D., vom Institute of Heart Math.
Rüegg Johann Caspar: Die Herz-Hirn-Connection, Sttgt 2013
Soyka, Knut Herzinfarkt vermeiden, Gießen 2002
Nidiaye Safi: Das Tao des Herzens, München 2003
Schmidt, Michael: Quan Dao Grundübungen der Kraft, Neckarsulm 2010
The Science of the Heart, an overview of the HeartMath Institute; https://www.heartmath.org/research/science-of-the-heart/coherence/
Trungpa Chögyam: Erziehung des Herzens, Boston 2004
Tsuji, H., et al., Reduced heart rate variability and mortality risk in an elderly cohort. The Framingham Heart Study. Circulation, 1994. 90(2): p. 878-883.
Werdan, Schmidt, Heinroth, Ebelt, Höke, Buerke, Müller-Werdan: in Hottenrott/Hoos/Esperer: Herzfrequenzvariabilität, Risikodiagnostik, Stressanalyse, Belastungssteuerung, 2009
Whang, W. et al.: TOVA Study investigators. Depression as a predictor for appropriate shocks among patients with implantable cardioverter-defrillators; J Am Coll Cardiol 2005, 45 1090-1095
Wilber Ken: Integrale Psychologie Freiamt 2006
Wilber, Ken Trump and the post truth world. 2017: file:///e:/Desktop/Wilber%20Trump%20post%20truth%20world.pdf
Wolfram Schleske, Logik des Herzens, München 2003
McCraty,R. Der neueste Stand in der Forschung zur Herzfrequenzvariabilität und sozialen Kohärenz: Techniken, Technologien und Implikationen zur Verbesserung der Gruppendynamik und -Resultate, https://blog.heartmathdeutschland.de/wp-content/uploads/2018/08/McCraty_New_Frontiers_in_HRV_and_Social_Coherence_Research_DEU.pdf

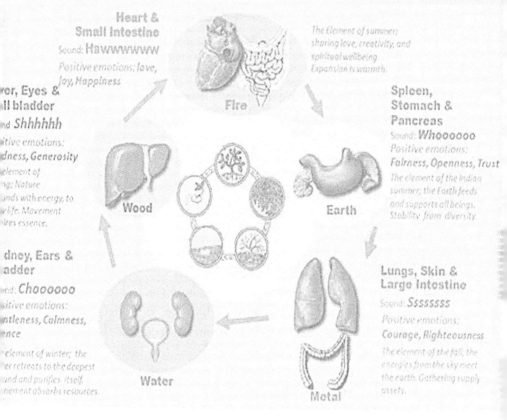

TAO-TECHNIKEN DER INNEREN ALCHEMIE

Bauchmassage und meditative Techniken
TAO Techniques for the Inner Alchemy
Matvei Tobman

1. Einführung

Unter Bauchmassage werden Behandlungstechniken verstanden, die hauptsächlich auf die Bauchdecke und die darunter liegenden Organe einwirken. Dabei stellt der Bauchnabel das Zentrum der behandelten Region dar. Es wundert nicht, dass diese Methode in vielen Kulturen Anwendung findet, da es sich dabei im Grunde genommen um eine sehr intuitive Behandlung handelt. Neugeborene Kinder werden von den vorsorglichen Müttern ständig am Bauch gestreichelt. Bei Bauchschmerzen legt jeder seine eigene Hand auf oder versucht durch eine Wärmflasche und weiche Massage eine Entspannung herbeizuführen. Sogar bei akuten chirurgischen Erkrankungen wie Appendizitis kann eine aufgelegte Hand im rechten unteren Quadranten ein indirektes Symptom für diese Erkrankung darstellen.

2. Wirkung der Bauchmassage

Es gibt verschiedene Erklärungen für die Wirkung der Bauchmassage. Je nach Schule und Weltanschauung erklärt man ihre Wirkung durch Stimulation von Meridianen und Förderung des Qi-Flusses (TCM), Lösen von Knoten und Geflechten in der Bauchdecke und in den tieferen Schichten der Bauchhöhle (Taoismus), durch verbesserte Durchblutung und reflektorische Einwirkung auf die Bauchorgane (Schulmedizin) oder durch die tiefe Entspannung, die auf passende Umgebung, entsprechendes Ambiente und weiche Techniken zurückzuführen ist (Wellness). Sogar die primär auf das Skelett orientierte Osteopathie hat die Bauchmassage in Form von „viszeraler Osteopathie" aufgenommen. Dabei steht „das Wiederherstellen der inneren Balance zwischen den Organen aber auch zum muskuloskelettalen System durch viszerale Osteopathie" im Vordergrund. Das soll die Organfunktionen verbessern und sich unter anderem auf Fehlhaltungen und Verspannungen des äußeren Muskelapparats positiv auswirken. Unabhängig von den Begründungen der Wirkung wird angenommen, dass die Bauchmassage in vielen Situationen eine Abhilfe schaffen kann:
Bei Kreislaufproblemen, Nervosität und Ängsten oder chronischen Verdauungsstörungen. Wissenschaftler beschäftigen sich auch mit dieser sanften Behandlungsmethode und liefern Bestätigungen für ihre therapeutische Effektivität – besonders bei Verstopfung.

3. „Physiologie" einer Bauchmassage

Da der Bauch immer mit der Gefühlswelt und Intuition in Verbindung gebracht wird, wundert es nicht, dass die Bauchmassage, wie viele ganzheitliche Behandlungsmethoden, mit einem esoterischen bzw. mystischen theoretischen Überbau gestützt wird. Chakras, Energiekreislauf, zweites Gehirn finden im Bauch ihren Platz.

Wenn man den Bauch aus energetischer Sicht betrachtet, befinden sich hier neben den Abschnitten von 5 tiefen zentralen Meridianen, die oberflächlich liegenden Anteile bekannter Qi-Meridiane, das energetische Zentrum (Hara) bzw. der untere Dai Teng. Mehrere taoistische Techniken beziehen sich auf die Bauchorgane. Die Technik der heilenden Laute sowie Organmeditationen bauen auf den spezifischen Empfindungen im Bauch (Kälte, Wärme, Feuchtigkeit usw.) auf. Daher scheint es sinnvoll zu sein, die meditativen Techniken mit manuellen zu kombinieren, um eine ganzheitliche Wirkung dieser Technik voll auszuschöpfen.

Rein physiologisch gesehen, wirken die taktilen Reize durch die neuronalen Schaltungen auf den Darm und andere Bauchorgane ganz analog zu den anderen manuellen Techniken. Mit einem wesentlichen Unterschied: die inneren Organe werden durch ein separates, autonomes vegetatives Nervensystem versorgt, was zu den anderen Reaktionen auf die therapeutischen Einwirkungen führt als bei den muskuloskeletalen Techniken.

Betrachtet man zusätzlich die Barrierefunktion des Magendarmtraktes und seine raschen Reaktionen auf emotionale Veränderungen, wird schnell klar, welche Bedeutung die durch Bauchmassage beinflussbaren Beschwerden in der Praxis haben. Somit kann eine einfachere Erklärung für die Wirkung der Bauchmassage gefunden werden: Entspannung und Beruhigung wirken auf der emotionalen Ebene und unterbrechen die Überflutung des Körpers mit Stresshormonen. Die mechanischen Reize an den Irritationspunkten wirken energetisch/reflektorisch wie die Akupressur, die Verhärtungen und Verklebungen in den

Bauchdeckenschichten werden gelöst, oft kann man dabei eine physische Ursache wie eine kleine Hernie oder einen Weichteiltumor wie ein Lipom finden...

4. Praktische Bedeutung

Es ist jedoch wichtig zu verstehen, dass unabhängig von der Erklärung die Bauchmassage wirkt. In Kombination mit meditativen und suggestiven Techniken setzt diese Methode auf allen Ebenen an und führt nicht nur zur Linderung der Beschwerden (Körper), verbessertem Selbstempfinden (Seele), sondern auch zur persönlichen Entwicklung des Menschen (Geist). Genau an dieser Stelle setzen die TAO-Techniken der inneren Alchemie an, indem sie eine innere Transformation durch Verarbeitung von negativen Emotionen in Gang setzen.

An der Stelle möchte ich einen kurzen praktischen Überblick über Tao-Techniken aufführen, die eine enge Verbindung zur Bauchmassage haben. Hoffentlich wird dadurch klar, welche integrale Rolle der Bauch in unserem „energetischen" Haushalt spielt und welche Möglichkeiten die Verbindung einer Bauchmassage mit meditativen Techniken mit sich bringen.

Eine der ältesten taoistischen Systeme heißt Chi Nei Tsang, was als "Die Energie der inneren Organe bearbeiten und transformieren" übersetzt werden kann.

Dabei ist das Wort „Energie" etwas verwirrend. Dieses Wort wird auch als Übersetzung für den Begriff „Qi", „Chi" oder „Prana" benutzt. Es wird suggeriert, dass diese Energie „Kraft" bedeutet und wie die Elektroenergie produziert, benutzt und gespeichert werden kann. Wenn man sich aber mit dem Begriff „Qi" etwas tiefer befasst, kommen viele andere Bedeutungen hinzu. Wikipedia führt die folgenden Definitionen auf: „...Energie, Atem oder Fluidum, kann aber wörtlich übersetzt auch Luft, Gas (in der Chemie/ Physik), Dampf, Hauch, Äther sowie Temperament, Kraft oder Atmosphäre bedeuten. Außerdem bezeichnet Qi die Emotionen des Menschen..."

Im alten China hat das Wort „Qi" eine ganz andere Bedeutung als „Kraft" - „Dampf über den Reisfeldern" oder „über dem gekochten Reis" oder auch „Strahlen der Sonne" (Resonanz von Körper und Geist: Zur Philosophie des Geistes im chinesischen Denken von Dominique Hertzer, Verlag: tredition; Auflage: 1, 13. August 2018).

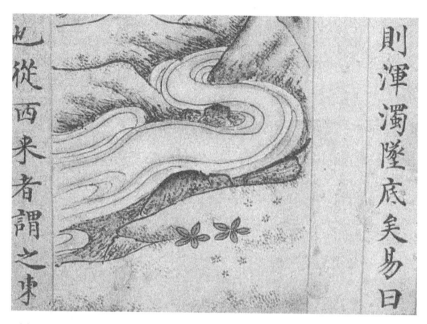

Abb. 1 Bergfluss

Aus diesen Ausführungen entsteht ein anderes Verständnis für „Chi". Ins Zentrum seiner Bedeutung rücken die Natur, die Leichtigkeit, der Fluss vor. Ein Mensch, der z.B. Chi Nei Tsang praktiziert, fühlt sich besser, er lernt seine Energieströme von den Blockaden zu befreien, seine negativen Emotionen in positive umzuwandeln und das Wichtigste dabei – im Fluss zu bleiben, d.h. flexibel und entspannt auf die Herausforderungen des Lebens zu reagieren. Damit schafft er erst die Voraussetzungen für die tatsächliche Arbeit mit den inneren Energien. Wenn der Körper gestärkt ist (Chi-Gong, Atemübungen, statische und dynamische Meditationen) und die Energieverluste (Geschlechtsorgane,

negative Emotionen, Ausrichtung aller Sinnesorgane nach außen, falsches Essen, oberflächliche Atmung usw.) kontrolliert werden können, kann erst ein Energielager im Bauch aufgefüllt werden.
Der Aufbau erfolgt zuerst durch die Grundtechniken des „Inneren Lächelns" und „Mikrokosmischer Orbit". Erst danach ist man bereit mit den Organ-Energien zu arbeiten.
Was sind diese „Energien"? In der westlichen Kultur sind sie nicht unbekannt. Wenn einem etwas „schwer im Magen liegt" oder die „Galle hoch kommt" oder etwas „auf die Nieren geht" fühlt man genau das, was Taoisten als "negative Organ-Energien" bezeichnen. „Schmetterlinge im Bauch" oder „aufblühendes Herz" dagegen sprechen für einen sehr positiven emotionalen Zustand, wenn man es trocken ausdrücken will. Und genau hier entsteht die von den Taoisten postulierte Verbindung Organ-Emotion-Energie. Jedes Organ wird nach dieser „gefühlten" Logik mit bestimmten Emotionen in Verbindung gebracht. Dabei gibt es sowohl negative als auch positive Emotionen. Der einzige Unterschied zwischen den beiden ist eben die Tatsache ob sie die gesamte Energetik positiv oder negativ beeinflussen. So kann ein Verliebter vor lauter Energie im Bauch kaum einschlafen und fühlt sich in der Lage, Berge zu versetzen. Nach einem Wutausbruch dagegen breiten sich eine innere Leere und manchmal ein bedrückendes Schuldgefühl aus, so dass keine kurzfristige Erholung zu erwarten ist.

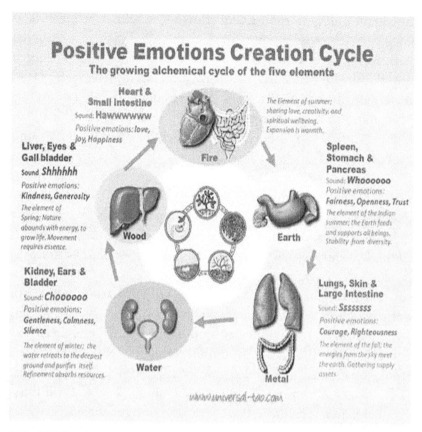

Abb. 2 Verbindung zwischen Emotionen und inneren Organen

Nun, wo wir von unserer „gedachten" Logik zur „gefühlten" Logik gewechselt haben, können wir das Behandlungssystem des Chi Nei Tsang etwas näher betrachten.

Die negativen Energien stören den Fluss und entladen unsere innere Batterie. Beides führt zu Verschlechterung der Energieversorgung einzelner Organe und Organsysteme, was sich wiederum in der gesamten Energetik des Menschen widerspiegelt. Da wir uns in einem ständigen Austausch mit der Außenwelt befinden und nicht nur positive Einflüsse erfahren und nicht nur positiv darauf reagieren, werden die inneren Organe mit negativen Energien (Emotionen) überladen und können sich wegen der niedrigen

Energetik und gestörtem Energiefluss nicht zeitnah reinigen. Das Gleichgewicht wird gestört. Die Organe, die Wärme produzieren (z.B. Herz) werden überhitzt, die anderen (wie die Niere) dagegen unterkühlt. Das verstärkt die negativen Emotionen (Herz: Hass, Bitterkeit, Stress, Niere: Angst, Misstrauen) und erschwert die „Produktion" von positiven Energien (Herz: Liebe, Fröhlichkeit, Niere: Sanftmut, Güte). Diese energetische Verschlackung und Flussstörungen manifestieren sich bald als schmerzhafte Punkte (Myogelosen in der Schulmedizin), Verhärtungen in Projektion auf die innere Organe (Head-Zonen in der Schulmedizin) und andere manuell oder sogar visuell feststellbare Veränderungen am Körper (Muttermale, Warzen, Tumore). Mit Hilfe von manuellen Techniken in Kombination mit Meditationen ist ein Behandler in der Lage den energetischen (= emotionalen) Zustand des Patienten sowie bereits aufgetretene funktionelle (z.B. Irritationspunkte auf der Bauchdecke) und reversible organische (Myogelosen) Veränderungen zu beeinflussen und damit den „Teufelskreis" der energetischen Blockade zu durchbrechen. Wenn energetische (funktionale und somit reversible) Veränderungen in organische (z.B. Weichteiltumor) übergegangen sind, sind die Einflussmöglichkeiten durch die Bauchmassage nur auf die energetische Begleitveränderungen beschränkt.

5. Überblick über manuelle Techniken der Bauchmassage

Der Autor ist kein ausgebildeter Instruktor für Chi Nei Tsang, daher werden weitere Techniken dargestellt ohne Anspruch auf einen Ausbilder-Status zu erheben. Es gibt inzwischen viel Literatur und Informationen, in der einzelne Techniken ausführlich behandelt werden.
(z.B. Mantak Chia, https://www.mantakchia.com)

5.1. Meditation der heilenden Hände

An der linken Hand werden der Zeigefinger und der Daumen zu einem Kreis geschlossen, an der rechten Hand – Daumen, Ringfinger und Kleinfinger, sodass links Mittelfinger, Ringfinger und Kleinfinger gestreckt bleiben und rechts – Zeigefinger und Mittelfinger. Die Hände werden locker mit den Rückseiten auf die Knie gelegt. Man stellt sich vor, dass Qi aus der Umgebung durch die gestreckten Finger der linken Hand aufgenommen und den linken Arm entlang geleitet werden.
Dieser Fluss wird über die Schulter hinter dem linken Ohr zum Scheitelpunkt gelenkt. Beim Einatmen zieht man spiralförmig Qi aus dem Universum an und vermischt sie mit dem Qi aus der linken Hand. Dann lässt man dieses Qi den rechten Arm entlang herunter fließen. Wenn der Fluss die rechte Hand durch die gestreckten Finger verlässt, wird er durch die Vorstellung bogenförmig in die linke Hand geleitet. Somit schließt sich der Kreis. Man kann diese Übung bis zu 18 mal wiederholen, dabei muss die Energie aus der rechten Hand mit der Energie aus der Umgebung immer neu vermischt werden, wenn man den neuen Kreis an der linken Hand beginnt.
Bei dieser Übung entstehen ein Qi-Gefühl in den Händen und sehr spezifische Gefühle im Bereich des dritten Auges und im Bauch.

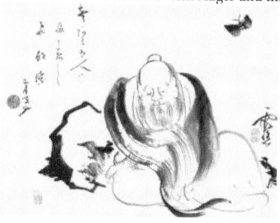

Abb. 3 Meditation

Dieses Gefühl muss der Behandler idealerweise im Laufe der gesamten Behandlung beibehalten. In diesem Zustand ist man in der Lage warme, kalte, feuchte usw. Eigenschaften einzelner Organe zu erfassen. *Nur so können aus trockenen mentalen Konstrukten bzw. Organ-Energien lebendige Erfahrungen werden.*

5.2. Eröffnung der Windtore

Unter dem Begriff „Wind" verbergen sich viele Zustände, die als pathologische, oft extern getriggerte Flüsse bezeichnet werden können. Es werden bestimmte Punkte um den Nabel herum im Sinne von Akupressur behandelt.
Diese Einstiegstechnik ist mit der taoistischen Numerologie eng verbunden. Es gibt Tabellen, die die Einwirkungsdauer auf die einzelnen Punkte mit dem Puls und dem Wochentag in Verbindung bringen. So muss man z.B. am Montag den ersten Punkt am Nabel 8 Pulsschläge lang drücken, am Dienstag dagegen 17. Ob das Universum tatsächlich so präzise in Zahlen abgebildet werden kann bleibt offen. Unabhängig von den numerologischen Vorgaben, hat sich wohl über Jahrhunderte hinweg der folgende Ablauf bewehrt:
- Dai Teng
- links vom Nabel: linke Niere
- oberhalb des Nabels: Herz
- rechts vom Nabel: rechte Niere
- unterhalb des Nabels: Harnblase
- auf ca. 4:30 (wenn man sich den Nabel als Zifferblatt vorstellt): Darm
- auf 1:30: Magen und Milz
- auf 10:30: Leber und Gallenblase
- auf 7:30: Darm

Diese Punkte werden mit dem Daumen weich, mit kreisenden, sich vertiefenden Bewegungen bis zur Schmerzgrenze behandelt. Der Patient muss dabei tief und entspannt atmen. Am Ende wird in der Nabelgegend leicht geklopft. Die Hand bewegt sich im Kreis um den Nabel.

5.3. Winde verfolgen

Diese Technik arbeitet ebenfalls mit den Organenergien. Sollte sich zu viel Wärme im Bauch gesammelt haben (Herz, Dünndarm), werden die Hände auf die Bauchdecke aufgelegt. Der Patient wird aufgefordert den Laut des Herzens zu wiederholen. Wenn die Wärme sich im Nabelbereich aufgesammelt hat, legt der Behandler eine Hand auf die Lende des Patienten und formt gedanklich einen Klumpen aus dieser Energie.

Danach wird die kalte Energie der Nieren ebenfalls zu einem Klumpen (oder einer Kugel) geformt. Diese kalte Energie muss dann die warme abkühlen. Dafür wird sie mit den Händen in den Dünndarm gebracht. Anschließend wird die krankhafte Energie in den Dai Teng gebracht und hier manuell „ausgeschöpft". Am Ende muss der Patient sich Sonnenlicht im behandelten Bereich vorstellen.

5.4. Detoxikation der Haut und des Darmes

Dieser Behandlungsabschnitt ähnelt der klassischen Bauchmassage. Zu den wichtigsten Techniken gehören:
- Spirale
- Ausschöpfen
- Wackeln
- Schütteln
- Streichen

Den einzigen wesentlichen Unterschied stellt dabei der Behandler dar. Er muss ständig das Qi-Gefühl bewahren und dem Patienten helfen, bei sich einen ähnlichen Zustand zu induzieren.

5.5. Spezielle Techniken für die einzelnen Organe

Es gibt eine Fülle von speziellen Techniken, die den Rahmen dieses Artikels sprengen würden. Ganz allgemein gesagt, handelt es sich dabei um eine ausgewogene Mischung aus Meditation, Akupressur und lokale Einwirkung auf einzelne Strukturen in der Bauchhöhle und der Bauchdecke.

6. Abschluss

Zum Schluss kann man das erreichte Qi-Gefühl verstärken und die oben aufgeführte Beschreibung des Qi als „Dampf über Reisfeldern" mit Erfahrung füllen. Dafür fordert man den Patienten auf, die warme Energie des Herzens/Dünndarms im Nabelbereich zu sammeln. Im zweiten Schritt soll der Patient die kühle Energie der Nieren/Harnblase über der Harnblase sammeln. Wenn die zwei Kugeln fertig sind, stellt man sich einen Kessel im Tai Deng vor. Dieser Kessel wird dann mit der kühlen Energie gefüllt (Wasser). Dann muss die heiße Kugel unter den Kessel gebracht werden. Anschließend stellt sich der Patient ganz real vor: das Wasser wird langsam heiß und verdampft. Diese warmen angenehmen Dämpfe steigen auf und füllen langsam den ganzen Körper mit dem angenehmen Qi-Gefühl.
Wenn der Patient gut entspannt ist, kann man ihn 10-15 Minuten bei einer wohl klingelnden Musik in diesem Zustand liegen lassen.

Dieser kurze Überblick soll einerseits die Komplexität der Taoistischen Bauchmassage vermitteln, die eine Fähigkeit in sich und in die Umwelt hineinzuhören sowie ein gutes Vorstellungsvermögen voraussetzt, aber andererseits die spielerische Vorgehensweise betonen.
Eine der zentralen mystischen taoistischen Techniken befasst sich mit der Zeugung und Kultivierung des inneren Kindes. Daher möchte ich am Ende dieses Artikels die Botschaft meiner Tao-Lehrerin Chong-Mi Müller an den Leser weitergeben: wenn etwas Ungewöhnliches im Leben passiert, statt der üblichen Gedanken „warum immer ich?", „was soll es?" und Reaktionen „nichts wie weg", „das habe ich nicht verdient!" usw. mit einem kindlichen „interessant!" zu reagieren.

Zusammenfassung
TAO-Techniken der inneren Alchemie

Wenn ein Mensch Bauchschmerzen hat oder nur ein Schwergefühl im Magen verspürt, legt er eine flache Hand an die schmerzende Stelle und erreicht dadurch oft eine Erleichterung. Da der Bauch immer mit der Gefühlswelt und Intuition in Verbindung gebracht wird, wundert es nicht, dass die Bauchmassage, wie viele ganzheitliche Behandlungsmethoden, mit einem mystischen theoretischen Überbau gestützt wird. Chakras, Energiekreislauf, zweites Gehirn finden im Bauch ihren Platz. Rein physiologisch gesehen, wirken die taktilen Reize durch die neuronalen Schaltungen auf den Darm und andere Bauchorgane ganz analog zu anderen manuellen Techniken. Mit einem wesentlichen Unterschied: die inneren Organe werden durch ein separates, halb autonomes vegetatives Nervensystem versorgt, was zu den anderen Reaktionen auf die therapeutische Einwirkungen führt als bei den muskuloskeletalen Techniken. Somit kann eine einfachere Erklärung für die Wirkung der Bauchmassage gefunden werden: Entspannung und Beruhigung wirken auf der emotionalen Ebene und unterbrechen die Überflutung der Bauchorgane mit Stresshormonen, mechanische Reize an den Irritationspunkten wirken energetisch/reflektorisch wie die Akupressur. In Kombination mit meditativen und suggestiven Techniken setzt diese Methode auf allen Ebenen an und führt nicht nur zu Linderung der Beschwerden (Körper), verbessertem Selbstempfinden (Seele), sondern auch zur persönlichen Entwicklung des Menschen (Geist).

Stichworte

Taoismus, Bauchmassage, Intuition, Meditation, Entspannung, Meridian, Qi / Chi, Akupressur, Emotion, Chi-Nei-Tsang

Abstract
TAO Techniques for the Inner Alchemy

Whenever somebody experiences abdominal pains or just a heavy feeling in their stomach placing a hand flat on the painful spot often brings relief. Given the correlation between the abdominal area and our emotions and intuitions – "gut feelings" –, it is hardly surprising that abdominal massage, as in the case of many holistic treatment methods, is closely associated with theories relating to the mystical dimensions involved. Chakras, energy circulation, the second brain are located in the abdominal area. Purely physiologically speaking, tactile stimuli, just as with other manual techniques, act upon the gut and other internal organs through neurological networks. There is an important difference, however: the internal organs are supplied by a separate, semi-autonomous vegetative nervous system and this results in the different reactions to the therapeutic process besides those produced with purely musculoskeletal techniques. Hence the explanation of how abdominal massage works is a simpler one. The relaxing and calming effect of abdominal massage in turns acts at an emotional level by blocking off the stress hormones flooding the internal organs. Mechanical stimuli applied to points causing irritation work in the same way as acupressure by energetic/reflex action. Combined with techniques involving meditation and suggestion this method exercises an influence at all levels, i.e. holistically, resulting in not only the reduction in pain (body), an improved sense of self (soul) but also enhancing an individual's personal development (mind).

Keywords
Taoism, abdominal massage, intuition, meditation, relaxation, meridian, qi / chi, acupressure, emotion, chi-ney-tsang

Autor

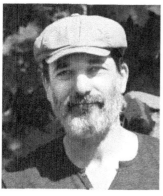

Dr. med. Matvei Tobman
Facharzt für Chirurgie, geb. in Aserbaidschan. Mit 1,5 Jahren wurde mein Vater als Offizier nach Russland abkommandiert, wo wir bis 1998 gelebt haben (Stadt Astrakhan - im Delta der Wolga am Kaspischen Meer), seit 1998 lebe ich mit meiner Familie in München. Ich bin Facharzt für Chirurgie, IT-Fachmann und Risikomanager. In meinem ärztlichen Werdegang als Chirurg bin ich oft mit Rückenschmerzpatienten konfrontiert worden und habe neben den manuellen die Injektionstechniken angewandt. Schon während des Studiums habe ich klassische Massage, Akupressur und Manuelle Therapie gelernt. Ich betreibe eine Privatpraxis für Massage und manuelle Therapie. Außerdem praktiziere ich TAO-Techniken (Bauchmassage, Mikrokosmischer Orbit und andere) Aikido, energetische und psychische Techniken aus dem Sufismus. Mein Schwerpunkt liegt in der Integration verschiedener Heilungsmethoden unabhängig von der wissenschaftlichen Begründung.

SPIRITUALITÄT UND SEXUALITÄT IN DER GEBURTSHILFE
Spirituality and Sexuality in Midwifery (Obstetrics)

Susanne Dörfler

Sicherheit in der Mutterschaft durch die Integration von Spiritualität und Sexualität

Die Hebamme ist in Kontakt mit den existentiellen Angelegenheiten eines Paares/ der werdenden Eltern. Das bedeutet, dass sie bereit ist, sich einzulassen auf deren intimen schöpferischen Prozess - der Schöpfung von neuem Leben, einer neuen Partnerschaft, neuer Bindungen.
Die Hebammenkunst geht bewusst und achtsam mit den beiden elementaren Lebenskräften - Spiritualität und Sexualität - in der Begleitung/ Betreuung der werdenden Eltern um.

Die Gebärmutter ist der Ort aller Weisheit und allen Wissens über das Leben und die Lebensprozesse, über das Einssein mit allem Lebendigen. In der Gebärmutter verbinden sich Spiritualität und

Sexualität, dessen höchster Ausdruck das Entstehen neuen Lebens ist. Im Liebesspiel, während der Schwangerschaft, Geburt und der Zeit danach arbeitet die Gebärmutter sehr intensiv. Jede Zelle in ihr öffnet sich. Ihre Kraft fließt in den Körper der Frau und in ihren Geist, stärkt und ermächtigt sie.
Die Aufgabe der Hebamme ist es, in Kontakt mit dem Uterus der Frau zu sein. Sie ist die Mittlerin zwischen den Informationen aus der Gebärmutter und der Frau/ dem Paar - Mittlerin und Beschützerin.

1. Spiritualität

Spiritualität ist die Fähigkeit des Menschen sich mit der Lebensenergie zu verbinden, die durch das gesamte Universum fließt. In dieser Vereinigung sind wir Menschen eins mit der Schöpfung.

Besonders während der Zeit der Schwangerschaft, der Geburt und dem Wochenbett sind die Türen zur Spiritualität weit geöffnet. Die Hebamme ist Zeugin und Spiegel der spirituellen Erfahrungen der werdenden Mutter/ der werdenden Eltern.
Mit der Spiritualität zu arbeiten heißt, einen offenen Raum zu gestalten in dem es möglich ist, dem Nichtgewussten, dem Nichtdefinierten, dem Nichterwarteten - neuer Schöpfung, neuen Dimensionen zu begegnen - der Lebensessenz.

Es braucht eine besondere Umgebung, einen besonderen Umgang, damit der Kontakt mit spiritueller Energie sicher und beschützt ist und Realität im täglichen Leben werden kann - in unserem Fall eine integrierte Realität während der Zeugung, der Schwangerschaft, der Geburt und des Wochenbettes. Für das Eintauchen in die spirituelle Ebene braucht es *Übergangsrituale*.
Wir können solche Rituale in alten Kulturen finden oder wir können solche selbst neu entwickeln. Die Indianer z.B., verwendeten heiliges Räucherwerk, um die Aura zu reinigen, vor der Begegnung mit dem Heiligen. Andere Möglichkeiten sind Gebete,

Gesänge (z.B. Mantren), Musik (Trommeln, Flöten, Harfe,...), Tanz und spezielle Körperarbeit. Diese Übergangsrituale ermöglichen es, gewohnte Muster und das zivilisierte Ego zurückzulassen und sich für höhere Energien zu öffnen, die uns erreichen können, lehren und verwandeln.

Mit *verschiedenen Methoden* hilft die Hebamme der Frau in Kontakt zu kommen mit ihrer archaischen Kraft. Diese Arbeit führt uns zu den Archetypen der Frau - Hexe, Wölfin, Jungfrau, weise Alte, Hure, Kriegerin, Königin, Priesterin, Heilerin... Der Kontakt mit den Archetypen gibt der Frau Informationen über sich selbst und ist eine der Quellen, um mit den elementaren Kräften der Geburtswellen zu wachsen.

Es gibt verschiedene Wege um das Bewusstsein und den Körper für ihre archaische Kraft zu öffnen. Ein altes auch von den Indianern kommendes Ritual ist die *„Mondhütte"*. Es ist dies eine spezielle Hütte nur für Frauen, eine Art Schwitzhütte. In der Dunkelheit der Hütte auf Mutter Erde hockend, kniend,... durch die Hitze der glühenden Steine schwitzend, können sich die Frauen mit der Gebärmutter von Mutter Erde verbinden und sich von all ihrer Kraft und Weisheit erfüllen lassen - um dann diese Geschenke in das eigene Leben als Frau und in die Mutterschaft einfließen zu lassen.

Eines der heilsamsten Rituale ist *Atmen* - besonders eine spezielle Form, die des verbundenen Atmens. Das verbundene Atmen erlaubt der werdenden Mutter in den heilenden Lebensstrom jeder ihrer Zellen einzutauchen und die Schwingungen ihres Geistes zu harmonisieren. Ihre wichtigsten Lebensthemen können in ihr Bewusstsein auftauchen und in diesem Status vermehrter Energie kann der Geist neue Muster, neue Lösungen, neue Visionen finden und weben.
In der Schwangerschaft kommt es immer wieder zu neuen, fremden, herausfordernden, existentiellen Fragen - auch die

kommende Geburt betreffend. Es macht einen großen Unterschied für den Umgang mit ihnen, diesen Themen in einem vitaleren Zustand zu begegnen und zu bearbeiten.

Der verbundene Atem gibt der Hebamme auch einen tiefen Einblick, wie die Frau mit etwas mehr und höherer Energie kooperiert. Diese Arbeit in warmem Wasser zu machen, bringt Sanftheit in die Intensität und ist daher in der Schwangerschaft sehr zu empfehlen.

Ich möchte noch eine Möglichkeit vorstellen um den archaischen Wurzeln zu begegnen: *Tanzen*! Freies Tanzen zu „Gebärmutter-Musik", Musik, die in der Schwingung der Urhöhle des Lebens klingt, z.B. Ethnomusik, Trommeln, Didgeridoo, Delphin- oder Walgesänge, Musik des Windes u.a.

Die Methode, die ich persönlich am meisten verwende, und die ich als eine der effektivsten Wege für die Schwangerschaftsbegleitung und Geburtsvorbereitung erfahren habe, ist die tiefe *zelluläre Entspannung (Tiefenentspannung)*. Auf diese möchte ich jetzt ausführlich eingehen.

Die Frau, bzw. das Paar, liegt * mit geschlossenen Augen in einem warmen Raum. Die Hebamme sitzt vor ihr, ebenfalls mit geschlossenen Augen, führt die Frau durch ihren Körper, erlaubt dem Körper sich zu entspannen und unterstützt ihn dabei. Die Hebamme schafft so einen Raum, in dem der Körper selbst den Weg in die Entspannung findet; in diesen wohlbekannten und tiefersehnten Zustand, in dem sich der Körper mit neuer Energie auffüllen kann - aus einer in ihm selbst wohnenden Quelle.
Gemeinsam mit dem physischen Körper kann sich auch der „Gefühlskörper" entspannen, offen und ruhig werdend, frei fließend. Der Geist kann sich entspannen, die Gedanken kommen und gehen ohne eine spezielle Aufmerksamkeit oder Bedeutung zu bekommen. Der „Energiekörper", der den physischen Körper umgibt, die Aura, kann in seine höchst angenehme Schwingung

kommen, erfüllt mit den Farben der Heilung.
Die Tiefenentspannung erlaubt dem Atem sanft und natürlich zu fließen.
Die werdende Mutter wird mit dem Gefühl von tiefer Entspannung in ihrem Körper vertraut. Dies hilft ihr und bereitet sie darauf vor, den Körper auch während der starken Geburtswellen zu entspannen.
Im Zustand tiefer Entspannung ist es förderlich *geführte Meditaionen* oder *Affirmationen* einzubringen.
Affirmationen sind kurze positiv formulierte Statements, Wörter oder Sätze, die harmonisierend, heilsam, stärkend und ermunternd wirken. Sie sind sehr hilfreich um die Mutter/ das Paar dabei zu unterstützen alte, störende psychische oder mentale Muster loszulassen oder zu transformieren. Affirmationen sind z.B. „Ich bin eine gute Mutter", „Ich bekomme all die Unterstützung und Hilfe, die ich brauche", „Es gibt genug Liebe für alle", „Das Baby ist sicher in mir", „Die Geburt ist ein natürlicher und sicherer Prozess". Für die Geburt selbst gibt es zwei kurze, starke Affirmationen: „Ja!" und „Auf!"

Während der Tiefenentspannung ist es möglich in geführten Meditationen verschiedene Themen zu bearbeiten.

Dazu gehören:
- Rückführung zur eigenen Zeugung und dem „Ja" zum eigenen Leben
- Bonding mit dem Baby im Mutterleib
- Atmen
- Beziehung der werdenden Eltern, ihrer „basic union"
- Verschiedene Gesundheitsfragen während der Schwangerschaft
- Geburtsvorbereitung
- Arbeit der Gebärmutter, Vorbereitung auf die Kraft der Wehen/ Geburtswellen
- Atmen in der Eröffnungsperiode und Geburtsperiode
- Vorbereiten des Geburtsweges

- Vorbereiten des Babys auf die Geburt
- Vorbereiten der Bondingphase nach der Geburt
- Hereinholen der Geschwisterkinder, Großeltern, anderer für die Familie wichtiger Personen

Die Tiefenentspannung ist ein sehr sicherer, sanfter und mächtiger Weg, um den werdenden Eltern die Erfahrung ihres „Einsseins", das natürliche Fließen von Liebe zwischen ihnen, erfahrbar zu machen.

Mit einem Gedicht von Pablo Neruda möchte ich eine der schwierigsten Situationen im Leben einer Paarbeziehung in den Raum bringen. Diese zu meistern erfordert eine große Bereitschaft und Reife von beiden Partnern. In der Schwangerschaft erlebt die Paarbeziehung tiefgreifende Veränderungen und besondere Herausforderungen. Immer wieder bedarf es der Rückverbindung der beiden in ihre ursprüngliche Liebeserfahrung.

Dieses Gedicht von Pablo Neruda heißt

„Immer"

Ich bin nicht eifersüchtig auf das, was war
Komm mit einem Mann
Auf deinen Schultern
Komm mit hundert Männern
In deinem Haar
Komm mit tausend Männern zwischen deinen Brüsten und Beinen
Komm wie ein Fluss
Voll mit ertrunkenen Männern
der hineinfließt ins wilde Meer
in die ewige Brandung, die Zeit

Bring sie alle hierher
wo ich auf dich warte:

wir werden immer du und ich sein,
allein auf der Erde,
um unser Leben zu beginnen.

In der Tiefenentspannung kann die Erfahrung dieser Liebesgemeinschaft des Paares auf die gesamte Familie - die schon geborenen Kinder, die Eltern des Paares - ausgeweitet werden, was die Harmonie, den Frieden und das Vertrauen stärkt. Die Frau kann mit Freude das Kind in dieses warme Nest entlassen.

2. Sexualität

Eine zentrale Aufgabe der Hebamme ist es, einen Raum zu schaffen, in dem die Erfahrung von Liebe möglich ist, der stärksten unterstützenden und schützenden Kraft für die Mutterschaft. In der Hebammenbetreuung einen Liebesraum zu schaffen, bedeutet einen sicheren Ort zu kreieren, in dem das Thema Sexualität während der Schwangerschaft, der Geburt und des Wochenbettes behutsam behandelt werden kann. Sexualität ist die stärkste Lebenskraft, die männliche und weibliche Energie verbindet. Die sexuelle Vereinigung kann das Paar in höchste Ebenen von Verzückung führen, in denen sie ihre Fähigkeit, Leben zu zeugen, erfahren.
Die Hebamme sollte die verschiedenen Ebenen sexueller Energie kennen und das Paar dort abholen - wo immer es auch ist. Die Methoden, die angewendet werden um das sensitive und sexuelle Bewusstsein zu erweitern, müssen dem Paar individuell angepasst sein.

Ein wundervoller Weg, um mit den Instinkten und den vitalen Energien des Körpers in Kontakt zu kommen, sind *Massagen*. Den Körper zu berühren hilft, sich real und sicher zu fühlen und das Vertrauensverhältnis zwischen Mann und Frau zu stärken. Vertrauen ist die Basis, die beide brauchen, um sich für neue Erfahrungen zu öffnen.
Die Hände und den Körper ihres Partners in einer für sie

unterstützenden Weise zu spüren, stärkt die Gesundheit und das Wohlbefinden der werdenden Mutter und ihres ungeborenen Babys. Es ermutigt die werdende Mutter, sich der Kraft und Unterstützung ihres Partners auch während der Geburt anzuvertrauen und die Geburtsenergie mit ihm zu teilen. Die Massagen ermöglichen dem Paar sich mehr zu öffnen, sich mehr anzunähern an ihre sexuelle Realität, an ihre Wünsche und möglicherweise unerfüllten Bedürfnisse.

Die erste und einfachste Art der Massage ist es, einfach den Körper mit den Händen zu berühren und alle Liebe, Wärme und Zärtlichkeit durch sie hindurch in den Körper der Partnerin strömen zu lassen. Es ist eine gute Übung für den Mann, seine Intuition zu schärfen und zu erspüren, welcher Körperteil welche Berührung braucht, um sich entspannen zu können. Es ist auch eine wunderbare Möglichkeit, um mit dem Baby in Kontakt zu kommen. Es gibt keine Bewegung mit den Händen, es ist nur Berührung, und Zeit für die Frau, die Antwort ihres Körpers zu fühlen.

Diese Art der Berührung ist sehr empfehlenswert, um die Empfindungen in den Genitalien zu erforschen. Durch die Sanftheit und Innigkeit können blockierte Energien frei werden und verletzte Gefühle schmelzen. Die Liebesorgane beginnen sich wieder wie eine Blüte langsam und sanft zu öffnen. Dieses, sich den sexuellen Gefühlen in ihren Genitalien zu öffnen, kann die Frau mit ihrer Hingabe an die Kraft der Geburt verbinden. Die Hebamme führt mit einer sensiblen und bedingungslosen Akzeptanz - mit dem was ist - durch die jeweiligen Erfahrungen.

Eine Variation dieser Massage ist die *intuitive Entspannungsmassage*, bei der die Hände langsam und sanft über den Körper streichen.

Beim Blick in andere Kulturen finden wir z.B. die Hawaiianische Heilmassage.

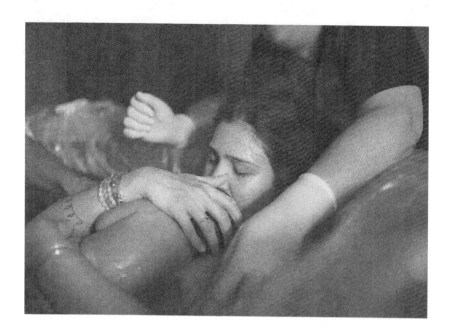

Meistens wird diese Massage von zwei Personen synchron durchgeführt - vorzugsweise von einer Frau und einem Mann. Dies ermöglicht der werdenden Mutter und ihrem Baby weibliche und männliche Energie zugleich zu erfahren.
Lange, durchgehende Streichbewegungen mit den Händen, den Armen und dem ganzen Körper unter Verwendung von viel warmen Öl und die Intensität der Berührung lassen die Frau in ozeanische Gefühle eintauchen. Der Körper wird nicht länger als eine feste Form wahrgenommen, sondern beginnt mit dem Atem und den Wellen des Ozeans zu fließen. Diese Massage kann zu einem tiefen Kontakt mit dem ungeborenen Baby führen, das sich in diesen Gefilden des Seins zuhause fühlt. Ebenso ist es möglich, dass die Massage sehr feine sinnliche und erotische Empfindungen öffnet.
Am Ende der Behandlung wird die Frau in ein warmes Tuch - fest umschlungen - wie in einen Kokon eingehüllt. Nach einer gewissen Ruhezeit, nachdem sie sich aus dem Kokon wieder herausgeschält hat, wird sie mit Süßigkeiten, Früchten und Getränken willkommen geheißen.

Diese Erfahrung, die mentale Kontrolle über Körper und Gefühle loszulassen und in sanfte Empfindungen von Wellen, die durch den Körper fließen, einzutauchen, öffnet sinnlich-vitale Energien und lässt sie Hingabe fühlen. Mit der inneren Bewegung von Hingabe vertraut zu werden, wird der werdenden Mutter helfen, während der Geburt loszulassen und sich den Wehen hinzugeben.

Sehr ähnlich wie die Hawaiianische Massage ist der Effekt von *warmem Wasser*.

Im warmen Wasser fühlt sich die Frau leicht und beweglich. Sie kann spielen und gemeinsam mit ihrem Mann Spass haben. Warmes Wasser ist ein guter energetischer Leiter und unterstützt den Austausch von weiblicher und männlicher Energie weich und sanft.
Wasser ist eines der sanftesten und gleichzeitig am tiefsten wirkenden Medien. Es bietet exzellente Hilfe in der Geburtsvorbereitung als auch, um die Geburtsenergie zu meistern und das Baby willkommen zu heißen. Aus dieser Erfahrung heraus kommen immer mehr Babys im Wasser zur Welt. Während der Geburt kann Wasser den Geburtsschmerz wesentlich lindern und - anstelle dessen - das Loslassen und die Hingabe unterstützen.

Sehr hilfreich für das Gebären ist der freie Fluss sexueller Energie in einer entspannten, intimen und friedvollen Umgebung. Das bedeutet, dass die Arbeit der Hebamme immer in einer hocherotischen Atmosphäre stattfindet. Von Anbeginn der Arbeit mit einem Paar muss die Hebamme der Anwesenheit von Eros Raum geben und Achtsamkeit entgegenbringen. Das Feiern des Eros ist ein zentrales Anliegen in der Hebammenkunst.
Musik, ätherische Öle, feines Essen und sich gegenseitig Füttern, alle Zeit der Welt um miteinander zu reden und zu lachen,... nährt alle Sinne und erlaubt Küssen und Zärtlichkeiten zu entstehen und aus vollem Sein die Welt zu genießen.
Je freier das Paar wird desto natürlicher werden die Bewegungen

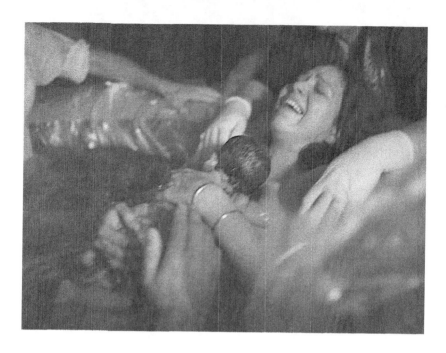

und mehr und mehr werden sie die Partner füreinander, die sie immer sein wollten.

Wenn man mit der Anwesenheit von Eros vertraut ist, fühlt es sich für ein Paar auch natürlich an, während der Geburt den Eros zu leben. Die erotische Energie befähigt das Paar tiefer in die Wellen der Geburt miteinander einzutauchen. Ihre vereinten Kräfte unterstützen die Geburtsenergie und die Öffnung auf allen Ebenen, während sie das Baby sicher durch den Geburtskanal leiten. Zärtliche Umarmungen, Zusammenliegen und gemeinsam atmen, sich küssen und berühren ist wundervoll und unterstützend. Wir verehren den kraftvollen Ausdruck des Eros durch die Gebärende, die atmet, schwitzt, schreit, manchmal brüllt und sich bewegt.
Die Hebamme ist gleichzeitig in der Geburtsenergie und steht außerhalb sicher und solide um den Prozess zu unterstützen, zu beschützen und zu führen.

Nach der gewaltigen Explosion der Geburt muss es für die Mutter alle Zeit der Welt geben um sich auszurasten und dann ihren

Kontakt zum Baby aufzunehmen. Unterstützt vom hohen Status von Liebes- und Bindungshormonen entwickelt sich das „bonding" mit dem Baby.

Das Baby beginnt zu atmen und all seine Sinne zu entfalten, um sich mit der neuen Welt zu verbinden und in sein erstes existentielles „bonding" mit seiner Mama und seinem Papa zu finden. Die Zeit steht still, während die neue Familie geboren wird!
Für alle drei sorgend, beschützt die Hebamme diese heilige Zeit des „bondings" und hilft der neugeborenen Familie dann sanft im Wochenbett zu landen.

Das Wochenbett ist eine sensible Zeit, die großes Einfühlungsvermögen und große Zärtlichkeit braucht für die Prozesse der Integration, Regeneration und Anpassung. In der Begleitung und Betreuung geht es wieder um spirituelle und sexuelle Dimensionen.

Die sexuelle Dimension des Wochenbettes betrifft die Regeneration des Körpers und die hormonellen Umstellungen. Es geht darum, die Nachwehen zu verarbeiten, die Rückbildung der Gebärmutter zu beobachten, die Brust auf das Stillen vorzubereiten, besonders die Brustwarzen, das Baby zu liebkosen und zu bestaunen,… ebenso in das Mutter- und Vaterwerden hineinzuwachsen. Stillen bringt eine neue Form der Sinneserfahrung und eine neue Dimension des intimen Austausches zwischen Baby und Mama. Daraus entsteht eine solide Basis für die Primärbeziehung von Mutter und Kind. Das Urvertrauen in die Welt kann sich langsam entfalten.

Das folgende Gedicht von Karen Hope-Ehrlich gibt einen guten Einblick in *die spirituelle Dimension des Wochenbettes:*

Roller coaster- Achterbahn- von Karen Hope Ehrlich

In den Wochen kurz nach der Geburt
kehren
die wild wogenden Gefühle der Frau
der Widerhall der Wirklichkeiten
und die tief fliessenden Hormone
von einem fernen Ort
zu dem sie in neun Monaten
und durch den langsamen Rhythmus des Wachsens und Gebärens
gelangte
zurück.
Ein Teil von ihr kehrt zurück
Der Rest wird sich weiter wandeln
dort in der Ferne-
während sie dem Säugling an ihrer Brust folgt

Wir müssen sie behüten
Sie ist weit offen und fliegt
Sie ist die Hüterin eines Engels

Dieser Tage werden wir Zeugen eines revolutionären Prozesses: der friedlichen *Integration von Männern/ Vätern in die Welt der Frauen*, in die Geburt. Besonders das Wochenbett ist einer der sensibelsten Bereiche dieses Integrationsprozesses.
Hier tauchen viele Fragen auf, die einer achtsamen und liebevollen Erforschung bedürfen:

Wo ist der unterstützende Platz des Mannes?

Wie kann er mit dem äußerst kraftvollen und gleichzeitig leicht verwundbaren sexuellen und spirituellen Status seiner Frau umgehen?

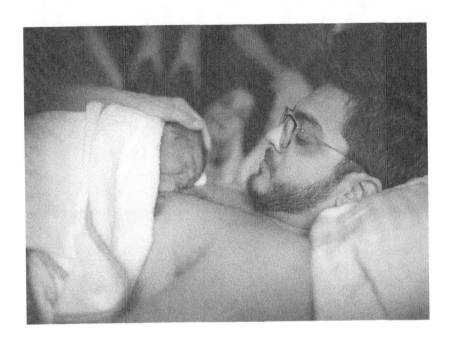

Wie geht es ihm mit seinen eigenen Gefühlen?

Wie kann er umgehen mit der intimen Beziehung, die zwischen Mutter und Baby entsteht und ihrer immer weiter wachsenden Liebesbeziehung?

Wie geht es ihm mit der Rolle des Versorgers, Nährers, Dieners - Rollen, die gesellschaftlich nicht (mehr) als männliche Kompetenzen definiert sind?

Wie kann er sich bedingungsloser Liebe öffnen?
Wie kann die Hebamme ihre „Flügel" über sie alle breiten?

Konklusion
Durch die Integration von Spiritualität und Sexualität in der Betreuung der Frauen während der Schwangerschaft, der Geburt und in der Zeit des Wochenbettes werden die Lebenskräfte der Mütter in einem so hohen Maße angeregt, gestärkt und stabilisiert, dass

sichere Mutterschaft nicht länger eine Angelegenheit der Geburtshilfe, sondern eine existentielle Tatsache ist.

Zusammenfassung
Spiritualität und Sexualität in der Geburtshilfe

Die Hebamme ist Zeugin und Spiegel der spirituellen Erfahrung der werdenden Eltern. Besonders in der Zeit der Schwangerschaft, Geburt und dem Wochenbett sind die Türen zur Spiritualität weit geöffnet. In der Betreuung der werdenden Eltern einen Liebesraum zu schaffen, bedeutet, einen sicheren Ort zu kreieren, in dem das Thema Sexualität behutsam behandelt werden kann. Es ist die stärkste Lebenskraft, die männliche und weibliche Energie verbindet. Durch die Integration von Spiritualität und Sexualität werden die Lebenskräfte der werdenden Mutter in so hohem Maße angeregt, gestärkt und stabilisiert, dass sichere Mutterschaft nicht länger eine Angelegenheit der Geburtshilfe ist, sondern eine existentielle Tatsache.

Stichworte: Geburt, Geburtshilfe, Wochenbett, Spiritualität, Sexualität, Hebamme, Geburts-Rituale, Archaische Kraft, Archetypen der Frau, Mutterschaft, Schwangerschaft

Abstract
Spirituality and Sexuality in Midwifery (Obstetrics)

The midwife is witness and mirrow of the spiritual experience of the parents-to-be. Espacially in the time of pregnancy, birth and childbed the doors to spirituality are wide open. To create a loving space for the the parents-to-be means to create a safe place where the issue sexuality can be handled with caution. It is the most powerful lifeforce that connects male and female energy.
Through integration from spirituality and sexuality the vital force of the mother-to-be will be stimulated, strengthend and stabilized in such a high degree, that safe maternity is no longer a concern of obstetrics but a existential fact.

Keywords: Birth, Midwifery, Postpartum, Spirituality, Sexuality, Midwife, Birth Rituals, Archaic Power, Archetypes of the Wife, Maternity, Pregnancy

Autorin

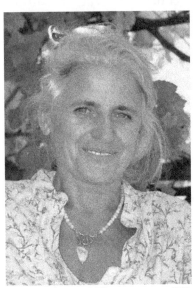

Susanne Dörfler
geb. 1956, arbeitete viele Jahre als freipraktizierende Hebamme. Sie gründete das Frauenkommunikationszentrum „Belladonna", das Geburtshaus „Isis Noreia" und den Waldkindergarten Maria Saal. Geleitet von einem alten, inneren Wissen entwickelte sie ihre Arbeit als Hebamme gemeinsam mit den werdenden Eltern, für die sie immer ein offenes Ohr und tiefen Respekt hat. Die Vereinigung des Weiblichen und des Männlichen, von Seele und Körper, von Himmel und Erde, von Sexualität und Spiritualität zeigt sich am stärksten in der Verschmelzung von Ei und Samenzelle, der Zeugung und Geburt eines Menschenkindes. Es ist der Kern unseres Seins. Daher bedarf es in der Begleitung und Betreuung von schwangeren Paaren/ werdenden Eltern der Schaffung eines Liebesraumes, in dem sowohl Spiritualität als auch Sexualität behutsam behandelt werden können. Susanne stellt Methoden und Räume vor, die die natürlichen Lebens-und Werdensprozesse unterstützen und schützen. Durch die Integration von Spiritualität und Sexualität in der Zeit der Schwangerschaft, Geburt und des Wochenbettes- und am besten schon vor der Zeugung, werden die Lebenskräfte der Mütter in einem so hohen Maße angeregt, gestärkt und stabilisiert, dass sichere Mutterschaft nicht länger eine Angelegenheit der Geburtshilfe ist, sondern eine existentielle Tatsache. Geburt ist ein Akt von großer Liebe.

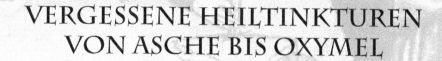

VERGESSENE HEILTINKTUREN VON ASCHE BIS OXYMEL

Forgotten Healing Tinctures from Ash to Oxymel

Gabriela Nedoma

HEILTINKTUREN: EIN LEBENDIGES MEDIZINWELTERBE

Die Kulturgeschichte der flüssigen Pflanzenauszüge lässt sich bis in die prähistorische Zeit zurückverfolgen. Bereits die Neandertaler nutzten die Kraft antibiotischer Heilpflanzen wie Schwarzpappel (Populus nigra) und setzten sie zur Behandlung von Schmerzen und Entzündungen ein. Tinkturen werden heute als Wirkstoffextrakte in Alkohol definiert und überwiegend aus Pflanzen hergestellt. Die

Abb.1 In den früheren Apotheken wurden Pflanzentinkturen mit ursprünglichen Stoffen wie Essig, Wein oder Oxymel hergestellt. Bild: Tacuinum Sanitatis, 14. Jhdt., Italien. Bild: Wikimedia commons

moderne alkoholische Tinktur blickt aber auf eine relativ kurze Geschichte zurück. Es war der arabische Arzt Rhazes, der um 900 n. Chr. die erste Destillation von Alkohol dokumentierte. Bis destillierter Alkohol den Sprung nach Europa schaffte, dauerte es über 300 Jahre - die ersten Pflanzentinkturen, wie wir sie heute kennen, finden sich in der Klostermedizin des Mittelalters. Tinkturen sind allerdings viel älter und wurden bereits vor der Entdeckung der Destillation in der Antike hergestellt. Statt hochprozentigem Alkohol wie heute, verwendeten unsere Vorfahren die elementarsten Extraktionsmittel der Natur zu denen Asche, Essig, Salz, Milch, Oxymel, Wein oder Bier zählten. Diese „Ur-Tinkturen" sind eine weltweite universelle Medizin und finden bis heute in der Pharmazie zahlreicher Länder Anwendung.

DAS GEHEIMNIS DER NÄHRENDEN MEDIZIN DER ERDE

Bei diesen Heiltinkturen ist es de facto nicht möglich zu unterscheiden, wo die Medizin aufhört und die Kulinarik beginnt und umgekehrt, ganz im Sinne des griechischen Arztes Hippokrates von Kos, der schrieb: „Nahrung ist Medizin und Medizin ist Nahrung". Ihr Geheimnis: sie sind Aufbaumittel für die Gesundheit und versorgen den Organismus mit allen essenziellen Stoffen, die er für seine Vitalität braucht. Darüber hinaus sind die Heiltinkturen einfach und sicher in der Anwendung und können selbst von Kindern hergestellt und eingenommen werden. Diese intuitive Medizin unserer Vorfahren macht es uns leicht, wieder die Verantwortung für unsere Gesundheit in die Hand zu nehmen und uns aus der Abhängigkeit von profitorientierten Pharmakonzernen zu lösen. Die Heiltinkturen unserer Vorfahren sind ein wichtiger Schritt in Richtung einer demokratischen Medizin der Erde, die allen Menschen frei zur Verfügung steht.

HEIL SEIN IST MEHR ALS HEILEN

Ein großer Unterschied lässt sich zwischen den früheren und modernen Tinkturen erkennen. Werden heute Tinkturen überwiegend zur Behandlung von Erkrankungen eingesetzt, lebten die früheren Generationen mit ihren Tinkturen. Indem ihre Heilmittel gleichzeitig Nahrungsmittel waren, konnten unsere Vorfahren viel früher ihre Gesundheit stärken und Erkrankungen den Boden entziehen, noch bevor diese manifest wurden. So betrachtet besitzen Heiltinkturen einen erweiterten Wirkungsmechanismus gegenüber modernen Tinkturen, die überwiegend auf Reparaturmaßnahmen fokussiert sind. Der Begriff „Heil-Tinkturen" bringt es auf dem Punkt: „Heilen" wird heute als eine Maßnahme zur Wiederherstellung der Gesundheit verstanden. Der Begriff „Heil" hatte ursprünglich eine breitere und ganzheitlichere Bedeutung. Er bezeichnete Heil sein und Heil bleiben, im Sinne von Gesundheit, Glück, Segen und Wohlergehen. Demnach trägt der Begriff „Heil" die Kraft eines göttlichen Segens in sich, der Krankheit und Gebrechen vom Menschen fernhält - die früheste und effektivste Form der Gesundheitsvorsorge, die der Mensch erhalten kann.

DIE TINKTUR VOR DER TINKTUR

DIE ZUKUNFT DER TINKTUR IST IN IHRER VERGANGENHEIT ZU FINDEN

In den letzten Jahren steigt die Nachfrage nach alkoholfreien Pflanzenextrakten. Besonders für Kinder und alkoholabstinente Personen gibt es bislang nur wenig Alternativen zu klassischen alkoholhaltigen Tinkturen. Genau diese Alternativen, die wir heute für unsere Gesundheit brauchen, finden wir im Wissen der früheren Generationen. Wie erstaunlich aktuell die Ur-Medizin unserer Vorfahren ist, zeigt sich auch daran, dass die Heiltinkturen viele Antworten zu Gesundheitsproblemen unserer Zeit geben. „Alkohol konserviert, aber verändert das Lebendige" - diese Erkenntnis geht auf die Forschungen des anthroposophischen Chemikers Rudolf Hauschka (1891-1969) zurück. Denn Alkohol denaturiert irreversibel die molekularen Strukturen der Proteine, Nukleinsäuren und Polysaccharide. Die Heiltinkturen unserer Vorfahren bieten gesundheitsfördernde Alternativen, die schonender und sanfter als hochprozentiger Alkohol sein können.

TINKTUREN VON WASSER BIS TINTE

Dürfen Pflanzenextrakte in Asche, Honig, Essig oder Wasser überhaupt als „Tinkturen" bezeichnet werden? Es mag überraschen, aber die Antwort ist ja. In seiner ursprünglichen Bedeutung definierte „Tinktur" kein alkoholisches arzneiliches Extrakt, sondern lediglich eine gefärbte Flüssigkeit (lat. tinguere = färben, benetzen). Wie nahe der Begriff „Tinktur" dieser ursprünglichen Definition ist, zeigt sich bis heute an seiner Verwandtschaft mit dem Begriff „Tinte". Beide Begriffe teilen sich einen Wortstamm und bezeichnen flüssige Zubereitungen, in denen eine Wirksubstanz gelöst wurde. Über Jahrhunderte bis in die Neuzeit überdauerte diese Definition der Tinktur. Als Tinkturen wurden sowohl Arzneien, als auch Beizen, Laugen, Farbbäder, Tees oder Liköre bezeichnet. Selbst in der Pharmazie wurde die Tinktur nicht zwingend als ein alkoholisches Extrakt definiert, wie der Arzt und Enzyklopädist Johann Georg Krünitz (1728–1796) in seiner „Oeconomischen Encyclopädie" schreibt. Demnach ist die Tinktur „eine chemische Bereitung, die darin besteht, dass man nicht bloß vermittels des Spiritus oder Branntweins, sondern auch durch andere Auflösungsmittel, wozu auch das Wasser gehört, die leicht auflöslichen und wirksamen Theile aus einer Substanz herauszieht."

ARZNEILICHE TINKTUREN VON WEINIG BIS ALKALISCH

Entsprechend dieser Definition wurden Tinkturen bis ins 19. Jahrhundert mittels verschiedener Extraktionsmittel hergestellt, zu denen Alkohol, Wasser, Essig, Wein, Alaun (Kaliumaluminiumsulfat), Pottasche (Kaliumcarbonat) oder Weinstein (Kaliumhydrogentartrat/Calciumtartrat) gehörten. Extrakte in Wein wurden als „weinige", jene in Essig als „saure" Tinkturen definiert. Enthielt eine Tinktur hochprozentigen Alkohol, bezeichnete man sie als „weingeistige" oder „geistige" Tinktur.

Anders als in der modernen Naturheilkunde, in der Tinkturen durch Kaltextraktion (Mazeration) hergestellt werden, konnten die früheren Extrakte auch durch Erwärmen oder Abkochen der Ansätze (Digestion) entstehen. Ebenso war es durch die breite Vielfalt an Extraktionsmitteln üblich, Tinkturen mit einer langen oder kurzen Haltbarkeit herzustellen. Entsprechend dieser historischen Sicht werden in diesem Buch unterschiedliche Extraktionsmittel und Verfahren für die Herstellung von Tinkturen vorgestellt.

ASCHE – PYXIS:

DIE ALLHEILKRAFT DES FEUERS

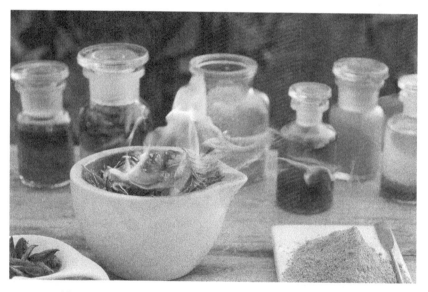

Abb.2 Die Herstellung von Pflanzenasche, die als Tinktur eine basische Wirkung besitzt. Bild: Gabriela Nedoma

VERGESSENE FEUERMEDIZIN

Mit Asche-Tinkturen therapierten die Gladiatoren ihre Verletzungen, Dioskurides verwendete Asche, um Augenprobleme zu lindern und Hildegard von Bingen setzte sie ein, um die Zähne zu stärken. Asche ist die mineralische Essenz des Feuers, die nach dem Verbrennen organischer Stoffe übrigbleibt. Darin enthalten sind essenzielle Mineralstoffverbindungen, darunter Oxide, Carbonate, Mineralstoffe (Calcium, Magnesium, Eisen, Phosphor, Kalium, Kupfer, Strontium, Natrium). Wo Feuer ist, ist Asche nicht weit, so erfreute sich Pflanzenasche einer großen Wertschätzung als Heilmittel in der früheren Medizin. Asche entstand als Nebenprodukt des Feuers bei der Zubereitung von Nahrung, beim Verbrennen von Holz oder im Rahmen von Ritualen. Durch die Entfremdung vom Holzfeuer im täglichen Leben verschwand auch die Asche allmählich aus der Medizin, den Ritualen und auch aus unserer Ernährung.

Asche ist hoch basisch (pH-Wert 12). Sie ist steril und fördert die Entsäuerung des Organismus – eine Qualität, die wir durch die zunehmende Übersäuerung in der Gesellschaft brauchen. Die Asche von Bäumen und Kräutern stärkt mit ihrer mineralisierenden Wirkung die Knochenstruktur und eignet sich daher als Begleitmittel in Wachstumsprozessen, bei Demineralisierung oder bei Erkrankungen wie Osteoporose im Alter.
Asche besitzt wundheilende, entzündungshemmende, blutstillende, zusammenziehende, abschwellende und antibakterielle Eigenschaften. Jede Pflanze hat in ihrer Asche ein individuelles Verhältnis an Mineralien und dadurch auch eine eigene, spezifische Wirkung. Birkenasche wirkt reinigend und ausleitend, Tannenasche mineralisiert die Knochen und Linde bindet Toxine und hilft bei der Entgiftung des Organismus. Zudem stärkt Asche die Verbindung zwischen Körper und Geist, verwurzelt mit den Ahnen und bringt Erdung im Leben.

ASCHE IN DER MEDIZIN
Vereinzelt ist Asche auch heute Forschungsgegenstand in der Medizinforschung. In einer rezenten Untersuchung wurden die

Eigenschaften von Asche zur Epithelisierung der Haut nach akuten Verletzungen untersucht. Im Vergleich mit einer Zinksalbe beschleunigte die Asche signifikant den Wundheilungsprozess. Beobachtet wurde auch ein antiseptischer und antiinfektiver Effekt mit einem optimalen Schutz der Wunde während der Regeneration der Haut.

Über diese Effekte weiß die historische Medizin bereits seit der Antike zu berichten. So stillte in der römischen Zeit Asche Blutungen und wurde sogar bei Operationen eingesetzt. Heilsame Getränke mit Asche hießen in der römischen Zeit Pyxis. Die Gladiatoren tranken Pyxis um ihre Knochen zu stärken und die Knochenregeneration nach Verletzungen zu beschleunigen. Darüber berichtet auch der Historiker Plinius: „Und selbst Heilkräfte besitzt

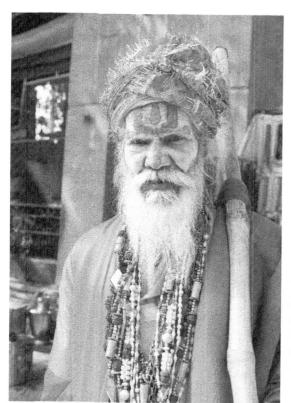

In Indien wird Vibhuti, rituell hergestellte Asche, sowohl als sakraler Schutz für Mönche, als auch in der Medizin verwendet.

das Feuer ... Pyxis heißt die Asche vom Herde; ein daraus bereiteter Trank ist ein Arzneimittel, denn die Fechter stärken sich nach beendigtem Spiele damit."

Die Verwendung von Asche als Medizin und Nahrung ist nicht nur auf die Römer beschränkt. Auch bei den Hopis in Nordamerika findet Asche bis heute Anwendung. Für die Zubereitung von Piki-Brot und Bivil-viki, einer traditionellen Nahrung aus blauem Mais, wird Pflanzenasche von Wacholder, Bohnenhülsen oder anderen Pflanzen zum Maismehl gemischt. Die Asche reichert die Nahrung mit essenziellen Nährstoffen wie Eisen, Kupfer oder Calcium an und hat eine positive Wirkung auf Augen, Leber, Nerven und Stoffwechsel.

Asche hat auch in der traditionellen indischen Medizin eine wichtige Bedeutung. Die in rituellen Opferfeuern entstandenen Vibhuti- und Agnihotra-Aschen werden als heilige Medizin erachtet. Damit werden heilige Kräuterextrakte hergestellt oder die Asche wird pur eingenommen oder aufgetragen. Über die lebendige Aschekultur berichtet auch Galen und schreibt: „Die Asche der Weidenrinde in Essig maceriert beseitigt Leichdorn, Schwielen und Warzen.". Mit einer Flüssigarznei aus Weinrebenasche therapierte Hildegard von Bingen Zahnfleischerkrankungen.

WIRKUNG UND INDIKATIONEN IN DER NATURHEILKUNDE

Arthritis Unterstützt die antiinflammatorischen Prozesse bei Entzündungen der Gelenke, Schmerzen, Abbau der Knorpel. Ausleitung von Toxinen, fördert die Entgiftung und den Abtransport von Stoffwechselprodukten.

Azidose Wirkt bei akuter und chronischer Übersäuerung, Magen-Übersäuerung, Störung des Säure-Basen-Haushalts.

Entzündungen Wirkt entzündungshemmend, unterstützt die Bildung gesunder Haut.

Harnsäure Unterstützt den Abtransport der Harnsäure aus Blut und Urin.

Hämorrhagie Hat eine blutstillende Wirkung bei Wunden und Verletzungen.

Hautinfektionen Antibakterielle Wirkung als Kompresse, fördert die Hautregeneration.

Immunsystem Ist ein mineralisches Aufbaumittel in der Rekonvaleszenz, bei herabgesetzter Abwehrkraft, Infektionen und mangelnder Vitalität.

Isotonisch In Verbindung mit Kräutern und Mineralstoffen ein schnelles Aufbaumittel nach Wasserverlust.

Knochenbrüche Fördert die Regeneration des Knochenapparats und die Bildung gesunden Gewebes.

Krankheitsprophylaxe Stärkt das Immunsystem, wirkt allgemein tonisierend, unterstützt den basischen Stoffwechsel und regt die Abwehrkräfte an.

Mineralstoffmangel Wirkt mineralisierend; dies ist besonders wichtig bei älteren Personen und Menschen mit einem erhöhten Mineralstoffbedarf.

Muskelkrämpfe Fördert die Energieversorgung der Muskel bei Muskelkater, nach physischen Anstrengungen, im Alter und bei Wachstumsprozessen.

Osteoporose Wirkt Knochenabbauprozessen entgegen, wirksam gegen Demineralisierung und Alterungsprozesse.

Oxidativer Stress Basischer Puffer, reduziert die zellschädigenden Effekte der Freien Radikale im Organismus.

Pilzinfektionen Antimykotische Wirkung bei Nagel- und Fußpilz und Infektionen mit Hefepilzen (z. B. Candida albicans), nicht geeignet bei Vaginalpilzen.

Rheuma Hat eine entzündungshemmende Wirkung bei Rheuma und Gicht.

OSTEOPOROSE-TINKTUR MIT SCHAFGARBE
Die Asche-Tinktur mit Schafgarbe ist ein optimales Naturheilmittel, um die Mineralisierung der Knochen zu fördern, die Entsäuerung des Organismus zu unterstützen und Osteoporose natürlich zu behandeln. Die Tinktur kann auch bei Knochenbrüchen, Magengeschwüren und Hämorrhagien eingesetzt werden.
Die Schafgarbe (Achillea millefolium) ist eine Arzneipflanze mit einer adstringierenden, antibakteriellen, krampflösenden und gallenflussstimulierenden Wirkung. Das Lorscher Arzneibuch beschreibt die Schafgarbe als blutstillendes Mittel, Hildegard von Bingen bezeichnet sie als „garwa" und empfiehlt sie als Kompresse bei Wunden durch Schlag. Matthiolus beschreibt die basische Wirkung des „Garbenkrauts": „Führet alkalische / etwas ölichte / irrdische saltztheilgen / und hat davon die Eigenschafft allerhand Ruhren / und Bluten zu stillen / innerliche und äusserliche Geschwär zu säuberen und zu heilen."

FÜR DIE ASCHE-TINKTUR

Ein 100-ml-Glas Pflanzenasche
Ein 100-ml-Glas frische Schafgarbenblüten und -blätter (kleingeschnitten)
300 ml Quellwasser
1 TL Essig

ZUBEREITUNG

- Schafgarbe, Essig und 3 EL Quellwasser im Mörser gut verreiben.
- Die verriebene Schafgarbe und das restliche Wasser in ein Glas füllen.
- Asche zugeben, umrühren und den Ansatz für 3 Tage dunkel stellen. Immer wieder schütteln.
- Anschließend die Tinktur durch ein Feinsieb filtrieren und das Extrakt in eine sterile Flasche füllen.

EINNAHME
Bei Knochenbeschwerden 2 EL Tinktur mit einem Glas lauwarmem Wasser oder Kräutertee vor dem Frühstück und vor dem Schlafengehen einnehmen. Die Einnahme erfolgt über 3 Wochen, nach einer Pause von 1 Woche kann die Kur wiederholt werden.

HALTBARKEIT
3 Monate, kühl und dunkel lagern

OXYMEL: MEDIZIN AUS HONIG UND ESSIG

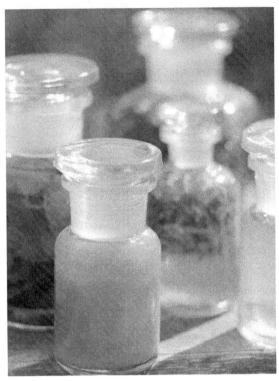

Abb.4 Oxymel ermöglicht die Herstellung unzähliger alkoholfreier Tinkturen, die besonders für Kinder und alkoholabstinente Personen von Bedeutung sind. Bild: Gabriela Nedoma

MEDIKAMENT DER WELTMEDIZIN

Oxymel ist ein medizinischer Sirup aus Honig und Essig. Seit 2500 Jahren in der Weltmedizin als eigene Arzneiform verankert, ist Oxymel eines der wichtigsten und interessantesten Medikamente der Geschichte. Der Name Oxymel leitet sich aus den griechischen Begriffen sauer (oxy = sauer, oxos = Essig) und Honig (meli) ab und bedeutet Sauerhonig oder saurer Sirup. Bereits die einfache Mischung von Honig und Essig ist pharmakologisch wirksam und trägt die Bezeichnung Oxymel simplex (einfaches Oxymel).

Pflanzliche Extrakte in Oxymel bezeichneten die Apotheker als zusammengesetztes Oxymel (Oxymel compositum). Verabreicht wurde Oxymel wegen seiner eigenen pharmakologischen Wirkung, aber auch als Begleiter, Transportmittel und zur Geschmacksverbesserung anderer Arzneimittel.

Über Jahrtausende therapierten Ärzte und Naturheilkundige wie Hippokrates von Kos (460-370 v. Chr.) und Hildegard von Bingen (1098-1179) unzählige Erkrankungen mit Oxymel. Für den berühmten Galen von Pergamon (129-216) war es sogar das wichtigste ausleitende Arzneimittel „nicht nur unter den Nahrungsmitteln, sondern auch unter allen Medikamenten". Erst ab dem Industriezeitalter verdrängten synthetische Präparate Oxymel allmählich aus den Arzneibüchern und heute ist sein großes Gesundheitspotenzial weitgehend unbekannt. Ganz ist Oxymel allerdings noch nicht aus der Medizin verschwunden - bis heute führen einige Arzneibücher wie die British Herbal Pharmacopoeia Oxymel noch immer als Arzneimittel an. Große Bekanntheit erlangte in den letzten Jahrzehnten die Apfelessigkur. Diese einfache und verwandte Form des Oxymels erfreut sich großer Beliebtheit in der Hausapotheke und ist ein bewährtes Naturheilmittel für die ganze Familie.

OXYMEL ALS NATURMEDIZIN
In Oxymel konzentrieren sich über 200 natürliche Inhaltsstoffe, darunter Antioxidantien, Aminosäuren, Mineralstoffe, Bio-Antibiotika, Säureverbindungen, Vitamine und probiotische Kohlenhydrate. Oxymel wirkt antibakteriell, antiseptisch, entgiftend, immunstärkend, ausleitend, regenerierend, stoffwechselregulierend, mineralisierend, entzündungshemmend, verdauungsfördernd, reizlindernd und isotonisch. Mit Oxymel wurden und werden zahlreiche Erkrankungen und Beschwerden behandelt, darunter Fieber, Husten, Verdauungsstörungen, Vergiftungen, Immunschwäche, Altersbeschwerden, Durchfall, Entzündungen, Erbrechen, Leber-Galle-Beschwerden, Herz-

schwäche oder Wunden. Die Arznei aus Honig und Essig schmeckt süßsauer, fördert allerdings den basischen Stoffwechsel und reduziert aktiv die Übersäuerung des Organismus. Oxymel ist reich an Elektrolyten, vollwertigen Kohlenhydraten und natürlichen Säureverbindungen. Es wirkt isotonisch und erreicht die Zellen schneller als reines Wasser. Es regeneriert bei Flüssigkeitsverlust nach dem Sport, an heißen Tagen oder bei Durchfall.

OXYMEL IN DER MEDIZIN
Noch sind wissenschaftliche Studien zu Oxymel in der modernen Medizinforschung selten. Anders im Iran, der persischen Wiege des Oxymels, wo sich die Wissenschaft der Neubewertung von Heilverfahren der Traditionellen Persischen Medizin (TPM) widmet und die Honig-Essig-Arznei vermehrt untersucht wird. Vielversprechende Erfolge erzielte Meerzwiebel-Oxymel (Oxymel scilliticum) bei der Behandlung von Patienten mit Asthma. In einer dreifachblinden, randomisierten, placebokontrollierten Studie erhielten 60 Patienten zweimal täglich entweder 10 ml Meerzwiebel-Oxymel, ein einfaches Oxymel oder ein Placebo. Nach sechs Wochen zeigten die mit Meerzwiebel-Oxymel und einfachem Oxymel behandelten Gruppen eine signifikante Steigerung des Lungen- und Atemvolumens sowie eine deutliche Verbesserung der Asthma-Symptome gegenüber der Placebo-Gruppe.

Das Einsatzspektrum des Oxymels in der griechischen und römischen Antike entspricht jenem eines Breitbandpräparats. Es wurde bei zahlreichen Organbeschwerden eingesetzt, von Magenentzündungen und Durchfall bis zu Intoxikationen und Blasenschwäche. Entsprechend häufig wird Oxymel in der medizinhistorischen Literatur als Arznei dokumentiert. Hippokrates beschreibt die Zubereitung vor 2 500 Jahren als isotonisches und vitalisierendes Mittel für Athleten, zudem als Pharmakon, das „den Auswurf befördert und das Athemholen erleichtert". Soranus, der größte Gynäkologe der Antike, erwähnt Oxymel als Spermizid und Antikonzeptivum. Galenus von Pergamon verweist explizit auf die medizinische Anwendung des Sauerhonigs: „Wir geben Oxymel den Patienten als Medikament, nicht als Nahrungsmittel." Er setzt es bei Fieber, Harnverhalten und Entzündungen ein. Im Mittelalter beschreibt Hildegard von Bingen die Herstellung mehrerer Arzneien mit Honig und Essig, wie ihre Diptam-Medizin gegen Schwäche und Verhärtungen. Avicenna widmet dem Sauerhonig einen eigenen Abschnitt in seinem „Canon der Medizin" und erläutert die Herstellung zahlreicher Kräuterextrakte in Honig-Essig. Wie beliebt die Arznei war, zeigt eine Studie über die Verwendung von Oxymel in der mittelalterlichen Pharmazie Persiens. Die Forscher konnten über 1 200 Oxymel-Arten dokumentieren, darunter eine Vielzahl an Kräuterextrakten mit Oxymel, die der modernen Tinktur nahekommen.

WIRKUNG UND INDIKATIONEN IN DER NATURHEILKUNDE

Alterungsprozesse Antioxidative Wirkung, erhöht die Vitalität und die Abwehrkräfte des Organismus.

Ausleitung von Toxinen Hat einen diuretischen Effekt, fördert den Abtransport von Stoffwechselprodukten und Giftstoffen, wirkt harntreibend.

Bauchspeicheldrüse Unterstützt die Aktivität der Bauchspeicheldrüse, reguliert die Säfte- und Insulinproduktion im Organismus.

Säure-Basen-Haushalt Unterstützt den basischen Stoffwechsel und reduziert die Übersäuerung.

Blutzucker Reguliert den Blutzuckerspiegel.

Energielieferant Schnelle Versorgung mit Energie für Sportler, bei Unterzuckerung oder bei Wachstumsprozessen.

Fieber Wirkt fiebersenkend bei Infektionen, Grippe und Entzündungen, normalisiert die Temperatur nach körperlichen Aktivitäten.

Geschwächtes Immunsystem Aufbaumittel in der Rekonvaleszenz, bei herabgesetzter Abwehrkraft, Infektionen und mangelnder Vitalität.

Hautregeneration Unterstützt die Bildung neuer Haut, wirkt epithelisierend und hautregenerierend.

Husten Wirkt entzündungshemmend, antibakteriell, reizlindernd, abschwellend und beruhigend.

Oxidativer Stress Wirkt antioxidativ, reduziert den oxidativen Stress der Zellen, schützt Herz und Arterien vor Ablagerungen, kann antitumoral und antikanzerogen wirken.

Infektionen Wirkt desinfizierend, antimikrobiell, keim- und pilzhemmend.

Isotonisch Hoher Anteil an Mikronährstoffen, mit Honig und leicht gesalzenem Wasser eingenommen füllt es die Vitamin- und Mineralstoffdepots des Organismus.

Kindererkrankungen Sehr gute Kindermedizin bei entzündlichen und fiebrigen Erkrankungen, bei Husten, in Wachstumsprozessen, kann auch prophylaktisch angewendet werden.

Krankheitsvorsorge Stärkt das Immunsystem, wirkt allgemein tonisierend und regt die Abwehrkräfte an.

Mineralstoffmangel Füllt die Mineralstoff- und Vitamindepots des Organismus auf.

Muskelkrämpfe Fördert die Energieversorgung der Muskeln bei Muskelkater, nach physischer Anstrengung und im Alter und bei Wachstumsprozessen.

Nervenaktivität Verbessert die Konzentration, erhöht die Stressresistenz, reduziert Zittern und Angststörungen.

Stoffwechsel Reguliert die Stoffwechselvorgänge.

Vaginalflora Fördert das gesunde Milieu der Scheide, wirkt pilzhemmend bei Candida, empfängnisverhütend und abwehrend gegen Krankheitserreger.

Verdauung Fördert und reguliert die Aktivität des Darms, unterstützt die Regeneration einer gesunden Darmflora.

Wechseljahre Reduziert Hitzewallungen und Schweißausbrüche.

HUSTEN-TINKTUR MIT SPITZWEGERICH

Diese Husten-Tinktur ist eine ausgezeichnete Arznei für Kinder und Erwachsene. Spitzwegerich (Plantago lanceolata) ist eine der wichtigsten Pflanzen der Volksmedizin. Eingenommen hat die Pflanze eine antibiotische, abschwellende, hustenberuhigende, reizlindernde, abschwellende und auswurfsfördernde Wirkung. Anwendung findet Spitzwegerich bei Affektionen der oberen Atemwege wie Husten, Bronchitis, Asthma, Lungenerkrankungen und Schleimhautentzündungen. In dieser Husten-Tinktur wird die Wirkung des Spitzwegerichs durch die antibakteriellen Wirkstoffe des Oxymels verstärkt.

FÜR DIE OXYMEL-TINKTUR

500 g roher Waldhonig
250 g roher Apfelessig
Ein 500-ml-Glas mit frischem Spitzwegerich

ZUBEREITUNG

- Spitzwegerich waschen, abtupfen und in kleine Stücke schneiden.
- Alle Inhaltsstoffe in ein Glas füllen und mit dem Pürierstab gut mixen.
- 1 Woche dunkel extrahieren, immer wieder schütteln.
- Die Tinktur abseihen und in eine Flasche füllen.

EINNAHME
Bei Husten, Erkältungen und Affektionen der Atemwege 1 EL bei Bedarf unverdünnt einnehmen (für Kinder die Menge halbieren).

HALTBARKEIT
1 Jahr bei kühler und dunkler Lagerung.

Literatur
Gabriela Nedoma: Vergessene Heiltinkturen: Alkoholfreie Pflanzenextrakte und ihre heilkundige Anwendung. Servus, 2017
Gabriela Nedoma: Das große Buch von Oxymel. Naturmedizin aus Honig und Essig. Aesculus, 2019
Gabriela Nedoma: Knospen und die lebendigen Kräfte der Bäume. Freya, 2014

Zusammenfassung
Vergessene Heiltinkturen von Asche bis Oxymel

Tinkturen werden heute als Wirkstoffextrakte in Alkohol definiert und überwiegend aus Pflanzen hergestellt. Ihre Medizingeschichte ist sehr lang und reicht weit zurück bis vor die Entdeckung des Alkohols. Für die Herstellung von Flüssigarzneien verwendeten unsere Vorfahren die elementarsten Extraktionsmittel der Natur zu denen Asche und Oxymel gehören. Diese „vergessenen Tinkturen" wurden Tausende von Jahren weltweit als Arzneien in der Medizin verwendet. Sie sind reich an natürlichen Wirkstoffen, einfach in der Herstellung und leicht in der Dosierung. Aktuell steigt die Nachfrage nach solchen alkoholfreien Pflanzenextrakten. Besonders für Kinder und alkoholabstinente Personen gibt es bislang nur wenig Alternativen zu klassischen alkoholhaltigen Tinkturen. Genau diese Tinkturen, die wir heute für unsere Gesundheit brauchen, finden wir im Wissen der früheren Generationen.

Stichworte

Tinkturen, Asche, Oxymel, Honig, Essig, Heilpflanzen, Medizin, Traditionell, Arzneien, Natur

Abstract
Forgotten Healing Tinctures from Ash to Oxymel

Today tinctures are defined as active substances extracted in alcohol and mainly produced from plants. Their history in medicine is very long and goes way back before the discovery of alcohol. For the manufacture of liquid medicines, our ancestors used the most elemental extractants of nature, including ashes and oxymel. These "forgotten tinctures" have been used as medicines for thousands of years worldwide. They are rich in natural active ingredients, easy to prepare and easy to dose. Currently, the demand for such non-alcoholic plant extracts is increasing. Especially for children and alcohol abstinent persons, there are so far only few alternatives to classic alcoholic tinctures. Precisely these tinctures known from previous generations we need for our health today.

Keywords
Tinctures, Plant Ash, Oxymel, Honey, Vinegar, Medicinal plants, Medicine, Traditional, Medicines, Nature

Autorin

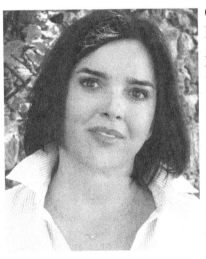

Gabriela Nedoma
Buchautorin und Seminarleiterin mit Kerngebieten auf traditionelle Naturheilkunde, Naturbildung und Hautökologie. Sie arbeitet interdisziplinär und interkulturell mit historischen und wissenschaftlichen Kontexten. Seit 10 Jahren erforscht sie die Wurzeln der Weltmedizin und entwickelte mehrere Bildungskonzepte zum Erhalt und zur Weitergabe vergessener Naturheilverfahren. Als Dozentin führt sie eine intensive Lehr- und Vortragstätigkeit zu Themen wie Klostermedizin, Phytotherapie, Gemmotherapie, Apitherapie, Sexualität und Hautökologie. Sie ist Autorin von 13 Büchern mit 6 Übersetzungen, darunter Oxymel: Medizin aus Honig und Essig (Aesculus, 2018), Natürliche Aphrodisiaka (Ulmer, 2018), Vergessene Heiltinkturen (Servus, 2017) und Knospen und die lebendigen Kräfte der Bäume (Freya, 2014). www.gabriela-nedoma.at

HAUSMITTEL AUS ANTHROPOLOGISCHER SICHT

Ein Einblick in das mamacura-Projekt
Home Remedies from an Anthropological Point of View
An insight into the Mamacura Project

Caroline Contentin el Masri

Aus anthropologischer Sicht gibt es eine Vielzahl von Erklärungen zu Ursachen von Krankheit und Unglück: Bereits vor der Geburt haben das Karma, das Schicksal, Kismet, die Wirkung der Sterne oder die Genetik Einfluss auf den Zustands der Mutter. Angriffe auf die Gesundheit können im Laufe des Lebens aus verschiedenen Richtungen kommen: Neben schädigenden Lebens-, Arbeits- und Umweltbedingungen, Infektionen durch Viren, Bakterien und dem Befall mit Pilzen oder Parasiten können Hexerei oder böser Blick die Ursachen von Erkrankungen sein. Spirituelle Kräfte wie Gottheiten, Geister und Dämonen, aber auch Ahnen, können schädigenden Einfluss ausüben. Zudem werden Erkrankungen „falscher" oder „unreiner" Lebensweise, in vielen Kulturen auch Tabu- und Regelbrüchen zugeschrieben. Darüber hinaus können Angst, z.B. vor Neid, oder gestörte zwischenmenschliche Beziehungen, u.a. Mobbing, schwerwiegende Leiden verursachen (Contentin el Masri, Hirsch in: Contentin el Masri, Kerckhoff 2016).

Sogar biomedizinisch wird jetzt die Darmflora als zentral für die seelische und die körperliche – d.h. die ganzheitliche - Gesundheit betrachtet. Auch das schon in den 1960er Jahren bahnbrechende und grundlegende soziologische Modell der Salutogenese stellt die Gesundheit im Sinne von Homöostase und Heterostase[1] anstatt der isolierten Krankheitserreger ziemlich kultursensibel in den Mittelpunkt.

In dem dazwischen bestehenden Kontinuum findet die prozesshafte Verarbeitung der Input-Stimulierung im System statt, etwa die Spannungen in allen Formen. Eine Krankheit wird nicht als passiv erfahrenes Ereignis verstanden, sondern innerhalb des Gesundheits-Krankheits-Kontinuums interpretiert.

1) Verstehbarkeit,
2) Handhabbarkeit und
3) Bedeutsamkeit und eine Lebenserfahrung, die mit „Konsistenz, Partizipation an der Gestaltung des Outcomes" und einer „Balance zwischen Überlastung und Unterforderung" charakterisiert wird, führt prinzipiell zu einem starken bzw. verstärkten SOC *[Sense Of Coherence]*, das so definiert wird:

> *„Das SOC ist eine globale Orientierung, die ausdrückt, in welchem Ausmaß man ein durchdringendes, andauerndes und dennoch dynamisches Gefühl des Vertrauens hat, daß 1) die Stimuli, die sich im Verlauf des Lebens aus der inneren und äußeren Umgebung ergeben, strukturiert, vorhersehbar und erklärbar sind; 2) einem die Ressourcen zur Verfügung stehen, um den Anforderungen, die diese Stimuli stellen, zu begegnen; 3) diese Anforderungen Herausforderungen sind, die Anstrengung und Engagement lohnen."*
>
> (Antonovsky 1997: 36)

---

1 Die Homöostase ist das Gleichgewicht der physiologischen Körperfunktionen und die Heterostase das Ungleichgewicht.

Das SOC ist zentral für die Gesundheitserhaltung und steht im Mittelpunkt des salutogenetischen Modells. Es wird selbst durch Lebenserfahrungen beeinflusst, die wegen „psychosoziologischen, genetischen und konstitutionellen Ressourcen" in einem besonderen soziokulturellen und historischen Kontext geschehen.

Die generalisierten Widerstandsressourcen (E. generalized resistance ressources oder GRR) stellen Lebenserfahrungen bereit, die die Entwicklung und Erhaltung eines starken SOC und Coping (inzwischen auch Resilienz genannt) fördern. Wenn jemandem jedoch mit einem starken sense of coherence, einen „intensiven emotionalen Distreß" erlebt und die Emotionen lange wahrnimmt und „der Distreß weiterhin akut und in voller Schärfe bleibt, blind macht und andere Emotionen ausschließt, das Leben dominiert – wenn aus den Spannungen Streß wird-, dann wird als Konsequenz Pathologie entstehen" (Antonovsky 1997).

Als erste Stufe der Maßnahmen zur Linderung von Beschwerden und zur Behandlung von einfachen Verletzungen und Erkrankungen können Hausmittel herangezogen werden. Zu ihnen zählen neben dem Einsatz von Tees und Gewürzen oder dem Verzehr bestimmter Pflanzen (z.B. Beeren) physikalische Anwendungen wie Kälte oder Wärme, Bäder, Massagen und Einreibungen. Die emotionale Zuwendung kann auch heilend wirken. Ebenso gehören psychische Mittel durch mündliche, körperliche oder symbolische Sprache und Kommunikation oder spirituelle Mittel wie Amulette, Gebete, Opfergaben oder Wallfahrten dazu.

Diese oft in Kombination verwendeten Maßnahmen dienen der Vorbeugung, dem Schutz und der Heilung von Krankheiten. Hausmittel sind auch Bedeutungs- und Erlebnisträger: Durch den Kontext der Verwendung und durch die Gefühle und Empfindungen, die damit zusammenhängen, wird Ihnen Bedeutung zugeschrieben – sei es unmittelbar im Moment der Anwendung, wenn eine gute Seele den Tipp mitteilt, oder durch

die hervorgerufenen heilsamen Erinnerungen, wenn man sich die Wirkung der Hausmittel vorstellt und sie dann zubereitet und zu sich nimmt. Die Selbstheilungskraft wirkt nicht weniger als der Wirkstoff selbst (Contentin el Masri, Kerckhoff 2016).
Je mehr man sich dessen bewusst wird und danach handeln kann, umso stärker wird der *sense of coherence* und demzufolge die Gesunderhaltung.
Das visuelle Dokumentieren und Zirkulieren von Hausmitteln von BerlinerInnen aus aller Welt ist die Aufgabe und das Ziel des beginnenden mamacura-Projekts. Mein Beitrag aus angewandter anthropologischer Sicht wird sich auf ihre kontextualisierte Nutzung fokussieren. Mit der Werkstatt Ethnologie in Mitarbeit mit der Freien Universität Berlin habe ich zum Thema *healing landscapes* eine Reihe von Kurzfilmen über die Praxis von HeilerInnen in Berlin produziert.[2] Im mamacura-Projekt wollen wir diesmal den Fokus auf die Selbsthilfestrategien durch Hausmittel legen.

Zusammenfassung
Hausmittel aus Anthropologischer Sicht
Bei dem Mamacura-Projekt werden die Wirkungen von unterschiedlichen Hausmitteln auf körperliche und seelische Krankheiten - von BerlinerInnen und aus der ganzen Welt - kommentiert und zirkuliert. Basierend auf der in den 60er Jahren von Aaron Antonovski entwickelten Salutogenese und dem implizierten Sence of Coherence (der Grundüberzeugung, dass das Leben sinnvoll ist und man es trotz wiederkehrender Probleme meistern kann) sollen die durch Hausmittel entwickelten Selbsthilfestrategien besonders im Fokus stehen. Denn Hausmittel sind nicht ausschließlich durch ihre Substanz heilsam, sondern sie sind auch Bedeutungsträger. Durch den Kontext der Verwendung und die dabei enstehenden Gefühle und Empfindungen, wird ihnen Bedeutung zugeschrieben und somit Selbstheilungskräfte aktiviert.

2 Erwerben unter: http://www.werkstatt-ethnologie.de/heilerinnen-dvd.html

Stichworte
Hausmittel, Salutogenese, Sense of Coherence, Selbsthilfestrategien, Selbstheilungskräfte, Resilienz

Abstract
Home Remedies from an Anthropological Point of View
An insight into the Mamacura Project
At the Mamacura project the effects of different home remedies on physical and mental illnesses are commented and - by women and men of the city Berlin and from all over the world. Based on the salutogenesis concept developed in the 1960s by Aaron Antonovski and the implied sense of coherence (the basic belief that life makes sense and that it can be mastered despite recurring problems), the self-help strategies by home remedies is given a special focus. For home remedies are not wholesome only by their substance, but they are also carriers of their inherent belief concepts. Through the context of use and the resulting feelings and sensations, belief concepts are attributed to them and thus self-healing powers are activated.

Keywords
Home remedies, salutogenesis, sense of coherence, self-help strategies, self-healing powers, resilience

Autorin

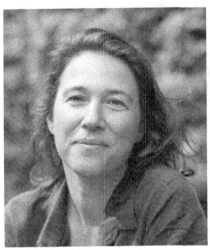

Caroline Contentin el Masri ist Gesundheits- und Krankenpflegerin und MA Sozial- und Kulturanthropologie mit dem Schwerpunkt transkulturelle Vorstellungen von „gesunder Ernährung", Wanderung von Heilwissen und Selbsthilfestrategien im Migrationskontext. Als wissenschaftliche Mitarbeiterin der Werkstatt Ethnologie Berlin war sie u.a. Mitkuratorin der Ausstellung „Sibyllenwurz und Speisedampf - Heilmethoden mit Migrationshintergrund", für die die DVD zum Thema healing landscapes entstanden ist. Ihr mitproduzierter Kurzfilm Nachtfalter wurde im studentischen ethnographischen Filmfestivals Regard bleu vorgeführt. Ihr Kurzfilm Stressabbaumaßnahmen ist online. Derzeit koordiniert sie die Plattform Partizip Aktiv.

Literatur

Antonovsky, A. 1997: Salutogenese. Zur Entmystifizierung der Gesundheit. DGVT (Deutsche Gesellschaft für Verhaltenstherapie), Tübingen.

Kerckhoff, A., Contentin el Masri, C. 2016: Hausmittel aus aller Welt. KVC Verlag, Essen.
https://www.kvc-verlag.de/shop/Naturheilkunde-fuer-zuhause/Hausmittel-aus-aller-Welt::224.html

DIE HEILKRAFT VON GEMÜSE
The Healing Power of Vegetables

Annette Kerckhoff

Der Gemüsekeller bot in alten Zeiten nicht nur einen Vorrat an Nahrungsmitteln, sondern auch eine regelrechte Hausapotheke. War jemand krank, so griff man traditionell zu Zwiebel und Kohl, Möhren, Kartoffeln und Rettich, denn Arzneimittel waren teuer. Und gerade kleinere Beschwerden konnte man gut mit dem, was sich vor Ort befand, in Haus, Hof und Garten, behandeln. Dies ist nicht nur in Deutschland so, sondern auf der ganzen Welt.

Das, was Frauen in ihrer Speisekammer haben, war die erste Ressource, wenn ein Familienmitglied sich nicht wohl fühlte oder kleinere Verletzungen oder Erkrankungen auftraten. Es handelt sich damit um ein Alltagswissen, das oft intuitiv angewendet und von Generation zu Generation weitergegeben wurde. Aus wissenschaftlicher Sicht ist es hochinteressant, diese Anwendungen zu untersuchen, da sie die Autonomie und Selbstwirksamkeit der Menschen unterstützen, zu einer erhöhten Gesundheitskompetenz führen und zudem in aller Regel den Grundsätzen der Nachhaltigkeit entsprechen.

Viele alte Hausmittel traten im Laufe des 20. Jahrhunderts mehr und mehr in den Hintergrund. Die Arzneimitteltherapie boomte: mit ihrer Hilfe konnte man die Krankheitserreger bekämpfen und gezielt in den Organismus eingreifen. Die Hausmittel schienen überholt.

Heute jedoch erinnert man sich wieder an sie – bei leichten Erkrankungen als alleinige Therapie, bei schwereren Erkrankungen zur unterstützenden Behandlung, denn Hausmittel haben eine ganze Reihe von Vorteilen: Sie sind, wenn man sie richtig und in angemessenem Rahmen anwendet, nebenwirkungsarm oder -frei. Sie führen zu einer Steigerung der Gesundheitskompetenz, der Sensibilität für den eigenen Körper, der Aktivität und der Fürsorge.

Die Mutter, die ihrem Kind einen Zwiebelhustensaft zubereitet oder dem alten Vater einen Kohlwickel ums Knie legt, steht für Aufmerksamkeit und Zuwendung. Zudem verdeutlicht sie: Man kann sich selbst helfen. Es ist nicht schwierig. Und es ist nicht teuer. Mach die Augen auf, sieh dich um. Salz, Zucker, Honig, Gemüse, Obst, Gewürze, Wasser und Seife ist das, was man dafür braucht.

Heute werden Hausmittel und die dafür erforderlichen Ausgangsmaterialien wieder neu beachtet und erforscht. Zu Recht, muss man hier doch die Spreu vom Weizen trennen. Manche Hausmittel sind überholt oder gefährlich. Andere jedoch können guten Gewissens auch in der heutigen Zeit als ein Baustein von vielen in der Heilkunde empfohlen werden. Und dazu gehört auch die Verwendung von Gemüse, das jeder von uns kennt.

Kartoffel
Die gelbe Knolle ist aus naturheilkundlicher Sicht ein wichtiger Basenspender. Kartoffelsuppe, gekocht mit Sellerie, Möhren,

Pastinaken oder Petersilienwurzel ist eine leichtverdauliche, wärmende und entsäuernde Mahlzeit (vorausgesetzt, man hält sich mit Speck und Schweinebauch bei der Zubereitung zurück). Ein besonders schönes Hausmittel: Als Pellkartoffelauflage führt die Kartoffel langanhaltende, feuchte Wärme zu – eine echte Wohltat, wenn man es einmal ausprobiert hat! Gerade im Nacken-, Brust- und Lendenbereich ist diese Wärme sehr angenehm und übertrifft jede Wärmflasche. Eingesetzt wird sie bei festsitzendem, trockenem Husten, hier vor allem bei „innerer Kälte", außerdem bei Nackenverspannungen oder Rückenschmerzen, wenn Wärme gut tut.

Praxistipp:
Legen Sie 2-3 gekochte Pellkartoffeln auf ein Küchenkrepp, das auf einem Baumwoll-Geschirrhandtuch liegt. Bedecken Sie sie mit einem weiteren Küchenkrepp (dann lassen sich die Kartoffeln anschließend besser entsorgen), schlagen Sie das Ganze mit dem Geschirrhandtuch zu einem Päckchen in gewünschter Größe ein. Zerdrücken Sie nun die Kartoffeln, so dass sich ein flaches Kissen ähnlich einer Fangopackung ergibt. Kleben Sie möglichst die umgeschlagenen Ränder des Päckchens mit Leukoplast zu, vor allem bei der Anwendung mit Kindern – die Kartoffeln sind heiß und man möchte schließlich jeden Unfall vermeiden. Nun legen Sie ein Frotteehandtuch ins Bett, darauf die Kartoffelauflage. Auch darüber kommt ein Frotteehandtuch, um eine Verbrennung zu vermeiden. Der Patient darf sich nun auch hinlegen. Wenn erforderlich, zum Beispiel bei festsitzendem Husten, gibt es noch eine zweite Kartoffelpackung auf die Brust, nach dem gleichen Prinzip. Dann den Patient gut einpacken. Dauer der Anwendung: solange angenehm.
Übrigens: eine derartige Auflage darf man auch bei sich selbst durchführen, wenn einige Kartoffeln vom Mittagessen übrig geblieben sind. So wird die Mittagspause ein echter Kuraufenthalt!

Möhren

Karotten sind bekannt als Vitaminspender (wichtig: immer ein Tröpfchen Öl dazugeben!). Weniger bekannt ist, dass lang gekochte Karottensuppe ein sehr gutes Mittel gegen Durchfall ist. Wiederentdeckt wurde diese Maßnahme 1908 von dem damaligen Ordinarius der Heidelberger Universitäts-Kinderklinik, Prof. Ernst Moro, der mit dem Durchfall von Säuglingen und kleinen Kindern zu kämpfen hatte, eine der Haupt-Todesursachen für Kinder zu dieser Zeit. Moro besann sich auf die Karottensuppe und konnte dadurch viele Kinder retten. Erst sehr viel später wurde der Wirkmechanismus entdeckt: Durch das lange Kochen – und nur dadurch – entstehen in der Suppe Wirkstoffe, die das Anheften der Bakterien an die Darmwand verhinderten und ihre Ausscheidung begünstigten.

Die Karottensuppe nach Moro ist wenig bekannt, neue Aktualität bekam sie in den letzten Jahren als Behandlungsmaßnahme beim EHEC-Virus. Nach Prof. Guggenbichler, Emeritus der Universitätskinderklinik Erlangen, auch bei dieser Erkrankung eine vielversprechende Therapie, so die Ärztezeitung.

Praxistipp:
Für die „Anti-Durchfall-Suppe" 500 Gramm geschälte Karotten in einem Liter Wasser 1 bis 1,5 Stunden kochen, durchsieben oder im Mixer pürieren. Die verbleibende Menge mit Wasser auf einen Liter auffüllen, 3 Gramm Salz (einen knapp gestrichener Teelöffel) hinzufügen. In kleinen Mengen verabreichen. Täglich frisch kochen.

Achtung: Die Karottensuppe ist ein hilfreiches Hausmittel. Sie stellt jedoch vor allem eine „Entgiftungsmaßnahme" dar, geht jedoch nicht gegen die Ursache der Erkrankung vor. Suchen Sie daher im Krankheitsfall einen Arzt auf. Gehen Sie umgehend zum Arzt, wenn ein Säugling an Durchfall erkrankt ist.

Kohl

Kohl wurde lange Zeit als „Arme-Leute-Essen" eingestuft. Mittlerweile aber wird Kohl wieder immer beliebter. Im Zeichen der allgemeinen Überernährung hat die „magische Kohlsuppe", die vor allem mit Weißkohl zubereitet wird, als Schlankmacher Konjunktur. Grund dafür: Kohl enthält 1. viele Ballaststoffe und macht dadurch satt ohne kalorienreich zu sein, 2. wichtige Vitamine, Spurenelemente und Mineralstoffe (besonders eisenhaltig ist der Grünkohl), und 3. auch noch daneben antibiotisch wirkende Senfölglykoside.

Zubereitet werden sollte Kohl immer mit etwas Öl oder Butter, um die fettlöslichen Vitamine aufnehmen zu können. Eine Zugabe von etwas Kümmel, aber auch Fenchel oder Anis helfen, ihn bekömmlicher zu machen und wirken Blähungen entgegen. Dünsten Sie Kohl, kochen Sie ihn nicht zu lange.

Noch gesünder als Kohl ist Sauerkraut, das im Ausland auch als deutsches Nationalgericht gilt, selbst wenn es vermutlich ursprünglich aus China stammt. Frisches Sauerkraut enthält zum einen viel Vitamin C – man erinnere sich daran, dass erst die Entdeckung der Zitrusfrüchte, aber auch des sehr viel billigeren Sauerkrauts im 18. Jahrhundert die Seefahrer vor der gefürchteten Krankheit Skorbut bewahrte. Zum anderen entsteht durch die Gärung Milchsäure. Milchsäurebakterien gehören zu den „guten" Bakterien in unserem Darm. Und so ist Sauerkraut ein natürliches Mittel, nicht nur um die Verdauung anzuregen – bei Sauerkrautsaft

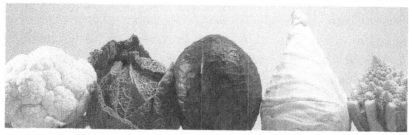

Kohl ist gesund - und wer Weißkohl schlecht verträgt, für den gibt es auch noch andere Kohlsorten. Von links nach rechts: Blumenkohl, Wirsing, Rotkohl, Spitzkohl, Romanesco. Foto: privat

bisweilen mit durchschlagendem Erfolg – sondern auch, um die Darmflora wieder auf Vordermann zu bringen.

Äußerlich angewendet sind Kohlblätter echte Klassiker der Volksmedizin. Ihre Heilkraft wurde bereits im 2. Jhd. v. Chr. von Marcus Porcius Cato beschrieben, der in einem Buch über den Landbau „De agricula" eine wahre Lobeshymne auf den Weißkohl verfasste. Hier heißt es über die äußerliche Anwendung von Kohlblättern: „Auf alle Wunden und Geschwülste lege (den Kohl) zerrieben auf; er wird alle Geschwüre reinigen und heilen ohne Schmerz; er bringt Geschwüre zur Reife und lässt sie auch aufbrechen, er wird faulende Wunden und Krebsschäden reinigen und heilen, was kein (anderes) Heilmittel leisten kann."

In der Fachliteratur werden als Indikationen von Kohlauflagen (hier bevorzugt Wirsing) Entzündungen und Verletzungen der Gelenke, Gicht, Muskelzerrungen, Schmerzen infolge von Operationen und Vernarbungen, Abszessbildung, Nagelbettentzündung, Ohrenschmerzen genannt. Kontraindikationen sind nicht bekannt, allerdings werden Kohlanwendungen in Erfahrungsberichten als stark wirksame Maßnahmen beschrieben, so dass hier auf eine individuelle Reaktion zu achten ist.

Praxistipp:
Nehmen Sie für eine Kohlauflage möglichst die äußeren, grünen Blätter. Die mittlere Blattrippe wird entfernt, um nicht zu drücken. Die Blätter werden gewalzt, denn die Zellen müssen aufgebrochen werden. Früher wurde dies mit einem Nudelholz auf dem Holzbrett gemacht, heute könnte man auch eine gewaschene Rotweinflasche und ein Resopalbrettchen verwenden, damit der Kuchenteig für Weihnachten nicht nach Weißkohl schmeckt. Die Blätter werden auf den betroffenen Bereich ziegelartig aufgelegt, mit einer Kompresse und locker mit einer Mullbinde fixiert. Achtung: Flüssigkeit kann austreten, also evtl. noch ein Handtuch unterlegen. Anwendungsdauer: mindestens eine Stunde, am besten über die ganze Nacht. Abnehmen, wenn die Schmerzen sich verstärken oder der Kohl sich verfärbt.

Zwiebel

Die Zwiebel ist eine bedeutende Heilpflanze mit langer Tradition. Legendär ist die Geschichte, dass die Arbeiter der Cheopspyramide mit Lauch, Knoblauch und großen Mengen Zwiebeln versorgt wurden, damit ihre Gesundheit und Leistungsfähigkeit erhalten blieb. Auch Dioskurides und Plinius äußern sich in antiken Schriften ausführlich zur Wirkung der Küchenzwiebel: Sie sei appetitanregend, reinigend, erweichend und menstruationsbefördernd. Ferner sei der Saft gut gegen Augenleiden, Schwerhörigkeit und schlechten Haarwuchs.

Die Zwiebel enthält schwefelhaltige Verbindungen, ätherisches Öl und Flavonoide, sie wirkt entzündungsmindernd und antibakteriell. Der regelmäßige Genuss von Zwiebeln wirkt sich positiv auf den Blutdruck und das Blutbild aus und beugt Gefäßerkrankungen vor. Neben dieser innerlichen Einnahme spielte die Zwiebel in der Volksmedizin als Mittel für äußerliche Auflagen eine große Rolle, beispielsweise bei Ohrenschmerzen oder Insektenstichen.

Wissenschaftlich belegt ist die antibakterielle, lipidsenkende, blutdrucksenkende, antiasthmatische, antiarteriosklerotische und antiphlogistische (entzündungshemmende) Wirkung. Nach der Kommission E, die vor allem in den 1980er Jahren viele Heilpflanzen prüfte und begutachtete, bestehen Indikationen für die Zwiebel innerlich zur Appetitlosigkeit und zur Vorbeugung altersbedingter Gefäßveränderungen. Auf traditionelle Anwendungen wie Zwiebelauflagen bei Mittelohrentzündung wird mittlerweile bereits in der ärztlichen Fachliteratur hingewiesen.

Meerrettich

Meerrettich ist in vielen Ländern und Kulturen ein wichtiger Verbündeter des Menschen im Kampf gegen Krankheitserreger. Die enthaltenen Senfölglykoside machen ihn zu einem potenten pflanzlichen Antibiotikum, außerdem enthält Meerrettich viele Vitamine (u.a. Vitamin C), Mineralien und Spurenelemente (v.a. Kalium). Die keimmindernde Wirkung wird mittlerweile auch medikamentös ausgenutzt: so gibt es Arzneimittel mit

Meerrettichwurzel und Kapuzinerkressenkraut, die unterstützend bei Katarrhen der Luftwege und Infektionen der ableitenden Harnwege eingesetzt werden (Angocin Anti Infekt N®). Liegt dieses Medikament nicht bereit, kann man sich zur Not auch mit dem Meerrettich aus dem Glas helfen, der in vielen Haushalten als Beigabe zu Tafelspitz oder einer Vinaigrette im Kühlschrank zu finden ist (siehe Kasten). Studien zum Meerrettich befassen sich einerseits mit der antibakteriellen Wirkung. Daneben wird aber auch erforscht, ob Meerrettich oder der japanische Wasabi eine vorbeugende Wirkung gegen Dickdarmkrebs haben. Rettiche in jeder Form, die ähnliche Wirkstoffe enthalten, sind in vielen Kulturen Ingredienzien für Gesunderhaltung oder Hausmittel, ob nun als Radisalat, Radieschenbrot, Senfgerichte, Schwarzrettich-Hustensaft etc.

Praxistipp:
Wenn der Husten plagt, die Nasennebenhöhlen dichtmachen oder eine Blasenentzündung sich ankündigt: Essen Sie scharf und nutzen Sie die Kraft des Meerrettichs, ob nun als Brotaufstrich, mit etwas Honig vermischt und messerspitzenweise „genossen" oder als Wasabi beim Sushi.

Petersilie
Die Petersilie ist ein unscheinbares, uns allen gut bekanntes Kraut, das jedoch in den letzten Jahren in Anbetracht der internationalen Kräuter- und Gewürzvielfalt in den Hintergrund getreten ist. Zu Unrecht! Verwendet werden Blätter und Wurzel. Im Kraut (Blätter und Stängel) sind ätherisches Öl, Farbstoffe, Vitamine (A, C, K, B-Vitamine) und viele Mineralien enthalten, u.a. Eisen, Magnesium, Phosphor, Mangan, Kalium und Schwefel. Das ätherische Öl, das in der Wurzel noch etwas höher dosiert ist, ist herzwirksam (Hildegard von Bingen verwendet Petersilie für ihren Herzwein). In hoher Dosierung kann es zu Herzrhythmusstörungen und sogar zu Fehlgeburten führen.
Petersilie füllt Defizite im Mineralhaushalt auf, wirkt harntreibend,

blutreinigend und entgiftend. Eine interessante Studie aus Ost-Marokko zeigte, dass durch bestimmte Inhaltsstoffe die Blutverklumpung vermindert werden kann.

Praxistipp:
Nehmen Sie Petersilie wieder in ihren Speiseplan auf – möglichst oft. Verwenden Sie frische Petersilie, aber verschmähen Sie auch gefriergetrocknete Petersilie nicht, denn sie ist gerade für Frauen mit niedrigem Eisenwert und Blutarmut eine gute Maßnahme, Eisen zuzuführen. (Natürlich nicht in dem Ausmaß wie Eisentabletten.) Dennoch stellt die Verwendung von Petersilie eine gute Gewohnheit dar, die die Blutbildung auf sanfte Art und Weise unterstützt. Frisch schmeckt sie gut kleingeschnitten mit Frühlingszwiebel, Knoblauch und Zitronensaft. Der Klassiker aus der arabischen Küche ist der Petersiliensalat Tabouleh, den Sie ebenfalls öfter auftischen sollten: Petersilie, Bulgur, Tomaten, Frühlingszwiebel oder Zwiebel, (Salatgurke), Minze bei Bedarf, viel Zitronensaft, etwas Knoblauch, Olivenöl, Salz und Pfeffer – fertig!

So bieten bereits einheimische Gemüse ein reiches Potenzial für die Selbsthilfe und Pflege der Gesundheit – für gesunde und kranke Tage!

Zusammenfassung
Auf der ganzen Welt helfen Frauen sich mit einer „Medizin aus der Küche", um die Familie gesund zu erhalten und Krankheiten selbst zu behandeln oder die Behandlung vom Arzt zu unterstützen. Dabei handelt es sich um einen wertvollen Wissensschatz, der zu mehr Autonomie und Gesundheitskompetenz führt. Wir sammeln diese Rezepte, prüfen sie medizinisch und – da diese Praxis auch soziale und kulturelle Aspekte der Gesundheitserhaltung im ganzheitlichen Sinne beeinflusst –, beforschen wir anthropologisch den Kontext ihrer Nutzung. Ziel ist, geprüfte Rezepte und weitere Informationen über das Internet weltweit für andere Frauen zur Verfügung zu stellen.

Stichworte
Gemüse, Selbsthilfe, Frauenwissen, traditionelle Medizin, Naturheilkunde, Gesundheitsautonomie

Absract
The Healing Power of Vegetables
Throughout the whole world women help themselves with a „medicine from the kitchen" to keep the family healthy, treat diseases or support the medical treatment from the doctor. These recipes are a precious treasure of knowledge, which leads to more self-government and health competence. We are gathering these recipes, evaluate them medically and as this practice also influences social and cultural aspects of health care in a holistic sense, we use anthropological tools for documenting the context of their use. Our aim is to pass on these evaluated recipes plus further information via internet worldwide.

Keywords
Vegetables, selfhelp, women's knowledge, traditional medicine, naturopathy, health autonomy

Autorin

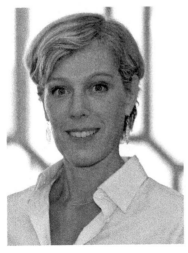

Dr. phil. Annette Kerckhoff
Gesundheitserzieherin und Heilpraktikerin, hat einen B.Sc. Komplementärmedizin und M.Sc. Gesundheitsförderung. Seit 20 Jahren ist sie in der Patientenaufklärung von Natur und Medizin e.V., der Fördergemeinschaft der Karl und Veronica Carstens-Stiftung tätig. Annette Kerckhoff hat lange naturheilkundliche Selbsthilfestrategien an der Hochschule Coburg gelehrt und umfangreich veröffentlicht.

BEIFUSS – VON DER GEISTERBESCHWÖRUNG BIS ZUR KREBSTHERAPIE
Mugwort – From Necromancy to Cancer Therapy

Monika Köckeritz

Vorwort
Überall ist der Beifuß zu Hause; an Wegrändern des Waldes, als Unkraut im Garten, entlang von Bahngleisen. Sogar auf Geröllplätzen fühlt sich der Beifuß wohl. Die Vögel lieben Beifuß und picken im Spätsommer dessen Samen in ihre meist schon dicken Bäuche. Beifuß ist eine eher unscheinbare Pflanze ohne auffällige Blüten. So wird er meist übersehen. Meine erste bewusste Bekanntschaft mit dem Beifuß machte ich als kleines Mädchen bei der Nachbarin meiner Großmutter. Sie war schon sehr alt und hatte den Ruf einer Kräuterhexe. Glaubt man dem Dorfgeschwätz, konnte sie wohl mehrere Male den eigenen Tod mit Hilfe von Kräutern abwenden. Die alte Frau hatte nur einen großen Raum

zur Verfügung. Er diente gleichzeitig als Wohnzimmer und Küche. In einer Ecke befand sich ihre Schlafstätte. Ich war gern bei ihr. In ihrem Zimmer roch es immer frisch, nach Wald und Wiese, denn überall hingen Sträuße und standen Gefäße mit frischen und getrockneten Kräutern. Auf dem Tisch gab es ein merkwürdiges Gefäß mit einer Kerze. Bei einem meiner Besuche zündete sie diese an und die Kräuter im Behälter über der Kerze fingen an zu rauchen und verströmten einen merkwürdig angenehmen Duft. Später erfuhr ich, dass auch Beifuß eines dieser getrockneten Kräuter gewesen sei und damit die Räumlichkeit desinfiziert werden sollte.
Ein paar Jahre später beobachtete ich, wie meine Mutter ein trockenes, graugrünes Kraut in den traditionellen Weihnachtsgänsebraten tat. Es sah nicht sonderlich appetitlich aus. Sie erklärte mir, dass dieses Kraut Beifuß sei und dieser den Braten durch seine Bitterstoffe bekömmlich und leichter verdaulich macht.
Meine dritte Begegnung mit Beifuß hatte ich während der Ausbildung zur Heilpraktikerin. Zum einen wurde Beifuß als Moxakugeln auf die Akupunkturnadeln gesteckt und angezündet. Zum anderen wurde Beifuß im Seminar „Einführung in die Phytotherapie" als Mittel gegen Verdauungsbeschwerden erwähnt. Dem Beifuß wurde generell keine allzu große Bedeutung beigemessen. Andere Kräuter wie Ackerschachtelhalm, Löwenzahn oder Kamille standen mehr im Vordergrund.
Es ist schwer einzuschätzen, inwieweit Beifuß heute als therapeutisches Hausmittel bei gesundheitlichen Beschwerden eingesetzt wird. Da pflanzliche Inhaltsstoffe verzögert wirken, ist anzunehmen, dass ein großer Teil der Bevölkerung auf synthetische Präparate ausweicht, um die entsprechenden Beschwerden schnellstmöglich zu beseitigen.
Neben dem in Europa weit verbreiteten Gemeinen Beifuß (Artemisia vulgaris) gehören zur Gattung Artemisia schätzungsweise 250 bis 500 Pflanzenarten. Für rein medizinische Zwecke werden in der heutigen Zeit insbesondere der Einjährige Beifuß (Artemisia annua), der Gemeine Wermut (Artemisia absinthium) und das Moxakraut (Artemisia douglasiana) genutzt. Einen besonderen

Stellenwert nimmt der Einjährige Beifuß (Artemisia annua) ein. Dessen Derivate (Abspaltprodukte) werden in der Malaria- und Krebstherapie sowie für die Behandlung von Babesiose verwendet. Näheres zur Krebstherapie wird im entsprechenden Kapitel erläutert.

Wichtiger Hinweis
Vor jeder therapeutischen Unterstützung mittels Beifuß bei einer der nachfolgend aufgeführten Beschwerden und Erkrankungen sollte immer ein Arzt konsultiert werden. Nur so sind eine korrekte Diagnose und kontrollierte Therapie gewährleistet.

Botanik
Gattung: Artemisia Familie: Korbblütler (Asteraceae)
Unterfamilie: Asteroideae Tribus: Anthemideae
Untertribus: Artemisiinae Gattung: Artemisia
Art: Beifuß vulgaris (Gemeiner Beifuß)

Trivialnamen:
Beifess (Siebenbürgen),
Beiposs (mittelhochdeutsch),
Beivoss, Beiweich(mittelhochdeutsch),
Biboess (mittelhochdeutsch),
Biboz, Bibs (Inselberg),
Biefes (Eifel, Altenahr),
Bifood (Holstein),
Bifot (Pommern, Mecklenburg),
Bivoet, Bivuz (mittelhochdeutsch),
Bletechan (mittelhochdeutsch),
Buck, Buckela (Bern),

Budschen (mittelhochdeutsch
Bugge (mittelhochdeutsch),
Buggila (mittelhochdeutsch),
Byfas (mittelniederdeutsch),
Byfoss (mittelniederdeutsch),
Byssmolte (mittelhochdeutsch),
Bywt, Flegenkraut (Altmark),

Beipes (Erzgebirge),
Beiras (mittelhochdeutsch),
Bibes (althochdeutsch),
Bibot (Altmark, althochdeutsch),
Bibus (mittelhochdeutsch),
Bifaut (Pommern),
Bifoss (mittelniederdeutsch),
Bigfood (Holstein),
Biwes (Ruhla),
Buchen (mittelhochdeutsch),
Bucken, Bugel
(mittelhochdeutsch),
Bugga (mittelhochdeutsch),
Buggel (mittelhochdeutsch),
Bybot (mittelniederdeutsch),
Byfass (mittelniederdeutsch),
Byfus (mittelhochdeutsch),
Byvoet (mittelniederdeutsch),
Gänsekraut **(Schlesien),**

Gurtelkraut (mittelhochdeutsch),
Himmelker (mittelhochdeutsch,

St. Johannisgürtel (Österreich, Schweiz),
Jungfernkraut (Altmark),
Melcherstengel (Augsburg),
Müggerk (Oldenburg),

Mugwurz, Muterkraut, Muzwut, Peifos,

Peipoz, Pesenmalten (mittelhochdeutsch),
Pipoz (althochdeutsch),
Puggel (mittelhochdeutsch),

Reynber (mittelhochdeutsch),
Siosmelt (althochdeutsch),
Sonnenwendel, Sonnenwendgürtel,

Sunbentgürtel, Sunibentgürtel

Wermet (Bern),
Wipose (mittelhochdeutsch),
Wil Wurmbiok (Wangerooge)[1,2,3]

Hermalter (mittelhochdeutsch),
Himmelskehr
(Österreich, Schweiz)
St. Johanniskraut (Vorarlberg),
Männerkrieg, Magert (Bremen),
Müggerk (Ostfriesland),
Muggart, Muggerk
(Oldenburg, Ostfriesland),
Pesmalten, Peypoz
(althochdeutsch),

Puckel (mittelhochdeutsch),
Gross Reinfarn
(mittelhochdeutsch),
Rotbuggele (Schweiz),
Schossmalten (Salzburg, Linz),
Suniwendgürtel
(mittelhochdeutsch),
Sunnenwendelgürtel,
Weiberkraut, Weibpass
(mittelhochdeutsch),
Wermut (mittelhochdeutsch),
Wisch (Eifel)

Die mehr als 250 Beifußarten der Gattung Artemisia erreichen, abhängig von der Art, eine Höhe zwischen 50 und 200 cm. Sie sind anspruchslose, aber stickstoffliebende Pflanzen und gehören zu den Korbblütlern. Die meisten Sorten gedeihen mehrjährig und vermehren sich unkontrolliert durch Selbstaussaat. Alle Beifußarten haben kleine, traubenartig angeordnete Blüten, deren Farbe während der Blütezeit von graugrün zu gelb bis rosa-bräunlich wechseln kann. Sie werden durch Wind bestäubt und blühen in der Regel von Juli bis September. Die Blütengröße variiert zwischen 2,5

1 Pritzel, G.A. , 1882
2 Marzell, H. 1943-1979, Band I, S. 436 f.
3 Staub, F., Tobler, L. , 1881, Band IV, S. 1091.

und 3,8 mm; sie haben einen Durchmesser von 2-3 mm. Die Blätter der Beifußpflanzen sind gefiedert. Die obere Blattseite ist grün bis dunkelgrün, die Unterseite der Blätter hat durch Behaarung ein grau-weißliches Aussehen. Heimisch ist der Beifuß in Asien, Europa und Nordamerika. Er wächst an Wegrändern, auf Brachflächen oder auch als „Unkraut" auf Äckern und in Gärten. Der Einjährige Beifuß bevorzugt Flachland mit sandigen und kalkhaltigen Böden. Außerdem liebt er Wärme, Helligkeit und eine gute Wasserversorgung.

Überblick über die wichtigsten Wirkstoffe des Beifußes

Arteminisin
Aus Blättern und Blüten des Einjährigen Beifußes (Artemisia annua) kann man Arteminisin gewinnen, welcher zu den sekundären Pflanzenstoffen zählt und chemisch den Sesquiterpenen zugeordnet wird (siehe unten). Dieser Stoff hat in den vergangenen Jahren an Bedeutung gewonnen, da er die Ausgangssubstanz für Derivate bildet, die in der Krebs- und Malariatherapie eingesetzt werden.

Ätherische Öle (allgemein)
Ätherische Öle sind extrem komplexe Vielstoffgemische, die aus Pflanzen gewonnen werden. Bei einigen dieser Öle konnte man bereits 400 Substanzen und mehr nachweisen. Das Wirkungsspektrum der ätherischen Öle wird bestimmt durch ihre Zusammensetzung an Terpenen und Phenylpropanen.[4] Terpene machen ca. 90% der Inhaltsstoffe in ätherischen Ölen aus. „Die Aufnahme der ätherischen Öle erfolgt durch
- die Nase (Inhalation, Raumbeduftung durch Duftlampe oder Raumspray)
- die Haut (Massage, Einreibung, Bad, Kompresse) und

---

[4] Weckmann, Anne-Sophie, 2012

- die Schleimhaut: Anus (Zäpfchen) und Vagina (Zäpfchen, Tampons),
- den Mund (Nahrung, Tropfen, Kapseln, Inhalation)."[5]

Ihnen werden antibakterielle und antioxidative Eigenschaften zugesprochen und sie wirken sowohl auf den Körper als auch auf die Psyche. Zusätzliche Informationen zu den einzelnen Terpengruppen sind unten aufgeführt.

α- und β-Pinene

Pinene sind flüssige Monoterpen-Kohlenwasserstoffe und Bestandteil ätherischer Öle. Sie haben eine cortisonähnliche Wirkung, da sie modulierend auf die Nebennierenrindentätigkeit wirken.[6] Außerdem beeinflussen sie das vegetative Nervensystem positiv. Man findet sie neben dem Beifuß in Myrte, Dill, Kümmel, Rosmarin und Fichtennadeln. Genutzt werden Pinene vor allem für die Herstellung von Farben, Ölen und Wachsen.

Beta-Sitosterol

Beta-Sitosterol wird auch als Beta-Sitosterin bezeichnet und ist eine Form der Phytosterine. Es ist weiß und wachsartig und hat strukturell betrachtet Ähnlichkeit mit Cholesterin. Hoch dosiert ist Beta-Sitosterol in der Lage, die Aufnahme von Cholesterin in der Nahrung zu hemmen und damit den Cholesterinwert zu senken. Man findet diesen Wirkstoff auch in Mais- oder Weizenkeimöl, in Avocados, Cashewkernen oder auch Sanddornbeeren.

Bitterstoffe

Bitterstoffe zeichnen sich dadurch aus, dass sie chemische Verbindungen aufweisen, die beim Menschen einen bitteren Geschmack hervorrufen. Sie regen auf direktem und reflektorischem Weg über die Erregung der Geschmacksrezeptoren die

---

5 Zimmermann, Eliane, 2011
6 Werner, Monika; von Braunschweig, Ruth, 2016, S. 49

Verdauung an, steigern die Magen- und Gallensaftproduktion und haben dadurch eine appetit- und verdauungsfördernde Wirkung. Sie kommen in Grapefruits, Artischocken, Eisbergsalat und in vielen Kräutern wie beispielsweise Beifuß, Wermut, Schafgarbe, Ingwer oder Galgant vor.

Camphen

Camphen ist ein weißer, geruchloser Feststoff, der als Zwischenprodukt für die Synthese von Geschmacks- und Geruchsstoffen dient und für die Herstellung von Campher verwendet wird. Es ist ein bicyclischer Monoterpen-Kohlenwasserstoff von ätherischen Ölen, welches nur in Cyclohexan, Alkohol und Chloroform wasserlöslich ist. Aus den ätherischen Ölen von Beifuß, Douglasfichte, Rosmarin und Kubebenpfeffer kann man Camphen extrahieren und nutzen.

Carotinoide

Die mehr als 800 verschiedenen Carotinoide sind fettlösliche Lipochrome (Pigmente), die zur Klasse der Tetraterpene (C40-Körper) zählen. Sie erscheinen gelblich bis rötlich. Einige von ihnen sind von der EU als Lebensmittelfarbstoffe zugelassen. Sie sind sowohl im Pflanzen- als auch im Tierreich weit verbreitet. Beispiele sind Paprika, Karotten, Eigelb von Vogeleiern, Muschelschalen, bestimmte Bakterienarten, Blattläuse oder Spinnmilben.

Cumarin

Cumarin ist ein sekundärer Pflanzenstoff mit angenehm würzigem Geruch, den man bei einigen Pflanzenarten erst während oder nach dem Trocknen wahrnehmen kann (Heugeruch). Natürlich kommt Cumarin im Gelben Steinklee, im Waldmeister oder in Datteln vor. Es wird heute als Duftstoff in der Parfümerie und therapeutisch als ödemhemmendes, gefäßentkrampfendes und lymphabflussförderndes Medikament eingesetzt. Da Cumarin in höheren Dosen gesundheitsschädlich wirkt, ist seine Nutzung innerhalb der EU stark eingeschränkt.

Flavonoide

Blütenfarbstoffe als sekundäre Pflanzenstoffe sind die bekanntesten Vertreter von Flavonoiden. Man findet sie beispielsweise als gelben Farbstoff in der Färber-Eiche oder beim Färbermaulbeerbaum. Auch in Samen, Moosen und Farnen kann man Flavonoide nachweisen. Sie dienen vorwiegend dem Anlocken von Insekten, also Pflanzenbestäubern und dem Schutz vor Insekten. Durch die Aufnahme von Pflanzen mit hohem Flavonoidanteil unterstützen Menschen signifikant ihre Gesundheit. Sie sind Chelatbildner. Ihre organischen Verbindungen bilden mit Metallen Komplexe, die der Detoxikation von Schwermetallvergiftungen dienen. Pharmakologisch haben Flavonoide viele weitere Anwendungsgebiete. Sie sind gefäßabdichtend, entzündungshemmend, antioxidativ, antiallergisch, kanzeroprotektiv, zellschützend, durchblutungsfördernd und schweißtreibend. Deshalb dienen sie insbesondere der Therapie und Prophylaxe von Herz-Kreislauf- und Gefäßerkrankungen.

Menthol

Das weitläufig bekannte Menthol mit seinem charakteristischen Pfefferminzgeschmack und -geruch ist ein monocyclischer Monoterpen-Alkohol. Es wird Zahnpasten, Mundwasser, Kaugummis oder Süßigkeiten beigefügt. Einigen Produkten von pharmazeutischen Unternehmen wird Menthol ebenfalls zugesetzt. In der Imkerei nutzen Bienenzüchter Verdunstungsplättchen gegen die Varoa-Milbe, die unter anderem auch Menthol enthalten können.[7]

Monoterpene

Den größten Anteil an Terpenen haben Monoterpene, die wegen ihrer kleinen Moleküle leicht durch Zellmembranen dringen und bereits nach wenigen Minuten im Blut nachgewiesen werden

---

7 Lucke, L., 2017

können.[8] Monoterpene können die Haut reizen und regen damit indirekt die Produktion körpereigener entzündungshemmender und schmerzstillender Stoffe an (Counterirritant Effekt), die insbesondere auf Nerven, Muskeln und Gelenke antiphlogistische Reaktionen zeigen.[9] Nadel- und Zitrusöle sind typische Vertreter mit hohem Monoterpenanteil.

Myrcen

Myrcen ist Bestandteil vieler ätherischer Öle und dient der Herstellung von Geruchs- und Geschmacksstoffen für die Parfümerie und Pharmazie. Kümmel, Salbei, Cannabis und Pfefferminze sind die bekanntesten Pflanzenvertreter, die Myrcen enthalten. Aber auch in Hopfen kann man recht hohe Konzentrationen dieses Stoffes nachweisen. Sein Gehalt entscheidet über Geschmack und Aromen der jeweiligen Biersorte. Myrcen ist der Wirkstoff, der bei Hopfen auch als mildes Beruhigungsmittel wirkt und in pflanzlichen Heilmitteln zur Bekämpfung von Schlafstörungen verwendet wird.[10] Studien scheinen Myrcens beruhigende, motorische und muskelentspannende Eigenschaften zu bestätigen.

Polyphenole

Polyphenole werden als bioaktive Substanzen wie Farb-, Geschmacks-, Geruchs- sowie Gerbstoffe durch alle Pflanzen produziert und zählen zu den sekundären Pflanzenstoffen. „Während den pflanzlichen Organismen Polyphenole als UV-Lichtschutz, als chemische Verteidigung gegen Mikroorganismen und Pflanzenfresser dienen und durch ihre Färbung Insekten anlocken, nutzen Menschen ihre Eigenschaften in industriellen Prozessen, dabei vor allem zur Verbesserung unserer Gesundheit.

---

8 Kim-Beickler, Huase, 2008
9 Werner, Monika; von Braunschweig, Ruth, 2016, S. 49
10 Zamnesia , 2016

Polyphenole sind sowohl als Bestandteil unserer täglichen Nahrung als auch als Bestandteil traditioneller Arzneipflanzen in der Lage, in vielfältiger Weise mit den biochemischen Strukturen des menschlichen Stoffwechsels zu interagieren und Symptome wie auch Ursachen vieler Erkrankungen zu beeinflussen."[11] Dies wird größtenteils durch die antioxidative Wirkung der Polyphenole erreicht. Jedoch sind noch nicht alle Wirkmechanismen geklärt.

Sabinen
Sabinen ist eine licht- und oxidationsempfindliche, ölige und wasserunlösliche Flüssigkeit, die früher zur Behandlung von Warzen verwendet wurde. Es ist Hauptbestandteil des ätherischen Öles von Majoran und kommt auch in Schwarzem Pfeffer, Wacholder und Kardamom vor. Chemisch ist Sabinen ein Monoterpen mit 10 C-Atomen, welches zu den Thujenen gehört. Bei entsprechend hoher Dosierung von Sabinen führt es zu Verdauungsbeschwerden, Nierenversagen, inneren Blutungen, Krämpfen, Bewusstlosigkeit und Lähmungen.

Sesquiterpene
Bestandteile wie β-Caryophyllen, Germacren D, β-Cadinen, Nootkaton sind Sesquiterpene und im Beifuß reichlich vorhanden. Im Gegensatz zu Monoterpenen haben diese Substanzen große Moleküle, die langsam reagieren und deshalb zu den hautverträglichen Stoffen zählen.[12] Einsatzgebiete der Sesquiterpene sind Haut- und Schleimhauterkrankungen sowie bei psychosomatischen Beschwerden. Nach Werner und Braunschweig sind typische Pflanzenvertreter die Zeder mit einem Anteil von 75-80%, Ingwer mit 60-65% oder der Virginiawacholder mit 50-65% Sesquiterpene.

---

11   Kuhnert, N., 2013
12   Werner, Monika; von Braunschweig, Ruth, 2016, S. 49-50

Thujon

Thujon ist Bestandteil der ätherischen Öle nahezu aller Beifußarten, aber auch von Gewürzen wie Thymian, Rosmarin oder dem Echten Salbei. Es ist farblos, flüssig und hat einen mentholartigen Geruch. Thujon ist ein bizyklisches Monoterpen, gehört also zur Stoffklasse der Isoprenoide. Als Nervengift verursacht es bei entsprechend hoher Dosierung Symptome wie epileptische Krämpfe, Schwindel, Halluzinationen und Wahnvorstellungen.

Thymol

Nahezu jedem ist der Geruch von Thymian bekannt. Genau wie in diesem Kraut gibt es auch im Beifuß eine Substanz Namens Thymol. Thymol gehört zu den Monoterpenphenolen, welche zu den stärksten Inhaltsstoffen in der Aromatherapie gehören und deshalb nicht innerlich angewendet werden sollen.[13] Nach Werner und von Braunschweig besitzen deren Öle eine besonders starke antiinfektiöse Wirkung im Lungen- und Darmbereich sowie im Urogenitaltrakt.

Triterpene

Triterpene sind eine im Tier- und Pflanzenreich verbreitete, umfangreiche Gruppe von Naturstoffen.[14] Sie sind feste, schwer flüchtige Verbindungen, die nicht in ätherischen Ölen enthalten sind, sich jedoch frei, verestert oder verethert in Pflanzenextrakten, Harzen, Balsamen und als Bausteine von Saponinen finden.

---

13 Werner, Monika; von Braunschweig, Ruth, 2016, S. 57
14 Sauermost. R. et al., 1999

Beifuß in Mythologie, Ritualen und der Erfahrungsheilkunde

„Erinnerst Du Dich, Beifuß, was du verkündest?
Was du anordnest in feierlicher Kundgebung?
Una heißt du, das älteste der Kräuter.
Du hast Macht gegen drei und gegen dreißig.
Du hast Macht gegen Gift und gegen Ansteckung.
Du hast Macht gegen das Übel,
Das über das Land dahinfährt"
(Auszug aus dem Angelsächsischen Neunkräutersegen)

Die Verwendung pflanzlicher Bestandteile, um Krankheiten zu kurieren, beruhte früher auf Magie, Religion und/oder der Signaturenlehre. Als Mutter aller Kräuter wurde der Beifuß bereits in der römischen und griechischen Antike als eine der kraftvollsten Pflanzen verehrt. Die damaligen Ärzte empfahlen Beifuß als Frauenmittel und man verwendete ihn als Talisman gegen Müdigkeit.[15]

Die römischen Soldaten befestigten Beifuß in und an ihren Sandalen, so dass ihre Füße auf ihren mitunter langen Märschen nicht so schnell ermüdeten.
„Der botanische Gattungsname »Artemisia« geht vermutlich auf die Göttin Artemis zurück. Sie gilt in der griechischen Mythologie als Beschützerin der wilden Tiere und Göttin der Jagd. Außerdem ist sie die Schutzgöttin der Gebärenden und zuständig für Heilung und Fruchtbarkeit. Unter der Bezeichnung »Artemisia« beschrieb der griechische Arzt Dioskurides (1. Jh. n. Chr.) erstmals die Wirkung und Anwendung von Beifuß. In seiner »De Materia Medica« empfahl er Beifuß als Sitzbad, um die Menstruation, vaginale Sekretion und die Nachgeburt zu fördern. Diese Anwendungen übernahmen später Heilkundler in ihren Kräuterbüchern und ergänzten weitere Indikationen, vor allem Verdauungsstörungen."[16]

---

15 Vonarburg, B., 2010, S. 94
16 Schulte-Löbbert, M., 2014

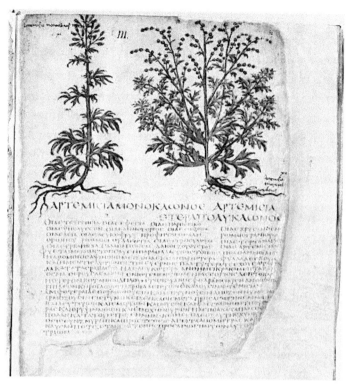

Abb. 1: Auszug aus der De Materia Medica von Dioskurides[17]

Im Mittelalter schützte Beifuß durch seine magischen Kräfte vor bösen Hexen und Blitzschlag. Dieser Glaube hielt sich in einigen Gebieten Europas ziemlich lange. Noch im vergangenen Jahrhundert haben die Frauen an St. Johanni am 21. Juni Kränze aus Beifuß geflochten und an ihre Häuser und Ställe gehängt. Heute werden Kränze aus den Johannikräutern Eisenkraut, Johanniskraut und Beifuß auch auf dem Kopf getragen und um die Lenden gewunden. Nach einem Feuersprung werden sie den Flammen übergeben, um Schlechtes und Unheil in Gutes umzuwandeln.[18] Im Übrigen wurde Beifuß in der Hexenmedizin als Schutz gegen

---

17 Dioskurides, 1 Jh. N. Chr.
18 Bühring, U., 2011, S. 663

den bösen Blick und wie Johanniskraut zum Unsichtbarmachen gebraucht.

Liest man die Bücher des Ethnobiologen Dr. Wolf-Dieter Storl wird der Beifuß noch heute als heilige Pflanze in den unterschiedlichsten Kulturen verehrt und als Schamanenpflanze in vielen Ritualen und Zeremonien als Schutz- und Reinigungspflanze benutzt. Oft wird mit Beifuß geräuchert, um böse Geister und negative Mächte zu vertreiben. So werden in den Weihenächten der Wintersonnenwende auf alten Bauernhöfen in Süddeutschland, in Österreich und der Schweiz Räuchermischungen mit Beifuß entfacht und damit Häuser und Ställe ausgeräuchert. Nach Storl glaubt man, dass Beifuß die Seelen der Menschen und den sakralen Raum, in dem sich das Heilige, das göttliche Mysterium, offenbaren kann.[19]

Storl empfiehlt den kampferartigen Geruch des Beifußes nach Reiben zwischen den Fingern tief in die Lungen zu ziehen, um den Energiefluss zu spüren, der über das Stirnchakra hinauf in das Kronenchakra strömt und dieses erhellt, belebt und öffnet. Dasselbe soll beim Räuchern mit dieser Pflanze geschehen. Überall, wo Beifuß wächst, wird dieser für Räucherungen mit anderen Pflanzen gemischt. Storl beschreibt, wie bei den Prärieindianern bei sakralen Handlungen und Heilséancen mit einer Mischung aus Mariengras, Wacholder und Steppenbeifuß geräuchert wird.[20] Nach Storl sagen die Indianer, dass der Beifuß einen sakralen Raum schafft, der Wacholder diesen beschützt und das süß duftende Mariengras die guten Geister anzieht. Der Autor verweist auf ähnliche Anwendungen bei den tibetischen Bön-Schamanen und den nepalesischen Jhankries. Außerdem verweist er auf die Indianer Kanadas, die Beifußkraut unter das Kopfkissen legen, um luzide Träume zu bekommen oder auch auf die Chinesen, die Beifuß ins Kissen stopfen, um einen ruhigen Schlaf zu gewährleisten. Doch gibt es noch weitere Anwendungen auf unserem Kontinent. In Ostsibirien

---

19 Storl, W.-D., 2015, S. 168
20 Storl, W.-D., 2016, S. 84

und Nordamerika schätzen die Bewohner den zierlichen, stark kampferhaltigen Kalten Beifuß (Artemisia frigida).[21] Dieser wird dort zur Regulierung der Fruchtbarkeit und Periode eingesetzt. Außerdem trinken Frauen Abkochungen des Beifußes während bestimmter Phasen der Wehen, um die Geburt zu erleichtern oder um den Mutterkuchen zu lösen. Auch in China und Nordostasien zählt Beifuß zu den Frauenkräutern. Hier gehen die Frauen während der Wehen über ein Beifußdampfbad in die Hocke. Entsprechend der Signaturenlehre wird Beifuß den Frauenkräutern zugeordnet. Gedeiht er in der Sonne, laufen seine Stängel rötlich an; eine Signatur für die weibliche Menstruation.

Beifuß als Phytotherapeutikum in der gegenwärtigen Medizin
Die wissenschaftliche Betrachtung der Phytotherapie begann mit der Phase der Empirie, Beobachtung und Selbstbeobachtung. Es folgten nun experimentelle Methoden mit statistischen Erhebungen. Erfahrungswissen wurde zunehmend verdrängt; Beweisführungen sind für die Zulassung phytotherapeutischer Medikamente zwingend. Auf der 25. Schweizerischen Jahrestagung für Phytotherapie: Zukunft braucht Vergangenheit indes wurde angemerkt, dass man auf den Schatz des Erfahrungswissens realistischerweise auch in Zukunft nicht verzichten kann, da pflanzliche Vielstoffgemische sich besonders zur Selbstmedikation und bei der Behandlung von chronischen Krankheiten anbieten.[22] Die Wissenschaftler diskutierten über die Möglichkeit, dass in der Schweiz und Europa unter bestimmten Voraussetzungen pflanzliche Arzneimittel auf der Grundlage publizierter Erfahrung statt experimenteller Daten zugelassen werden können und das Erfahrungswissen in die experimentelle Forschung überführt werden sollte.
Beifuß als eine der ältesten Heilpflanzen steht schon seit einigen

---

21 Brøndegaard, V. J., 1985, S. 217-230
22 Jeannin, J.-M., 2011

Jahren im Fokus der Forschung. Primär sind die Derivate des Pflanzenwirkstoffes Artemisinin des Beifußes für die Wissenschaft als Mittel gegen Malaria und Krebs interessant. Auf beide Erkrankungen und deren Heilungsmöglichkeiten wird in den nachfolgenden Kapiteln eingegangen.

Anwendungsbeispiele von Beifuß
Tee gehört zu den häufigsten Zubereitungsarten von Heilpflanzen und ist eine der ältesten Arzneiformen. Die Inhaltsstoffe sind unmittelbar nach der Bereitung von Teeaufgüssen verfügbar. Außerdem ist Tee kostengünstig und die Wirkstoffe sind in ihrem ursprünglichen Mischungsverhältnis in der Regel gut verträglich. In ihrem „Praxis-Lehrbuch der modernen Heilpflanzenkunde" empfiehlt Ursula Bühring neben weiteren verdauungsfördernden Pflanzen Beifuß als Teeaufguss bei Blähungen, Gallebeschwerden Mykosen (Infektion mit Pilzen) und Kopfschmerzen bedingt durch Verdauungsbeschwerden.[23] Das Zusammenwirken von Gerb- und Bitterstoffen im Beifuß soll bei genannten Beschwerden Erleichterung bringen. Man verwendet möglichst frische und zerkleinerte Blätter und/oder Blüten, da mit fortschreitender Zerkleinerung der Gehalt an Inhaltsstoffen des frischen Beifußes im Teeaufguss zunimmt. Allerdings sollten die von Juli bis September selbst gesammelten Blätter und Blüten vor der Trocknung nicht zerkleinert werden, damit Aromen, Vitamine und andere Wirkstoffe so wenig wie möglich abgebaut werden.
Bühring benennt das Fußbad als zusätzliche Anwendungsart gegen gesundheitliche Beeinträchtigungen.[24] Fußbäder mit Beifuß wirken reflektorisch auf den gesamten Organismus, fördern die Durchblutung und stabilisieren den Kreislauf. Sie sind geeignet, um den Körper zum Schwitzen zu bringen und so Infekten entgegenzuwirken. Schon beim ersten Frösteln empfiehlt Bühring ein

---

23 Bühring, U., 2011, S. 191
24 Bühring, U., 2011, S. 298-303

ansteigendes Fußbad innerhalb von 20 Minuten beginnend mit einer Temperatur von 33°C bis zur höchsterträglichen Temperatur. Eine Handvoll Salz verstärkt sogar die Wirkung des Fußbades.
Bei einer chronischen Sinusitis, die länger als drei Monate besteht oder häufiger als 4x im Jahr auftritt, beeinträchtigen die ödematösen Schleimhautschwellungen die Atmung und erschweren den Sekretabfluss. Durch die behinderte Nasenatmung entstehen Kopf- und Gesichtsschmerzen, besonders stark beim Bücken, und die Erkrankten fühlen sich abgeschlagen. Neben anderen Maßnahmen kann ein Fußbad mit Beifuß gemeinsam mit Rosmarin, Wacholder oder Lavendel die Symptome lindern, die Heilung beschleunigen und Komplikationen vermeiden.
Jedoch sollte bei Krampfadern und Lymphödemen auf Fußbäder verzichtet werden.

Beifuß in der Traditionellen Chinesischen Medizin (TCM)
Die Traditionelle Chinesische Medizin (TCM) ist eine fernöstliche Heillehre, die die Harmonisierung der Gegensätze Yin und Yang als Ziel hat.

TCM betrachtet die kosmische Energie Qi als die Grundsubstanz des spirituellen, geistigen und biologischen Lebens und lehrt die Wandlungsphasen der fünf Elemente Holz, Feuer, Metall, Wasser und Erde sowie die Yin-Yang-Gesetzmäßigkeit.
Wer zum ersten Mal eine Naturheilpraxis, die auf Traditionelle Chinesische Medizin spezialisiert ist, aufsucht, wird in der Regel von einem angenehmen, wohltuenden Duft überrascht. Ursache dafür ist abgebrannter Beifuß (Artemisia vulgaris), welcher als Ausgangsmaterial für die Herstellung von Moxakraut eine bedeutende Rolle spielt. Moxakraut erzeugt durch Abbrennen medizinisch eine besonders wirksame Form von Wärme. Diese wird

gemeinsam mit der Akupunktur zur Meridianbehandlung eingesetzt. Die bei der Behandlung entstehende Hitze dringt tief in den Körper ein und stimuliert die Zirkulation des Qi und des Blutes. Kälte und Feuchtigkeit sollen über diesen Weg aus den Meridianen, der Körperoberfläche sowie den Organen vertrieben werden. Das Verfahren nennt man Moxibustion, wobei man verschiedene Formen unterscheidet. Bei der direkten Moxibustion wird ein kleiner Moxakegel direkt auf der Haut angezündet; das langsam glimmende Moxa erhitzt die Haut. Da die Verletzungsgefahr sehr groß und diese Behandlung sehr schmerzhaft sein kann, wird diese Form der Moxibustion vorwiegend in China angewandt.

In Deutschland verwendet man eher Moxazigarren, Moxakegel oder einen Moxakasten. Moxazigarren sind in dünnes Papier gerollte Moxastangen, die angezündet dicht über einen Akupunkturpunkt gehalten werden. Der Abstand zur Haut beträgt zwischen 0,5 und 1 cm. Verspürt der Patient ein Hitzegefühl, zieht der Therapeut die Moxazigarre zurück, um sie dann nach einigen Sekunden wieder in die Nähe der Haut zu führen. Diesen Vorgang wiederholt er pro Akupunkturpunkt mehrere Male.

Eine weitere Form der Moxibustion ist die Verwendung eines etwa 1 cm hohen Moxakegels, der ohne direkte Berührung mit dem Körper abgebrannt wird. Unter den Moxakegel, direkt auf die Haut, wird entweder eine ca. 1-2 mm dicke Scheibe frischer Ingwer oder Knoblauch auf den Akupunkturpunkt gelegt. Das Moxakraut verglimmt und Wärmeenergie dringt in den Körper. Eine günstigere Wärmeabgabe wird erreicht, wenn Ingwer und Knoblauch mehrmals durchstochen werden. Moxakegel können aber auch an Akupunkturnadeln befestigt und angezündet werden, um über die Nadel die Hitze in die Tiefe des Gewebes zu leiten. Moxakästen sind kleine Holzkästen, die siebartige Böden besitzen und in denen Moxakraut abgebrannt wird. Sie werden für großflächige Behandlungen eingesetzt und über der Haut gehalten.

Die Klinik am Steigerwald verwendet eine Verwandte des

Gemeinen Beifußes, nämlich die Artemisia capillaris als entgiftende und schlackenausleitende Pflanze im Rahmen von sehr tiefgreifend wirkenden Blutreinigungsrezepturen.[25]

Eine weitere Beifußart ist der Einjährige Beifuß, der in der traditionellen Chinesischen Medizin für therapeutische Zwecke angebaut wurde und wird. „Artemisia annua ist der seit 2000 Jahren heilkundlich genutzte chinesische Beifuß, dessen gute Wirkung bei Wechsel- bzw. Sumpffieber (so der alte Name der Malaria) erst Ende des 20. Jahrhunderts im Westen bekannt wurde."[26]

Der Einjährige Beifuß wurde in der TCM früher zur Therapie von Hämorrhoiden aufgearbeitet. Ein entsprechendes Rezept wurde Anfang der 1970er Jahre in einem Grab in Mawangdui, Provinz Hunan, mit anderen medizinischen Schriften gefunden: „Rezept für ‚weibliche Hämorrhoiden', die sich einen Zoll innerhalb des Anus befinden, ... die während des Stuhlgangs aufbrechen und bluten und sich nach oben richten, wenn kein Stuhlgang ist. Nimm 5 Maß Urin und koche damit 2 große Handvoll qing hao, 7 handgroße Goldkarpfen, ein 6 Zoll großes Stück warm geklopfte Zimtrinde, sowie 2 Knotenstücke getrockneten Ingwer. Zehnmal aufkochen. Die Flüssigkeit in eine Schale abgießen. Diese ist unter eine Sitzmatte zu stellen, in die eine Öffnung gebohrt wird. Mit den Dämpfen werden so die Hämorrhoiden behandelt. Wenn die Arznei erkaltet ist, endet die Behandlung. Die Behandlung mit den Dämpfen ist täglich dreimal durchzuführen."[27]

Anhänger der TCM verwerten den Gemeinen Beifuß (Artemisia vulgaris), um Babys in der Steißlage kurz vor der Geburt zu drehen. Hier wird Beifuß neben dem Akkupressurpunkt BL 67 der Mutter verbrannt, der sich neben der äußeren Ecke des fünften Zehennagels (Babyzehe) befindet. Diese Methode soll die Aktivitätsrate des Babys erhöhen. Es besteht die Möglichkeit, dass sich das Baby in die Kopflage bewegt.

25 Klinik am Steigerwald GmbH & Co. KG, 2008
26 Kuhn, H., Hirt, H.-M., 2006
27 Harper D., 1998, S. 272

Innerlich eingenommen soll der Gemeine Beifuß das Qi von Magen und Milz-Pankreas kräftigen.[28] Hilfreich sind auch regelmäßige Badeanwendungen. Die Autoren sind der Meinung, dass Beifuß die Kraft der Wanderseele Hun und das Selbstverständnis des Elementes Holz stärkt und stabilisiert und es erhaben gegenüber äußeren Einflüssen sein lässt. Sie schreiben, dass die Pflanze wärmende und kräftigende Wirkungen im Bereich des Unteren Erwärmers zeigt. Ebenso werden dem Beifuß nach dessen therapeutischen Einsatz entschleimende, tonisierende und spasmolytische Effekte zugesprochen. Die Autoren empfehlen folgende Dosierungen:

Tee aus Kraut oder Wurzel:
1 gehäufter TL/1 Tasse kochendem Wasser übergießen, 1-2 Minuten ziehen lassen. 3-mal täglich 1 Tasse trinken. Alternativ Kaltauszug anwenden.

Tinct. Artemisiae:
Mehrmals täglich 5-10 Tropfen einnehmen

Waschung der Augen bei Adaptionsstörungen (nach Pahlow)
Wiederholtes Waschen der Augen mit einer Mischung aus Beifuß- und Augentrostabkochung (zu gleichen Teilen)

Brooke geht in ihrem Buch auf den Einfluss des Gemeinen Beifußes auf den Seelen- und Gemütszustand von Frauen ein. Sie behauptet: „Beifuß ermöglicht uns Frauen, aus unseren eigenen Quellen der Stärke und der Kraft, aus unseren inneren Ressourcen zu schöpfen: Er bestätigt, stabilisiert und stärkt."[29] Die Autorin meint, dass keine andere Pflanze mit so großer Sicherheit die Menstruation wieder hervorzubringen vermag, wenn eine Frau durch Verunsicherung und Selbstzweifel, durch einen Mangel an Anerkennung und

---

28 Travesier, R., Staudinger, K., Friedrich, S., 2005, S. 257-258
29 Brooke, E., 1996, S. 115 ff.

Wertschätzung in vorpubertäre Gefühlsmuster zurückgedrängt wurde, wenn ein geschwächtes Selbstwertgefühl zu einer tiefen inneren Verweigerung des Frau-Seins geführt hat. Diese negative Haltung, so bemerkt die Autorin, zerstört das gerichtete Sein, welches in physiologischer Weise vom Element Holz gesteuert wird und sich in den natürlichen Rhythmen des Elementes Wasser somatisiert.

Beifuß in der Krebstherapie

Allgemeines zu Krebs

Im allgemeinen Sprachgebrauch werden bösartige oder auch maligne Neubildungen, Tumore und Hämoblastosen (z.B. Leukämie) als Krebs bezeichnet. Es teilen und vermehren sich Zellen unkontrolliert, verdrängen Gewebe, dringen in benachbarte Gewebe und Organe ein und breiten sich mitunter über das Blut- oder Lymphgefäßsystem aus (Metastasenbildung). Die Entscheidung über die gewählte Therapieart ist abhängig von Krebsart, Tumorgröße und ob sich bereits Metastasen gebildet haben. In der Regel werden Patienten mit Chemotherapie, Strahlentherapie und/oder Operationen behandelt. Bei bestimmten Krebsarten werden auch die Hormon-, Antihormon- oder Immuntherapie angewendet.

Neuerkrankungen	Frauen	Männer
Absolute Zahl	229.920	252.550
Mittleres Erkrankungsalter	67,2	68,3
Rohe Rate	558,4	639,9
Altersstandardisierte Rate	351,2	434,1
Aktueller Trend[1]	+0,8%	-0,5%
Altersstandardisierte Rate (EU)	327,9	447,6
Prognose für 2020 (absolute Zahl)	244.100	274.900

Abb. 2: Krebserkrankungen insgesamt (C00-C97, außer C44)[30]

30 RKI, 2016

Jedes Jahr gibt es in Deutschland etwa 500.000 Krebsneuerkrankungen und die Anzahl derer steigt von Jahr zu Jahr. Erklärt wird dieser Umstand mit der hohen Lebenserwartung der meisten Menschen und der damit im Zusammenhang stehenden zunehmenden Erkrankungszahl im Alter. Außerdem werden die Diagnosemöglichkeiten durch fortschreitende Technik immer besser. Trotzdem entspricht die Wirksamkeit der durchgeführten Therapien gegen Krebs oft nicht den Erwartungen.

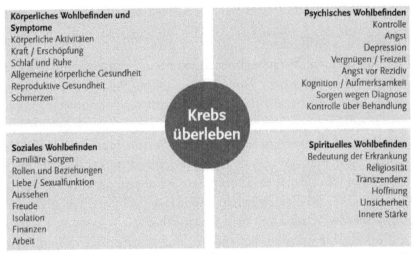

Abb. 3: Aspekte der Lebensqualität bei Überlebenden einer Krebserkrankung[31]

Obwohl Deutschland zu den Ländern Europas mit den höchsten Überlebensraten nach Krebserkrankungen gehört, ist das Ergebnis nicht zufriedenstellend. Außerdem kann die Lebensqualität der Patienten stark eingeschränkt sein. Hierzu fehlen jedoch noch aussagekräftige Forschungen.

Vom Beifuß zu Artenusat
Weltweit sind Wissenschaftler daran interessiert, neue wirksame Medikamente oder Verfahren gegen Krebs zu entwickeln und zu erproben. Vielversprechend für einige Krebsarten scheint die so

---

31 RKI, 2016

genannte „Beifußtherapie" zu sein. Dieser Name ist nicht korrekt, denn während dieser Therapieform wird Artenusat verwendet. Diese Substanz wird aus Artemisinin, einem der vielen sekundären Pflanzenstoffe des Einjährigen Beifußes (Artemisia annua) gewonnen. Artemisinin entsteht durch Extraktion getrockneter Blätter und Blüten mit Hexan. Um 2-3 Kilogramm Reinextrakt zu gewinnen, benötigt man etwa zwei Tonnen Blätter und Blüten. Dafür ist mindestens ein Hektar Anbaufläche erforderlich. Der Artemisiningehalt getrockneten Pflanzenmaterials beträgt nur zwischen 0,1-1,4%. Der Rohextrakt selbst ist ein gelbes, viskoses Öl, welches eingedampft wird. Durch Umkristallisation wird schließlich Artemisinin erzeugt, woraus Artenusat als ein partialsynthetisches Derivat abgeleitet wird.

Vom Artesunat zum Medikament
Artesunat ist schon seit Jahrzehnten das wichtigste Medikament in der Malariabekämpfung. Nur zufällig wurde dessen positive Wirkung im Kampf gegen Krebszellen entdeckt. „Bei der Behandlung von Malariapatientinnen mit Artesunat, welche gleichzeitig auch an Brustkrebs (Mamma-Ca) erkrankt waren, konnte bei Folgeuntersuchungen teilweise beobachtet werden, dass es zu einer Besserung bis hin zur vollständigen Remission gekommen war."[32]
Reines Artesunat ist ein weißes, wasserlösliches Pulver und hat die Summenformel C19H28O8.

32 Dinse, T., 2017

Im Kühlschrank aufbewahrt beträgt seine Haltbarkeitsdauer etwa ein Jahr. Die Haltbarkeit verringert sich zunehmend, je höher die Temperaturen sind. In Deutschland kann man Artenusat für therapeutische Zwecke nicht erwerben. Ärzten und Heilpraktikern ist es gestattet, dieses Präparat selbst zu erzeugen. Geregelt ist die Selbstherstellung von bestimmten Arzneimitteln durch den § 13 Abs. 2b Nr. 1 Arzneimittelgesetz. Voraussetzung ist, dass keine Abgabe dieser Arzneimittel an Dritte stattfindet und diese nur den eigenen Patienten verabreicht werden. Derzeit ist die Selbstherstellung von Artenusat nur bei der Dr. Miller GmbH in Hamburg möglich (Stand Juni 2018).

Vor der Herstellung wird eine Vereinbarung zwischen den Therapeuten und dem Unternehmen über die entgeltliche Nutzung des Pharmalabors zur Herstellung von Arzneimitteln nach §13 Nr. 2b Nr. 1 AMG unterzeichnet. Nach einer umfangreichen Einweisung in Räumlichkeiten, Labormaterialien und Geräte wird nun die Artenusat-Lösung (lyophilisiert=gefriergetrocknet) produziert. Als erstes wird Natriumhydrogencarbonat in der benötigten Menge eingewogen und in Wasser für Injektionszwecke gelöst. Anschließend wird auch das Artenusat eingewogen und der Natriumhydrogencarbonat-Lösung zugegeben. Unter ständigem Rühren löst sich das Artenusat. Zwischenzeitlich erfolgt die Kontrolle des ph-Wertes. Im nachfolgenden Schritt wird die Lösung mittels Druckfiltration (Stickstoff 5.0) durch einen Sterilfilter in die Räumlichkeiten der Abfüllung gegeben. Schließlich wird die Lösung mittels einer vollautomatischen Abfüllmaschine in sterile Vials („Injektionsfläschchen") gefüllt. Gefriertrocknungsstopfen verschließen die Vials. Zum Abschluss wird ein Lyophilisationsverfahren (Gefriergetrocknungsverfahren) gestartet. Nach dessen Ende werden die Vials mit Aluklappen versehen. Nach dem Herstellungsverfahren der Artenusat-Lösung werden Endkontrollen durchgeführt. So werden beispielsweise Proben entsprechend des Europäischen Arzneibuches auf deren Endotoxingehalt und Sterilität untersucht. Auch der endgültige pH-Wert, die Osmolalität, das Aussehen und das Lösungsverhalten werden analysiert, bevor die Artesunat-Lösung für die Anwendung an Patienten freigegeben wird.

Anwendungsempfehlungen von Artesunat als Zytostatika
Bezüglich des Einsatzes von Artenusatlösung folge ich in meiner Naturheilpraxis den Empfehlungen des Arztes und Humangenetikers Dr. Ulrich Friedrichson. In seinem Vortrag „Artenusat – ein Phytopharmakon als effektives Medikament bei Tumorerkrankungen" erläutert Dr. Friedrichson seine Erfahrungen mit unterschiedlichen Applikationen. [33]

Orale Applikation
Da die optimale Wirkstoffaufnahme von Artesunat über den Darm der Patienten nicht immer gewährleistet ist, wird das Medikament in Kapselform nur als abschließende prophylaktische Dauermedikation eingesetzt. Wegen der Resorptionszeit von 30 Minuten wird empfohlen, die Kapseln eine Stunde vor oder nach einer Mahlzeit einzunehmen.

Intramuskuläre Applikation
Bei der intramuskulären Applikation wird zunächst das pulvrige Artenusat in Wasser für Injektionszwecke aufgelöst und anschließend dem Patienten verabreicht. Jedoch sollte der Patient 2-3 Stunden vor der Injektion 5 mg Folsäure und 100-200 mg Eisen erhalten. Die Wirkung des Artenusats kann durch diese Maßnahme verstärkt werden. Einige Therapeuten verzichten auf die zusätzliche Gabe von Eisen und Folsäure, weil die Eisenkonzentration aggressiver Tumorzellen bereits selektiv erhöht ist.
Abhängig von der Tumoraggressivität sowie der Schnellwüchsigkeit und der Tumormasse erhält der Patient 1-15 oder 1-22 Tage die intramuskuläre Injektion. Dabei ist die Menge des einzusetzenden Artenusats abhängig vom Körpergewicht des Patienten. Appliziert

33 Friedrichson, U., 2014

werden eine Lösung mit 60mg Artenusat bei Patienten mit einem Körpergewicht bis zu 70 kg. Patienten, die mehr als 70 kg wiegen, spritzt man eine Lösung mit 75 mg Artenusat. In den nachfolgenden vier Wochen wird dem Patienten 60-75 mg Artenusatlösung zweimal in der Woche appliziert. Eine Zykluswiederholung nach 6-8 Wochen ist angebracht. Ergänzend sei zu erwähnen, dass der Wirkstoff bereits eine Stunde nach der intramuskulären Injektion metabolisiert wird.

Intravenöse Applikation
Wie bei der intramuskulären Injektion kann auch hier dem Tumorpatienten 2-3 Stunden vor jeder Infusion Eisen und Folsäure verabreicht werden. Die intravenöse Applikation erfolgt über 21 Tage. Pro Kilogramm Körpergewicht des Patienten werden 5 mg Artenusat eingesetzt. Abhängig von Tumorload/Tumormasse erfolgt eine Zykluswiederholung nach 4, 6 oder 8 Wochen. Die Infusion mit Artenusatlösung sollte 1,5 Stunden dauern. Etwa zwei Stunden nach der intravenösen Injektion wird der Wirkstoff metabolisiert. Artenusat ist zellulär gut verfügbar und zeigt hohes Potential bei der Bekämpfung und Eliminierung von Krebszellen.

Kontraindikationen und mögliche Nebenwirkungen von Beifußanwendungen
Beifuß wirkt sehr intensiv. Deshalb sollte Beifuß vorsichtig, nur in kleinen Mengen und nicht allzu häufig verwendet werden. Als Korbblütler ist Beifuß für seine allergene Wirkung bekannt, die auch von Tinkturen oder Extrakten ausgeht. Schon durch Hautkontakt mit Beifuß kann sich bei empfindlichen Menschen oder Personen mit einem schwachen Immunsystem eine verzögerte allergische Reaktion zeigen, die mitunter erst nach 24 bis 72 Stunden sichtbar wird. Diese ist auf den Hautbereich begrenzt und entwickelt Symptome wie Rötung, starker Juckreiz, Schwellung, Bläschen, nässender Ausschlag oder Hautschuppung. Bei starker allergischer Reaktion sind Asthmaanfälle möglich. Wegen der wehenanregenden Wirkung sind sämtliche Beifußanwendungen in

der Schwangerschaft grundsätzlich verboten. Die Einnahme von Beifuß während der Stillzeit ist nicht empfehlenswert, da die Muttermilch Bitterstoffe des Beifußes aufnimmt. Letztendlich wurde im Kapitel „Beifuß als Phytotherapeutikum in der gegenwärtigen Medizin" bereits erwähnt, dass bei Krampfadern und Lymphödemen auf Fußbäder mit Beifuß verzichtet werden soll. Die Moxibustion mit Beifuß sollte nicht bei Krankheitsbildern mit „Hitzecharakter", wie z. B. akute Entzündungen, Fieber, während der Menstruation sowie während einer Schwangerschaft angewendet werden.

Vermehrung und Pflege von Beifuß

Vermehrung

Die Vermehrung von Beifuß ist vergleichsweise einfach und erfolgt durch Samen, Stecklinge oder Wurzelteilung. Entscheidet man sich für die Reproduktion durch Samen, säht man diesen ab Mai im Freiland aus. Bevorzugt man eine Vorkultur, dann wird der Samen im März oder April in kleine Töpfchen auf der Fensterbank oder ins Frühbeet des Gartens gebracht. Bei beiden Vermehrungsarten ist darauf zu achten, dass Beifuß ein Lichtkeimer ist und der Samen deshalb nicht mit Erde bedeckt werden darf. Nach etwa ein bis drei Wochen sieht man die ersten Keimlinge. Sie benötigen nun viel Licht, um zu stattlichen Pflanzen heranzuwachsen. Bei Vorkultur werden die jungen Pflanzen im Mai pikiert und in den Garten gepflanzt. Der Abstand zwischen den einzelnen Pflanzen sollte mindestens 50 cm betragen. Setzt man die Pflanzen in Kübel, ist auf eine entsprechende Größe zu achten.
Für die vegetative Vermehrungsart durch Stecklinge wird eine bereits erwachsene, aber noch junge Pflanze ausgewählt. Man schneidet mit einer scharfen Klinge ein- oder zweiblättrige Sprossteile der Pflanze vom Haupttrieb und setzt diese in Gefäße mit Wasser oder frischer Erde, die feucht gehalten werden muss. Dort bilden sich Wurzelfasern. Die junge Pflanze kann bei entsprechender Ausprägung der Wurzeln an den Wunschort

verpflanzt werden.
Bei der Vermehrung von Beifuß durch Wurzelteilung wird der Wurzelballen einer älteren Pflanze ausgegraben, dann mit einem Messer oder Spaten geteilt und in die Erde des vorgesehenen Standortes gesetzt.

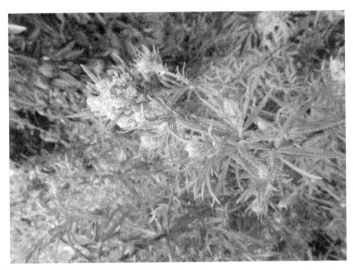

Beifuß mit ausgeprägtem Blütenstand

Pflege
Durch seine Anspruchslosigkeit wächst der Beifuß auf nahezu allen Böden. Die Erde kann sowohl sandig und trocken als auch humusreich und kalkhaltig sein.[34] Nach Johann gedeiht Beifuß besonders ertragreich auf einem lockeren, gut durchlässigen und humusreichen Boden mit einem mäßigen Nährstoffgehalt. Seine Erfahrung ist, dass der ausgewählte Standort in der vollen Sonne liegen sollte; dadurch können sich das würzige Aroma und das ätherische Öl am besten entfalten. Johann empfiehlt mäßiges Gießen, denn Beifuß mag keine Staunässe.
Überwinterungsprobleme hat der Beifuß nicht; er ist frostfest.

---

34 Johann, K., 2016, S. 50-51

Darum kann er auch in eisiger Kälte unbeschadet den Winter überstehen.

Johann beschreibt den Beifuß als eine ausgesprochen robuste und resistente Pflanze gegenüber Krankheiten und Schädlingen. Beifuß wirkt auf Schädlinge sogar regelrecht abstoßend. So eignet er sich sehr gut als Nachbarpflanze für anfällige Gewächse.

Literatur

Brøndegaard, V. J. (1985) Artemisia in der gynäkologischen Volksmedizin. Ethnobotanik. Verlag Mensch und Leben Berlin

Brooke, E. (1996) Von Salbei, Klee und Löwenzahn. Bauer Verlag. Freiburg

Bühring, U. (2011) Praxis-Lehrbuch der Heilpflanzenkunde, Karl F. Haug, Stuttgart, 3. Auflage

Dinse, T. (2017) Artenusat-Therapie. Online: http://www.artesunat.info/index.html. Zugriff am 23.05.2017

Dioskurides (1 Jh. N. Chr.) Dioscórides napolitano. BDM. Biblioteca Nacional de Nápoles. Online: http://calarc.blogspot.de/2014/02/de-materia-medica-dioscorides-en-espana.html. Zugriff am 10.05.2017

Friedrichson, U. (2014) Artenusat – ein Phytopharmakon als effektives Medikament bei Tumorerkrankungen. Online: https://www.youtube.com/watch?v=YvfckidE1G4&t=501s. Zugriff am 08.06.2017

Harper D. (1998) Early Chinese Medical Literature. London, New York: Routledge & Kegan Paul

Jeannin, J.-M. (2011) 25. Schweizerische Jahrestagung für Phytotherapie: Zukunft braucht Vergangenheit. Forschende Komplementärmedizin. Gesellschaftsmitteilungen. Online: http://www.academia.edu/27312781/25._Schweizerische_Jahrestagung_f%C3%BCr_Phytotherapie_Zukunft_braucht_Vergangenheit. Zugriff am 28.04.2017

Johann, K. (2016) Der Schamanengarten. Nachtschatten Verlag. Solothurn

Kim-Beickler, Huase (2008) Aromatherapie und Aromamassage. 1. Auflage. Neuer Umschau Buchverlag, Italien Canale

Klinik am Steigerwald GmbH & Co. KG (2008) Der pflanzliche Therapiehelfer Beifuß, lat.: Artemisia vulgaris. Die Klinikzeitung - Zeitung der Klinik am Steigerwald. Online: http://www.tcmklinik.de/339,klinikzeitung.html. Zugriff am 08.05.2017

Kuhn, H., Hirt, H.-M. (2006) Heilpflanzen in den Tropen: Aktion Natürliche Medizin - Anamed International. Deutsche Heilpraktiker-Zeitschrift 2006; 1(4): 63-65. DOI: 10.1055/s-2006-954046

Kuhnert, N. (2013) Polyphenole: Vielseitige Pflanzeninhaltsstoffe. Chemie in unserer Zeit, 47: 80–91. doi:10.1002/ciuz.201300589

Lucke, L. (2017) ApiLife VAR®. Landesverband Brandenburgischer Imker e. V. Online: http://www.imker- branden burgs.de/index.php?lid=4&tid=376&pid=827. Zugriff am 27.04.2017

Marzell, H. (1943-1979) Wörterbuch der deutschen Pflanzennamen. 5 Bände, Leipzig. Stuttgart/Wiesbaden, Band I

Pritzel, G.A. (1882) Die deutschen Volksnamen der Pflanzen: Neuer Beitrag zum deutschen Sprachschatz. P. Cohen, Oxford University. Online: https://archive.org/details/diedeutschenvol00pritgoog. Zugriff am 11.04.2017

RKI (2016) Bericht zum Krebsgeschehen in Deutschland 2016. Berlin. S. 22 Online: http://www.krebsdaten.de/Krebs/DE/Content/Publikationen/Krebsgeschehen/Krebsgeschehen_download.pdf?__blob=publicationFile. Zugriff am 10.05.2016

RKI (2016) Bericht zum Krebsgeschehen in Deutschland 2016. Berlin. S. 145. Online: http://www.krebsdaten.de/Krebs/DE/Content/Publikationen/Krebsgeschehen/Krebsgeschehen_download.pdf?__blob=publicationFile. Zugriff am 10.05.2016

Sauermost. R. et al. (1999) Triterpene. Lexikon der Biologie. Spektrum. Akademischer Verlag Heidelberg. Online: http://www.spektrum.de/lexikon/biologie/triterpene/67706. Zugriff am 28.04.2017

Schulte-Löbbert, M. (2014) Mutter aller Kräuter. Pharmazeutische Zeitung. Ausgabe 11/2014. Online: http://ptaforum.pharmazeutische-zeitung.de/index.php?id=4977. Zugriff am 05.05.2017

Staub, F., Tobler, L. (1881) Schweizerisches Idiotikon. Wörterbuch der schweizerdeutschen Sprache. Hrsg. von Albert Bachmann, Otto Gröger u.a., Frauenfeld 1881 ff., Band IV

Storl, W.-D. (2015) Naturrituale. 7. Auflage. AT Verlag. Baden und München

Storl, W.-D. (2016) Ur-Medizin. 4. Auflage. AT Verlag. Baden und München

Travesier, R., Staudinger, K., Friedrich, S. (2005) TCM mit westlichen Pflanzen. Sonntag Verlag

Vonarburg, B. (2010) Energetisierte Heilpflanzen. AT Verlag Schweiz. S. Baden und München

Weckmann, Anne-Sophie (2012) Einsatz von ätherischen Ölen in der Gesundheits- und Krankenpflege: Aromatherapie/ Aromapflege. http://www.dgpalliativmedizin.de/images/stories/Anne-Sophie%20Weckmann_GL%20AROMAPFLEGE_PC%20KURS.pdf. Zugriff am 27.04.2017

Werner, Monika; von Braunschweig, Ruth (2016) Praxis Aromatherapie. Grundlagen-Steckbriefe-Indikationen. 5. Auflage. Haug-Verlag Stuttgart

Zamnesia (2016) Terpen-Tour Myrcen. Online: https://www.zamnesia.com/de/blog-terpen-tour-myrcen-n1067. Zugriff am 27.04.2017

Zimmermann, Eliane (2011) Aromatherapie für Pflege- und Heilberufe. Kursbuch für Ausbildung und Praxis. 5. Auflage. Haug-Verlag Stuttgart

Zusammenfassung

Als Mutter aller Kräuter wurde der Beifuß bereits in der römischen und griechischen Antike als eine der kraftvollsten Pflanzen verehrt und als Schamanenpflanze in vielen Ritualen und Zeremonien als Schutz- und Reinigungspflanze benutzt. Dessen Pflanzenbestandteile wurden zur Stärkung der Füße während und nach langen Wanderungen verwendet. Auch heilte man Krankheiten mit diesem Kraut. Heute ist bewiesen, dass die ätherischen Öle des Beifußes bei physischen und psychischen Beschwerden wirklich kleine Wunder bewirken können. Der einjährige Beifuß hat hier eine besondere Bedeutung. Das aus ihm gewonnene Derivat Artenusat wird durch naturheilkundlich orientierte Ärzte und Heilpraktiker erfolgreich in der Krebstherapie eingesetzt. Leider wird Beifuß von vielen Gärtnern als Unkraut betrachtet und lieblos entfernt. Dabei wirkt Beifuß auf Schädlinge regelrecht abstoßend und eignet sich sehr gut als Nachbarpflanze für anfällige Gewächse.

Stichworte

Naturheilkunde, Pflanzenmedizin, Ethnobotanik, Heilung, Beifußtherapie

Abstract
Mugwort – From Necromancy to Cancer Therapy

As the mother of all herbs, mugwort has been revered as one of the most powerful plants since Roman and Greek antiquity. It was used by shamans in many rituals and ceremonies due to its protective and cleansing nature. Its components were used to strengthen feet during and after long walks. Mugwort was also used to heal a variety of diseases.

Today it has been proven that the essential oils of mugwort really can do wonders for physical and mental ailments. The annual mugwort is particularly impressive in this regard. Artemisinin herbals like the annual mugwort are used successfully by naturopathic doctors and naturopaths in cancer treatment.

Mugwort is naturally repugnant to pests and makes an excellent neighbor to pest-susceptible plants. Unfortunately, mugwort is widely considered a weed and is carelessly removed by many gardeners.

Keywords

Natural healing, plant medicine, ethnobotany, cure, therapy by mugwort

Autorin

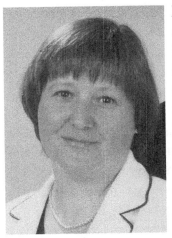

Monika Köckeritz studierte Pädagogik an der Martin-Luther-Universität in Halle, absolvierte ihren Master of Business Administration an der University of Liverpool (MBA) und studierte Journalismus am Deutschen Journalistenkolleg, um vor allem im Wissenschaftsbereich tätig zu werden. Ihre große Leidenschaft gilt aber der Naturheilkunde. Bereits im Jahre 1992 erhielt Monika Köckeritz ihre Zulassung als Heilpraktikerin. Ihre Naturheilpraxis befindet sich in Steinhöfel in der Nähe von Berlin. Sie therapiert vorwiegend Krebspatienten, die entweder durch die Schulmedizin nur noch palliativ begleitet werden oder unterstützt durch entsprechende Maßnahmen die Regulationsfähigkeit des Immunsystems der Patienten während einer Chemotherapie, nach einer Operation oder nach Bestrahlungen. Unter anderem verwendet sie Artenusat, Misteltherapeutika, homöopathische und isopathische Präparate sowie orthomolekulare Medikamente. Je nach Bedarf kommen aber auch unterschiedliche psychotherapeutische Maßnahmen zum Einsatz. Monika Köckeritz interessiert sich sehr für Ethnobotanik, Ethnographie und Schamanismus sowie Signaturenlehre und Pflanzenheilkunde. Sie liebt insbesondere alle die in ihrem eigenen Garten wachsenden Blumen und Kräuter. www.naturheilpraxis-koeckeritz.de

DER FEUERDRILL - SPIRITUELLE ASPEKTE EINER TECHNIK VON DEN ANFÄNGEN DER MENSCHHEIT
The Fire Drill - Spiritual Aspects of a Technique from the Beginning of Humanity

Tilman Meynig

Dank an die Feuerleute Maya Hahn und Simon Ross, den Menschen in den Bergen Nepals und den Feuergeistern

Der Gebrauch des Feuers für die Entwicklung der Menschheit
Der folgende Text beschäftigt sich mit Geschichte und Strategien des Feuermachens. Dabei wird die fundamentale Bedeutung dieser Techniken für das Leben des Menschen auf der Erde herausgestellt. Die Erlangung von Kontrolle über das Feuer kommt hierbei einer kulturellen Anastrophe gleich. Das bedeutet eine deutliche, wenn nicht revolutionäre Veränderung der Lebensweise der frühen Menschen auf eine höhere, vorteilhaftere Ebene und Grundbedingung für den Übergang der Lebensweise vom Überleben zum Leben.

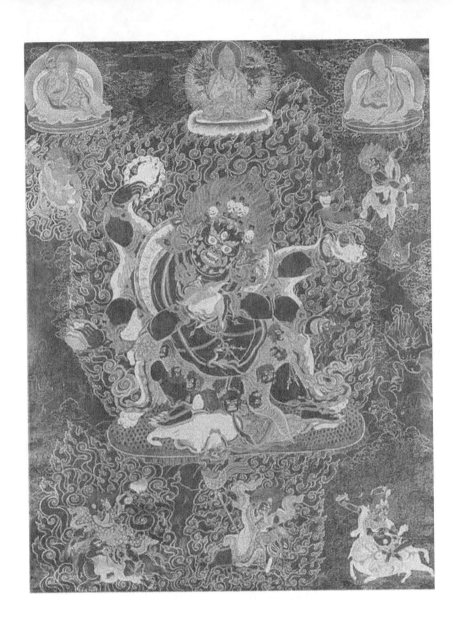

Schwarzer, 6armiger Mahakala, ein dem tibetischen Kulturraum entstammender Feuergeist, der der Himmelsrichtung Süden zugeordnet wird und der die Meditierenden beschützen soll. (Bild: https://de.wikipedia.org/wiki/Mahakala#/media/File:6-armiger_Mahakala.jpg)

1. Feuergebrauch als Indikator menschlicher Evolution

Wie sehr wir Menschen vom Feuer und seinen Erscheinungen beeindruckt sind, zeigt bereits die häufige Verwendung von Bildern und Metaphern des Feuers in der Sprache: man ist „Feuer und Flamme" für etwas, das war aber nur ein „Strohfeuer", bis „der Funke übergesprungen" und daraus ein „Flächenbrand" geworden ist. Feuer wird in der Sprache mit Verwandlung in Verbindung gebracht, mit Willenskraft, Antrieb und Lebendigkeit.

Um die Bedeutung des Feuers für uns Menschen einzuschätzen, betrachten wir daher zunächst die Bedeutung des Feuers - und des Umgangs mit ihm - in der menschlichen Geschichte:

Das Element Feuer begleitet den Menschen in seiner Entwicklung nicht von Beginn an[1] wie das Wasser, die Luft und die Erde, und auch nicht in der gleichen Weise. So wie der Mensch sich den Umgang mit Feuer nach und nach erarbeitet hat, unterscheidet er sich auch mehr und mehr von den Tieren, die nicht in der Lage sind, dem Feuer mit innerer Distanz zu begegnen. Die Evolutionsbiologie liefert dazu zwar kaum Beweise, doch viele Hinweise und Theorien darüber, wie der Mensch über Jahrmillionen schrittweise die Nutzung des Feuers erlernt hat.

Evolutionsbiologen sind sich einig darüber, dass der *Homo Erectus* erstmals das Feuer zu beherrschen lernte. Je nach frühzeitlichem Fund und dessen Interpretation hat das vor ca. 1,5 - 2 Millionen Jahren stattgefunden. Voraus ging dem Gebrauch des Feuers das Verlassen der Bäume, die Ausprägung einer rudimentär nomadischen Lebensweise, parallel dazu die einsetzende Ausbildung des

---

1 Das Licht des Sonnenfeuers ist natürlich eine unabdingbare Ursache für die Entstehung des Lebens auf der Erde überhaupt – allerdings wirkt es aus sehr großer Entfernung und wird im Folgenden unterschieden von Feuerphänomenen auf dem Planeten Erde, um die es im Weiteren gehen soll.

Gehirns[2] und damit einhergehend ein primärer steinzeitlicher Werkzeuggebrauch, zum Beispiel von Waffen, Ausweide- und Kratzhilfen.
Viel spricht dafür, dass die Nutzbarmachung des Feuers Katalysator eines kulturellen Umbruchs war, einer umfassenden und ungleich radikaleren Veränderung der Lebensweise des Steinzeitmenschen, wie es die industrielle Revolution für den modernen Menschen wurde. Zum einen entdeckte und entwickelte der Homo Erectus das Laufen als Fortbewegungsart. Gleichzeitig differenzierte sich der Werkzeuggebrauch. Daraus entstanden nach und nach Jagen und Kochen als spezifische Aspekte dieses „Cultural Turns", bei denen dem „Lager-" feuer eine zentrale Funktion zukam.

Dies hatte für die Lebensart des Homo Erectus zahlreiche Konsequenzen:
erstmals wird ein Element „gezähmt"; über den psychologischen Affekt der Erkenntnis, Feuer kontrollieren und nutzen zu können, kann nur spekuliert werden. Nie zuvor war ein Lebewesen über längere Zeiträume so nah an dem Element, welches Materie in Hitze und Licht transformiert. Gleichwohl hat das auch handfestere, empirisch nachweisbare Effekte.
Denn der Mensch verfügt nun über eine Wärmequelle über Felle und windgeschützte Plätze hinaus, die es ihm ermöglicht, sich in kühleren Regionen auszubreiten, dort längerfristig zu leben und die Eis- und Kaltzeiten zu überstehen.
Der Gebrauch des Feuers wertet zahlreiche Überlebenstechniken auf und ergänzt sie: Feuer bietet Schutz vor Insekten und wilden Tieren und lässt sich als furchteinflößende Waffe einsetzen.
Auch wird der Werkzeugbau damit erleichtert und erheblich ver-

---

2 Storl (2009) bringt die Ausbildung des Gehirns mit der Rückbildung der Kauwerkzeuge in Verbindung: das Kochen und Braten erleichterte die Zerkleinerung der Nahrung. Deshalb bildete sich nach Storl die Kiefermuskulatur zurück und das Gehirn vergrößerte sich nach und nach um das Doppelte seines ursprünglichen Gewichtes, nachdem die Gebrauchsmöglichkeiten des Feuers entdeckt wurden.

bessert. Noch vor den Anfängen des Schmiedens wurde so bereits getöpfert, gegerbt, genäht und geklebt.

Die Kultivierung des Kochens hat gleich mehrere Effekte: die Hygienebedingungen verbessern sich bzw. die Gefahr von Lebensmittelvergiftungen unterschiedlicher Art vermindert sich. Und die gekochte Nahrung wird vom Körper besser verwertet. Das sorgt für eine Verlängerung der durchschnittlichen Lebensspanne des steinzeitlichen Menschen. Methoden der Haltbarmachung tragen ebenso dazu bei, wie auch zur Überbrückung von Versorgungsengpässen und Ausdehnung der Reichweite nomadischer Gemeinschaften, z.B. bei Kundschaftermissionen, der Durchquerung karger Gebiete etc. Damit verbessert sich die Lebensqualität insgesamt[3].

Diese neuen, feuerbasierten Techniken des Überlebens verringerten den zeitlichen Aufwand und setzten zeitliche Kapazitäten frei[4], die es vorher so nicht gab und die die Ausbildung von Koordinationsleistungen zweiter Ordnung ermöglichten[5], sprich: die Entstehung der Sprache als Form der objektivierenden Vergegenwärtigung von Abwesendem[6] und damit einhergehend, von Vorstufen der Intimität[7].

Viel spricht dafür, dass erst die Ausbildung sprachlicher Konventionen das Zeiterleben des Menschen strukturiert, ein Vorher und ein Nachher realisiert werden, Antizipationen einer auch anders

---

3 Der Anthropologe Marshall Sahlins nennt nach Storl 2009 die sich so herausbildenden frühmenschlichen Gesellschaften „die ursprüngliche Wohlstandsgesellschaft".

4 Das ist natürlich orts- und jahreszeitenabhängig. Storl redet bei den Wildmenschen Südafrikas von 2h Arbeit pro Tag. Dies entspricht auch ungefähr der Zeit, die Tom Brown jr., Gründer der ersten Wildnisschule der USA, nach Finden und Einrichten eines Lagers ohne zivilisatorische Hilfsmittel einsetzt.

5 Es geht hierbei nicht um einen freien Nachmittag, sondern um eine Entwicklung über *Jahrhunderttausende*.

6 also der konventionalen Verknüpfung von Laut und Bedeutung nach de Saussure.

7 Im Sinne einer Interaktion zwischen Akteuren, die sich für exklusive und schrittweise komplexere Kommunikationen wechselseitig aussuchen, sozusagen eine eigene Sprache miteinander entwickeln.

möglichen Zukunft und das Begreifen von Kausalitäten als Vorstufe von Geschichtsbildung. Das bedeutet, es eröffnet sich dem Menschen nach und nach das gesamte Universum als einer inneren Welt von latent und unmittelbar begreifbaren Zusammenhängen, die ihm zu Koordinationsleistungen über Koordinationen verhelfen, zu Generalisierungs- und Abstraktionsvermögen, mithin dem, was wir gemeinhin „Erfahrung" nennen.

Und mit dem Lagerfeuer und der Inanspruchnahme von Zeit hat die Horde nun einen Ort, an dem sich Gemeinschaft bildet und ausdifferenziert. Das bedeutet auf der einen Seite Arbeitsteilung, auf der anderen Arbeitseinteilung, die Ausprägung von Fähigkeiten, deren Anerkennung und Einbindung im Dienste der Gemeinschaft und schließlich die Möglichkeit einer gemeinsamen Erzählung.

Es entstehen Traditionen durch mündliche Überlieferungen, die erst innerhalb der Gemeinschaft, später durch die Generationen weitergegeben werden. Kreativität zweiter Ordnung drückt sich in einem Mitteilungsverhalten aus, welches Namen, Orte und Zeitpunkte verwebt. Es ist die Zeit der Rituale und der Genese eines sich zunehmend differenzierenden magischen Weltbildes, die aus der stärkeren Verbindung des urzeitlichen Menschen zum Feuer erwächst. Erst die Kontrolle des Feuers und den damit einhergehenden sich verändernden sozialen Beziehungen ermöglicht dem Menschen, eigene und kollektive Befindlichkeiten und Zustände „am Feuer" wahrzunehmen und zu adressieren.

1.1. Das Feuer als ältester Lehrer des Menschen

Auch spricht viel dafür, dass die Wahrnehmung einer transzendenten Wirklichkeitsebene, der Kontakt zu einer Ahnen- und Geisterwelt erst durch die Kontrolle des Feuers hergestellt werden konnte. Erst die Gemeinschaftsbildung und deren selbstbewusster Würdigung im Narrativ deckte den Bedarf und auch die Möglichkeit auf, die in der Natur waltenden und wütenden Kräfte anzusprechen und dem mit Gebeten, Gesängen und Geschichten

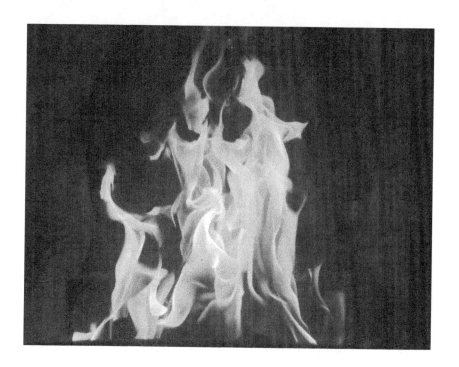

überlieferbare Formen zu geben. Die Entdeckung, dass sich im Donner noch etwas anderes manifestiert und die Wirklichkeit eine zusätzliche Dimension gewinnt: die Wirklichkeit des Lagers mit dem Feuer als Zentrum, konventionsbasiertem Zeitmanagement, Festlegung und Bestätigung sozialer Beziehungen und einer in spezifischen Formen gegebenen bzw. erlebten Sicherheit; und die Wirklichkeit der es umgebenden Wildnis, in der das Unbekannte den relativen Alltag des Lagerlebens außer Kraft setzt und mögliche und unmittelbare Gefahren ganz die Agenda diktieren.
Die Dualität von Zentrum und Peripherie, alltäglichen und nichtalltäglichen Zuständen und damit verbundenen Erlebnissen und Ereignissen, sowie die Entdeckung und Ausdifferenzierung einer religiösen Sphäre bilden Erscheinungen als Folge der Strukturierung der menschlichen Innenwelt, die nicht in Abgrenzung, sondern durch Verbindung entstand und für die das kontrollierte Feuer die wesentlichen Voraussetzungen lieferte. Zur bloßen Verhaltensebene gelangte nun eine innere Erlebens- und

Koordinationsebene in den Fokus[8], das Seelische oder nüchterner gesagt das Innenleben, welches die Ausbildung und Koordination von Verhaltensmustern steuert[9].

Neben Wärme- und Rauchabgabe, Funkenflug und Schattenspielen begünstigt Feuer ganz konkret das Eintreten in tranceartige Bewusstseinszustände, die die Erforschung und Bereisung des Innenlebens ebenso begünstigen wie das Zelebrieren der Gemeinschaft mittels darauf abstellender, sich ebenso differenzierender Formen, in die das Feuer als transformative Entität wiederkehrt und sich so in das kollektive Gedächtnis „einbrennt".

2. Techniken des Umgangs mit Feuer

Jahrtausende beschränkte sich der Mensch darauf, Feuer zu bewahren. Feuer zu erzeugen war ein Fortschritt, der sich spät und nicht in allen Kulturen und Stämmen etablierte[10]. Man kann davon ausgehen, dass die Verbreitung neuer Technologien wie der Erlangung von Kontrolle über das Feuer einen erheblichen Zeitraum brauchte, um sich auszubreiten, sprich: Zehntausende von Jahren konservativer Schätzung, und sich auch nicht überall hin verbreitete. Ebenso hängen lokale Traditionen auch und vor allem von den Gegebenheiten ihrer unmittelbaren Umgebung ab: beispielsweise ist im Himalaya das Feuerschlagen, also das Erzeugen von Funken durch Schlagen von eisenhaltigem Gestein gegen einen Feuerstein, eine lokale Tradition – nicht zuletzt, weil Quarz und

---

8 Focus – lat. „Feuerstätte"
9 Siehe dazu auch 2.1.
10 So hatte „Ötzi" vor ca. 5000 Jahren einen Glutbehälter in seinem Gepäck, was natürlich nicht bedeutet, dass in der Region andere Formen der Feuererzeugung nicht bekannt waren. Generell sind valide Aussagen darüber schwierig, da Materialien zur Feuererzeugung hauptsächlich aus vergänglichem Material bestehen. So sind auch die ersten Spuren des Feuerschlags erheblich älter, was daher auch nicht bedeutet, dass die Technik älter ist als das Feuerbohren mit Hölzern.

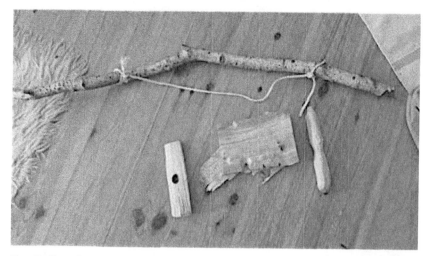

Ein Drillset für den Bowdrill bestehend aus dem Bogen (oben), dem Kerbholz (Mitte), der Spindel (rechts) und dem Handstück zur Fixierung der Spindel in der Kerbe (links). Die Birkenrinde dient dazu, den Abrieb aus der Kerbe aufzufangen.

Pyrit dort geographisch weit verbreitet und leicht zugänglich sind. Und deshalb variieren die zeitlichen Angaben so stark, die die Erfindung und Nutzung des Feuerschlagens und Feuerbohrens, dem Reiben von Hölzern zur Gluterzeugung, vor 700.000 bis ca. 120.000 Jahren ansetzen; bei lokal zum Teil vollständig abgekoppelten segmentären Gesellschaften entstanden eigenständige Kulturen, die ihre Inspirationen zur Bewältigung von Problemen nicht als Hashtag vom anderen Ende der Welt empfingen – jedenfalls nicht digital.

Eine verhältnismäßig junge Technik scheint der Bow Drill zu sein – also die Erzeugung von Glut mittels einer Holzspindel, die in einen Bogen eingespannt und auf diese Weise in einem Holzscheit bewegt wird, bis sich glühender Abrieb bildet, mit dem anschließend ein sogenanntes Zundernest entfacht wird. Die ersten Spuren von Gesellschaften, in denen die Feuererzeugung per Bow Drill praktiziert wurde, sind 10-13.000 Jahre alt.

Das Feuerschlagen und das Feuerbohren sind Techniken, die anders

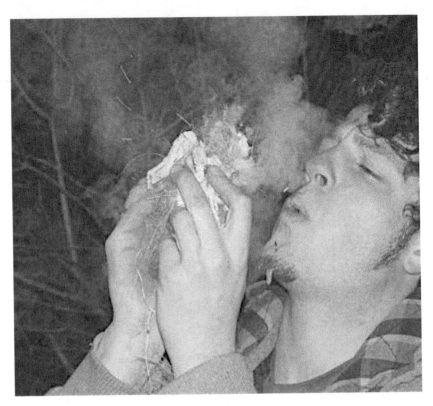

Simon Ross bläst die Glut in einem Zundernest an.

als die Feueraufbewahrung ein aktiveres Handeln mit Hilfsmitteln erfordern; also mit Feuersteinen bzw. geeigneten Hölzern. Streng genommen ist die Feueraufbewahrung auch keine Erzeugung von Feuer, sondern lediglich ein Aufwecken.

Wer selbst schon einmal probiert hat, Feuer tatsächlich zu erzeugen, weiß, dass es handwerkliches Geschick erfordert, damit es „leicht von der Hand geht". Es ist, auch wenn es die meiste Zeit in der Geschichte der Menschheit nicht so genannt wurde, tatsächlich ein Handwerk und gemessen an der realen Bedeutung des Feuergebrauchs für die menschliche Stammesgeschichte, eine hohe Kunstform.

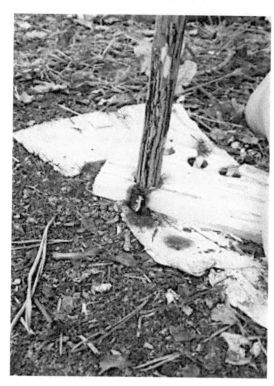

Per Handdrill
erzeugte Glut

2.1. Die Erzeugung von Feuer

Den Autor hat in seiner Untersuchung[11] interessiert, was neben den notwendigen äußeren, körperkoordinierten Schritten zum Feuerbohren, die sich als Anleitungen in zahlreichen Ausführungen in diversen Ratgebern und Erklärungen naturpädagogischer Güte finden, intern passiert. Die Fragestellung verlagert sich also von einem „Wie bewegt man die Spindel zur effektiven Erzeugung von glühendem Abrieb?" auf ein „Worauf konzentriert man sich geistig beim Bewegen der Spindel?" - da die internen Prozesse oft ausgeblendet werden und sich am Verhalten meist nur mit geschulten Beobachtungsvermögen feststellen lassen.

11 Zur Zeit noch nicht veröffentlicht.

Um ein Beispiel zu geben, wird die Technik des Feuerschlagens in Nepal mit dem Singen von Mantren kombiniert – d.h. Gebeten adressiert an den Stein, an das Abschlaginstrument, an den Funken und das Zundernest, damit diese Elemente in der Weise zusammenwirken, dass das gewünschte Ergebnis einer offenen Flamme erreicht wird. Was intern passiert, fasste der befragte Schamane als „Übung einer demütigen Haltung" zusammen.

Unabhängig davon und im Kontext der Erklärung einer vollständig anderen Technik zur Feuererzeugung berichteten auch die vom Autor befragten Feuerleute von dieser inneren Haltung und gebetsartigen Vorbereitungen. Das ist auch insofern bemerkenswert, als dass Gebete als zur Praxis der Technik bewusst nicht zwingend dazugehörig begriffen, sondern vor der Untersuchung eher implizit, jenseits formaler Vorgaben oder Empfehlungen eingesetzt wurden. Die Feuerleute berichten von Kommunikation mit dem Element Feuer und der Verbindung des eigenen inneren Feuers mit der Absicht der Manifestation im Äußeren und damit einhergehenden inneren Wahrnehmungen und Prozessen, Bildern, Geräuschen und Gerüchen, die das Feuer indizieren und es im inneren Flow installieren.

Das alles findet intern in dichter Abfolge statt, während die Technik von außen betrachtet schnell und oft auch sogar etwas lässig wirkt. Festzuhalten ist dabei, dass diese Techniken neben den äußerlich notwendigen Schritten ihrer Durchführung eine innere Komponente besitzen, die individuell verschieden sein kann[12]. Es wird von starken Motivationen berichtet, die „saugeile heilige Kuh der Wildlife-Szene" zu beherrschen, von der Erlangung von Un-

---

12 Der Autor hat zwar bis zu diesem Zeitpunkt keine Feuerleute kennengelernt, die nicht ein Gebet oder eine Würdigung höherer Mächte in der Praxis einsetzen – das bedeutet aber nicht, dass das nicht grundsätzlich möglich ist. Allerdings hat der Autor auch schon viel Zeit an unangezündeten Feuern verbracht, an denen er selbst und andere sich erfolglos abmühten, glühenden Abrieb zu erzeugen.

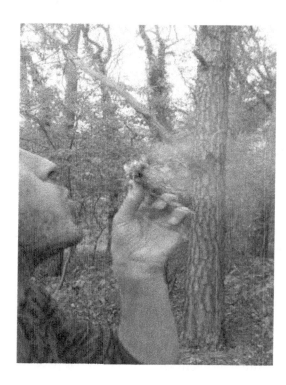

Entfachter
Zunder

abhängigkeit von zivilisatorischen Errungenschaften, von der Vergegenwärtigung der die der Gebärmutter innewohnenden Kraft, von kundaliniartig aufsteigenden Energien und Visionen von Gemeinschaften, in denen sich Menschen auf das zurückbesinnen, was sie einst zu Menschen gemacht hat[13].

Gleichwohl ist die Ausprägung spezifischer Formen der internen, höchst individuellen Kommunikation dem Erlernen der Technik immanent. Es wird sozusagen erst dann zu einer Selbst-Erfahrung, wenn es nicht funktioniert.

---

13 Womit nicht der Zoroastrismus gemeint ist. Anhänger dieser Religionsgemeinschaft ehren das Feuer in ihren Feuertempeln und unterscheiden ebenso wie die animistischen Traditionen des Himalaya-Schamanismus zwischen verschiedenen Feuergeistern, ordnen der Feuererzeugung als solcher allerdings keine höhere bzw. tiefere Bedeutung zu.

Damit die Technik funktioniert, ist eine interne Ausrichtung auf allen neuronalen Ebenen notwendig. Wie diese Ausrichtung hergestellt wird, ist dabei von Person zu Person verschieden und situativ variabel.

Die Herstellung einer inneren Balance und Ausrichtung ist Forschungsgegenstand vieler insbesondere therapeutischer Ansätze. Auch sind Ziele dieser Ausbalancierung durchaus austauschbar und betreffen in der Praxis vor allem persönliche und berufliche, aber auch gesundheitliche Zielsetzungen.

Die Erzeugung von Feuer ist unabhängig von den Bedingungen und der Wahrnehmung der Notwendigkeit ihres Einsatzes eine Art lebendiger, dreidimensionaler Metapher, deren verwandlerische Kraft im eigenen Erleben ruht. In der ritualmagischen Praxis kommt dem Feuer als Symbol der Transformation eine zentrale Rolle zu: Ziel ist die Überwindung der Trägheit und die Herstellung der Verbindung von innerem und äußerem Feuer, mit der Wirkungen im Innen wie Außen erreicht werden. Exakt das passiert auch bei der Praxis des Feuermachens.

Kritik und Ausblick

Die Menschheit lebt in einer globalen Gesellschaft, in der „Fortschritt" gemeinhin mit ökonomischem Wachstum und darauf abstellenden Technologien in Verbindung gebracht wird, was vorgeblich der Erleichterung und Verbesserung des Alltagslebens dienen soll. Vor dem Hintergrund der zahllosen Verbesserungen, die uns Menschen vor zwei Millionen Jahren die sukzessive Beherrschung des Feuers gebracht hat, erscheint der gegenwärtige Fortschritt jedoch eher wie die Behandlung von Symptomen einer wuchernden Fehlentwicklung, die er dadurch zusätzlich verschärft. Es scheint kein Zufall zu sein, dass zahlreiche gesellschaftlich legitimierte Behandlungsformen in der Medizin derselben Logik der Symptomkontrolle folgen, wenn die eigentliche Notwendigkeit des Wandels auf einer Ebene gegeben ist, die das eigene Selbstbild bedroht und deshalb ausgeschlossen wird. Es ist das heimatliche Gefühl einer mit schlechten Gewohnheiten verknüpften trügerischen Sicherheit, die nicht losgelassen wird und dadurch problematisch geworden ist – und das weltweit. Und selbst bei einer positiveren Bewertung der Modernität wirft diese doch einen langen Schatten von missliebigen Begleiterscheinungen.

Die durch den Gebrauch des Feuers ausgelöste kulturell-technologische Revolution hingegen hat das Leben der Menschen vor allem verbessert, war ökologisch unbedenklich, kulturell bereichernd und gesundheitsförderlich. So betrachtet ist das Feuer nicht nur der erste, sondern auch der größte Lehrer des Menschen, der uns durch Transformationsprozesse auf individuellen wie kollektiven Ebenen führt.

Es scheint daher lohnenswert, die durch die Kontrolle des Feuers erreichten Freiheitsgrade qualitativ zu erforschen. Beispielsweise steht die solcherart gewonnene Zeit nicht im Dienst einer zu konstruierenden und affirmierenden Individualität als Substitut echter Haltung, sondern der Bindung an und Einbindung des Stammes. Sollte es auf absehbare Zeit zu keinem tatsächlichen Fortschritt mehr kommen, wird der Mensch auf seinen letzten wirklichen Turn zurückgeworfen werden – und das ist nach Ansicht des Autors die Beherrschung des Feuers.

Die uralten Techniken des Feuermachens vergegenwärtigen uns nicht nur, dass wir Menschen die meiste Zeit unserer Geschichte Jäger und Sammler in Stammesgesellschaften waren und uns das Feuer eine privilegierte Position gegenüber allen anderen Lebewesen auf der Erde sicherte, sondern betonen das auch als das Wesentliche, was uns vor allem anderen zu Menschen gemacht hat[14].

---

14 Zu den philosophischen Implikationen der Wirkung des Feuers auf den Menschen siehe Bachelard 1985.

Zusammenfassung

Die Menschheitsentwicklung wurde durch den Gebrauch des Feuers der frühen Menschen erheblich vorangebracht. Es ermöglichte die Entstehung von Gemeinschaft und Entdeckung und Förderung individueller Fähigkeiten der Gemeinschaftsangehörigen. Es wird der Zusammenhang zwischen Gemeinschaft als Bedingung der Ausbildung von Fähigkeiten und dem Feuer als Bedingung von Gemeinschaftsbildung beleuchtet. Das bedeutet die Entstehung des Individuums in Verbindung mit, nicht in Abgrenzung von seiner Umwelt.

Methoden der Feuererzeugung dienen im Ergebnis als Rückverbindung mit den Wurzeln menschlicher Entwicklung und seiner eigenen Natur. Damit besinnt er sich auf die Verbindung zu Kräften, die die Menschheit seit Anbeginn unterstützen.

Stichworte

Evolution, Stammesgeschichte, Feuerbohren, Technologie, Ritual, Steinzeit, Gemeinschaft, Verhalten, inneres Erleben, Trance, Fortschritt

Abstract

The fire drill - Spiritual Aspects of a Technique from the Beginning of Humanity

The evolution of man has been fundamentally triggered by means of the gain of control of fire by early humans. It meant the rise of community and it featured different skills and a collective-based coming out of the individual as related to, not separated from tribal cohesive power. As a result methods of firedrilling appear as reorientation to the roots of human cultural and cognitive development, addressing forces that totally support mankind.

Keywords

Evolution, Tribal History, Firemaking, Technology, Ritual, Stone Age, Community, Properties, Experience, Trance, Progress

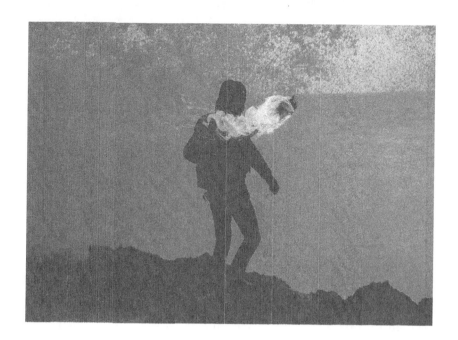

Literatur

Bachelard, Gaston (1985): „Die Psychoanalyse des Feuers". Hanser. München.
Dilts, Robert (2003): „Strukturen subjektiver Erfahrung". Junfermann Verlag. Paderborn.
Goudsblom, Johan: „Feuer und Zivilisation". Aus „Feuer" (2001), S.94-104. Schriftenreihe Forum. Wienand Verlag. Köln.
Luhmann, Niklas (1998): „Die Gesellschaft der Gesellschaft". Suhrkamp. Frankfurt am Main.
Luhmann, Niklas (1994): „Soziale Systeme". Suhrkamp. Frankfurt am Main.
Maturana, Humberto (1990): „Zur Biologie der Kognition". Suhrkamp. Frankfurt am Main.
Maturana, Humberto (2000): „Biologie der Realität". Suhrkamp. Frankfurt am Main.
Storl, Wolf-Dieter (2009): „Unsere Wurzeln entdecken: Ursprung und Weg des Menschen". Kamphausen. Bielefeld.

Links

McKenna, Ryan: „Fire and its value to early man" (abgerufen am 26.01.2019): http://fubini.swarthmore.edu/~ENVS2/S2007/rmckenn1/FirstEssay.htm
Storl, Wof-Dieter: „Ursprung und Weg des Menschen" (abgerufen am 26.01.2019): https://www.youtube.com/watch?v=brn2ShZ93Q4

Autor

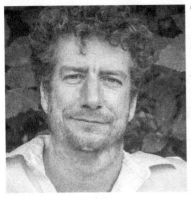

Tilman Meynig
Dipl.-Kulturwissenschaftler, Longevity-Energetic® Instructor, Autor, NLP-Master und Wildnismentor, beschäftigt sich mit Heilungssystemen unter transformativen Aspekten und Ritualtechnologie. "Unter Persönlichkeitsentwicklung verstehe ich die Einheit und das Training von Körper und Geist. Bildung, Körperübungen und Meditation fördern unterschiedliche Aspekte unseres Wesens als Menschen in dieser Welt. Es ist wichtig, dass wir physisch und psychisch gesund werden und bleiben und damit auch der Welt um uns die Chance geben, sich zu erholen und das natürliche Gleichgewicht wiederzufinden." Beide Aspekte brachte er in einer ersten Publikation über „Bewusstsein und Kommunikation" zusammen. Aktuell arbeitet er als freier Autor, Longevity-Energetic® Instructor und Wildnismentor in Berlin. www.longevity-berlin.de

AUTORENREGISTER
Authors

Attenberger, Alexandra 275
Contentin el Masri, Caroline 463
Dörfler, Susanne 427
Fuhrmann, Jörg 91
Gera, Bernadett 185
Gerhards, Marco 359
Herrera Krebber, Christine 11, 386
Hofmann, Jennifer 127
Kerckhoff, Annette 469
Köckeritz, Monika 479
Kögler, Gerhard 51
Kozljanič, Robert Josef 245
Kurz, Helmar 205
Meynig, Tilman 513
Nedoma, Gabriela 443
Raspotnig, Milena A. 325
Schliwinski, René & Jana 163
Schmidt, Michael D.F. 383
Sitter, Sita Silvia 17
Tobman, Matvei 411
Werneke, Bernadette 303

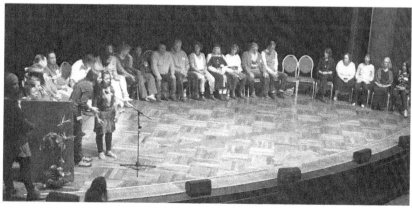

HERAUSGEBERIN DIESES BANDES
Editor of this Book

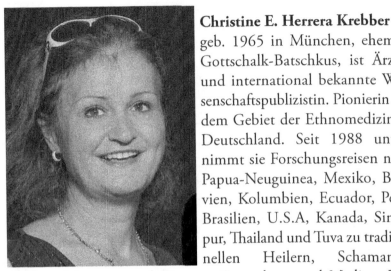

Christine E. Herrera Krebber
geb. 1965 in München, ehemals Gottschalk-Batschkus, ist Ärztin und international bekannte Wissenschaftspublizistin. Pionierin auf dem Gebiet der Ethnomedizin in Deutschland. Seit 1988 unternimmt sie Forschungsreisen nach Papua-Neuguinea, Mexiko, Bolivien, Kolumbien, Ecuador, Peru, Brasilien, U.S.A, Kanada, Singapur, Thailand und Tuva zu traditionellen Heilern, Schamanen, Medizin-Männern und -Frauen, Curanderos und Medien. Forschungsschwerpunkte sind die traditionellen Heilweisen indigener Völker, Schamanismus, Naturheilkunde, Ethnomedizin, Frauen, Geburt, Frühe Kindheit, Ganzheitsmedizin. Kongressreihe zur Ethnomedizin und Ganzheitsmedizin seit 1988 in den Räumlichkeiten der LMU Ludwig-Maximilians-Universität München unter der Schirmherrschaft der Landeshauptstadt München, der TUM Technischen Universität München, der Alten Kongresshalle München und anderen renommierten Veranstaltungsräumlichkeiten.

PUBLIKATIONEN
Wissenschaftliche Bände in englischer & deutscher Sprache:

2018:
Ganzheitsmedizin III: Die Wissenschaft der Heilung / Holistic Medicine III: The Science of Healing. 400 S. BoD-Verlag. Hrsg. im Auftrag des Instituts für Ganzheitsmedizin e.V.

2016:

Ganzheitsmedizin II: Der Weg von Heilung, Gesundheit und Frieden im Innen und Außen / Holistic Medicine II: The Way of Healing, Health and Peace in the Inner and Outside World. 700 S. BoD-Verlag. Hrsg. im Auftrag des Instituts für Ganzheitsmedizin e.V.

2015:

Ganzheitsmedizin I: Die Ganzheitlichkeit von Gesundheit und Heilung – Konzepte von Körper, Geist und Seele, Erde und Kosmos / Holistic Medicine I: The Holistic Nature of Health and Healing. 700 S. BoD-Verlag. Hrsg. im Auftrag des Instituts für Ganzheitsmedizin e.V.

2014:

Die Weisheit des Heilens – Von den Ethnotherapien zur Ganzheitsmedizin / The Wisdom of Healing - From Ethnotherapies to Holistic Medicine. 700 S. BoD-Verlag. Hrsg. im Auftrag des Instituts für Ganzheitsmedizin e.V.

2005:

Der große Lebenskreis: Ethnotherapien im Kreislauf von Vergehen, Sein und Werden / Ethnotherapies in the Cycle of Life: Fading, Being and Becoming Engl. & Deutsch, 588 S. BoD-Verlag. Hrsg. im Auftrag von ETHNOMED Institut für Ethnomedizin e.V.

2002:

Handbuch der Ethnotherapien / Handbook of Ethnotherapies. Engl. & dt., 564 S. BoD-Verlag. Hrsg. im Auftrag von ETHNOMED Institut für Ethnomedizin e.V.

2000:

Frauen und Gesundheit – Beiträge zur AGEM-Konferenz 2000 / Women and Health – Proceedings on AGEM-Conference 2000. VWB Verlag für Wissenschaft & Bildung Berlin. Hrsg. im Auftrag der Arbeitsgemeinschaft Ethnomedizin.

2000:

Wanderer zwischen den Welten – Schamanismus im neuen Jahrtausend. 152 Seiten, zahlr. Abbildungen, Deutsche Sprache, Nachtschatten Verlag.

1999:

Wanderer zwischen den Welten: Funktion und Formen des heutigen Schamanismus / Wanderers Between the Worlds: Functions and Forms of Contemporary Shamanism. VWB Verlag für Wissenschaft & Bildung Berlin. Hrsg. im Auftrag der Arbeitsgemeinschaft Ethnomedizin.

1999:
Münchner Gefäßtage – Diagnostik & Therapie der fortgeschrittenen peripheren arteriellen Verschlusserkrankung. Begleitband & Trainings-Video mit Prof. Steckmeier, Gefäßchirurgie & Prof. Putz Anatomische Anstalt München, in Zusammenarbeit mit der Ludwig-Maximilians-Universität München.

1998:
Ethnotherapien – Therapieansätze im Kulturvergleich / Ethnotherapies - Therapies in Cultural Comparison. 288 S., German & English Language. VWB Verlag für Wissenschaft & Bildung Berlin. Hrsg. im Auftrag der Arbeitsgemeinschaft Ethnomedizin.

1997:
In Wellen zur Welt – Das traditionelle Wissen über Schwangerschaft und Geburt. 144 Seiten, farbig, zahlr. Abbildungen & Infokästen mit Tipps und Rezepten, NaturaMed Verlag, Neckarsulm.

1997:
Medizin aus dem Regenwald – Die Weisheit der Naturvölker. 144 Seiten, farbig, zahlr. Abbildungen & Infokästen mit Tipps, NaturaMed Verlag, Neckarsulm.

1997:
Ernährung und Gesundheit – Von anderen Kulturen (essen) lernen. 144 Seiten, farbig, zahlr. Abbildungen & Infokästen mit Tipps und Rezepten, NaturaMed Verlag, Neckarsulm.

1997:
Selbstheilungskräfte – Das Immunsystem als Quelle zur Stärkung und Heilung. 144 Seiten, farbig, zahlr. Abbildungen & Infokästen mit Tipps, NaturaMed Verlag, Neckarsulm.

1997:
Frauen und Gesundheit – Ethnomedizinische Perspektiven / Women and Health – Ethnomedical Perspectives. 450 S., VWB Verlag für Wissenschaft und Bildung Berlin. Hrsg. im Auftrag der Arbeitsgemeinschaft Ethnomedizin.

1996:
Ethnomedizinische Perspektiven zur Frühen Kindheit / Ethnomedical Perspectives on Early Childhood. 470 S., german & english language, VWB Verlag für Wissenschaft und Bildung Berlin, Hrsg. im Auftrag der Arbeitsgemeinschaft Ethnomedizin.

1995:
Ins Leben Tragen – Sozialmedizinische und psychosoziale Aspekte des Tragens von Kleinstkindern. 128 Seiten, Anja Manns & Anne Christine Schrader, Reihe Beiträge zur Ethnomedizin, Deutsche Sprache, VWB Verlag für Wissenschaft und Bildung.

1995:
Pilze, Schamanen und die Facetten des Bewusstseins / Mushrooms, Shamans and Altered States of Consciousness in Cultural Context. VWB Verlag für Wissenschaft und Bildung Berlin. Hrsg. im Auftrag der Arbeitsgemeinschaft Ethnomedizin.

1995:
Gebären – Ethnomedizinische Perspektiven und neue Wege / Giving Birth – Ethnomedical Perspectives and New Ways. 462 Seiten, german & english language. VWB Verlag für Wissenschaft und Bildung Berlin, Hrsg. im Auftrag der Arbeitsgemeinschaft Ethnomedizin.

1995:
Sucht und veränderte Bewusstseinszustände im Kulturvergleich / Addiction and Altered States of Consciousness in Transcultural Comparison. VWB Verlag für Wissenschaft und Bildung Berlin. Hrsg. im Auftrag der Arbeitsgemeinschaft Ethnomedizin.

1994:
Psychiatrie im Kulturvergleich / Psychiatry in Transcultural Comparison. VWB Verlag für Wissenschaft & Bildung Berlin. Hrsg. im Auftrag der Arbeitsgemeinschaft Ethnomedizin.

1994:
Heiler und Heilen im kulturellen Kontext / Healing Experts and Healing in Cultural Context. VWB Verlag für Wissenschaft & Bildung Berlin. Hrsg. im Auftrag der Arbeitsgemeinschaft Ethnomedizin.

ORGANISATIONS-LEITUNG DER VERANSTALTUNGEN ZUR ETHNOMEDIZIN & GANZHEITSMEDIZIN

2018:
Weltkongress der Ganzheitsmedizin (Mai 2018)
Ort: Alte Kongresshalle München
Vortragsabend mit Praxisseminar "Heiler, Heilen und Heilung" (März)

2017:
Weltkongress der Ganzheitsmedizin (Mai 2017)
Ort: Alte Kongresshalle München
Vortragsabend mit Praxisseminar "Heiler, Heilen und Heilung"
(Oktober 2017)
Ort: Anton-Fingerle-Bildungszentrum München

2016:
Weltkongress der Ganzheitsmedizin (Mai 2016)
Ort: Alte Kongresshalle München
Vortragsabend mit Praxisseminar "Traditionelle Heilverfahren Südamerikas"
(Oktober 2016)
Ort: GASTEIG Kulturzentrum München

2015:
Zwei Weltkongresse der Ganzheitsmedizin (Mai und Oktober 2015)
Therapeuten-Fortbildung Ethnomedizin (Februar, Mai, Oktober)
Orte: Alte Kongresshalle München, TUM Technische Universität München

2014:
Weltkongress der Ganzheitsmedizin (Oktober 2014)
Therapeuten-Fortbildung Ethnomedizin (November)
Ort: Ludwig-Maximilians-Universität München, Medizinische Fakultät

2008:
Praxis-Intensiv-Seminar im Eibenwald (Oktober)
Studentenfortbildung Ethnomedizin (März, Juli, Oktober)
Ort: Ludwig-Maximilians-Universität München, Medizinische Fakultät

2007:
Studentenfortbildung Ethnomedizin (März, Juli, Oktober)
5. Weltkonferenz der Ethnotherapien (Oktober 2007)
Ort: Ludwig-Maximilians-Universität München, Medizinische Fakultät

2006:
Therapeuten-Fortbildung Ethnomedizin (März, Juli, Oktober)
Studentenfortbildung Ethnomedizin (März, Juli, Oktober)
4. Weltkonferenz der Ethnotherapien (Oktober)
Ort: Ludwig-Maximilians-Universität München, Medizinische Fakultät

2005:
Therapeuten-Fortbildung Ethnomedizin (März, Juli, Oktober)
Studentenfortbildung Ethnomedizin (März, Juli, Oktober)
3. Weltkonferenz der Ethnotherapien (Oktober)
Ort: Ludwig-Maximilians-Universität München, Medizinische Fakultät

2004:
Therapeuten-Fortbildung Ethnomedizin (März, Juli, Oktober)
Studentenfortbildung Ethnomedizin (März, Juli, Oktober)
2. Weltkonferenz der Ethnotherapien (Oktober)
Ort: Ludwig-Maximilians-Universität München, Medizinische Fakultät

2003:
Therapeuten-Fortbildung Ethnomedizin (März, Juli, Oktober)
Studentenfortbildung Ethnomedizin (März, Juli, Oktober)
Rituale der Heilung, Intensivseminar (Juni)
Ort: Ludwig-Maximilians-Universität München, Medizinische Fakultät

2002:
Seminar: Weg der Sufis - Sufiheilkunde (Januar)
Seminar: Nepal Schamanismus (März)
1. Weltkonferenz der Ethnotherapien (Oktober)
Ort: Ludwig-Maximilians-Universität München, Medizinische Fakultät

2001:
Seminar: Nepal Schamanismus (Mai)
Seminar: Korea Schamanismus (Oktober)
Seminar: Amazonas Schamanismus (November)
Ort: Tropeninstitut München

2000:
Weltkonferenz „Wanderer zwischen den Welten" Schamanismus im neuen Jahrtausend (Oktober)
Ort: Kongresszentrum Garmisch Partenkirchen
Frauen und Gesundheit - Fachkonferenz
Ort: Ludwig-Maximilians-Universität München, Medizinische Fakultät

1999:
Seminar: Rituale der Heilung (Oktober)
Ort: Tropeninstitut München

1988 – 1995:
Jährliche Fachkonferenzen: Therapeutische Konzepte im Kulturvergleich.
Arbeitsgemeinschaft Ethnomedizin
Ort: Ludwig-Maximilians-Universität München, Medizinische Fakultät

1994 / 1993 / 1992 / 1991 / 1990:
Heiler und Heilen im kulturellen Kontext. Vortragsreihe der Arbeitsgemeinschaft Ethnomedizin am Tropeninstitut & in der Ludwig-Maximilians-Universität München

DANKSAGUNG – ACKNOWLEDGEMENT

Gedankt sei hier für unermüdliches Korrekturlesen, Übersetzen, Texte überarbeiten, Flyer stapeln, verpacken und verschicken, verteilen, auslegen, nachfragen, organisieren, Pakete schleppen, dem Team 2019, herzlich:

Agnes Krolik
Alan Jelic
Alexandra Diehl
Ana Lopez
Angelika Gordon
Anja Stöppler
Anja Thomas
Anneliese Eberl
Birgit Hahn
Carola von Szeremey
Catalina Florez
Christiane Osayi
Christine Döderlein
Carola von Szemerey
Cordula Gehlert-
 Wohlfahrt
Daniela Angersbach
Elisabeth Nguyen
Garance Holzer
Irmela Neu
Isabella Becker
Janna Odesser
Jasmin Bojahr
Jasmin Stepping
Jeany Pfau
Joanne Batschkus
Judy Dobiasch
Julia Eva Mandoki
Katharina Brachmann
Katharina Gruber

Kristina Molotnikowa
Lara Mauch
Lara Schenk
Lion Fried
Ludwina Buchner
Luna Batschkus
Lydia Dietrich
Mara Appelhagen
Mariuxi Guevara
 Rosillo
Martina Moser
Michael Schult
Michael Weilermann
Nicholas Köberl
Nicolai Holzer
Nicolai Skakowski
Patrik Wolf
Petra Hinze
Raphael Wagener
Sabine Riedl
Sabrina Halbe
Silke Scheips
Sonja Engler
Stefanie Selic
Stephanie Erkens
Susanne Kipper
Susanne Mic
Sybille Kalchthaler
Tamara Atanasova
Tanja Brenner

Thorben Hartwig
Tilman Meyning
Tobias Rein
Vanessa Turner
Verena Bußjäger
Victor Batschkus
Victor Czenter
Viviana Mencocco
Walter Allabar
Wiebke Treulieb
Vanessa Turner
Yashatan Günay

Unermüdlich, spontan, lassen alles andere stehen und liegen, wenn es sein muss, lesen über Nacht, fleißig, kreativ, loyal, visionär, innovativ, kompetent, beim Betreuen der traditionellen Heiler gehen sie über alle eigenen Grenzen. Danke auch an unsere liebe Chef-Korrekturleserin Ingrid Madzgalla. Was täten wir nur ohne sie! Danke, Ihr seid super!

STICHWORTVERZEICHNIS

Achtsamkeit	303
afrika, West-	127
Akupressur	411
Anthropologie	359
anthropologie, Medizin-	127
Archaische Kraft	427
Archetypen	51
Archetypen der Frau	427
Arzneien	443
Asche	443
ästhetische Wahrnehmung	245
Atem	303, 359
Atemform	359
Atmosphären, schöne & numinose	245
Ausdrucksbewegungen, Energetische	383
autonomie, Gesundheits-	469
Ayurveda	163
Balance	163
Bauchmassage	411
behaviour, health-seeking-	127
Beifußtherapie	479
Bewegung	359
Bewusstsein	17, 303
Bewusstseinserweiterung	91
botanik, Ethno-	479
Brusterkrankung	127
Burkina Faso	127
Burnoutprävention	325
CAM	205
Chi	411
Chi-Nei-Tsang	411
chinesische Heilkünste	185
Coherence, Sense of	463
Demeter	91
Depression	383
Diversifizierung	205
Eigenverantwortlichkeit	325
Einklang	303
Einweihung	91
Elemente, fünf	51
Eleusinische Mysterien	91
Eleusis	91
Emotion	325, 411
Energetische Ausdrucksbewegungen	383
Energie	185, 275
energie, Lebens-	185
Energiefeld	185
Entheogene	91
Entschleunigung	325
Entspannung	303, 411
Epigenetik	275
erkrankungen, Herz-	383
Erleben, inneres	513
Ernährung	303, 325
Essig	443
Ethnobotanik	479
Ethnographie	205
ethnologie, Medizin-	205
Europäische Medizin, Traditionelle	51
Evolution	513
Feldforschung, qualitative	127
Feuerbohren	513
Flucht-Reaktion, Kampf-oder-	325
Fortschritt	513
Frau, Archetypen der	427
Frauenwissen	469
Frequenz	185
fünf Elemente	51

G eburt 51, 359, 427
Geburts-Rituale 427
Geburtshilfe 427
Gedächtnis 17
Gedanken 185
Geist 303
Gemeinschaft 513
Gemüse 469
Genius Loci 245
geschichte, Stammes- 513
Gesundheit 163
Gesundheitsautonomie 469
Gesundheitssysteme 127

H ades 91
Hatha Yoga 163
Hausmittel 463
health-seeking-behaviour 127
Hebamme 427
Heiler, lokale traditionelle 127
Heilkunde 163
heilkunde, Natur- 479
Heilkünste, chinesische 185
Heilpflanzen 51, 443
Heilschlaf 51
Heilung 479
Heilungskooperation 205
Herz-Hirn Synchronisation 383
Herz-Kohärenz 383
Herzerkrankungen 383
Herzfrequenzvariabilität 383
Herzintelligenz 383
HerzKreis Training 383
Honig 443

I ndividualität 359
Inkas 325
inneres Erleben 513
intelligenz, Herz- 383
Intuition 411

K ampf-oder-Flucht-Reaktion 325
Kleśas 17
Kontemplation 245
Körper 359
Kraft, Archaische 427
kräfte, Selbstheilungs- 463

L andschaften, Stimmungs- 245
Lebens, Sinn des 51
Lebensenergie 185
Lebensweise 303
Lebenszyklus 51
Leere 275
Lernen 17
Licht 185
Loci, Genius 245
lokale traditionelle Heiler 127
lokale Wirkungen, Nicht- 383

M assage, Bauch- 411
Meditation 17, 163, 275, 303, 411
Medizin 443
--, Pflanzen- 479
--, traditionelle 469
--, Traditionelle Europäische 51
-- anthropologie 127
-- ethnologie 205
Medizinischer Pluralismus 205
Meridian 411
Migration 205
Muster 303
Mutterkornpilz 91
Muttermilch 127
Mutterschaft 427
Mysterien, Eleusinische 91

N atur 163, 443
Naturerfahrung, religiöse 245
Naturgefühl 245
Naturgesetze 325
Naturheilkunde 469, 479

naturidyllische Orte	245	Rituale, Geburts-	427
Naturverbundenheit	303		
Neuronale Plastizität	17	**S**alutogenese	463
Neuroplastizität	275	Samskāra	17
		Schamanen, Q'ero-	325
Ökonomie	359	schlaf, Heil-	51
Orte, naturidyllische	245	Schwangerschaft	427
Oxymel	443	Seelenweg	325
		Selbstheilungskräfte	463
Parasympathikus	325	Selbsthilfe	469
Parasympathischer Zustand	383	Selbsthilfestrategien	463
Patañjali	17	Sense of Coherence	463
Persephone	91	Sexualität	427
Persönlichkeit	359	Sinn des Lebens	51
pflanzen, Heil-	51, 443	Spiritualität	91, 205, 275, 427
Pflanzenmedizin	479	Stammesgeschichte	513
Philosophie	51	Steinzeit	513
Physik	275	Sterben	51
pilz, Mutterkorn-	91	Stillen	127
Plastizität, Neuronale	17	Stimmungslandschaften	245
Pluralismus, Medizinischer	205	Stress	303, 325
Pluto	91	Sympathikus	325
Polarität	359		
Prävention	163	**T**aoismus	411
Psychiatrie, Transkulturelle	205	Technologie	513
Psychokardiologie	383	TEM	51
		Tinkturen	443
Q'ero-Schamanen	325	Traditionell	443
Qi	185, 411	Traditionelle Europäische Medizin	51
Qigong	185	-- Heiler, lokale	127
qualitative Feldforschung	127	-- Medizin	469
Quest, Vision	245	Training, HerzKreis	383
		Trance	51, 513
Raum	275	Transkulturelle Psychiatrie	205
Reaktion, Kampf-oder-Flucht-	325		
Religion	205	**U**nbewusstes	17
religiöse Naturerfahrung	245		
Resilienz	463	**V**eränderung	303
Resonanz	185	Verantwortlichkeit, Eigen-	325
Rhythmus	359	Verhalten	513
Ritual	513	Vision Quest	245

Vitalität	163	Yoga	17
Wahrnehmung, ästhetische	245	Yoga, Hatha	163
Westafrika	127	Zeit	275
Wiedergeburt	91	zyklus, Lebens-	51
Wissenschaft	275		
Wochenbett	427	Abdominal massage	424

INDEX OF KEYWORDS

acupressure	424	Burnout-prevention	355
aesthetic feeling	271		
aesthetic perception	271	CAM	239
Africa, West-	159	change	322
Anthropology	380	chi	424
Anthropology, Medical	159, 239	chi-ney-tsang	424
Archaic Power	441	chinese medicine	201
archetypes	89	coherence, sense of	467
Archetypes of the Wife	441	Community	528
atmospheres, fine & numinous	271	consciousness	47
autonomy, health	478	Consciousness, Expanded	121
awareness	322	contemplation	271
Awareness Training, Heart	408	Cooperation, Healing	239
Ayurveda	183	Curanderos, Q'ero-	355
		cure	511
Balance	183		
behaviour, health seeking	159	Death	89
birth	89, 380, 441	Deceleration	355
Birth Rituals	441	Demeter	121
body	380	Depression	408
Brain Synchronisation, Heart-	408	Disorders, Heart	408
breast feeding	159	Diversity	239
breast sickness	159		
breastmilk	159	Economy	380
breath	322, 380	elements, five	89
breathing form	380	Eleusinian Mysteries	121
bucolic places	271	Eleusis	121
Burkina Faso	159	emotion	355, 424

Emptiness	301	Incubation	89
Energetic Expressive Movements	408	individuality	380
Energy	201, 301	Initiation	121
energy fields	201	Inkas	355
energy, life	201	intuition	424
Entheogenes	121		
Epigenetics	301	Kleśa	47
ethnobotany	511	knowledge, women's	478
Ethnography	239		
European Medicine, Traditional	89	Landscapes, picturesque	271
Evolution	528	Laws of nature	355
Experience	528	learning	47
experience, religious nature	271	life circle	89
		life energy	201
Feeling, aesthetic	271	life, sense of	89
fields, energy	201	lifestyle	322
fight-or-flight-mode	355	light	201
Firemaking	528	loci, genius	271
frequencies	201	love of nature	322
Genius loci	271	Massage, abdominal	424
		Maternity	441
Hades	121	Medical Anthropology	159, 239
Hatha yoga	183	medical plants	89
healers, local traditional	159	Medical Pluralism	239
Healing	183	Medicinal plants	461
-- Cooperation	239	Medicine	461
-- powers, self-	467	--, chinese	201
--, Natural	511	--, plant	511
Health	183	--, traditional	461, 478
-- autonomy	478	--, Traditional European	89
-- seeking behaviour	159	Meditation	47, 183, 301, 322, 424
-- services	159	memory	47
Heart - Brain Synchronisation	408	meridian	424
Heart Awareness Training	408	Midwife	441
Heart Disorders	408	Midwifery	441
History, Tribal	528	Migration	239
Home remedies	467	mind	201, 322
Honey	461	mindfulness	322
		movement	380
		Movements, Energetic Expressive	408

mugwort, therapy by	511	Progress	528
Mysteries, Eleusinian	121	Properties	528
		Psychedelics	121

Natural healing 511
Nature 183, 461
nature experience, religious 271
nature, Laws of 355
nature, love of 322
naturopathy 478
nervous system, Parasympathetic 355
nervous system, Sympathetic 355
neuronal plasticity 47
Neuroplasticity 301
Non Local Effects 408
nutrition 322, 355

Psychiatry, Transcultural 239

Q'ero-Curanderos 355
qi 201, 424
qigong 201
qualitative research 159

Rebirth 121
relaxation 424
relaxation, stress 322
Religion 239
religious nature experience 271
remedies, Home 467
research, qualitative 159
resilience 467
responsibility, Personal 355
rhythm 380
Ritual 528
Rituals, Birth 441

Oxymel 461

Parasympathetic nervous system 355
Patañjali 47
pattern 322
perception, aesthetic 271
Persephone 121
Personal responsibility 355
personality 380
philosophy 89
Physics 301
picturesque landscapes 271
places, bucolic 271
Plant Ash 461
plant medicine 511
plants, medical 89
plants, Medicinal 461
Pluralism, Medical 239
Pluto 121
polarity 380
Postpartum 441
Power, Archaic 441
powers, self-healing 467
Pregnancy 441
Prevention 183
prevention, Burnout- 355

Salutogenesis 467
Saṃskāra 47
Science 301
self-healing powers 467
self-help strategies 467
selfhelp 478
sense of coherence 467
sense of life 89
Sexuality 441
sickness, breast 159
Space 301
spiritual path 355
Spirituality 121, 239, 301, 441
Stone Age 528
strategies, self-help 467
stress 322, 355
stress relaxation 322
Sympathetic nervous system 355
Synchronisation, Heart - Brain 408

system, Parasympathetic nervous	355	Tribal History	528
system, Sympathetic nervous	355	Unconsciousness	47
Taoism	424	unity	322
Technology	528		
TEM	89	Vegetables	478
therapy by mugwort	511	vibrancy	201
Time	301	Vinegar	461
Tinctures	461	vision quest	271
Traditional European Medicine	89	Vitality	183
-- healers, local	159		
-- medicine	461, 478	Wife, Archetypes of the	441
Training, Heart Awareness	408	women's knowledge	478
Trance	89, 528		
Transcultural Psychiatry	239	Yoga	183

ERSCHIENEN IN DIESER REIHE:
Published in this Series:

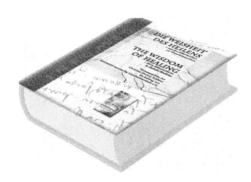

DIE WEISHEIT DES HEILENS – VON DER ETHNOMEDIZIN ZUR GANZHEITSMEDIZIN

Herrera Krebber, Christine (Hrsg.) 2014 im Auftrag vom Institut für Ganzheitsmedizin e.V. Hardcover, 700 Seiten, Zahlr. Abbildungen. ISBN 978-3-8482-6668-5.

Einblicke in schamanische und ethnomedizinische Erkenntnisse und in die neuesten Therapie-Ansätze von Ärzten, Psychologen, Heilpraktikern und Theologen. Mit einer Einleitung von Dr. Wolf Dieter Storl und wissenschaftlichen Darlegungen des berühmten Schamanenforschers Prof. Dr. Stanley Krippner. Ganzheitsmedizinische Themen schöpfen zum einen aus dem Wissen der Heiltraditionen und Fertigkeiten anderer Kulturen. Andererseits werden Themen an den Grenzen der naturwissenschaftlich ausgerichteten Hightecmedizin diskutiert. Viele Menschen suchen heute entweder für sich selbst oder für die Integration in ihre Praxis neue Perspektiven.

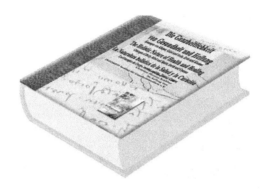

GANZHEITSMEDIZIN I:
DIE GANZHEITLICHKEIT VON GESUNDHEIT UND HEILUNG – KONZEPTE VON KÖRPER, GEIST UND SEELE, ERDE UND KOSMOS

Herrera Krebber, Christine (Hrsg.) 2015 im Auftrag vom Institut für Ganzheitsmedizin e.V. Hardcover, 700 Seiten, zahlr. Abbildungen. ISBN 978-3-7357-3255-2. € 69,00

„Stehen Sie nicht am Ufer ihres Lebensstromes, sondern steigen Sie in den Fluss, und Sie werden spüren, wie Sie getragen werden von den Gegensätzen des heranströmenden und wegfließenden Wassers. Hier liegt eine eigentümliche Ruhe, die bereit macht, das Geheimnis von Sein und Werden zu entziffern" verrät Heraklit, denn es wurde erst vor rund hundert Jahren in der ärztlichen Ausbildung das „Philosophicum" durch das „Physicum" ersetzt. Seitdem ist der Mensch der Biotechnik zuzuordnen, der ursprünglich bio-psycho-sozial-geistige Kontext wurde abgelöst. Mit Gegensätzen arbeiten auch die Q'ero-Heiler aus den peruanischen Anden, eine der ältesten Heil-Kulturen unserer Welt. Sie verwandeln schwere Energie in leichte und geben die schwere Energie an Pachamama, Mutter Erde, zurück. Denn Medizin heißt eigentlich lateinisch „in mediam ducere", „in die Mitte führen" und nach Hippokrates ist Gesundheit ein Zustand von Lebensqualität, Gleichgewicht, Harmonie und innerer Stabilität.

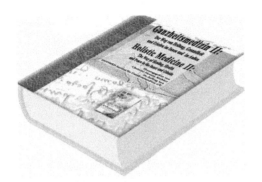

GANZHEITSMEDIZIN II:
DER WEG VON HEILUNG, GESUNDHEIT UND FRIEDEN IM INNEN UND AUSSEN

Herrera Krebber, Christine (Hrsg.) 2016 im Auftrag von Institut für Ganzheitsmedizin e.V. Hardcover, 700 Seiten, zahlr. Abbildungen. ISBN 9 78-3-743 1-3017-3. € 69,00

Eine Forschungsreise durch alle Kulturen unserer Welt, neueste Erkenntnisse ganzheitsmedizinischer Methoden und wissenschaftliche und philosophische Betrachtungsweisen. Der Philosoph stellt die wesentliche Frage nach dem Konflikt des Wissenschaftlers und dem Irrationalen wie sie bei schamanischen Erfahrungen auftreten. Erstaunliche Erklärungen für das Unerklärliche, wie die Universalität von Mythen und globale Dimensionen spezifischer Archetypen. Die Mediziner i.d.B. beobachten, dass durch das Ausklammern von Seele und Geist in der Medizin dem Patienten oft Verletzung und Leid hinzugefügt werden und ohne Kommunikation vielleicht Reparatur, nicht aber Heilen gelingen kann. GanzheitsmedizinerInnen definieren ihre Arbeitsweise als intuitive Körper-Geist-Seele-Medizin. Indigene Heiler selbst, wie die Curandera Vilma Aquino aus Peru oder Zitlalkalli Ulises Baez aus Mexiko erklären die Verbindung zwischen dem Patienten, dem Kosmos und dem/der Heiler/in.

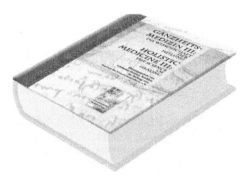

GANZHEITSMEDIZIN III: DIE WISSENSCHAFT DER HEILUNG

Herrera Krebber, Christine (Hrsg.) 2018 im Auftrag von Institut für Ganzheitsmedizin e.V. Hardcover, 400 Seiten, zahlr. Abbildungen. ISBN-13: 9783746045986. € 39,00

Man kann den Eindruck gewinnen, dass der Gesundheitsbegriff eindeutig definier- und beschreibbar ist. Galt in der klassischen Medizin lange ein Mensch als gesund, solange er nicht krank war, definiert die Weltgesundheitsorganisation WHO heute Gesundheit als Zustand von komplettem körperlichen, mentalen und sozialen Wohlbefinden. Die Wissenschaft der Heilung wagt sich damit in kosmische Ebenen – und liefert erstaunliche Fakten: Es wurde nachgewiesen, dass der Aufenthalt, auch nur der Blick ins Grüne den Rekonvaleszenzprozess positiv beeinflusst. Patienten, die auf Bäume blicken können, benötigen signifikant weniger Schmerzmittel als die, die das nicht tun können. Das ist ein kleiner Ansatz aus der unfassbaren Welt des Wissens, und hier können wir noch so viel mehr von den traditionellen Kulturen lernen: „Ich lebte in der Familie eines peruanischen traditionellen ‚curandero' (Heiler, Schamane) und entdeckte die Existenz von 'Welten, die uns umgeben, die mit uns sind'" schreibt eine Autorin. Die marokkanische Shrifa erklärt es genauer: „Unser physischer Verstand ist zwar unser größter Feind, zugleich aber auch unser größter Verbündeter ... und die Ganzheitsmediziner kommen zu dem wichtigen Schluss „Die Menschheit steht an einem Punkt des Umbruchs".

IV: BEWUSSTSEIN DER HEILUNG - ERSCHIENEN IN DIESER REIHE

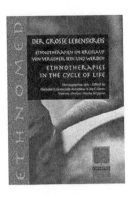

DER GROSSE LEBENSKREIS
ETHNOTHERAPIEN IM KREISLAUF VON VERGEHEN, SEIN UND WERDEN

Paperback, 588 Seiten, zahlreiche Autoren, zahlreiche Abbildungen, € 49,90, mit einem Vorwort von Prof. Stanley Krippner
ISBN-13: 978-3833435881

Immerwährend und gleichzeitig parallel in jedem Moment präsente Übergangsformen allen Lebens stellen für den Menschen eine lebenslange Herausforderung dar. Der moderne Mediziner versucht dem Komplex Herr zu werden, indem er die unsichtbaren Dimensionen verleugnet und sich auf den materiellen, sichtbaren Teil beschränkt, Körper, Zellen und Organe beeinflusst und sie in einen funktionsfähigen Zustand zurückzuversetzen versucht. Der Psychologe blendet die Materie aus und verleugnet meist den spirituellen Teil von Krankheit und Leiden - und versucht auf dem schmalen Grad der psychischen Prozesse Heilung zu erreichen. Der Theologe hat erkannt, dass es unsichtbare Bereiche gibt, jedoch sieht er sich nicht kompetent und befugt, seine "Heilweisen" auch mit körperlicher Gesundung in Verbindung zu bringen. Traditionelle Heiler, Weise und Schamanen erfahren den vielschichtigen Komplex des Lebens oft durch eigenes, rituelles, spirituelles Sterben – großes, körperliches Leid – grausame psychische Qualen – und nähern sich so der Weisheit und der Kompetenz auf allen Ebenen. "Ich habe keine Eltern. Ich wurde mitten auf dem Meer geboren und habe die ersten neun Jahre meines Lebens in Lagern verbracht. Ich besitze kein eigenes Land, ich habe keine eigenen Leute. Ich war immer alleine. Als ich sieben war wurde ich vergewaltigt und das tötete mich." beschreibt der Medizinmann LittleCrow das entsetzliche Schicksal seiner Kindheit und kommt zum Ergebnis : "...ich bin ein Heiler. Ich bin dazu geboren. Ich musste sterben um wiedergeboren zu werden".

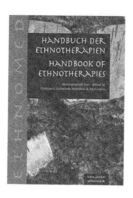

HANDBUCH DER ETHNOTHERAPIEN
EIN ÜBERBLICK ÜBER DIE VIELFALT
DER HEILMETHODEN

Paperback, 564 Seiten, zahlreiche Autoren, zahlreiche Abbildungen, € 49,90, ISBN-13: 9783831141845

Heiler und Schamanen aus fernen Ländern führen uns zeitlich zurück in unsere eigene europäische Vergangenheit und entführen uns auch geographisch in andere, außereuropäische Kulturen. Dabei entdecken wir, dass die Vergangenheit in alternativen Heilverfahren lebendig ist, die sich bei uns in den letzten Jahrzehnten entwickelten. Und wir erkennen, dass andere Kulturen gänzlich andere Konzepte von Diagnose und Heilung haben – und Krankheit und Gesundheit unter Umständen anders definieren als wir! In den Kapiteln des Handbuchs zeigen sich Gemeinsamkeiten wie auch Unterschiede. So vertraut oder exotisch fremd uns diese vielfältigen Ansätze auch erscheinen mögen – sie alle teilen dasselbe Ziel: Das Erkennen von Krankheiten und die Heilung der Patienten. Was sie kulturübergreifend miteinander verbindet - und gleichzeitig von der westlichen Schulmedizin unterscheidet - ist das Konzept der Einheit von Körper, Geist und Seele. Die westliche Schulmedizin widmet sich vornehmlich dem Körper. Sie analysiert den Patienten als isolierte Einheit und meist unabhängig von seiner Umgebung. Bei uns geschehen ärztliche Untersuchungen hinter verschlossenen Türen und gehen nur Arzt und Patient etwas an.

Außereuropäische Heilsysteme beschäftigen sich mit der Einheit von Körper, Geist und Seele. Sie betrachten Patienten im Kontext von Familie, Gesellschaft, Natur und Kosmos. Diagnose und Therapie sind eine öffentliche Angelegenheit und keine Privatsache. Ähnlich verhielt es sich mit Heiltraditionen, die in unserer Kultur in der Vergangenheit lebendig waren und heute in alternativen Heilverfahren zunehmend mehr Beachtung finden.